SHIYONG CHANGJIANBING
WEIZHONGZHENG ZHILIAO

实用常见病危重症治疗

颜培娥　等 主编

上海科学普及出版社

图书在版编目（CIP）数据

实用常见病危重症治疗／颜培娥等主编. —上海：上海科学普及出版社，2023.9
ISBN 978-7-5427-8580-0

Ⅰ.①实… Ⅱ.①颜… Ⅲ.①急性病–治疗②险症–治疗 Ⅳ.①R459.7

中国国家版本馆CIP数据核字（2023）第199550号

统　　筹　张善涛
责任编辑　郝梓涵
整体设计　宗　宁

实用常见病危重症治疗

主编　颜培娥 等

上海科学普及出版社出版发行

（上海中山北路832号　邮政编码200070）

http://www.pspsh.com

各地新华书店经销　山东麦德森文化传媒有限公司印刷

开本 787×1092 1/16　印张 19.75　插页 2　字数 506 000

2023年9月第1版　2023年9月第1次印刷

ISBN 978-7-5427-8580-0　定价：198.00元

本书如有缺页、错装或坏损等严重质量问题
请向工厂联系调换

联系电话：0531-82601513

编委会

主　编

颜培娥（兖矿新里程总医院）

杜洪洋（滕州市中心人民医院）

方祥龙（成武东大中医医院）

张　芹（乐陵市人民医院）

尹　彬（乐陵市人民医院）

林　杰（昌乐齐城中医院）

吴会平（锦州医科大学附属第一医院）

副主编

刘世盛（曲靖市第一人民医院）

李吉栋（山东省济南市平阴县中医医院）

陈　玲（孝感市中心医院）

徐文波（常州市金坛第一人民医院）

夏　猛（东莞市石碣医院）

高艳丽（潍坊市中医院）

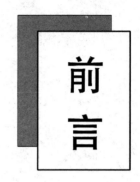

前言

　　急危重症医学是一门发展迅速的临床学科,该学科的兴起极大提高了急危重症患者的抢救成功率。急危重症医学突出的特点是跨专业、多学科,急危重症患者的特征是在发病过程中呈多系统序贯发生的功能异常。基于以上特点,临床上亟需一批掌握跨专业、多学科急救知识与技能的高素质医护人员。同时,因急危重症患者的病情瞬息多变,医护人员需要动态掌握其病情变化、及时调整抢救方案,方能赢得抢救时机,提高对急危重症患者的抢救成功率,降低病死率。这对工作在临床一线的医务人员来说是一个挑战,医务人员必须不断地进行知识更新和技能提升。为规范医疗行为,紧贴科技时代脉动;突显学科内涵,紧追最新科研动态,更好地为患者服务,我们特组织编写了《实用常见病危重症治疗》一书。

　　本书涉及临床各系统常见急危重症的诊断及救治措施,详细介绍了各种急危重症的病因病理、发病机制、临床表现、诊断与鉴别诊断、救治流程、救治关键、救治方案、护理措施、预后及预防等内容。本书内容丰富,资料新颖,叙述详细,条理清楚,具有科学性、先进性、实用性等特点,是一部反映现代临床急危重病诊疗方面进展的著作,适合急诊科、内科、外科、重症监护室及其他相关科室医务人员和医学院校师生参考使用。

　　本书编者在繁忙的临床、教学、科研工作中,以严谨的治学态度,为本书的编写倾注了大量的心血和精力。在此,一并致以衷心的感谢。然而,由于参加编写的人员较多,文笔不尽一致,加之编者的水平有限,书中存在不足之处在所难免,望广大读者批评指正。

《实用常见病危重症治疗》编委会

2023 年 7 月

目 录

第一章

昏迷与休克

第一节 昏 迷

昏迷是多种原因引起的大脑皮质处于严重而广泛抑制状态的病理过程。临床表现的特征包括意识丧失,运动、感觉、反射和自主神经功能障碍,给予任何刺激均不能将患者唤醒,但生命体征如呼吸、脉搏、心跳、血压和体温尚存在。昏迷是病情危重的信号,是常见危重急症,病死率高,临床医师如能迅速做出正确的诊断和及时的处理,患者往往可能转危为安。

一、发病原因

(一)中枢神经系统疾病

可见于中枢神经系统的局限性和弥漫性病变,如大脑半球、脑干和小脑病变均可引起昏迷,常见的有以下几点。

1.急性脑血管病

脑出血、蛛网膜下腔出血、硬膜下血肿、硬膜外血肿、脑桥出血、小脑出血、大面积脑梗死、脑干梗死、小脑梗死、高血压脑病等。

2.颅内占位性病变

各种脑肿瘤、脑干肿瘤、中枢神经系统白血病等。

(1)颅内感染:各种病毒性脑炎、乙型脑炎、森林脑炎、各种原因的脑膜炎、脑脓肿、脑干脓肿、重症脑囊虫病、脑血吸虫病等。

(2)脑外伤:脑震荡、脑挫裂伤、硬膜下血肿等。

(3)癫痫:全身性强直-阵挛性发作。

(二)系统性疾病

如肝性脑病、肺性脑病、尿毒症、糖尿病性昏迷、高渗高血糖性昏迷、低血糖昏迷、甲状腺危象、垂体性昏迷、黏液性水肿昏迷、低钠血症和艾迪生病危象等。

(三)感染中毒性脑病

如重症肺炎、细菌性痢疾、伤寒和败血病等。

(四)外源性中毒

如药物中毒、农药中毒、酒精中毒、化学品中毒和动植物毒素中毒等。

1

（五）物理和缺氧性损害

如中暑、触电、淹溺、一氧化碳（CO）中毒、休克、阿-斯综合征和高山性昏迷等。

二、病理生理

（一）解剖生理基础

意识是指人体对环境刺激产生相应的内容及行为的反应状态。正常意识包括两个组成部分："意识内容与行为"和"觉醒状态"。意识内容是指人的知觉、记忆、思维、情感、意向及意志等心理过程，是由大脑皮质高级神经活动产生的，属大脑皮质功能；觉醒状态是觉醒与睡眠周期性交替的大脑生理状态，属皮质下激活系统。两者关系极为密切，意识内容必须由大脑皮质高级神经活动正常和皮质下觉醒状态的觉醒激活系统和抑制系统的功能正常来维持，而大脑皮质高级神经功能的正常发挥，则是依赖于觉醒激活系统，即脑干上行网状激活系统的唤醒功能。如大脑皮质高级神经活动受到完全性抑制，致使意识内容完全丧失，而皮质下觉醒系统功能正常，则觉醒状态依然存在，谓之醒状昏迷。觉醒状态是觉醒与睡眠生理周期，如只有觉醒状态，而无大脑皮质高级神经活动，也就无明晰的意识内容。临床上将觉醒状态分为意识觉醒（皮质性觉醒）和无意识觉醒（皮质下觉醒）。意识觉醒是在大脑皮质与非特异性上行网状激活系统相互作用产生的；无意识觉醒是下丘脑生物钟在脑干上行网状激活系统作用所致。

1.意识觉醒（皮质觉醒）调节系统

意识觉醒主要是依靠上行投射系统来维系，人有清晰的意识内容和高度的机敏力。该系统包括特异性上行投射系统和非特异性上行投射系统两种。

（1）特异性上行投射系统：特异性上行投射系统主要包括传导深感觉的内侧丘系、传导四肢浅感觉的脊髓丘脑系、传导听觉的外侧丘系、传导面部感觉的三叉神经丘系及传导视觉和内脏感觉的传导束等，是全身躯体深浅感觉传导的总称。各传导束在脑干中有其特定的传导径路，并在途中发出侧支与脑干网状结构相联系，终止于丘脑及膝状体核等丘脑特异性核团，在此更换神经元后发出丘脑放射，经内囊后肢投射至大脑皮质中央后回，产生特定的感觉，并对大脑皮质有一定的激醒作用。仅有某些特异性上行投射系统传导束的病损对意识水平的影响很小，若特异性上行投射系统传导束受到严重损害，则意识水平会受到明显的影响。急性意识障碍状态是指急性弥漫性脑功能的丧失，其严重程度与脑组织损害范围大小有关。①意识浑浊，醒觉程度减弱的一种状态。早期有过度兴奋，易激动，嗜睡，继而注意力减退，对外界刺激错误的判断；随着病情加重，可发展为急性或亚急性浑浊状态，对命令很难执行，并且对时间、地点及人物的定向认识障碍，记忆减退，不能重复、倒数数字及复述故事，整天嗜睡。脑耗氧量降低20％。②谵妄，意识清晰度呈中度损害，表现为失定向，恐惧，激动，视幻觉，与周围失去接触，很难确定患者是否还有自我意识存在。虽有清醒期，但随时有精神错乱的可能。极度谵妄状态常起病急剧，持续时间不超过4天，错觉和幻觉可持续几周。谵妄主要见于神经系统中毒及代谢紊乱，如急性阿托品中毒，酒精-巴比妥的戒断症状、尿毒症、急性肝功能衰竭、脑炎。严重脑外伤者由意识丧失开始恢复时均可有谵妄表现。特异投射系统全部丧失功能，则会引起意识水平的下降。

（2）非特异性上行投射系统：由位于脑干结构中的上行网状激活系统和上行网状抑制系统组成。

网状结构的解剖特点如下。网状结构是指位于脑干中轴部境界清楚的灰质与白质以外的细胞体与纤维相互混杂分布的部分，因其由各种大小不等的神经元散在分布于纵横交错的纤维网中而被命名为脑干网状结构。脑干网状结构的核团主要有：①中缝及其附近核，包括延髓中缝隐核、中缝苍白核、中缝大核、脑桥中缝核、中央上核、中缝背核及中央线形核；②内侧核群及中央核，包括延髓腹侧网状核和巨细胞网状核、脑桥尾侧网状核和脑桥嘴侧网状核、中脑楔形核、底楔形核和脑桥被盖核；③外侧核群，包括延髓外侧网状核和小细胞网状核、脑桥小细胞网状核。位于脑干中央网状结构中央部为"效应区"，约占脑干网状结构的 2/3，是由大、中型神经元形成的几个核团，发出和接受大量的传入和传出神经纤维，其轴突直接参与上行网状激活系统，组成中央被盖束。在"效应区"的周边为"联络区"，多为小型神经元，呈弥散状分布，主要接受特异性上行投射系统途经脑干发出的侧支，而后发出较短的轴突终止于"效应区"。网状结构与特异性上行投射系统的区别有两点：一是网状结构在传导径路上需多次更换神经元，而特异性上行投射系统仅有三级神经元，因此，网状结构的神经传导速度较慢，且易被药物阻断；二是网状结构神经元之间由于傍性突触的联系使得它不能引起突触后有效放电，致使下一个神经元的电紧张变化或神经元的兴奋均不能维持正常水平，但对其他部位的神经兴奋起易化、抑制或募集等作用。脑干网状结构是通过非特异性上行投射系统对大脑皮质起作用的。

上行网状激活系统（ARAS），包括上行激活性脑干网状结构、丘脑非特异性核团和紧张性激活的驱动结构。①上行激活性脑干网状结构：Plum 曾提出在脑干背侧脑桥下 1/3 处以下的网状结构病损不发生昏迷，若在该水平以上两侧旁中央网状结构病损则发生昏迷。应用 Ache 染色上行网状激活系统研究发现，包括脑干网状结构效应区背侧部分细胞-网状巨细胞核、脑桥网状核和中脑网状核，约占效应区细胞总数的 1/3。它们发出纤维上行组成上行网状激活系统，行程中在脑桥较分散，在中脑比较密集，于中央灰质和红核之间的被盖部分形成两个密集的纤维束，一是被盖中央腹侧束，投射至边缘系统再转投射至大脑皮质；二是被盖中央侧束投射至丘脑非特异核团。②丘脑非特异核团：包括丘脑的中央腹侧前核、中线核、内髓板等。以上丘脑非特异核团受到刺激后可引起两侧大脑皮质广泛的募集式反应，如用微电极刺激特异性丘脑核团（腹外侧核、腹后侧核、丘脑枕核和膝状体核等），只引起大脑皮质相应区的神经元一次放电。当刺激丘脑非特异核团时即使刺激强度再大也不会引起大脑皮质感觉区的神经元放电，若此时即刻再刺激以上丘脑特异性核团，则大脑皮质可出现连续多次放电。因此，丘脑非特异核团的活动虽然不引起大脑皮质的神经元放电，但它可以改变大脑皮质的兴奋状态，使其反应性增加，从而可以认为丘脑非特异核团的活动对于大脑皮质的兴奋性有极大的影响。③大脑皮质清醒状态的机制：当躯体接受外界各种适宜的刺激所产生的冲动，经脑干上行特异性投射系统传至大脑皮质的相应区域，此种传导在脑干行程中发出侧支到脑干网状结构联络区，该区再将冲动传至位于脑干网状结构效应区的上行网状激活系统，上行网状激活系统将冲动再向上传至丘脑非特异核团，丘脑非特异核团将冲动弥散的作用于大脑皮质，并对皮质的诱发电位产生易化作用，从而大脑皮质表现为清醒状态。大脑皮质如何能持续的保持清醒状态呢？大量试验证明其发生机制主要是依赖紧张性激活的驱动结构。④紧张性激活的驱动结构：在特异性上行投射系统的触发下，刺激中脑中央灰质核下丘脑后区，同时驱动上行网状激活系统，上行网状激活系统转而刺激中脑中央灰质和下丘脑后区，如此形成正反馈环路。在反馈环路周期循环的同时，经非异性上行投射系统对大脑皮质的诱发电位起着持续的易化作用。这就是维持大脑皮质持续清醒的机制。上行网状激活系统的任何环节受到破坏均可导致不同程度的意识障碍，严重者可出现昏迷。

上行网状抑制系统（ARIS）。生理状态下大脑皮质神经元的兴奋在不断受到易化的同时，也不断受到抑制。大脑皮质的神经元兴奋与抑制是矛盾的统一，由大脑皮质神经元激活而伴随发生的主动抑制阻止了大脑皮质神经元过度兴奋而导致的疲劳,从而使大脑皮质的功能活动处于适宜的兴奋状态。ARIS 位于脑桥网状结构的腹侧部,其范围在脑桥中部(三叉神经根水平)以下及延髓的低位脑干内。

2.皮质下觉醒调节系统

皮质下觉醒亦称无意识觉醒,主要包括下丘脑生物钟、脑干非特异性上行投射系统、下丘脑行为觉醒激活系统。人的觉醒和睡眠是一种生理周期,一般人是与环境的明亮与黑暗同步的,即白昼清醒夜晚睡眠。这是因为光亮与黑暗交替投射到视网膜诱导觉醒与睡眠的周期变化,此规律即为生物钟。视交叉的背侧有下丘脑内侧交叉上核,双眼视网膜发出的纤维有部分交叉到下丘脑内侧交叉上核,动物实验证明当下丘脑内侧交叉上核被破坏后,觉醒睡眠周期即消失。除以上结构外,脑干网状结构和下丘脑行为激活系统等均与觉醒睡眠有较密切的关系。

(二)病理生理

按照昏迷的解剖生理基础,意识内容是大脑皮质的功能,此称为皮质觉醒;觉醒-睡眠周期是皮质下(包括丘脑及脑干网状结构)功能,称皮质下觉醒。皮质觉醒与皮质下觉醒关系极为密切,如大脑皮质由于广泛且严重的病损可致意识内容丧失,但皮质下觉醒仍存在;但是如果皮质下觉醒病损(即觉醒－睡眠周期障碍),皮质觉醒(意识内容)也就不存在了。Plum 等提出导致昏迷的病理改变有幕上、幕下占位性病变和大脑皮质的代谢障碍三种情况。

1.幕上占位性病变幕

上结构主要为大脑半球,一般情况下大脑半球局灶性占位性病变不产生意识障碍或昏迷,只有两侧大脑半球广泛且发展迅速的病变才可造成不同程度的意识障碍或昏迷;而病损广泛但病情发展缓慢的疾病,如阿尔茨海默病,虽然两侧大脑半球对称性萎缩,却无意识障碍的临床表现。急性一侧大脑半球特别是优势半球的严重病变,如脑出血等可引起不同程度的意识障碍。大脑半球占位性病变生长发展,脑组织被挤压推移到天幕切迹处形成天幕切迹疝,从而压迫或阻断了深部丘脑及中脑的激活功能可引起昏迷。临床幕上占位性病变如大脑半球肿瘤、出血、血肿或极度水肿等均可引起小脑幕切迹疝,或称海马钩回疝(幕上颞叶海马钩回经小脑幕切迹疝入幕下),致使脑干缺氧、功能障碍、意识障碍。另外脑干因受压、移位、变形或扭曲和脑干本身的循环障碍,从而损伤或阻断非特异性上行投射系统的传导发生昏迷。有时因小脑幕切迹疝严重或持续时间较久,造成脑干网状结构完全性或不可逆性损害,即使占位性病变解除,颅内压已降低,患者可仍处于昏迷状态。

总之,只有两侧大脑半球广泛且发展迅速的病损,一侧大脑半球占位性病变直接侵入或破坏后腹内侧间脑,或充分增大到足以使间脑基底部位严重受压,或经幕切迹处疝出,从而破坏丘脑、中脑非特异性上行投射系统才能发生意识障碍或昏迷。

2.幕下占位性病变

动物实验及临床实践均证明如果占位性病变损害了丘脑后部、中脑和脑桥被盖网状结构(非特异性上行投射系统),可产生严重的意识障碍——昏迷。幕下占位性病变的早期或缓慢发生的枕骨大孔疝,一般不会影响觉醒激活系统,故不发生昏迷,但随着占位性病变的增大,终致小脑前叶、蚓状体上部被迫向上移位,形成所谓上行性天幕疝,压迫中脑网状结构而发生昏迷。又因延髓受压、淤血,水肿或出血,导致呼吸循环障碍,并引起继发性脑缺氧而昏迷;或随着延髓受压加剧,病变波及脑桥,致其内的动脉粥样硬化性肾动脉狭窄(ARAS)受损而使昏迷加深。

3.脑代谢障碍

大脑的能量供应主要来源于葡萄糖氧化,脑组织储备糖原极少。当脑代谢率每分钟耗氧低于 2 mL 或血糖低于 1.7 mmol/L 均可发生昏迷,当血液 pH 下降到 7.0～6.95 时,可使突触传递受阻,脑干网状结构与大脑皮质的联系发生障碍而引起昏迷。高血糖、高血钠和失水,使血液渗透压升高到大于320 mmol/L时。脑细胞脱水而发生高渗性昏迷。相反,低血钠可使细胞内液量增加,发生水中毒、脑细胞水肿,也可引起昏迷。尿毒症时体内蓄积的某些毒素,对脑组织具有毒性作用。肝功能不良时血氨增高,可过多的消耗 α-酮戊二酸;高血氨又对参与三羧酸循环的异柠檬酸脱氢酶予以抑制;致三羧酸循环遭受严重影响,脑组织能量供应减少或不能,使脑组织代谢发生障碍而昏迷。

(三)神经递质的作用

神经递质系统在维持机体觉醒中具有重要作用,各种递质系统之间存在着错综复杂的相互拮抗和相互协同的关系。

1.儿茶酚胺类递质系统(CA)

脑内肾上腺素能(NE)及多巴胺能(DA)递质是维持觉醒的重要因素。Jouvet 电毁损脑内一定的核,可使脑内 NE 降低,清醒时间缩短,并可出现昏迷样运动不能;毁损面积越大,脑 NE 含量越低,清醒时间也越短,当破坏 90％时清醒状态几乎完全消失。若破坏中脑黑质或腹侧被盖部,脑内 DA 降低则动物表现为清醒行为和运动的丧失。

2.5-羟色胺(5-HT)能系统

在维持机体觉醒状态中,5-HT 与 CA 之间呈相互制约的关系。动物实验破坏脑蓝斑核前部或 NE 上行背束,使前脑的 NE 降低而 5-HT 代谢产物 5-羟吲哚乙酸(5-HIAA)明显增加,动物表现为清醒期缩短而呈现嗜睡状态。因而 NE 神经元活动的加强及 5-HT 神经元活动的降低都可使动物保持清醒。

3.乙酰胆碱(ACh)能系统

早在 1950 年已有学者提出胆碱能递质在觉醒中的作用。研究发现清醒时脑内 ACh 释放较睡眠时多。昏迷的人及动物中,给予胆碱能药物可引起觉醒行为及脑电图的改变。有学者将密胆碱注入猫脑池内,以抑制 ACh 的合成,以至于动物清醒时间减少。

此外,近 10 年来研究表明某些肽类物质对调节觉醒状态具有作用。分子量小于 500 的肽类物质 S 因子可使动物活动减少,觉醒缩短,而分子量 500～1 000 的肽类物质 E 因子则使动物活动增加,觉醒延长。关于这些物质的来源及作用途径有待进一步研究。

三、临床特点

(一)昏迷程度的评定

临床上为了对昏迷的程度进行准确的评定,一般应用英国 Glasgow 于 1974 年首创的昏迷量表进行评分。格拉斯哥昏迷评分(Glasgow)量表包括眼动、语言和运动三大项。之后加以修订,增加为 7 项 35 级,称为 Glasgow-Pittsberg 量表,见表 1-1 所示。

(二)分类

根据临床观察和体会,我们把意识障碍和昏迷根据意识障碍的程度,意识范围的大小,思维内容和脑干反射分成下述几类。

表 1-1　Glasgow-Pittsberg 量表

各项反应	分值
Ⅰ睁眼动作	
1.自动睁眼	4 分
2.语言呼唤后睁眼	3 分
3.疼痛刺激后睁眼	2 分
4.疼痛刺激后无睁眼	1 分
Ⅱ语言反应	
1.有定向力	5 分
2.对话混乱	4 分
3.不适当的用语	3 分
4.不能理解语言	2 分
5.无语言反应	1 分
Ⅲ运动反应	
1.能按命令作肢体活动	6 分
2.肢体对疼痛有局限反应	5 分
3.肢体有屈曲逃避反应	4 分
4.肢体有异常屈曲	3 分
5.肢体伸直	2 分
6.肢体无反应	1 分
Ⅳ瞳孔对光反射	
1.正常	5 分
2.迟钝	4 分
3.两侧反应不同	3 分
4.大小不等	2 分
5.无反应	1 分
Ⅴ脑干反射	
1.全部存在	5 分
2.睫毛反射消失	4 分
3.角膜反射消失	3 分
4.头眼及前庭反射消失	2 分
5.上述反射均消失	1 分
Ⅵ抽搐	
1.无抽搐	5 分
2.局限性抽搐	4 分
3.阵发性大发作	3 分
4.连续性大发作	2 分
5.松弛状态	1 分

续表

各项反应	分值
Ⅶ自主呼吸	
1.正常	5分
2.周期性	4分
3.中枢过度换气	3分
4.不规则/低换气	2分
5.无自主呼吸	1分

注:其总分为35分,最坏为7分,最好为35分。

1.意识模糊

往往突然发生,意识轻度不清晰,表现为迷惘、茫然,为时短暂。醒后定向力、注意力、思维内容均无变化,但情感反应强烈,如哭泣、躁动等。常见于车祸引起的脑震荡或强烈的精神创伤后。

2.嗜睡状态

意识较不清晰,整天嗜睡,唤醒后定向力仍完整,意识范围不缩小,但注意力不集中,如不继续对答,又重新陷入睡眠状态。思维内容开始减少。常见于颅内压增高或器质性脑病的早期。

3.朦胧状态

意识不清晰,主要表现为意识范围的缩小。也就是说,患者可以感知较大范围的事物,但对其中的细节感知模糊,好像在黄昏时看物体,只能看到一个大致的轮廓。定向力常有障碍,思维内容也有变化,可出现片段的错觉、幻觉。情感变化多,可高亢,可深沉,也可缄默不语。此状态往往突然中止,醒后仅保留部分记忆。常见于癔症发作时。

4.浑浊状态

浑浊状态或称精神错乱状态,意识严重不清晰。定向力和自知力均差。思维凌乱,出现幻觉和被害妄想。神情紧张、不安、恐惧,有时尖叫。症状波动较大,时轻时重,持续时间也较长。可恶化成浅昏迷状态,也可减轻成嗜睡状态。常见于中毒性或代谢性脑病。

5.谵妄状态

意识严重不清晰。定向力差,自知力有时相对较好。注意力涣散。思维内容变化多,常有丰富的错幻觉,而以错视为主,常形象逼真,因此恐惧、外逃或伤人。急性谵妄状态多见于高热或中毒,如阿托品类药物中毒。慢性谵妄状态多见于酒精中毒。在美国,未达到昏迷的意识障碍常通称为谵妄状态,很少细分为浑浊状态、精神错乱状态或谵妄状态等。

6.昏睡状态

意识严重不清晰。对外界刺激无任何主动反应,仅在疼痛刺激时才有防御反应。有时会发出含混不清的、无目的的喊叫。无任何思维内容。整天闭目似睡眠状。反射无变化,咳嗽、吞咽、喷嚏、角膜等脑干反射均存在。

7.昏迷状态

意识严重不清晰。对外界刺激无反应,疼痛刺激也不能引起防御反应。无思维内容。不喊叫。吞咽和咳嗽反射迟钝。腱反射减弱,往往出现病理反射。

8.深昏迷状态

最严重的意识障碍。一切反射包括腱反射和脑干反射均消失。肌张力低下。有时病理反射也消失。个别患者出现去大脑或去皮质发作。

9.木僵状态

木僵状态指一种特殊的意识状态,患者意识不清楚,但整天整夜睁眼不闭,不食、不饮、不排尿、不解便、不睡眠,对外界刺激无反应。自主神经功能紊乱突出,如多汗、皮脂腺分泌旺盛、心跳不规则、呼吸紊乱、尿便潴留或失禁等。

(三)特殊意识障碍

除了上述几种意识障碍的类型外,还有些特殊的意识障碍,如动作不能性缄默和闭锁综合征等。而昏迷的分类则可细分为浅昏迷、中度昏迷、深昏迷和过度昏迷 4 类。

1.浅昏迷

浅昏迷又称半昏迷,患者对外界的一般刺激无反应,高声喊叫不能唤醒,但对强烈的痛觉刺激有反应,可见痛苦表情和躲避反射;并可见较少的无意识动作。生理反射如咳嗽、吞咽、角膜及瞳孔对光反射及腱反射仍存在,但浅反射如腹壁反射已消失。生命体征(呼吸、脉搏、血压等)无明显的异常改变。抑制水平达到皮质。

2.中度昏迷

中度昏迷对疼痛、声音、光线等刺激均无反应,对强烈疼痛刺激的防御反射和生理反射(咳嗽、吞咽、角膜、瞳孔对光反射等)均减弱;腱反射亢进,病理反射阳性。生命体征出现轻度的异常改变,如血压波动、呼吸及脉搏欠规律等。直肠膀胱功能也出现某种程度的功能障碍。抑制水平达到皮质下。

3.深昏迷

深昏迷对各种刺激包括强烈疼痛刺激均无反应,所有的生理反射均消失。生命体征出现明显异常的改变,如血压下降、呼吸不规则、全身肌张力低下松弛,大小便失禁,可能出现去脑强直状态。抑制水平达到脑干。

去脑强直又称去大脑综合征提示中脑红核与下丘脑结构的联系中断,患者意识障碍与去大脑皮质综合征相似,四肢强直性伸展。颈后仰呈角弓反张状为去脑强直的特殊表现。常伴有全身抽搐和呼吸不规则。若病情好转,可转化为去大脑皮质综合征,否则昏迷加深,四肢迟缓,则提示病变已波及脑桥以下,预后不良。

4.过度昏迷

过度昏迷又称脑死亡,多是由深昏迷发展而来。当大脑半球和脑干的病变发展为不可逆损害时,神经系统失去维持和调节基本生命功能的能力,自动呼吸停止,循环衰竭,体温低而不稳,患者处于濒死状态,需要依赖人工辅助呼吸和药物来维持呼吸、循环等生命功能。患者全身肌张力降低,眼球固定,瞳孔散大,对光反射消失。

判定死亡,即判定脑死亡,全脑功能不可逆的停止的根据应当是:各种有关检查的结果都一致表明,脑干和大脑两半球的功能已全部、永远地消失。根据近年研究,判定脑死亡的主要根据可大致归纳如下。

(1)不可逆昏迷和大脑无反应性:不可逆昏迷是不能逆转的意识丧失状态。所谓大脑无反应性是指深度昏迷的患者对施加的外界刺激不发生有目的的反应,不听从指挥,不自动地发声,在给予疼痛性刺激时也不反应发声。

(2)呼吸停止:无自动呼吸,表现为至少需要进行 15 分钟的人工呼吸后,仍无自动呼吸。

(3)瞳孔散大:是重要根据,但非绝对必需,有的患者可无瞳孔散大,但瞳孔固定(对光反应消失)是必有的。

(4)颅神经反射消失:包括瞳孔反射,角膜反射,视听反射,咳嗽反射,恶心反射,吞咽反射等的消失。

(5)脑电波消失:应当注意的是过量的中枢神经系统抑制药中毒和冬眠状态时,脑电波也处于零电位,但这种状态不一定是脑死亡的表现。

除此以外,零电位脑电图是表示脑死亡的重要根据之一。如果可能,再加用动脉造影等方法证明脑血液循环停止,则可进一步肯定脑死亡的诊断。至于确诊脑死亡所需的时间,一般认为上述5项检查结果持续存在24小时而无逆转倾向时,即可宣告脑死亡。近来也有人认为这些结果只需持续存在6小时就可发出死亡通知。而且,如果有一次脑血管造影证明脑血管灌流完全停止,就可以立刻宣告死亡。在没有条件做脑血管造影和脑电图,没有条件用人工呼吸机进行抢救时,一般就可以根据心跳和呼吸的永久性停止来诊断脑死亡,因为已经证明,心跳和呼吸的不可逆停止如不进行抢救,很快就会导致全脑功能的永久性地丧失。脑死亡等新概念的提出,对于器官移植来说,有非常重要的实践意义。器官移植能否成功,长期效果是否良好,在很大程度上取决于移植器官从供者身上摘除时和摘除前一定时间内血液的灌流情况。从血液循环已经停止的供者,特别是血液循环停止以前有持续低血压的供者取下的器官的移植效果,一般要比摘除前仍有较好血液灌流的器官的效果为差。实践证明,已经确诊脑死亡借助人工呼吸在一定时间内维持着血液循环的患者(实际上是死者)是器官移植的良好供者,用他们的器官移植给适当的受者,可获得好效果。国外已有法律规定,只要医师确诊患者已经发生脑死亡,就可以取其器官进行移植。脑死亡概念的提出,使人们对复苏的概念也应做出新的考虑,因为一旦医师明确宣告脑死亡,复苏或复活就完全不能实现。复苏成功,必须表明机体尚未发生脑死亡。脑死亡概念的提出,使医师们能精确地判定死亡时间的发生,对于解决可能牵涉到的一些法律问题,也是有利的。

(四)醒状昏迷

醒状昏迷是指意识内容丧失而觉醒状态存在的一类特殊类型的意识障碍。临床表现双眼睑开闭自如,双眼球及肢体均可有无目的活动,不能说话,对外界的刺激无反应。大脑皮质下的多数功能和自主神经功能保存或病损后恢复。临床上常称此为假性昏迷,包括失外套综合征或称去大脑皮质状态、无动性缄默、持续自主状态和闭锁综合征。

1.去大脑皮质状态

该征的病因多是由于呼吸心搏骤停复苏后、一氧化碳中毒及肝性脑病、低血糖昏迷等代谢性昏迷所致的脑广泛缺血性脑缺氧;严重的颅脑损伤、脑出血及各种脑炎等均直接或间接引起脑广泛性缺血性脑缺氧。病理改变主要为大脑皮质广泛缺血缺氧,皮质细胞固缩、坏死、神经细胞轴突消失。

临床表现特点:患者呈睁眼昏迷或觉醒昏迷,即患者能睁闭双眼或凝视,可见无目的的眼球活动,其表现貌似清醒。因双侧大脑皮质广泛性病损导致意识内容丧失,表现为呼之不应,缺乏表情、思维、记忆、语言、情感等均有障碍,但是中脑和脑桥上行网状激活系统未被损害,患者仍保有觉醒睡眠周期。同时患者的丘脑功能尚好,可见无意识的自发性强哭强笑及对痛温觉刺激的原始反应,咀嚼和吞咽也是无意识的动作。瞳孔对光反射、角膜反射、掌颏反射均较活跃,双侧巴宾斯基(Babinski)征、吸吮反射及强握反射阳性。患者双上肢呈屈曲状,双下肢强直性伸直,四肢肌张力增高,深反射亢进。

2.无动性缄默

患者主要表现安静卧床缄默无语。但Cairns首先报告的病例偶尔表现耳语说出单词,患者虽然静卧于床上不动,四肢似乎是瘫痪,一般并无真正瘫痪,除非前额叶-边缘系统病损时,可出现单瘫或偏瘫等局灶体征,多数病例给予较强烈的疼痛刺激时,患者肢体出现躲避反应。四肢之所以不活动是因为意识障碍的缘故。一般肢体呈屈曲状、上肢较明显,如四肢均呈明显的屈曲,提示预后不良;肌张力增高,病理反射阳性。眼睑能睁开,眼球有追随动作及原始咀嚼活动。有的学者按照病损部位的不同将其分为两型:病变位于前额叶-边缘系统称无动性缄默型(AMS),临床特点是可有单瘫、偏瘫和抽搐发作等局灶性体征,有时出现体温高、脉搏快、心律不齐、呼吸频数或节律不齐、多汗等自主神经功能紊乱的表现。由于脑干上行网状激活系统未被破坏,故患者觉醒睡眠周期尚正常。觉醒时虽然能睁眼和眼球追随活动,但无意识内容,也无表情,常伴有二便失禁。病变位于中脑-间脑者称无动性缄默型,临床特点为出现眼球运动及瞳孔异常改变等中脑的病损的特征或出现不典型的去脑强直综合征。由于脑干网状激活系统受到不完全病损,觉醒睡眠周期有异常改变而出现过度睡眠。

3.持续自主状态

持续自主状态多见于心搏骤停引起的脑缺氧缺血性脑损伤、急性或严重的颅脑外伤、脑血管病和代谢性神经系统变性疾病等,这些原因可导致神经系统(包括大脑皮质、皮质下和脑干网状结构等)遭受不同程度的病损。临床表现与去大脑皮质状态、无动性缄默很相似。临床将自主状态持续1个月以内称为暂时性自主状态,多经及时合理的治疗与周密的护理可能获得一定程度的恢复;病情持续3个月者称为持续性自主状态,经治疗和护理恢复的机会较少;自主状态持续1年者称为永久性自主状态,多为不可逆。以上3种自主状态的划分对于治疗与护理有实际意义。由于丘脑和脑干仍保留部分及全部功能,患者可有较正常的觉醒与睡眠周期,但对自身和外界毫无感知,眼睑能睁开及双眼球无目的的活动,不能理解他人的语言,自己也不会说话,肢体随意运动完全丧失,大小便失禁。

4.闭锁综合征

闭锁综合征又称脑桥腹侧综合征、去传出状态、大脑延髓脊髓联系中断。病因多见于脑干基底动脉的梗阻或出血,亦可见于脑桥附近的损伤、脱髓鞘病变、炎症和肿瘤。因此,病变主要位于脑桥腹侧,致在该部位的皮质脊髓束和皮质延髓束受损,使大脑皮质与下位运动神经元的联系中断。临床特点:一般多呈急性发病或先有暂时性脑缺血发作,然后突然四肢瘫痪、不能说话,貌似昏迷。患者虽然不能说话,但是听力正常能理解他人的语言,可以用睁眼闭眼来表达示意,所以患者实际上意识完全清醒,并无真正的昏迷,只是由于脑桥腹侧部病损使上运动神经元与下运动神经元联系中断,引起除睁闭双眼、眼球垂直运动和会聚外所有的随意运动功能完全丧失。患者的脑电图正常或轻度慢波性改变,也有助于与意识障碍的鉴别。患者一般无眼球的侧视运动,但是可有玩偶眼现象存在,瞳孔对光反射、会聚反射均存在。由于皮质脊髓束受损,导致后组脑神经功能完全丧失,患者表现为双侧软腭麻痹,不能发出声音更不能说话,张口、伸舌、吞咽等困难或完全不能,双侧肢体病理征阳性。脊髓丘脑束未被累及,皮肤感觉尚属正常存在。患者生活完全不能自理,需他人护理或照顾。

四、诊断与鉴别诊断

昏迷患者往往病情危重,需紧急救治。对接诊医师来说,当生命体征不稳定时,首先应急救,对症处理;然后根据问诊、体检和必要的辅助检查明确病因诊断,再做进一步的处理。

(一)病史

根据现病史和既往史对昏迷患者进行鉴别诊断。

1.现病史

(1)外伤史:见于脑震荡、脑挫裂伤、颅内血肿。

(2)中毒:药物、一氧化碳、酒精、有机磷农药。

(3)突然发病:脑血管意外、心肌梗死。

(4)发热在先:脑膜炎、脑炎、脑脓肿、脑型疟疾。

(5)前驱症状为剧烈头痛:蛛网膜下腔出血、脑出血、高血压脑病、脑膜炎。

(6)过去有类似病史:癫痫、脑栓塞、脑肿瘤(尤其是中线肿瘤)、低血糖(胰岛细胞瘤)、肝脑综合征、肺性脑病、心源性脑缺氧综合征、间脑病变(炎症、肿瘤、外伤)。

(7)伴有抽搐:癫痫、脑血管意外、脑血管畸形、脑肿瘤、脑脓肿、脑寄生虫病。

(8)原因不明:脑肿瘤(尤其是额叶肿瘤)、慢性硬膜下血肿、脱髓鞘疾病、精神病。

2.既往史

(1)外伤史:外伤后立即出现见于脑震荡、脑挫裂伤;外伤后有中间清醒期,见于硬膜外血肿;外伤后数天至数年后出现见于硬膜下血肿。

(2)高血压病史:可有高血压脑病,脑出血,脑缺血。

(3)糖尿病史:糖尿病性昏迷(高血糖昏迷和酮症酸中毒)、低血糖昏迷(注射胰岛素、服用抗糖尿病药物过量)。

(4)肾脏病史:尿毒症性昏迷、低盐综合征(使用利尿剂时)。

(5)心脏病史:心脑综合征、脑栓塞。

(6)肝脏病史:肝性脑病。

(7)慢性肺部疾病史:肺性脑病、二氧化碳麻醉(吸氧、使用镇静剂)。

(8)癌症病史:脑转移、癌性神经病。

(9)中耳、鼻部感染史:脑膜炎、脑炎、脑脓肿。

(10)内分泌病史:肾上腺功能不全危象、甲亢危象、嗜铬细胞瘤、垂体性昏迷。

(二)体格检查

1.一般检查

(1)血压和脉搏:血压降低者,应考虑有无心肌梗死、动脉瘤破裂、外伤后腹部内脏出血、肺梗死;颅内压增高伴有血压下降、脉搏增快者,可能发生脑疝,损害脑干,预后不良。

(2)体温:急性昏迷,于数小时内体温升高至 39 ℃的患者,应考虑脑干出血,特别是脑桥和脑干出血。预后不良。

(3)呼吸异常:一般表示病情严重。过度呼吸可在代谢性酸中毒、严重缺氧或脑功能障碍时出现;低肺泡性换气可能为二氧化碳麻醉等脑病;一般认为呼吸异常能提示神经系统功能障碍的水平,见表 1-2。

(4)皮肤:头皮如有伤痕,考虑脑外伤;如有耳鼻流血流液及耳后皮下瘀斑,则表示有颅底骨折。

(5)淋巴结肿大:在疑有脑瘤的中年以上的患者应想到转移癌。

表 1-2　呼吸异常与神经功能受损水平的关系

呼吸异常	神经功能受损水平
1.过度换气后无呼吸	两侧大脑半球
2.潮式呼吸	两侧大脑半球(脑干上部)
3.中枢性过度换气	中脑的被盖上部
4.机械样有规律的呼吸	中脑
5.延续性吸气(吸气期延长、继呼吸停止)	相当于三叉神经运动核水平的脑桥
6.丛集形呼吸	脑桥下部或延髓上部
7.呼吸徐缓	由于小脑幕上颅内压增高所致,病变部位不定
8.不规则呼吸	下部延髓
9.抽泣样呼吸	延髓呼吸中枢,见于濒死状态

注意:呼吸的气味,如酒精中毒、烂苹果味(糖尿病)、氨味(尿毒症)、肝臭(肝性脑病)、大蒜味(有机磷农药中毒)等。

(6)颈动脉搏动及血管杂音:如一侧颈动脉搏动减弱或消失,并能听到血管杂音,可能为颈动脉闭塞。

(7)腹部:腹壁静脉怒张、腹水、肝脾大,应想到肝性脑病。

2.神经系统检查

神经系统检查的重点是明确有无脑膜刺激征、颅内压增高症、脑的局灶性神经体征、大脑及脑干功能障碍的部位,从而了解有无颅内病变及病变的部位及性质。

(1)脑膜刺激征及脑的局灶性体征如下。对每一个昏迷的患者都必须检查有无脑膜刺激征及脑的局灶性体征,其临床意义如下。①脑膜刺激征(+),脑局灶性体征(-):突发的剧烈头痛——蛛网膜下腔出血(脑动脉瘤、脑动静脉畸形、烟雾病);先有发热——脑膜炎、脑炎,也可见于神经梅毒;②脑膜刺激征(±),脑局灶性体征(+):与外伤有关见于脑挫裂伤、硬膜下血肿、硬膜外血肿;突然发病见于脑出血、脑栓塞及脑血栓形成;先有发热见于脑脓肿、脑脊髓炎、脑炎、血栓性静脉炎;缓慢发病见于脑肿瘤、慢性硬膜下血肿;③脑膜刺激征(-),脑局灶性体征(-):尿毒症、糖尿病、急性尿卟啉病可有尿的异常;低血糖、心肌梗死、肺梗死、大出血可伴有休克;酒精、麻醉剂、安眠药、一氧化碳中毒则有中毒史;肝性脑病可有黄疸;肺性脑病常伴青紫;重症感染、中暑、甲亢危象多伴有高热;酒精中毒、吗啡中毒、黏液性水肿昏迷体温常低于正常;脑震荡有外伤史;癫痫可有反复发作的病史。

(2)昏迷患者的瘫痪检查如下。①观察面颊:瘫痪侧面颊肌张力弛缓,常常随呼吸而起伏,呈吸烟斗动作。②疼痛刺激:压迫眶上切迹或捏掐肢体,观察患者肢体活动情况,往往瘫痪侧少动或不动。③观察两眼球共同偏视:如果大脑皮质额中回后部(8区)及其发出的神经纤维受到刺激时,则两眼和头颈转向健侧(肢体瘫痪侧),若是破坏性病灶,则两眼和头颈转向病灶侧(肢体健侧);脑桥水平凝视中枢(外展旁核)破坏时,两眼和头颈转向健侧(肢体瘫痪侧)。④胸骨反射:针刺胸骨柄部,引起一侧或双侧上肢的屈曲反应,手移向胸骨部,当刺激加重,可波及下肢。一侧肢体反射消失或运动反射不良,提示该侧肢体瘫痪。⑤上肢坠落实验:将患者两上肢抬起,使与躯干成垂直位,突然放手,观察肢体坠落情况,瘫痪肢体迅速坠落而且沉重,无瘫痪肢体则向外侧倾倒,缓慢坠落。⑥下肢坠落实验:将患者一下肢膝部屈曲抬高,足跟着床,突然松手时,瘫痪侧肢体不能自动伸直,并向外侧倾倒;无瘫痪肢体则呈弹跳式伸直,并能保持足垂直位。⑦足外旋实验:先将患者的两下肢伸直放平,然后把双足扶直并拢,突然松开时,则瘫痪肢体的足立刻外旋倾倒,足外缘着床,无瘫痪的足,仍能维持足垂直位。⑧反射的改变:瘫痪肢体侧常伴有中枢性面瘫,腹壁、提睾反射减弱或消失,腱反射增强,病理反射阳性。

(3)眼底:视盘水肿可见于颅内占位性病变,眼底片状出血见于蛛网膜下腔出血和大量脑出血。视网膜囊虫结节、结核结节等均有助于病因的诊断。

(4)眼球位置:眼球同向偏移转向一侧,提示同侧半球损害或对侧脑桥损害。间脑损害时为向下的同向偏斜。昏迷时非同向性偏斜提示脑干的结构性损害,除非此前既有斜视。

(5)判断脑干损害的部位:①瞳孔,观察昏迷患者的瞳孔改变,对于确定神经系统损害的部位及程度均有帮助。双侧瞳孔缩小见于脑桥出血及吗啡类、巴比妥类胆碱酯酶抑制剂(如有机磷)、水合氯醛中毒。双侧瞳孔散大见于病情垂危及颠茄类、乙醇、乙醚、氯仿、苯、氰化物、奎宁、一氧化碳、二氧化碳、肉毒等中毒,以及严重尿毒症、子痫、癫痫发作时。一侧瞳孔散大见于小脑幕切迹疝、强直性瞳孔及动眼神经麻痹。一侧瞳孔缩小见于脑疝早期及眼交感神经麻痹。瞳孔反应正常可能为大脑半球疾病或心因性障碍。②眼脑反射,将头被动的做水平性转动,正常时眼球偏向头转动方向的对侧,称为阳性;头后伸时,两眼球向下俯视;头前屈时,两眼球向上仰视,其反射中枢在丘脑底部。如脑干功能严重抑制,则两眼球固定居中,称为阴性。如昏迷伴有脑干损害时可出现眼球运动的异常反应,其临床意义如表1-3。③眼前庭反射,和眼脑反射相互有关,可互为印证。用微量(0.2~0.8 mL)冰水刺激一侧耳的鼓膜引起眼球震颤,正常人可见急跳性眼震约2~3分钟,快相向对侧,慢相向刺激侧。昏迷时,其反应仅有眼球震颤的慢相,而快相减弱或消失。若此反射存在,提示脑桥、中脑的功能正常。如果反应异常,其临床意义同上。④睫状脊髓反射,给予颈部皮肤疼痛刺激时可引起瞳孔散大,此反射若存在,提示下脑干功能正常,并证实颈髓、上胸段脊髓及颈交感神经功能正常。⑤去皮质强直,即上肢(包括腕、指)屈曲内收,下肢伸直内旋;提示病变累及内囊或大脑脚首端,丘脑及其附近组织也常受累。⑥去大脑强直,四肢外展伸直及旋前,严重时可有角弓反张。提示中脑及脑桥上部有破坏性或压迫性病变,也可发生于代谢性脑病如低血糖、中毒或缺氧。

表1-3　眼球运动的异常反应及其临床意义

异常反应	临床意义
无反射性水平性眼球运动	两侧脑干破坏性病变
一侧消失,另一侧存在	单侧脑干病变累及脑桥侧视中枢
一侧外展,另一侧不能内收	动眼神经麻痹或核间性眼肌麻痹
一侧内收,另一侧不能外展	展神经麻痹

(6)神经血管检查法:由于脑血管疾病引起意识障碍时,根据头颈部的血管视、触、听诊可得知血管病变的部位及程度,如表1-4。

表1-4　神经血管检查法

检查法	动脉	表现	病变
视诊	颞浅动脉	肿胀,蛇形	颞动脉炎
触诊	颞浅动脉	肿胀、压痛	颞动脉炎颞浅动脉
	枕动脉	搏动增强	同侧颈内动脉狭窄或闭塞

续表

检查法	动脉	表现	病变
	颈动脉	搏动减弱或消失	颈总或颈内动脉狭窄或闭塞
		颈动脉窦过敏症	主动脉炎综合征
	颈内动脉(口腔内触诊)	搏动减弱或消失	颈内动脉狭窄或消失
	桡动脉	搏动减弱或延迟	锁骨下动脉盗血综合征
		脉搏消失	主动脉炎综合征
听诊	颈动脉	杂音	颈动脉狭窄
	眼窝部	杂音	颈动脉海绵静脉窦瘘
	颈部	杂音	脑动静脉畸形

(三)辅助检查

根据病情的需要,可选择以下检查。

1.血液

血常规、血糖、血尿素氮、二氧化碳结合力、电解质、酮体、血氨等。

2.尿

尿常规、尿糖、酮体等。

3.脑脊液

常规、生化、病原体等。

4.X 线检查

头颅 X 线平片、脑血管造影、脑室造影等。

5.其他

超声波、脑扫描、脑电图、CT、MRI 等。

五、病情监测

昏迷是患者处于病情严重状态的表现,必须进行反复的检查与监测,其目的在于明确病因及监测病情的进展情况,以便采取相应措施,挽救患者生命,同时还可以预测其结局。

(一)临床监测

应用脑干反射可以帮助判断脑各级结构损害的水平,这个损害是指生理损害,并非一定是指组织学损害。脑干反射由 8 个生理及两个病理反射组成。

生理反射为:①睫状脊髓反射,一侧锁骨上皮肤的痛觉刺激致同侧瞳孔扩大;②额眼轮匝肌反射,叩击眉弓或颧弓同侧眼轮匝肌明显收缩,对侧轻度收缩;③垂直性眼前庭反射,双眼垂直性同向交替运动与头部伸直的运动相反;④瞳孔对光反射,光刺激可使瞳孔缩小;⑤角膜反射,刺激角膜时眼睑闭合;⑥咀嚼肌反射,叩击下颌时咀嚼肌收缩;⑦水平性眼前庭反射,双眼同向水平运动与头部转动的方向相反;⑧眼心反射,压迫眼球致心率减慢。

两个病理反射为:掌颏反射和角膜下颌反射。掌颏反射为划大鱼际处同侧颏肌收缩;角膜下颌反射为直接刺激角膜致下颌跟随运动。

损害平面的判定:皮质及皮质下平面时角膜下颌反射外,脑干的其余 9 个反射均可出现;间脑平面时睫状脊髓反射、掌颏反射及角膜下颌反射消失,其他 7 个反射存在;间脑-中脑平面睫状脊髓反射、颏眼轮匝肌反射、眼前庭(垂直性)反射、掌颏反射消失,其余 6 个反射存在;中脑平面时,角膜、嚼肌、眼前庭(水平性)、眼心、掌颏反射存在,其他消失;脑桥上端损害仅出现眼前庭(水平性)、眼心反射,其他反射消失;脑桥下端损害时仅出现眼心反射,其他反射消失。

(二)脑电图监测

脑电图检查对于有无意识障碍、确定部分昏迷原因、判断神经损害部位及提示病情预后均有帮助。

1.慢波型昏迷

慢波型昏迷患者的慢波周期长短与昏迷深浅呈一定的平行关系,即昏迷越深,慢波周期越长,睡眠加深时波幅下降,最后发展为平坦波形。脑血管病时表现为广泛性的 θ、δ 活动,病灶侧明显,第 3～10 天可因脑水肿而再度恶化;颅脑损伤时呈广泛性 δ 和 θ 波,亦可有局限性改变;颅内炎症时为广泛性多形性慢波为主,可伴有多灶性改变,夹杂快波棘波、尖波放电。代谢性疾病肝昏迷时可出现三相波,其他如糖尿病性、低血糖性、尿毒症性昏迷亦呈广泛性慢波,临床症状改善脑电图亦随之改善;脑肿瘤时在慢波背景脑电图上有局限性异常;中毒时酒精中毒、一氧化碳中毒和乙醚麻醉时多呈广泛慢波。巴比妥类药物中毒较轻时呈高波幅快波。随着药物增加出现睡眠脑电图,最后进入慢波期;运动不能性缄默时表现为广泛性 δ 波和 θ 波。

2.α 波形昏迷

临床上表现昏迷,脑电图以 α 波为主,其与正常脑电图的不同之处:①以额区或中央区突出;②其指数较高,对听、闪光刺激不起反应。多为脑干损害或者心跳呼吸停止后 1～17 天内的弥漫性缺氧性脑病或颅脑损伤的病例。

3.β 波形昏迷

β 波形昏迷多由低位脑干的外伤及脑血管病所致。

4.纺锤波形昏迷

纺锤波形昏迷主要由低位脑干网状结构损害所致,功能性可逆性损害更为多见。

5.具有发作波形的持续性昏迷

该状态下亚急性海绵状脑病脑电图呈周期性同步性尖波或棘波;亚急性硬化性全脑炎时4～20 秒钟发放 1 次尖波或慢波,呈成群出现;肝昏迷亦可见发作性三相波。

6.平坦波形的昏迷

平坦波形的昏迷见于濒死性深昏迷、急性重症脑损伤及皮质状态、脑死亡,脑电图呈等电位图形。

(三)短潜伏期体感诱发电位监测

双侧 N20-P25 复合波消失者预后不良,N13-N20 波间潜伏期延长者预后不良;其他参考因素:①脑干听觉诱发电位保存者优于缺失者;②外伤性、颅内出血者等优于急性缺氧性脑病;③青年优于老年。体感诱发电位监测最好在 48 小时以后,定期进行意义更大。

(四)脑干听觉诱发电位监测

人的脑干听觉诱发电位(BAEP)较少受代谢性药物和巴比妥类及多种安眠镇静性药物的影响。所以对昏迷的原因(药物中毒或脑干器质性病损)有一定的鉴别作用。但应详细了解除外中耳炎等耳科疾病,BAEP 正常者多存活,异常者有存活可能,消失者多死亡。

如果将脑电图、诱发电位结合起来判断更好。

(五)对生命体征的监测

1.体温

高热提示严重感染、中暑、脑桥出血、视丘下部损害、阿托品中毒等。过低体温者则需考虑休克、黏液水肿、低血糖、镇静剂中毒、冻伤等。体温持续过高及过低都是体温中枢受损的表现。

2.脉搏

脉搏过慢可为颅内高压引起,40次/分以下需考虑房室传导阻滞或心肌梗死。枕大孔疝时可见脉搏加快。

3.呼吸

脑部不同平面损害可产生不同类型的呼吸节律失常。详见鉴别诊断。颅内压增高时呼吸可减慢,发生钩回疝时可见到一系列从神经轴首端向尾端的呼吸变化。

4.血压

高血压可见于脑出血、高血压脑病及颅内压增高等。低血压可见于休克、心肌梗死、安眠药中毒等。

(六)血液生化学的监测

1.血电解质的监测

(1)血钾:增高见于肾功能不全、肾上腺皮质功能不全、摄入过多、溶血或组织损伤等;降低见于摄入不足、呕吐、应用大量利尿剂或肾上腺皮质激素、醛固酮增多症、慢性消耗及代谢性碱中毒等。

(2)血清钠:增高见于肾上腺皮质功能亢进、垂体前叶肿瘤、原发性醛固酮增多症,脑外伤或脑血管病。降低较多见于严重呕吐、尿毒症、或糖尿病酸中毒、慢性肾上腺皮质功能不全、大量应用有机汞、氯噻嗪类或呋塞米、乙酰唑胺等利尿剂、大面积烧伤,大叶性肺炎、腹水大量放出、长时间大量应用甘露醇等。尤应注意血钠过低时快速补钠可引起脑桥中央髓鞘溶解症。

(3)血清钙、镁:参与肌肉收缩、降低神经肌肉兴奋性,使神经冲动传导正常。钙、镁具有协同性都参加酶的活动,两者降低时均可发生抽搐,应及时测定分别处理。

2.血清酶学监测

血清肌酸磷酸酶(CPK)及其同工酶,乳酸脱氢酶及其同工酶在急性心肌梗死、骨骼肌损伤、恶性肿瘤、脑血管病、肝肾功能损害者均升高。

3.血糖监测

脑的功能与血糖水平关系密切,糖是脑功能活动的唯一能量来源;必须保证糖的供应,血糖升高也是中枢损害的表现之一。

(七)血气分析和酸碱度测定

(1)动脉血氧分压($PaCO_2$)降至8.0 kPa(60 mmHg)时,说明呼吸衰竭,该指标是缺氧较轻时的最敏感指标。

(2)动脉血二氧化碳分压($PaCO_2$)大于6.7 kPa(50 mmHg),提示明显通气不足。

(3)动脉血氧含量(CaO_2)正常值约为20%,主要了解组织氧供情况。

(4)动脉血氧饱和度(SaO_2)正常值约为97%,也是缺氧指标。

(5)pH正常为7.35～7.45,反映血液的酸碱度。

(6)血浆CO_2含量是机体酸碱平衡的定性指标。

(7)碱剩余(BE):是在38℃、二氧化碳分压5.3 kPa(40 mmHg)、血氧饱和度100%条件下,血液滴定至 pH 为 7.4 所需要的酸或碱量。它是人体代谢性酸碱不平衡的定量指标。需要的酸量为正值,提示代谢性碱中毒,需要的碱量为负值,提示代谢性酸中毒,参考值在±2 mmol/L。

(8)缓冲碱(BB):是反映代谢性酸碱平衡的可靠指标。

通过对昏迷患者的监测,可以了解病情的发展方向与最终预后,如昏迷量表评分增加,脑电图的好转,诱发电位的波形复出,潜伏期缩短均是病情缓解的指标;而评分的减少,脑电图变慢,波幅减低,诱发电位波形消失,潜伏期延长均是病情恶化的表现,应及时检查原因,采取相应措施。

六、治疗原则、方法、措施

昏迷患者的治疗重点是针对病因治疗,此处不一一详述,仅对其对症治疗及并发症的处理作一讨论。

(一)非病因学治疗

昏迷患者的非病因学对症治疗,原则上讲应该是综合性治疗。主要着眼于昏迷患者的脑及全身的病理及病理生理损害与功能障碍的救治。治疗目的是挽救生命、保护脑组织、维护机体功能,渡过危重阶段,争取及早恢复。

1.呼吸功能的维护及治疗

任何原因所致的昏迷均可导致呼吸功能衰竭。由于深昏迷的患者咽喉部肌肉松弛麻痹、反射活动消失、舌后坠等原因使上呼吸道梗阻;加之呼吸道分泌物不能主动排出,阻塞呼吸道进而导致周围型呼吸衰竭,这是昏迷患者呼吸障碍的最常见的原因。此时患者常表现为呼吸急促、频数、表浅或呼吸不规则,同时有心率增快,多汗,口唇青紫,重者可见面部发绀。如病变累及脑干呼吸中枢则可见中枢性呼吸衰竭,呼吸状态进一步恶化。可见如潮式呼吸、双吸气、叹息样呼吸及呼吸暂停等表现。临床上对昏迷患者的呼吸障碍多以中枢性呼吸衰竭来解释,处理上大多应用呼吸兴奋剂,而忽略对周围性呼吸衰竭的注意,以致延误有效的抢救及处理,这一点应引起临床医师的足够重视。有效的处理是及时通畅气道,气管切开是临床上常用的方法,可有效吸出痰液,减少呼吸道无效腔,保证气体交换功能。因此对昏迷患者密切观察呼吸变化,掌握时机,及时果断的气管切开,可避免因长时间缺氧造成脑损害,应及时给予机械呼吸支持,以维持二氧化碳分压在 4.0~4.7 kPa(30~35 mmHg),氧分压在 10.7~13.3 kPa(80~100 mmHg)为宜。

2.水肿的防治

无论是原发性脑损害或继发于全身疾病的昏迷患者,脑水肿和颅内高压均很常见,必须予以积极适当的防治。从病理生理学角度,脑水肿一般可分为血管源性、细胞毒性及间质性脑水肿三种,昏迷患者多为混合性,是各种类型脑水肿的综合表现。在治疗上,临床上常用高渗脱水剂、利尿剂。近年来,静脉应用清蛋白以其效果肯定,不良反应小而被广泛应用,但其价格较昂贵。为维护脑组织,增强其对各种损害的承受能力,在昏迷急性期则以降低脑代谢率,降低脑内的氧消耗为主要治疗原则。①低温治疗:一般情况下,为避免严重并发症的发生多采用轻度低温,一般可使体温维持在 35.5~36.5 ℃。在全身低温的基础上并用头部降温,但应避免颈部大血管处放置冰袋,因有可能诱发颅外血栓。②巴比妥类药物的应用:目前对巴比妥类用于重症脑损害的临床价值尚无确切定论。一般认为巴比妥类药物可降低脑代谢,降低脑消耗,减少脑血流及抑制乙酰胆碱的形成与释放,从而提高脑组织对缺血缺氧的耐受性。临床常用苯巴比妥、戊基巴比妥及异戊巴比妥等药物,尤其在患者有高热、躁动、抽搐、多汗等脑代谢增强的表现时,则更有使用价值。该类药物在临床的应用价值尚有争议,有待进一步观察。

3.缺血缺氧性脑损害

(1)脑内低灌注:昏迷患者当存在心功能障碍及全身衰竭,尤其是合并脑水肿及颅内高压时,脑灌注压明显下降,脑功能抑制,重者可出现脑电波电压低平。为维持正常的脑灌注可采用改善心功能,血液稀释疗法及抗血小板聚集药物等,可改善脑的低灌注状态,有利于脑功能的恢复。

(2)纠正脑内酸中毒,维持正常中枢神经系统内的酸碱平衡:脑内缺血缺氧性损害时,由于葡萄糖无氧酵解产生过多的乳酸堆积,导致脑内乳酸性酸中毒,这是昏迷患者脑损害的重要原因。

(3)缺血缺氧性脑病的治疗:还可应用人工过度换气,即机械换气。机械性过度换气虽可人工造成呼吸性碱中毒,但不会导致颅内高压及惊厥发作,可有效对抗脑内乳酸酸中毒。一般可使 $PaCO_2$ 明显下降。

4.昏迷患者的脑保护

(1)钙通道阻滞剂的应用:昏迷时脑部代谢功能障碍,常使细胞内钙离子增多,可激活磷脂酶使细胞膜和线粒体膜破坏,导致 ATP 产生减少及脑细胞的损害。钙通道阻滞剂可阻止钙离子的内流,维护脑功能,防止脑损害。

(2)自由基清除剂:如甘露醇、皮质激素及维生素 E 等作为自由基清除剂广泛用于临床,应结合患者实际情况应用。

(3)脑细胞活化剂的应用:昏迷及重症脑损害急性期时不主张应用,因其可能促进脑代谢,增高脑对供血供氧的需求,可能加重脑损害,故以恢复期应用为宜。

(4)兴奋性氨基酸拮抗剂的应用:近年来认为兴奋性氨基酸可引起脑细胞的损害,实验发现缺血后30分钟脑组织内谷氨酸及门冬氨酸大量增加,应用拮抗剂可防止或减轻这种脑损害。

(二)常见并发症及其处理

昏迷的处理首先是针对病因进行治疗,除积极的病因治疗外,预防和处理并发症也是抢救成功的关键。昏迷的常见并发症的处理如下。

1.电解质紊乱及酸碱失衡

昏迷患者不能通过饥饿感和口渴感来调节食物和液体的摄入,并常有呕吐、多汗、抽搐、气管切开、被动补液等治疗,因此昏迷后常引起水、电解质紊乱及酸碱失衡。如昏迷伴呼吸衰竭时,常引起呼吸性酸中毒;伴循环衰竭时,常引起代谢性酸中毒;缺氧和酸中毒导致钾从细胞内向细胞外转移,引起高血钾症;另外利尿剂和皮质激素的使用可造成排钾过多,导致低钾血症等。更为突出的是某些颅内病变可直接累及影响水盐调节、神经内分泌调节的重要结构,导致特殊形式的电解质紊乱如脑性失盐或储盐综合征、脑性水中毒或脑性尿崩症等,应根据不同情况给予纠正。

昏迷初期,通常用静脉补液法预防、纠正水电解质失衡。每天可静脉滴注液体 1 500～2 000 mL;如有高热、多汗、呕吐、过度换气等额外损失,可酌情增加 500～1 000 mL。一般给10%葡萄糖1 000～1 500 mL,生理盐水 500 mL,有尿后每天酌情补钾1～2 g,使用脱水疗法时,因大量利尿及排钾,每天应多补钾2～3 g。有颅内压升高时,原则上每天输液量不宜超过2 000 mL,且不宜输入 5%葡萄糖等低渗或等渗液体,应采用10%或25%葡萄糖。

昏迷 3 天以上的患者,如生命体征稳定,无严重肝肾功能障碍者可给予鼻饲饮食,提供含有水、电解质和营养的流质饮食,特别适用于颅内压升高者。鼻饲饮食的内容和数量应根据患者的消化能力及其所需热量来确定,通常给予混合奶 2 500～3 000 mL,含热量 10.5～16.7 kJ。对外伤、感染、抽搐、高热者,其机体分解代谢增强,更应多补充些营养成分。但肝性脑病、尿毒症昏迷、胃肠出血者须从静脉内补充特别营养以防血氨和尿素氮升高。

定期复查血钾、钠、氯、钙、尿素氮、血气分析、血浆渗透压、血糖等,准确记录液体出入量,如有异常应及时纠正。

2.并发感染

昏迷患者易并发感染,一旦感染发生应及早行积极有效的治疗,否则引起多脏器的功能损害,可进一步威胁生命。即使患者无明显的感染体征,也应给予适当抗生素予以预防。

昏迷患者最常见的感染是肺内感染。因昏迷患者的咳嗽反射减弱或消失,舌根后坠使上呼吸道不畅,同时吸痰管,吸氧管可使感染物吸入肺内。气管插管、气管切开、呼吸机的使用均增加肺部感染的机会;如合并抽搐,应用镇静药可使肺内分泌物增加,为细菌感染创造机会。长期使用抗生素,特别是广谱抗生素及激素均可导致正常菌群的失调,可进一步增加肺内感染机会。

对昏迷患者应通畅呼吸道,可取侧卧位,头部转向一侧,以减轻舌后坠,利于呕吐物的排出,从而减少误吸机会。及时吸取呼吸道的分泌物,如痰液黏稠不易吸出时,可给予雾化吸入剂(透明质酸酶1 000～1 500 U等),必要时及早做气管切开。自主呼吸停止时须给予人工辅助呼吸。呼吸中枢抑制时可给予呼吸中枢兴奋剂如尼可刹米、洛贝林等。每2小时变换一次体位,可减少肺部感染及压疮的发生。应选用对革兰阳性菌有效的抗生素,如青霉素、头孢一代、头孢二代等,合并厌氧菌感染时可加用甲硝唑或替硝唑。

昏迷时可因尿潴留、神经性膀胱、应用导尿管及皮质激素等易并发尿路感染。可行中段尿培养及药敏结果选用抗生素,留置导尿管要定期冲洗及更换。

3.消化道出血及呃逆

高血压性脑出血、严重脑外伤、下丘脑附近占位性病变或应用大剂量皮质激素时,视丘下部及下行至延髓的自主神经中枢受刺激,交感神经兴奋,儿茶酚胺增多,以致胃血管痉挛,胃黏膜缺血糜烂,溃疡而出血。病变累及脑干呼吸中枢、迷走神经核及延髓时可引起中枢性呃逆;胃肠道及膈肌受刺激时可引起反射性呃逆;电解质、酸碱失衡,特别是低钠、低钙、二氧化碳结合力降低、膈肌出现抽搐也可引起呃逆。连续性呃逆可影响患者呼吸,加重患者体力消耗,严重时可引起胃出血。

应激性溃疡的治疗可见其他章节,呃逆的治疗如下。

(1)治疗病因:如颅内疾病,胃肠、膈肌疾病、水电解质失衡等。

(2)压迫眶上神经,按压眼球,针刺天突、内关、中脘穴。

(3)哌甲酯10～20 mg肌内注射或静脉注射,常于5～10分钟中止呃逆,但是癫痫及高血压者慎用。也可应用氯丙嗪12.5 mg静脉注射,东莨菪碱0.3～0.6 mg每6～12小时肌内注射一次等。

4.躁动不安与抽搐

脑水肿、颅内占位性病变所致颅内压增高、呼吸道梗阻、尿潴留导致膀胱过度充盈、大便干结排便困难,出现强烈的排便反射、卧位不适及冷热、疼痛、瘙痒等刺激均可引起患者的躁动不安。除迅速找出原因予以对症或对因处理外,对患者不要强加约束,否则会在不断挣扎中消耗体力,加快衰竭。诊断不明时可先于镇静剂如地西泮、苯巴比妥等。如有抽搐,首选地西泮10～20 mg静脉注射(其速度不宜超过2 mg/min)或100～200 mg加入500 mL液体中于12小时内静脉滴注。也可用苯巴比妥100～200 mg缓慢静脉注射,或用10%水合氯醛10～20 mL保留灌肠。

昏迷患者经对症处理及防治并发症的处理可有效支持患者渡过昏迷急性期,同时迅速判断病因,予以对因治疗,患者才有可能转危为安。

(杜洪洋)

第二节 休 克

一、过敏性休克

过敏性休克是指某些抗原物质(特异性变应原)再次进入已经致敏的机体后,迅速发生的以急性循环衰竭为主的全身性免疫反应。过敏性休克是过敏性疾病中最严重的状况。

(一)病因和发病机制

引起过敏性休克的抗原物质主要有以下几类。

1.药物

主要涉及抗生素(如青霉素及其半合成制品)、麻醉药、解热镇痛消炎药、诊断性试剂(如磺化性 X 线造影剂)等。

2.生物制品

异体蛋白,包括激素、酶、血液制品如清蛋白、丙种球蛋白等、异种血清、疫苗等。

3.食物

某些异体蛋白含量高的食物,如蛋清、牛奶、虾、蟹等。

4.其他

昆虫蜇咬、毒蛇咬伤、天然橡胶、乳胶等。

过敏性休克的发生是由于机体对于再次进入的抗原免疫反应过强所致,其发病的轻重缓急与抗原物质的进入量、进入途径及机体免疫反应能力有关。

(二)病理生理

抗原初次进入机体时,刺激 B 淋巴细胞产生 IgE 抗体,结合于肥大细胞和嗜碱性粒细胞表面(致敏细胞);当抗原再次进入机体时,迅速与体内已经存在于致敏细胞上的 IgE 结合并激活受体,使致敏细胞快速释放大量组织胺、5-羟色胺、激肽与缓激肽、白三烯、血小板活化因子等生物活性物质,导致全身毛细血管扩张、通透性增加,多器官充血水肿;同时,由于液体的大量渗出使有效循环血量急剧减少,回心血量减少导致心排血量下降,血压骤降,迅速进入休克状态。

(三)临床表现

大多数患者在接触变应原后 30 分钟内,甚至几十秒内突然发病,可在极短时间内进入休克状态。表现为大汗、心悸、面色苍白、四肢湿冷、血压下降、脉细速等循环衰竭症状。多数患者在休克之前或同时出现一些过敏相关症状,如荨麻疹、红斑或瘙痒;眼痒、打喷嚏、鼻涕、声嘶等黏膜水肿症状;刺激性咳嗽、喉头水肿、哮喘和呼吸窘迫等呼吸道症状;恶心、呕吐、腹痛、腹泻等消化道症状;烦躁不安、头晕、抽搐等神经系统症状。严重者可死于呼吸、循环衰竭。

(四)诊断

过敏性休克的诊断依据:有过敏史和变应原接触史;休克前或同时有过敏的特有表现;有休

克的表现。当患者在做过敏试验、用药或注射生物制剂时突然出现过敏和休克表现时，应立即想到过敏性休克的发生。

（五）治疗

一旦出现过敏性休克，应立即就地抢救。患者平卧、立即吸氧、建立静脉通路。

1.立即脱离变应原

停用或清除可疑引起变态反应的物质。结扎或封闭虫蜇或蛇咬部位以上的肢体，减少过敏毒素的吸收，应注意15分钟放松一次，以免组织坏死。

2.应用肾上腺素

肾上腺素是抢救的首选用药。立即皮下或肌内注射0.1％肾上腺素0.5～1 mL，如果效果不满意，可间隔5～10分钟重复注射0.2～0.3 mL。严重者可将肾上腺素稀释于5％葡萄糖液中静脉注射。

3.糖皮质激素的应用

常在应用肾上腺素后静脉注射地塞米松，随后酌情静脉滴注，休克纠正后可停用。

4.保持呼吸道通畅

喉头水肿者，如应用肾上腺素后不缓解，可行气管切开；支气管痉挛者，可用氨茶碱稀释后静脉滴注或缓慢静脉注射。

5.补充血容量

迅速静脉滴注右旋糖酐-40或晶体液（林格液或生理盐水），随后酌情调整。注意输液速度，有肺水肿者，补液速度应减慢。

6.血管活性药的使用

上述处理后血压仍较低者，可给予去甲肾上腺素、间羟胺、多巴胺等缩血管药，以维持血压。

7.抗过敏药及钙剂的补充

常用异丙嗪或氯苯那敏肌内注射，10％葡萄糖酸钙10～20 mL稀释后静脉注射。

（六）预后

由于发病突然，如抢救不及时，病情可迅速进展，最终可导致呼吸和循环衰竭而致死、危及生命。如得到及时救治，则预后良好。

二、低血容量性休克

低血容量性休克是指各种原因引起的急性循环容量丢失，从而导致有效循环血量与心排血量减少、组织灌注不足、细胞代谢紊乱和功能受损的病理生理过程。临床上创伤失血仍是发生低血容量休克最为常见的原因，而与低血容量性休克相关的内科系统疾病则以上消化道出血（如消化性溃疡、肝硬化、胃炎、急性胃黏膜病变、胆管出血、胃肠道肿瘤）、大咯血（如支气管扩张、结核、肺癌、心脏病）和凝血机制障碍（血友病等）较为多见，过去常称为失（出）血性休克。呕吐、腹泻、脱水、利尿等原因也可引起循环容量在短时间内大量丢失，从而导致低血容量性休克的发生。

低血容量休克的主要病理生理改变是有效循环血容量急剧减少、组织低灌注、无氧代谢增加、乳酸性酸中毒、再灌注损伤，以及内毒素易位，最终导致多器官功能障碍综合征（MODS）。低血容量休克的最终结局自始至终与组织灌注相关，因此，提高其救治成功率的关键在于尽早去除休克病因的同时，尽快恢复有效的组织灌注，以改善组织细胞的氧供，重建氧的供需平衡和恢复正常的细胞功能。

(一)诊断

1.临床表现特点

(1)有原发病的相应病史和体征。

(2)有出血征象。根据不同病因可表现为咯血、呕血或便血等。一般而言,呼吸系统疾病如支气管扩张、空洞型肺结核、肺癌等,多表现为咯血,同时可伴有咳嗽、气促、呼吸困难、发绀等征象。此外,心脏病也是咯血常见原因之一,可由左侧心力衰竭所致肺水肿引起,也可由肺静脉、肺动脉破裂出血所致,临床上以二尖瓣病变狭窄和/或关闭不全、原发性和继发性肺动脉高压、肺动脉栓塞和左侧心力衰竭多见。上消化道出血可表现为呕血和/或黑便,大量出血时大便也可呈暗红色,而下消化道出血多表现为便血。

(3)有休克征象和急性贫血的临床表现,且与出血量成正比。一般而言,成人短期内失血达750～1 000 mL 时,可出现面色苍白、口干、烦躁、出汗,心率约 100 次/分,收缩压降至 10.7～12.0 kPa(80～90 mmHg);失血量达 1 500 mL 左右时,则上述症状加剧,表情淡漠、四肢厥冷,收缩压降至 8.0～9.3 kPa(60～70 mmHg),脉压明显缩小,心率 100～120 次/分,尿量明显减少;失血量达 1 500～2 000 mL 时,则面色灰白、发绀、呼吸急促、四肢冰冷、表情极度淡漠,收缩压降至 5.3～8.0 kPa(40～60 mmHg),心率超过 120 次/分,脉细弱无力;失血量超过 2 000 mL,收缩压降至 5.3 kPa(40 mmHg)以下或测不到,脉搏微弱或不能扪及,意识不清或昏迷,无尿。此外,休克的严重程度不仅同出血量多少有密切关系,且与出血速度有关。在同等量出血的情况下,出血速度越快,则休克越严重。中华医学会重症医学分会有关《低血容量休克复苏指南》中,以失血性休克为例估计血容量的丢失,根据失血量等指标将失血分成 4 级(表 1-5)。

表 1-5　失血的分级

分级	失血量 (mL)	失血量占血 容量比例(%)	心率 (次/分)	血压	呼吸频率 (次/分)	尿量 (mL/h)	神经系统症状
Ⅰ	<750	<15	≤100	正常	14～20	>30	轻度焦虑
Ⅱ	750～1 500	15～30	>100	下降	>20～30	>20～30	中度焦虑
Ⅲ	>15 000～2 000	>30～40	>120	下降	>30～40	5～20	萎靡
Ⅳ	>2 000	>40	>140	下降	>40	无尿	昏睡

注:成人平均血容量约占体重的 7%(或 70 mL/kg),上表按体重 70 kg 估计。

2.实验室和其他辅助检查特点

(1)血红细胞、血红蛋白和血细胞比容短期内急剧降低。但必须指出,出血早期(10 小时内)由于血管及脾脏代偿性收缩,组织间液尚未进入循环以扩张血容量,可造成血细胞比容和血红蛋白无明显变化的假象,在分析血常规时必须加以考虑。

(2)对于一开始就陷入休克状态,还未发生呕血及黑便的消化道出血者,此时应插管抽取胃液及进行直肠指检,有可能发现尚未排出的血液。

(3)某些内出血患者如宫外孕、内脏破裂等可无明显血液排出(流出)体外迹象,血液可淤积在体腔内,对这一类患者除详细询问病史、体检外,必要时应做体腔穿刺,以明确诊断。

(4)根据出血部位和来源,待病情稳定后可做相应检查,以明确病因和诊断。如咯血患者视病情可做胸部 X 线检查、支气管镜检、支气管造影等;心源性咯血可做超声心动图、多普勒血流显像、X 线和心电图等检查;消化道出血者可做胃肠钡餐检查、胃镜、结肠镜、血管造影等检查;肝胆疾病可做肝功能和胆管镜检查,以及腹部二维超声检查,必要时做计算机 X 线断层摄影(CT)或磁共振成像检查;疑为血液病患者可做出凝血机制等有关检查。

3.低血容量性休克的监测和临床意义

《低血容量休克复苏指南》指出,以往主要依据病史、症状、体征,如精神状态改变、皮肤湿冷、收缩压下降或脉压减小、尿量减少、心率增快、中心静脉压降低等指标来诊断低血容量性休克,但这些传统的诊断标准有其局限性。近年发现,氧代谢与组织灌注指标对低血容量休克早期诊断有更重要的参考价值。有研究证实血乳酸和碱缺失在低血容量休克的监测和预后判断中具有重要意义。

(1)一般监测:其包括皮温与色泽、心率、血压、尿量和精神状态等监测指标。这些指标虽然不是低血容量休克的特异性监测指标,但仍是目前临床工作中用来观察休克程度和治疗效果的常用指标。①低体温有害,可引起心肌功能障碍和心律失常,当中心体温<34 ℃时,可导致严重的凝血功能障碍。②心率加快通常是休克的早期诊断指标之一,但心率不是判断失血量多少的可靠指标,比如年轻患者就可以通过血管收缩来代偿中等量的失血,仅表现为轻度心率增快。③至于血压,将平均动脉压(MAP)维持在 8.0~10.7 kPa(60~80 mmHg)是比较恰当的。④尿量间接反映循环状态,是反映肾灌注较好的指标,当尿量<0.5 mL/(kg·h)时,应继续进行液体复苏。临床工作中还应注意到患者出现休克而无少尿的情况,例如高血糖和造影剂等有渗透活性的物质可以造成渗透性利尿。

(2)其他常用临床指标的监测:①动态观察红细胞计数、Hb 及血细胞比容的数值变化,可了解血液有无浓缩或稀释,对低血容量休克的诊断、判断是否存在继续失血有参考价值。有研究表明,血细胞比容在 4 小时内下降 10%提示有活动性出血。②动态监测电解质和肾脏功能,对了解病情变化和指导治疗十分重要。③在休克早期即进行凝血功能的监测,对选择适当的容量及液体种类有重要的临床意义。常规凝血功能监测包括血小板计数、凝血酶原时间(PT)、活化部分凝血活酶时间(APTT)、国际标准化比值(INR)和 D-二聚体等。

(3)动脉血压监测:临床上无创动脉血压(NIBP)监测比较容易实施。对于有低血压状态和休克的患者,有条件的单位可以动脉置管和静脉置入漂浮导管,实行有创动脉血压(IBP)、中心静脉压(CVP)和肺毛细血管楔压(PAWP)、每搏量(SV)和心排血量(CO)的监测。这样可以综合评估,调整液体用量,并根据监测结果必要时使用增强心肌收缩力的药物或利尿剂。

(4)氧代谢监测:休克的氧代谢障碍概念是对休克认识的重大进展,氧代谢的监测进展改变了对休克的评估方式,同时使休克的治疗由以往狭义的血流动力学指标调整转向氧代谢状态的调控。传统临床监测指标往往不能对组织氧合的改变具有敏感反应。此外,经过治疗干预后的心率、血压等临床指标的变化也可在组织灌注与氧合未改善前趋于稳定。①指脉氧饱和度(SpO_2),主要反映氧合状态,在一定程度上反映组织灌注状态。需要注意的是,低血压、四肢远端灌注不足、氧输送能力下降或者给予血管活性药物等情况均可影响 SpO_2 的准确性。②动脉血气分析,对及时纠正酸碱平衡,调节呼吸机参数有重要意义。碱缺失间接反映血乳酸水平,两指标结合分析是判断休克时组织灌注状态较好的方法。③动脉血乳酸监测,是反映组织缺氧的高度敏感的指标之一,该指标增高常较其他休克征象先出现。持续动态的动脉血乳酸及乳酸清除率监测对休克的早期诊断、判定组织缺氧情况、指导液体复苏及预后评估具有重要意义。肝功能不全时则不能充分反映组织的氧合状态。④每搏量(SV)、心排血量(CO)、氧输送(DO_2)、氧消耗(VO_2)、胃黏膜内 pH 和胃黏膜 CO_2 张力($PgCO_2$)、混合静脉血氧饱和度(SVO_2)等指标在休克复苏中也具有一定程度的临床意义,不过仍需要进一步的循证医学证据支持。

(二)治疗

1.止血

按照不同病因,采取不同止血方法,必要时紧急手术治疗,以期达到有效止血之目的。

(1)对肺源性大咯血者可用垂体后叶素 5~10 U,加入 5%葡萄糖液 20~40 mL 中静脉注射;或10~20 U,加入 5%葡萄糖液 500 mL 中静脉滴注。也可采用纤维支气管镜局部注药、局部气囊导管止血及激光-纤维支气管镜止血。对于未能明确咯血原因和部位的患者,必要时作选择性支气管动脉造影,然后向病变血管内注入可吸收的明胶海绵做栓塞治疗。反复大咯血经内科治疗无效,在确诊和确定病变位置后,可施行肺叶或肺段切除术。

(2)心源性大咯血一般不宜使用垂体后叶素,可应用血管扩张剂治疗,通过降低肺循环压力,减轻心脏前、后负荷,以达到有效控制出血之目的。①对于二尖瓣狭窄或左侧心力衰竭引起的肺静脉高压所致咯血,宜首选静脉扩张剂,如硝酸甘油或硝酸异山梨醇的注射制剂;②因肺动脉高压所致咯血,则可应用动脉扩张剂和钙通道阻滞剂,如肼屈嗪25~50 mg、卡托普利 25~50 mg、硝苯地平 10~15 mg,均每天 3 次。也可试用西地那非 25~100 mg,每天 3 次;③若肺动静脉压力均升高时可联用动静脉扩张剂,如硝酸甘油 10~25 mg,加于 5%葡萄糖液500 mL中缓慢静脉滴注;加用肼屈嗪或卡托普利,甚至静脉滴注硝普钠;④对于血管扩张剂不能耐受或有不良反应者,可用普鲁卡因 50 mg,加于 5%葡萄糖液 40 mL 中缓慢静脉注射,亦具有扩张血管和降低肺循环压力的作用,从而达到控制出血之目的;⑤急性左心衰竭所致咯血尚需按心力衰竭治疗,如应用吗啡、洋地黄、利尿剂及四肢轮流结扎止血带以减少回心血量等。

(3)对于肺栓塞所致咯血,治疗针对肺栓塞。主要采用以下治疗。①抗凝治疗:普通肝素首剂5 000 U静脉注射,随后第 1 个 24 小时之内持续滴注 30 000 U,或者按 80 U/kg 静脉注射后继以 18 U/(kg·h)维持,以迅速达到和维持合适的 APTT 为宜,根据 APTT 调整剂量,保持APTT 不超过正常参考值 2 倍为宜。也可使用低分子肝素,此种情形下无须监测出凝血指标。肝素或低分子肝素通常用药 5 天即可。其他的抗凝剂还包括华法林等,需要做 INR 监测。肝素不能与链激酶(SK)或尿激酶(UK)同时滴注,重组组织型纤溶酶原激动剂(rt-PA)则可以与肝素同时滴注;②溶栓治疗:SK 负荷量 250 000 U 静脉注射,继以 100 000 U/h 静脉滴注 24 小时;或者 UK,负荷量 4 400 U/kg 静脉注射,继以 2 200 U/kg 静脉滴注12 小时;或者 rt-PA 100 mg,静脉滴注2 小时。国内"急性肺栓塞尿激酶溶栓、栓复欣抗凝多中心临床试验"规定的溶栓方案中UK 剂量是 20 000 U/kg,外周静脉滴注 2 小时。

(4)上消化道出血的处理如下。①消化性溃疡及急性胃黏膜病变所致的上消化道出血可用西咪替丁(甲氰咪哌)600~1 200 mg,加入 5%葡萄糖液 500 mL 中静脉滴注;或雷尼替丁50 mg,或法莫替丁 20~40 mg,加于 5%葡萄糖液 20~40 mL 中静脉注射;或奥美拉唑 40 mg 稀释后静脉滴注,滴注时间不得少于 20 分钟,每天 1~2 次。必要时可在内镜下直接向病灶喷洒止血药物(如孟氏溶液、去甲肾上腺素)、高频电凝止血、激光光凝止血或注射硬化剂(5%鱼肝油酸钠、5%乙醇胺油酸酯、1%乙氧硬化醇)等;②肝硬化食管或胃底静脉曲张破裂出血可用垂体后叶素;对于老年肝硬化所致的上消化道大出血,有人建议垂体后叶素与硝酸甘油合用,即垂体后叶素加入生理盐水中,以 0.2~0.4 mg/min 的速度静脉滴注,同时静脉滴注硝酸甘油 0.2~0.4 mg/min.垂体后叶素对"前向血流"途径减少门静脉血流,降低门静脉高压而止血,硝酸甘油则针对"后向血流"而加强垂体后叶素的作用。近年来多采用生长抑素(施他宁)治疗胃底-食管静脉曲张破裂出血,250 μg 静脉注射后,继以 250 μg/h 静脉滴注,维持 1~3 天;或者使用奥曲肽 100 μg 静脉注射后,随后以 25~50 μg/h 静脉滴注,维持 3~5 天,对肝硬化等原因所致的上消化道出血,甚至下消化道出血也有效。亦可应用三腔二囊管压迫食管下段和胃底静脉止血;③对于急性上消化道大出血,若出血部位不明,必要时可施行紧急内镜下止血。方法是在适当补液后,使收缩压不低于10.7 kPa(80 mmHg)。此时可经内镜向胃腔喷洒止血药,0.8%去甲肾上腺素盐水 50~100 mL,凝血酶1 000~8 000 U(稀释成 20~50 mL 液体),5%孟氏溶液 20~40 mL。也可局部注射硬化剂;5%鱼肝油酸钠 0.5~1.0 mL,血管旁(内)注射后喷洒凝血酶 4 000 U(稀释成 5 mL液体)。对于各种原因所致的大出血,除非患者并有凝血机制障碍,否则通常情况下目前临床上并不主张常规使用止血剂。中药三七粉、云南白药等可考虑试用。

2.补充血容量

低血容量休克时补充液体刻不容缓,输液速度应快到足以迅速补充丢失的液体量,以求尽快改善组织灌注。临床工作中,常做深静脉置管,如颈内静脉或锁骨下静脉置管,甚至肺动脉置管,这些有效静脉通路的建立对保障液体的输入是相当重要的。

(1)输血及输注血制品:对失血性休克者立即验血型配同型血备用。输血及输注血制品广泛应用于低血容量休克的治疗中。应引起注意的是,输血本身可以带来的一些不良反应,甚至严重并发症。失血性休克所丧失的主要成分是血液,但在补充血液、容量的同时,并非需要全部补充血细胞成分,也应考虑到凝血因子的补充。①目前,临床上大家共识的输血指征为血红蛋白≤70 g/L。对于有活动性出血的患者、老年人及有心肌梗死风险者,血红蛋白保持在较高水平更为合理。无活动性出血的患者每输注1 U(200 mL 全血)的红细胞其血红蛋白升高约 10 g/L,血细胞比容升高约 3%。②若血小板计数<50×10⁹/L,或确定血小板功能低下,可考虑输注血小板。对大量输血后并发凝血异常的患者联合输注血小板和冷沉淀可显著改善和达到止血效果。③对于酸中毒和低体温纠正后凝血功能仍难以纠正的失血性休克患者,应积极改善其凝血功能,在输注红细胞的同时应注意使用新鲜冰冻血浆以补充纤维蛋白原和凝血因子的不足。④冷沉淀内含凝血因子Ⅴ、Ⅷ、Ⅻ、纤维蛋白原等物质,对肝硬化食管静脉曲张、特定凝血因子缺乏所致的出血性疾病尤其适用。对大量输血后并发凝血异常的患者及时输注冷沉淀可提高血循环中凝血因子,以及纤维蛋白原等凝血物质的含量,缩短凝血时间、纠正凝血异常。⑤极重度出血性休克,必要时应动脉输血,其优点是避免快速静脉输血所致的右心前负荷过重和肺循环负荷过重;直接增加体循环有效血容量,提升主动脉弓血压,并能迅速改善心脏冠状动脉、脑和延髓生命中枢的供血;通过动脉逆行加压灌注,兴奋动脉内压力和化学感受器,能反射性调整血液循环。由于动脉内输血操作较复杂,且需严格无菌操作,故仅适用于重度和极重度休克患者。

(2)输注晶体溶液:①常用的是生理盐水和乳酸林格液等张平衡盐溶液。生理盐水的特点是等渗但含氯高,大量输注可引起高氯性代谢性酸中毒。乳酸林格液的特点在于电解质组成接近生理,含有少量的乳酸。一般情况下,其所含乳酸可在肝脏迅速代谢,大量输注乳酸林格液应该考虑到其对血乳酸水平的影响。输注的晶体溶液中,约有 1/4 存留在血管内,其余 3/4 则分布于血管外间隙。晶体溶液这种再分布现象可以引起血浆蛋白的稀释,以及胶体渗透压的下降,同时出现组织水肿。因此,若以大量晶体溶液纠正低血容量休克患者时,这方面的不良反应应引起注意。②高张盐溶液的钠含量通常为 400~2 400 mmol/L。制剂包括有高渗盐右旋糖酐注射液(HSD 7.5%氯化钠+6%dextran70)、高渗盐注射液(HS 7.5%、5%或 3.5%氯化钠)及11.2%乳酸钠高张溶液等,以前两者多见。迄今为止,仍没有足够循证医学证据证明输注高张盐溶液更有利于低血容量休克的纠正。而且,高张盐溶液可以引起医源性高渗状态及高钠血症,严重时可导致脱髓鞘病变。

(3)输注胶体溶液:在纠正低血容量休克中常用的胶体液主要有羟乙基淀粉和清蛋白。①羟乙基淀粉(HES)是人工合成的胶体溶液,常用 6％的 HES 氯化钠溶液,其渗透压约为 773.4 kPa(300 mmol/L),输注 1 L HES 能够使循环容量增加 700～1 000 mL。使用时应注意对肾功能、凝血机制的影响,以及可能发生的变态反应,这些不良反应与剂量有一定的相关性。②清蛋白作为天然胶体,构成正常血浆胶体渗透压的 75％～80％,是维持正常容量与胶体渗透压的主要成分,因此人血清蛋白制剂常被选择用于休克的治疗。③右旋糖酐也用于低血容量休克的扩容治疗。

(4)容量负荷试验:临床工作中,常遇到血压低、心率快、周围组织灌注不足的患者,分不清到底是心功能不全抑或血容量不足或休克状态,此时可进行容量负荷试验。经典的容量负荷试验的具体做法有以下几种。①在 10 分钟之内快速输注 50～200 mL 生理盐水,观察患者心率、血压、周围灌注和尿量的改变,注意肺部湿啰音、哮鸣音的变化;②如果有条件测量 CVP 和/或肺毛细血管楔压(PAWP),则可在快速输注生理盐水前后测量其变化值,也有助于鉴别;③快速输液后若病情改善则为容量不足,反之则为心功能不全,前者应继续补液,后者则应控制输液速度。对低血容量休克的患者,若其血流动力学状态不稳定时也应实施该项试验,以达到既可以快速纠正已存在的容量缺失,又尽量减少容量过度负荷的风险和可能的心血管不良反应的目的。

3.血管活性药物的应用

若血容量基本纠正,又无继续出血,收缩压仍<10.7 kPa(80 mmHg),或者输液尚未开始却已有严重低血压的患者,可酌情使用血管收缩剂与正性肌力药物,使血压维持在 12.0～13.3 kPa(90～100 mmHg)为好。多巴胺剂量用至 5 μg/(kg·min)时可增强心肌收缩力,低于该剂量时有扩血管和利尿作用,剂量>10 μg/(kg·min)时有升血压作用。去甲肾上腺素剂量 0.2～2.0 μg/(kg·min)、肾上腺素或去氧肾上腺素仅用于难治性休克。如果有心功能不全或纠正低血容量休克后仍有低心排血量,可使用多巴酚丁胺,剂量 2～5 μg/(kg·min)。此外,保温,防治酸中毒、氧自由基对细胞和亚细胞的损伤作用,保护胃肠黏膜减少细菌和毒素易位,防治急性肾衰竭,保护其他重要脏器功能,以及对症治疗均不容忽视。

三、内分泌性休克

内分泌性休克是指某些内分泌疾病,如希恩综合征(慢性垂体前叶功能减退症)、急/慢性肾上腺皮质功能减退、黏液性水肿、嗜铬细胞瘤等,在一定条件下发生低血压或休克。

(一)病因与诊断

1.希恩综合征

常有产后大出血或伴有休克史,产后无乳,闭经或月经过少,性欲减退,并表现为 3 个靶腺(性腺、甲状腺、肾上腺皮质)功能不全的症状。实验室检查表现为尿中卵泡刺激素(FSH)减少,血清促甲状腺激素(TSH)、三碘甲状腺原氨酸(T_3)、甲状腺素(T_4)降低,甲状腺吸[131]I率降低,24 小时尿中 17-羟类固醇和 17-酮类固醇明显低于正常。

2.慢性肾上腺皮质功能减退症

常有皮肤色素沉着、低血压,患者常感眩晕、乏力,抵抗力差。危象发作时可出现恶心、呕吐、休克。实验室检查表现为低血糖、低血钠、高血钾,24 小时尿中 17-羟类固醇与 17-酮类固醇排量减少。

3.急性肾上腺皮质功能减退

多见由脑膜炎球菌败血症(华-弗综合征)引起,主要临床表现为头痛、发热、恶心、呕吐、皮肤苍白、湿冷、皮肤弥漫性出血或紫癜、脑膜刺激征和休克征象等。

4.嗜铬细胞瘤

少数患者可发生休克,这可能与下述原因有关:①大量儿茶酚胺分泌引起血管过度收缩,导致血容量降低,一旦儿茶酚胺作用解除,如瘤体减少(出血、坏死)或停止分泌、应用 α 受体阻滞剂等,可使全身血管扩张,加上血容量不足,可造成血压下降;②大量儿茶酚胺引起末梢血管持续而强烈的收缩,导致微循环障碍,组织缺氧,毛细血管渗透性增高,血容量降低;③若瘤组织主要分泌肾上腺素,则可通过 β 受体促使血管扩张。此外,嗜铬细胞瘤患者也可因心力衰竭或严重心律失常,导致心排血量锐减而出现低血压或休克症状。本病在发生休克前常先有恶心、呕吐、腹泻、大汗淋漓等症状,可发生高血压危象,也可产生低血压或休克。本病可通过 B 超、CT、磁共振及血和尿中儿茶酚胺浓度测定而确立诊断。

(二)治疗

内分泌性休克的治疗原则为:①抗休克;②积极治疗原发病和控制诱因;③内分泌制剂替代治疗。

1.垂体-肾上腺危象

主要疗法为抗休克,控制感染、外伤、手术、寒冷等诱因,并给予相应内分泌激素替代治疗。

2.急性肾上腺皮质功能不全

多见于流行性脑脊髓膜炎败血症,静脉注射有效抗菌药物如青霉素、磺胺嘧啶等控制感染;琥珀酸氢化可的松 50～100 mg 或地塞米松 5～10 mg 静脉注射,随即琥珀酸氢化可的松 200～400 mg/d 或地塞米松10～30 mg/d静脉滴注;按感染中毒性休克治疗,加强支持疗法和对症治疗,防治 DIC。

3.嗜铬细胞瘤

立即静脉穿刺,保持 2 条静脉输液通路,一条补充扩容剂,另一条可静脉滴注去甲肾上腺素或间羟胺,保持收缩压在 13.3～16.0 kPa(100～120 mmHg),待休克控制和病情稳定后,尽快争取手术切除肿瘤。

四、脓毒症和脓毒症休克

脓毒症的现代定义泛指任何病原体(细菌、真菌、病毒、寄生虫等)感染引起的全身炎症反应综合征(systemic inflammatory response syndrome,SIRS)。脓毒症休克是指由脓毒症导致的以休克为突出表现的危重综合征。典型患者除具备原发/迁徙性感染灶、寒战、高热、皮疹、肝脾大等脓毒症的表现外,同时出现血压下降、脉压缩小、脉搏细速、呼吸急促、面色苍白、皮肤湿冷或花斑、唇指发绀、尿量减少、烦躁不安或意识模糊等休克的临床表现。脓毒症休克的治疗是综合性的,其关键环节包括抗感染和抗休克治疗两个方面。

(一)病因要点

脓毒症休克的常见致病菌为革兰阴性细菌,革兰阳性球菌、真菌等也可引起休克。原有慢性基础疾病(如肝硬化、糖尿病、恶性肿瘤等)及长期接受糖皮质激素等免疫抑制剂、抗代谢药物、细胞毒性药物和放射治疗(简称放疗),或留置导尿管或静脉导管等的患者,在继发细菌感染后易并发脓毒症休克。

(二)诊断要点

1.脓毒症的基本表现

(1)毒血症状:常有寒战、高热,严重时可有体温不升。全身不适,软弱无力,头痛,肌肉酸痛。呼吸、脉搏加快。

(2)皮疹:瘀点最常见。也可为猩红热样皮疹、烫伤样皮疹、荨麻疹等。

(3)肝脾大:肝脾大多为轻度肿大,肝区胀痛、叩痛,可有黄疸等肝功能损害的表现。

(4)关节症状:可有红肿、疼痛、活动受限、关节积液或积脓,多见于革兰阳性球菌和产碱杆菌脓毒症。

(5)原发/迁徙性感染灶:原发感染灶可见于皮肤等软组织、呼吸道、泌尿生殖道、胆道、肠道等。迁徙性病灶主要见于病程长的革兰阳性球菌和厌氧菌脓毒症。

2.脓毒症休克的临床分期

(1)休克早期:面色、皮肤苍白,肢端厥冷。呼吸急促、脉搏细速,心率增快。脉压明显减小,血压正常或稍低于 12.0 kPa(90 mmHg),若并发严重失液或失血也可导致血压骤降。尿量减少,烦躁,焦虑,但因脑灌流尚可保证,故神志尚清楚。少数患者可呈暖休克。

(2)休克中期:随着休克的发展,收缩压降至 10.7 kPa(80 mmHg)以下,脉压显著减小;心率加快,心音低钝,脉搏细速;呼吸浅快,发绀;皮肤湿冷可见花斑;烦躁不安、嗜睡甚至神志淡漠、昏迷。尿量进一步减少,甚或无尿。

(3)休克晚期,发生 DIC,患者有顽固性低血压和广泛性出血,并出现多器官功能衰竭,主要包括以下几点。①急性肾功能不全:尿量明显减少或无尿,血尿素氮、肌酐和血钾升高。②急性心功能不全:患者常有心率加速、心音低钝,可有奔马律等心律失常,中心静脉压或肺动脉楔嵌压升高。心电图可示心肌损害、心内膜下心肌缺血、心律失常等改变。③急性呼吸窘迫综合征(ARDS):表现为进行性呼吸困难和发绀。肺底可闻及细湿啰音或呼吸音减低。X 线胸片示散在小片状浸润阴影,逐渐扩展、融合。血气分析示 $PaO_2 < 8.0$ kPa(60 mmHg),或 $PaO_2/FiO_2 \leqslant 200$。④脑功能障碍:患者可出现昏迷、抽搐及瞳孔、呼吸改变等表现。⑤其他:肝衰竭患者出现昏迷、黄疸等症状。胃肠道功能紊乱可表现为肠胀气、消化道出血等。

3.辅助检查

(1)血常规:外周血白细胞增高,多为 $(10 \sim 30) \times 10^9/L$,中性粒细胞比例增高,可有明显核左移及细胞内中毒颗粒。血细胞比容和血红蛋白增高提示体液丢失、血液浓缩。

(2)病原学检查:①血培养,是诊断脓毒症最重要的依据,应在抗菌药物应用前、寒战、高热时不同部位采集血标本,多次送检。普通培养为阴性时,应注意厌氧菌培养、真菌培养、结核分枝杆菌培养。②骨髓培养,骨髓中细菌较多,受抗菌药物影响相对较小,因而骨髓培养阳性率常高于血培养。③体液培养,脓液、胸腔积液、腹水、脑脊液培养,瘀点挤液涂片或培养,均有检出病原菌的机会。

(3)炎症相关指标:测定 C 反应蛋白、降钙素原等的水平有助于判断炎症反应强度。

(4)DIC 检查早期血液呈高凝状态:在进展过程中血小板计数进行性降低。后期凝血因子显著减少,凝血时间、凝血酶原时间均延长,纤维蛋白原减少,FDP 增多,血浆鱼精蛋白副凝试验(3P 试验)阳性。纤维蛋白降解产物 D-二聚体是判断继发性纤溶亢进的重要指标。

(5)器官功能检查:尿中出现蛋白、红细胞、白细胞或管型,尿比重<1.015,尿钠>40 mmol/L,尿渗透压降低,尿/血肌酐比值<10:1,提示肾衰竭由功能性转为器质性。血尿素氮及肌酐可升

高。血清 ALT、AST 及胆红素水平升高提示肝功能受损。肌酸磷酸激酶、乳酸脱氢酶同工酶升高提示心肌受损。血气分析有助于判断酸碱平衡紊乱及缺氧状况等。

(6)其他辅助检查:可按需要进行 B 超、X 线、CT、MRI 等检查。

(三)诊断

脓毒症休克的诊断必须具备脓毒症和休克综合征两个条件。

临床存在 SIRS 表现:①体温>38 ℃ 或<36 ℃;②心率>90 次/分;③呼吸急促,呼吸频率>20 次/分,或通气过度 $PaCO_2$<4.3 kPa(32 mmHg);④外周血白细胞计数>12×10^9/L 或<4×10^9/L;或白细胞总数虽然正常,但未成熟中性粒细胞>10%。在除外运动、贫血、失血等生理和病理因素影响下,由损伤因子导致的上述指标≥2 项,临床上可诊断为 SIRS。与此同时,存在血常规明显异常,尤其是存在局部感染灶、深静脉置管、相关基础疾病时,应注意脓毒症之可能。若≥2 次血培养或骨髓培养发现相同致病菌,可明确诊断为脓毒症。

根据典型临床及血流动力学特征,不难作出脓毒性休克的诊断,但以下几点需特别注意:①低血压 12.0/8.0 kPa(90/60 mmHg)是休克的重要表现之一,但休克早期血压未必下降;②脉压明显下降[≤2.7 kPa(20 mmHg)]对早期判断休克比动脉血压更敏感;③微循环障碍往往在血压下降之前即已存在;④DIC、MODS 或 MOF 是休克晚期的重要并发症,但也可发生于非休克状态。

(四)鉴别要点

1.导致 SIRS 的非感染性疾病

在脓毒症休克的诊断中,必然涉及 SIRS,需要与急性重症胰腺炎、严重创伤、重症自身免疫性疾病及体外循环、大型外科手术等疾病所致的 SIRS 相鉴别。

2.其他不同类型的休克

低血容量性休克、心源性休克、过敏性休克、神经源性休克各有特点,与脓毒症休克易于鉴别。

(五)治疗要点

脓毒症休克的治疗是综合性的,成功的救治需遵循全面评估、早期干预、多元施救与整体管理的原则,其治疗的关键环节包括抗感染和抗休克治疗两个方面。

1.抗感染治疗

在病原体未明确前,可早期选用强力、抗菌谱广的、足量的杀菌剂进行经验性治疗。后期待致病病原体明确后,根据药敏试验结果调整用药方案。

2.抗休克治疗

(1)早期复苏:一旦临床诊断为脓毒症休克,应尽快进行积极的液体复苏。

(2)补充血容量:是治疗抢救休克最基本而重要的手段之一。输液宜先快后慢,先多后少,力争在短时间内逆转休克。选用液体应包括胶体和晶体的合理组合。

胶体液:①低分子量右旋糖酐(分子量 2 万～4 万),每天用量为 500～1 500 mL,有出血倾向和心、肾功能不全者慎用。②血浆、清蛋白,适用于低蛋白血症患者,如肝硬化、慢性肾炎、急性胰腺炎等。红细胞比容以维持在 35%～40% 为宜。③羟乙基淀粉亦可提高血浆胶体渗透压。

晶体液:碳酸氢钠或乳酸钠林格液等平衡盐溶液可提高功能性细胞外液容量,并纠正酸中毒,对明显肝功能损害者以碳酸氢钠为宜。

(3)纠正酸中毒:一般认为动脉血 pH<7.0 时可以使用,首剂为 5% 碳酸氢钠 100～250 mL,

补充 1～4 小时后应复查动脉血气和电解质浓度,根据结果再决定是否需要继续输注及输液量。

(4)血管活性药物的应用:部分患者需要升压药治疗以维持最低限度的灌注压和血流量。

缩血管药物,推荐用去甲肾上腺素 2～20 $\mu g/(kg \cdot min)$ 或多巴胺 5～20 $\mu g/(kg \cdot min)$ 作为一线升压药,但必须在充分扩容的基础上使用,尽量经中心静脉导管给药。

扩血管药,适用于低排高阻型休克(冷休克),应在充分扩容的基础上使用。常用者如下。①α 受体阻滞剂:酚妥拉明,剂量为 0.1～0.5 mg/kg,加入 100 mL 葡萄糖液中静脉滴注,情况紧急时可 1～5 mg 稀释后静脉缓注,余量静脉滴注。但不宜用于心肌梗死、心力衰竭者。②抗胆碱药:东莨菪碱每次 0.01～0.03 mg/kg,每次 10～30 分钟静脉注射一次,其不良反应轻,可作为首选;山莨菪碱每次 0.3～0.5 mg/kg;阿托品每次 0.03～0.05 mg/kg。青光眼患者禁用。③多巴胺:剂量小时(每分钟 2～5 $\mu g/kg$),主要兴奋多巴胺受体,扩张内脏血管,尿量增加;中等剂量时(每分钟 6～15 $\mu g/kg$),主要兴奋 β 受体,增强心肌收缩力,但对心率影响较小;剂量过大时(每分钟 >20 $\mu g/kg$),则主要兴奋 α 受体,肾血管收缩。

(5)糖皮质激素的应用:现多推荐应用小剂量糖皮质激素,用于经过积极液体复苏及血管活性药物治疗后仍不能有效改善血流动力学的患者;一般选用氢化可的松 200～300 mg/d 静脉滴注,当患者不再需要应用血管活性药物时,则应停用糖皮质激素治疗。

(6)维护重要脏器功能:①心功能不全的防治,当出现心功能不全的征象时,应严格控制输液速度和总量;给予强心药物如毛花苷 C 或毒毛花苷 K 降低心脏前后负荷等。②肺功能的维护和防治,凡休克患者必须立即鼻导管或面罩间歇加压吸氧,保持气道通畅,必要时考虑气管插管或切开行辅助呼吸,清除气道分泌物以防止继发感染。控制输入液体量,尽量少用晶体液,输注清蛋白和呋塞米可减轻肺水肿。③肾功能的维护和防治,维持足够的有效循环血量是保护肾功能的关键。如血容量已补足,血压亦已基本稳定,而尿量仍少,应快速给予 20% 甘露醇或呋塞米静脉推注,以上处理仍无效时,应按急性肾衰竭处理。④脑水肿的防治,应及时采取头部降温,及早给予山莨菪碱等脑血管解痉药,使用渗透性脱水剂如甘露醇、呋塞米及大剂量肾上腺皮质激素以防治脑水肿的发生和发展。⑤DIC 的防治,诊断一旦确立,应在去除病灶的基础上积极抗休克、改善微循环及迅速有效地控制感染,并酌情给予肝素治疗。肝素剂量为 0.5～1 mg/kg(首次一般 1.0 mg),以后每 4～6 小时静脉滴注 1 次,使凝血时间延长到正常的 2～3 倍,根据 DIC 控制与否决定用药时间。如凝血时间过于延长或内出血加重者,可用等量的鱼精蛋白对抗。

(7)其他:感染灶未涉及消化道者应尽量提供肠内营养,维持肠道黏膜的完整性、减少肠道菌群移位。积极使用质子泵抑制剂预防应激性溃疡的发生。

(六)防控要点

(1)积极防治原发病,及时治疗创伤和各类局部感染。有肝硬化、糖尿病、恶性肿瘤、器官移植、免疫抑制等严重基础疾病者,应特别警惕合并各种感染的发生。

(2)脓毒症休克的治疗是综合性的,成功的救治需遵循全面评估、早期干预、多元施救与整体管理的原则,其治疗的关键环节包括抗感染和抗休克治疗两个方面。

(张　芹)

第二章

急 性 创 伤

第一节 挤压综合征

挤压综合征是指肌肉丰富的四肢或躯干部,受外力挤压或长时间自体压迫造成广泛肌肉组织损伤,而发生急性筋膜间室综合征,并发酸中毒、肌红蛋白尿症、高钾血症和急性肾衰竭等为特征的病理过程。故本症也是急性筋膜间室综合征病情加剧的一种趋向。挤压伤后是否出现本症,与受压部位、面积、强度、受压肌群多少及受压时间长短有密切关系。本症病情危急,死亡率可高达50%~70%。

一、病因和发病机制

本症常见于地震或空袭中,因建筑物倒塌、土石埋压及爆炸性冲击波致伤,平时多见于建筑工程塌方、矿井冒顶、车祸、殴打伤、止血带应用时间过久、高位断肢再植,以及中毒、安眠药过量和麻醉中长时间自身压迫等情况。

发病机制主要是肌肉缺血坏死和肾缺血坏死。肌肉缺血导致筋膜间室内组织压力升高的恶性循环,肌肉、神经及小血管发生缺血坏死,血浆丢失,筋膜间室内钾离子、肌红蛋白释出,酸性代谢产物及有毒物质大量释放,进入全身循环中,致血液 pH 降低,尿液酸性化,促使肌红蛋白沉淀,阻塞肾小管而发生急性肾衰竭;肾缺血和坏死系创伤后引起周身应激状态下反射性血管痉挛的全身反应,最终导致肾缺血与坏死。

二、临床表现和诊断

早期诊断应根据病史、临床表现和实验室检查,尤其在地震、战时空袭或塌方等灾害事故中,对被长时间挤压者应提高警惕。

(一)临床表现

1.局部情况

受累肢体出现本症表现,如疼痛、感觉异常、被动牵拉痛、肿胀、压痛、肌无力与功能障碍,皮肤外观改变等。

2.全身情况

一般将急性肾衰竭分为 4 期,常于早期即出现少尿或无尿和肌红蛋白尿,以后发生酸中毒、氮质血症及高钾血症。

(1)潜伏期:临床表现不明显,常为休克、失血等表现所掩盖,亦可出现高血压。

(2)少尿或无尿期:尿量少于 400 mL/d,或少于 50 mL/h,甚至完全无尿。一般持续 10～14 天。血中尿素、肌酐、钾、磷、镁升高,二氧化碳结合力、钠、钙降低,pH 下降,尿中有肌红蛋白、红、白细胞及管型。出现酸中毒、氮质血症和高钾血症,可有恶心、呕吐、烦躁、呼吸深而快、心律失常、心肌中毒、嗜睡、神志不清等表现,甚至出现脑水肿、肺水肿、急性呼吸衰竭、充血性心衰,心室颤动及心搏骤停。

(3)多尿期:尿量超过 1 000 mL/d,可达 3 000 mL/d,甚至>10 000 mL/d,一般持续 1～2 周。开始时肾功能损害仍不见轻,氮质血症及水电平衡紊乱甚至可加重,易出现低钾、低钠及低氯血症,可因水电解质平衡紊乱、尿毒症或感染而危及生命。后期肾功能逐渐恢复。

(4)恢复期:尿量渐趋正常,氮质血症及水电解质平衡紊乱得以纠正,肾功能缓慢恢复,一般需经半年至 2 年,患者消瘦、乏力、肌肉萎缩,少数人因肾功能受到永久性损害而致慢性肾功能不全。

(二)实验室检查

1.肌红蛋白尿

肌红蛋白尿是诊断本症的重要依据,对判断肌肉损害或坏死有重要意义。一般缺血 4 小时后尿中即出现红细胞、肌红蛋白、色素颗粒管型等,尿呈茶褐色或酱油色,解除压力后 12 小时,肌红蛋白浓度达最高峰,1～2 天后尿液转清晰,亦可反复出现。

2.高血钾

可达 5.5～7.8 mmol/L,在少尿期,血钾每天可升高 2 mmol/L,24 小时可升到致命水平。常伴高血磷、高血镁和低血钙。

3.酸中毒和氮质血症

引起代谢性酸中毒及尿毒症,血中二氧化碳结合力下降,而尿素氮等升高。

4.血酶升高

谷草转氨酶可超过 2 000 U,肌酸磷酸激酶可超过 50 000 U。血酶测定有助于估计伤情。

5.其他检查

尿比重低而固定(1.010 左右)。血常规、血细胞比容测定用以估计失血、血浆丢失和少尿期中水潴留的程度。血小板、出凝血时间测定可估计凝血、溶纤机制变化。

三、临床分型

根据伤情和实验室检查,本症可分为 3 级。

Ⅰ级:肌红蛋白阳性,肌酸磷酸激酶>10 000 U(正常值为 130 U),无急性肾衰等全身反应。严格地说,Ⅰ级应称为筋膜间室综合征。

Ⅱ级:肌红蛋白尿阳性,肌酸磷酸激酶>20 000 U,血肌酐和尿素氮升高而少尿者,可出现低血压。

Ⅲ级:肌红蛋白尿阳性,肌酸磷酸激酶明显升高,有少尿或尿闭、休克、代谢性酸中毒及高血钾等。

挤压综合征和筋膜间室综合征的关系见图 2-1。

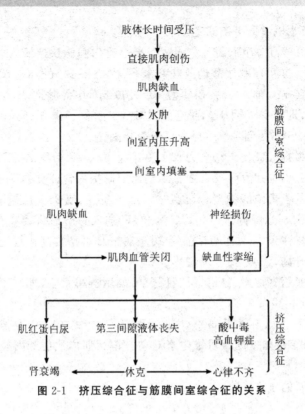

图 2-1　挤压综合征与筋膜间室综合征的关系

四、治疗

本症病情严重而复杂,常伴多处损伤,治疗时应兼顾全身与局部。早期诊断及治疗,预防急性肾衰竭是治疗的关键。

必须尽早进行透析,在综合治疗的同时,应做好透析疗法的准备,出现无尿或少尿 1～2 天即行血液透析,无条件时先行腹膜透析,使血液化学指标不至于上升至有害水平。

(一)紧急处理

(1)立即解除外力压迫。

(2)伤肢制动,禁忌抬高、按摩和热敷,可暴露于凉爽空气中或用凉水降温,但应避免冻伤。

(3)有开放性伤口和活动性出血者,应止血,勿用加压绷带和止血带,除非有大血管断裂者。

(4)受压超过 1 小时者,给碱性饮料,可在 1 000～2 000 mL 水中加入 8 g 碳酸氢钠,适量糖和食盐,以便利尿、碱化尿液,防止肌红蛋白在肾小管中沉积。输液及用碱性药以增加血容量,防止休克。

(二)全身治疗

1.一般治疗

主要对潜伏期及少尿期进行处理,多尿期继续清除蓄积水分及代谢产物,适当补充电解质及营养,恢复期保护肾功能,增加营养,促进机体恢复。

(1)及时处理脱水,防止休克:早期吸氧、输液、输血或补充复合氨基酸。为防止肾小管坏死,改善肾功能,可行肾囊封闭硬膜外阻滞、应用血管扩张药(罂粟碱 30 mg 加入 10% 葡萄糖200 mL 中静脉缓滴)、碱性药等。每天补充碳水化合物 100～150 g,给予高糖、高脂肪食物,每天热量应超过 10 500 KJ。血液透析者可不限制其蛋白摄入量。少尿或无尿期应控制入量,积极治疗酸中毒,氮质血症及水电解质平衡紊乱。

(2)利尿剂:应用20%甘露醇125～250 mL,半小时内静脉快速滴入,6小时后可再用,日用量每千克体重1～2 g。亦可用利尿酸钠或呋塞米,每次20～40 mg加入50%葡萄糖20～40 mL中静脉注射,或40～100 mL加入50%葡萄糖40～100 mL中静脉推注,总量以不超过600 mg为宜。亦可用利尿合剂,即普鲁卡因1 g,维生素C 1～3 g,氨茶碱0.25～0.5 g,苯甲酸钠咖啡因0.25～0.5 g,加入10%～25%葡萄糖500 mL中静脉滴注。

(3)处理酸中毒:根据二氧化碳结合力水平决定应用5%碳酸氢钠等剂。

(4)处理高钾血症:为本症发生死亡之主因。需控制摄入含钾食物(牛奶、水果等)及药物,不宜用库存血。可用聚苯乙烯磺酸钠离子交换树脂15～30 g,或25%山梨醇悬液200 mL做高位保留灌肠,2～4小时一次,以降低血钾。胰岛素20 U加入高渗葡萄糖液60 g中静脉滴注,可暂时降低血钾。静脉缓慢注入10%葡萄糖酸钙10～20 mL可拮抗高血钾对心肌的损害。血液或腹膜透析可控制血钾升高。

(5)控制感染:一般用青霉素、红霉素及氯霉素,如用链霉素、卡那霉素、黏菌素时,宜减少剂量或延长给药时间。

(6)抗分解治疗:用50%葡萄糖500 mL加入胰岛素40～50 U,以及辅酶A、ATP等,行深静脉插管注入,亦可给予多种氨基酸大量维生素C等。隔天肌内注射苯丙酸诺龙25～50 mg。

2.高压氧疗法

有助于临界缺血肌的血氧恢复。

3.透析疗法

一般行血液透析、腹膜透析或结肠透析。适应证有如下。

(1)出现明显尿毒症、酸中毒症状,如持续性呕吐,呼吸深而快及精神症状等。

(2)血钾>6 mmol/L、心电图显示明显高血钾。

(3)二氧化碳结合力<30%容积。

(4)血肌酐>6 mg。

(5)尿量<400 mL/d。

(三)局部处理

(1)早期有效的筋膜间室切开减压术。

(2)截肢:必要的截肢对救治本症有重要作用,关键时刻不能犹豫。截肢指征如下。①肢体长时间遭受严重挤压,组织挫裂严重,出现重度肿胀,血运障碍,自主运动和感觉丧失。②全身中毒表现经正确处理后仍未能缓解,或有加重趋势并危及生命者。③伤肢合并气性坏疽,经切开冲洗无效,或有严重感染者。④血液透析疗法,清除血内毒素并纠正电解质失衡。

(杜洪洋)

第二节　多发严重创伤

多发严重创伤指一次创伤暴力引起两处解剖部位或脏器的较严重创伤。所导致的创伤病理学影响深重。临床创伤上有时漏诊,故需注意全身状况变化和轻重缓急,循序有度处理。

一、临床表现

(一)全身症状

严重的损伤引起的全身性反应是综合性的,是十分复杂的。

1.休克

在伤后 1～4 天,可出现休克现象,表现为神志淡漠、面色苍白、四肢厥冷、出虚汗、脱水、烦躁不安或昏睡不动、口干、尿量少、脉搏细速、血压偏低,体温可升高。

2.早期易发生各种并发症

如呼吸窘迫综合征、急性肾衰竭等而表现相应的临床征象。

(二)局部症状

则依据其损伤的部位和范围决定。

1.颅脑损伤

(1)意识障碍:是颅脑损伤的共同特点。脑震荡多半历时较短,很少超过半小时,苏醒后有明显的近事遗忘症(逆行性遗忘)。脑挫裂伤和脑干损伤,出现昏迷可达数天或更长,颅内血肿常表现在伤后有短暂昏迷,继之一段时间清醒或意识好转,以后又出现烦躁不安与再度昏迷。中间清醒期最初于伤后 1～2 小时,较长可达数天。硬脑膜下血肿可表现有持续昏迷。

(2)颅压增高症状:依据损伤的性质和严重程度不同,表现轻重不同,可有嗜睡、意识丧失、头痛、呕吐等症状。

(3)瞳孔变化:两侧瞳孔散大或固定,多表示将近死亡或脑干损伤。两侧瞳孔缩小为中脑、延髓损伤。单侧瞳孔散大,常见于同侧的硬脑膜外或硬脑膜下出血、颞叶沟回小脑幕切迹疝等。

(4)椎体束征:脑挫裂伤及颅内血肿在伤后可立即出现神经系统阳性体征(如偏瘫、失语),脑干损伤可表现为去大脑僵直。

(5)呼吸循环紊乱:以脑干损伤最为显著,重者短期内表现有呼吸、循环停止。

2.胸部损伤

较严重的胸部损伤,一般均伴有休克及血气胸,临床突出表现为呼吸系统症状,不同程度呼吸困难、胸痛、气急、咯血、发绀,重者在伤后 24～48 小时出现急性呼吸窘迫综合征。

3.腹部损伤

表现有腹痛、压痛和肌紧张。腹壁损伤多限于受伤部位,以后扩展到全腹;实质性脏器损伤,腹膜刺激症状较轻;出血量多有移动性浊音,并伴有休克、胆汁性腹膜炎或空腔脏器损伤,腹膜刺激症状颇为明显,腹壁可呈"板样"强直。

4.骨关节损伤

特别是多节段、多部位、粉碎、开放性骨折,或伴脊髓损伤,见骨关节损伤有关内容。

二、诊断

(一)诊断基本要求

(1)患者多半有严重创伤的病史,平时以工伤和交通事故为主。

(2)患者多半病况危急,意识障碍,不能合作回答问题和配合检查,因而体检应是全面细致,反复检查,以免发生延误诊断或漏诊。急救的判断首先应注意下列周身情况:①呼吸道梗阻和呼吸状况;②心脏的功能;③神志意识变化;④休克;⑤活动性大出血。

(二)各部位损伤诊断

1.脑部损伤

凡疑有颅脑损伤患者除做详细的临床检查,询问病史,观察意识状况、瞳孔大小、锥体束征、颅压增高等体征外,可做下列特殊检查。

(1)腰椎穿刺:脑震荡者,脑脊液不含血,压力和细胞数正常。脑挫裂伤,脑脊液可由粉红色至血色。颅内血肿时,若是硬膜外血肿,脑脊液可呈清亮,但压力高,而硬膜下或颅内血肿则为血性。

(2)颅骨 X 线检查:可明确头颅有无骨折,硬膜外血肿骨折线常在颞部,顶部穿过硬脑膜中动脉沟;硬脑膜下血肿多在枕部;颅内血肿则可见凹陷骨折或贯通伤。

(3)脑超声检查:颅内血肿可见中线波向病对侧移位,并有助于鉴别脑挫伤。

(4)脑血管造影:在外伤患者前后位上发现大脑皮质与颅骨内板分离,即可诊断为硬膜外或硬膜下血肿。

2.胸部损伤

(1)体检应注意呼吸困难状况,胸廓两侧是否对称,有无反常呼吸,气管是否偏斜,有无皮下气肿,听诊呼吸音是否消失或减弱。

(2)X 线检查可明确有无肋骨骨折的血气胸。有呼吸衰竭者,X 线检查可见双侧肺野有散在片状浸润阴影。CT 和 MRI 检查可交互应用或作复查。

(3)严密做血气分析监护,观察呼吸功能状况。

3.腹部损伤

(1)体检:注意受伤部位的形状、大小,有无肋骨、脊柱或骨盆骨折。腹部体征决定腹部膨胀程度,腹式呼吸是否存在;有无压痛、反跳痛、腹肌紧张等部位及其程度;肝浊音界是否消失;有无移动性浊音及肠鸣音;直肠指检了解有无直肠或骶部损伤,指检时有无触痛,指套是否带血。

(2)血液学检查:内出血时红细胞数、血红蛋白含量下降,白细胞计数增高。腹腔内有炎症时,白细胞计数和中性粒细胞比例增高,但必须反复检查血象,观察其改变。胰腺损伤早期或小肠破裂后,血胰淀粉酶会升高。泌尿系损伤时可出现血尿。

(3)影像学检查:了解有无气腹、膈肌位置和运动、肠积气和积液等。内脏穿孔直立位膈下或左侧卧位肋缘下有游离气体。腹膜后脏器破裂,腰肌边缘清晰度消失或是在肠管界限外有气泡。横膈破裂,空腔脏器可在胸腔内发现。心脏与纵隔右移,左下叶肺不张,应考虑到创伤性膈疝。病情稍稳定可平卧者可以行 CT 扫描观察损伤部位及炎症、积气、积液累及范围。

(4)腹腔穿刺:对早期诊断内出血或膈下游离气体的胃肠道破裂很有价值,对于伴有颅脑损伤的昏迷患者,更属必要。

(5)腹腔灌洗检查:有很高的准确性,可使用在怀疑腹内损伤者或诊断困难的病例。操作方法可在脐下 5.0~7.5 cm 区域用 2%利多卡因浸润麻醉,并于中线切开,通过皮肤及腹膜把一个套管向盆腔内插入腹腔里。马上流出不凝的鲜血,表明腹腔内有出血,而且是手术指征。否则用 1 L 0.9%氯化钠注射液滴入腹腔中,保留 1 分钟,1 分钟后用虹吸方法吸出,鉴别流出液体。但它不能确定损伤部位,还可引起并发症,如液体灌入腹壁、出血、回流液引不出来、大网膜静脉刺破或刺破膀胱。

(6)腹腔镜检查:可发现损伤部位和类型,少数可在镜下修补破损部位。

三、治疗

(一)休克

伴有休克的患者,必须进行抗休克疗法,补充有效循环血容量。如伴有内脏或肢体广泛挤压伤,有巨大伤口大出血时,就应在积极治疗休克的同时,进行紧急手术。

(二)窒息

窒息往往是急性多发损伤的严重症状,缺氧能导致伤势加重,故清除呼吸道内阻塞物、保持呼吸道通畅是首要措施。在有意识障碍、面颈部及胸部损伤的患者,必要时应行气管插管或气管切开,并应在血气分析监护下合理供氧。

(三)不同部位的损伤

对多发性损伤,需根据不同部位的损伤分清主次、轻重、缓急进行处理,先处理危及生命较大的损伤,其余的可先做必要的初步急救处理。

1.颅脑损伤

(1)预防脑水肿:在伤后 2～3 天给 50％葡萄糖溶液 60～100 mL,静脉滴注,每天 3～4 次,并可与 20％甘露醇交替使用。

(2)饮食及补液:限制补液量,成人每天以 1 500～2 000 mL 为宜,以免加重脑水肿。

(3)高热或严重脑挫裂伤及脑干损伤患者,可行人工冬眠降温治疗。

(4)脑细胞激活剂与抗脑水肿的其他药物,如静脉注射氢化可的松 100～300 mg 或地塞米松 5～10 mg,以及使用氨乙基异硫脲、细胞色素 C 等。

(5)严重脑挫裂伤,保守治疗无效,可考虑行减压术(包括内减压术、切除部分脑组织)。颅内血肿患者,钻孔发现血肿后应立即清除,以期迅速解除脑受压,然后再根据情况采用扩大骨孔办法或骨瓣开颅。

2.胸部创伤

(1)有反常呼吸的患者,小范围可使用厚棉垫压于伤处的薄弱胸壁上,然后用胶布或绷带固定,一般可采用肋骨悬吊及骨折内固定术,并可使用呼吸机辅助呼吸。

(2)血胸、气胸、乳糜胸等,必须根据具体情况采用穿刺抽液、闭式引流或开胸手术,使伤侧肺尽快地膨胀,清除纵隔摆动。

(3)气管支气管破裂的急性期患者,首先进行胸腔穿刺或肋间插管闭式引流,严重者应立即进行手术。

(4)纵隔气肿:凡有纵隔内组织损伤者,应立即给予手术修补,伴有高压性气胸,即作胸腔闭式引流;急性呼吸和循环系统功能紊乱者,应在胸骨切迹上行紧急横行小切口,切开气管前筋膜,引流排气;一般局限的轻度纵隔气肿不需特殊处理,多可自行吸收。

(5)肺挫裂伤:若肺有大量出血,可用升压素 10 U 加入 5％葡萄糖溶液或生理盐水 200 mL 中静脉滴注,于 20 分钟内注完,必要时可每 2～4 小时重复 1 次。如肺裂面大,肺门血管有破裂,出血严重,病情危急,应考虑施行紧急开胸手术,作修补缝合或肺叶、肺段切除术。

3.腹部损伤

(1)单纯腹壁损伤,可按一般软组织损伤处理。

(2)有内脏损伤应及早控制出血,修复内脏和防止感染。

(3)经各种检查和严密观察,仍不能排除内脏损伤时,尽早剖腹探查。

(4)内脏损伤伴有腹膜炎,受伤 48 小时以上,腹腔感染已趋局限化者,可考虑非手术治疗。

(5)合并其他部位的腹部损伤或多处损伤者,根据损伤严重程度,有步骤地进行积极治疗。

4.其他

预防和控制继发感染,适当补充营养,加强护理工作,防止并发症,增强患者战胜疾病的信心。

（杜洪洋）

第三节　脾　脏　外　伤

脾是人体最大的淋巴器官,位于胃左侧与膈之间,相当于第 9～11 肋的深面,其长轴与左侧第 10 肋平行。脾的体积为(12～14)cm×(7～10)cm×(3～4)cm,正常人脾重为 100～250 g。脾毗邻胃、膈、胰尾、左肾和左肾上腺、结肠脾曲等重要结构,故脾的位置可因体位、呼吸和胃的充盈程度而有所变化(图 2-2)。

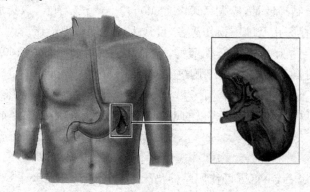

图 2-2　脾脏位置和解剖

脾色暗红,质软而脆。左季肋区受暴力时,常导致脾脏破裂。脾是腹部内脏中最容易受损伤的器官,其发病率在开放性损伤中约为 10%,在闭合性损伤中为 20%～40%。病理情况下(如血吸虫病、疟疾、黑热病、传染性单核细胞增多症、淋巴瘤等)的脾脏更容易破裂。根据病理解剖,脾破裂可以分为中央型破裂(破损在脾实质深部)、被膜下破裂(破损在脾实质周边)和真性破裂(破损累积被膜)3 种。

一、病因

主要病因有创伤性脾破裂、自发性破裂和医源性脾损伤 3 种。创伤性脾破裂占绝大多数,往往都有明确的外伤史,破裂部位主要取决于暴力作用的方向和部位,又可分为开放性和闭合性两类。开放性脾破裂多由刀刺、子弹贯通和爆炸等所致。闭合性脾破裂多由交通事故、坠落伤、左胸外伤和左上腹挫伤等引起。自发性脾破裂极少见,主要发生在病理性肿大的脾脏,多数有一定的诱因,如剧烈咳嗽、打喷嚏或突然体位改变等。医源性脾损伤主要是指手术操作或医疗器械使用不当造成的脾损伤。此损伤一旦发生,将影响手术过程,甚至会因此行脾切除。

二、病理生理

根据脾破裂的临床特点，一般分为4级。Ⅰ级，脾被膜下破裂或被膜及实质轻度损伤，脾裂伤长度＜5.0 cm，深度≤1.0 cm；Ⅱ级，脾裂伤总长度＞5.0 cm，深度＞1.0 cm，或脾段血管累及，但脾门未累及；Ⅲ级，脾破裂伤及脾门或脾部分离断，或脾叶血管受损；Ⅳ级，脾广泛破裂或脾蒂、脾动静脉主干受损。

脾破裂由于病因和损伤程度不同，病理生理变化差异较大。中央型破裂和被膜下破裂，因脾脏包膜完整，出血受到限制，故临床上并无明显内出血征象而不易被发现。如未被发现，可形成血肿而最终被吸收。但有些血肿（特别是包膜下血肿）在某些微弱外力的影响下，可以突然破裂，应予警惕。脾实质深处的血肿也可逐渐增大而发生破裂，少数可并发感染而形成脾脓肿。

真性脾破裂时破损累积脾脏被膜，破裂部位较多见于脾上极及膈面，有时也发生在脏面。当脏面破裂，尤其邻近脾门时，有撕裂脾蒂的可能。这种类型的脾破裂出血量大，患者可迅速发生休克，导致生命危险。真性脾破裂的患者往往出现有效循环血容量锐减及组织灌注不足的病理生理改变，同时还伴随微循环改变、血液流变学改变、细胞代谢改变及器官功能的改变。

三、临床表现

脾破裂的临床症状轻重取决于脾脏损伤程度、就诊早晚、出血量多少及合并伤的类型。出血量少而慢者症状轻微，除左上腹轻度疼痛外，多无恶心，呕吐等表现。随着出血量越来越多，才会出现休克前期的表现，继而发生休克。出血量大而速度快的很快就出现低血容量性休克，出现烦躁、口渴、心慌、心悸、乏力、呼吸急促、神志不清等症状；严重者可因循环衰竭而死亡。由于血液对腹膜的刺激而有腹痛，起初在左上腹，慢慢涉及全腹，但仍以左上腹最为明显。有时因血液刺激左侧膈肌而有左肩牵涉痛，深呼吸时牵涉痛可以加重。

四、辅助检查

(一)血常规检查

可以发现红细胞数和血红蛋白含量下降，呈急性贫血表现，伤后早期也可有白细胞升高，为急性出血反应。

(二)腹部 X 线检查

可以发现肋骨骨折，并观察脾脏轮廓、形态、大小和位置改变。

(三)腹部超声

可以显示脾脏轮廓不整齐，表面欠光滑，脾包膜及实质性组织连续性中断，并可见脾脏进行性肿大和双重轮廓影，同时在脾周、肝前间隙、肝肾间隙、左右髂窝可探及液性暗区。

(四)腹部 CT 检查

CT 检查能清楚地显示脾脏形态，对诊断脾脏实质裂伤或包膜下血肿具有非常高的敏感性和特异性。

(五)放射性核素显像

一般用于病情稳定后或病情复杂时，对了解受损脾脏的功能状况有特殊价值。

(六)诊断性腹腔穿刺和腹腔灌洗

从腹腔内抽出不凝血，是判断内出血最简单易行的方法，积血 500 mL 时阳性率可达 80%。

腹腔灌洗用于发现腹腔内少量出血,可提高对内出血诊断的阳性率至90%以上。方法是向腹腔内放置一根塑料软管,注入500~1 000 mL生理盐水,抽出灌洗液观察其性状并进行生化检测。

(七)选择性腹腔动脉造影

能明确显示脾脏受损的血管和部位,对脾损伤诊断的准确率可高达100%。一般用于伤情稳定而其他方法未能明确诊断的闭合性损伤。该检查既可以明确诊断,又可以同时进行栓塞治疗。

五、诊断

(一)病史

多有胸部或腹部损伤史,左上腹或左季肋部外伤常致脾脏破裂,尤其在肋骨骨折时更易发生。有此类损伤时必须想到和排除脾脏损伤。

(二)临床表现

腹痛以左上腹为主,为持续性疼痛,部分患者伴左肩部疼痛。伴有腹膜刺激征,压痛以左上腹为显著,往往伴有轻度肌紧张和明显反跳痛。出血量大时有内出血或出血性休克的临床表现。

(三)辅助检查

包括血常规监测、腹部X线检查、超声检查、CT检查、放射性核素显像、诊断性腹腔穿刺和腹腔灌洗及选择性腹腔动脉造影,有助于明确诊断。

六、治疗

随着医学免疫学的发展,人们已认识到脾脏是免疫系统的重要组成部分,在体液免疫和细胞免疫中发挥重要作用。1919年Morris和Bullock通过详细的临床观察,认识到脾切除术后患者对感染的易感性增加。1952年King和Schumacker首先提出脾切除后可导致严重的全身性感染,即脾切除术后凶险感染(overwhelming postsplenectomy infection,OPSI)。OPSI主要发生于儿童,尤其是血液病患儿。目前,大家普遍认同的脾脏外伤处理原则:①抢救生命第一,保留脾脏第二。②年龄越小,保脾价值越大。③根据脾脏损伤程度和患者病情选择最佳手术方式,全部或部分地保留脾脏。④不主张保留病理性脾脏。

(一)保守治疗

对于一些包膜下或浅层脾破裂的患者,如出血不多,生命体征稳定,又无合并伤,可在严密监视血压、脉搏、腹部体征、血细胞比容及影像学变化的条件下行保守治疗。主要措施:绝对卧床、禁食水、胃肠减压、输血补液、止血、抗炎及对症治疗等,2~3周后可下床轻微活动,恢复后1个月内应避免剧烈活动。住院期间如出现继续出血,应及时手术治疗。

(二)保脾治疗

1.脾栓塞术

脾栓塞可以栓塞脾动脉主干,也可以选择性栓塞脾动脉分支,现在以后者为主。栓塞材料包括吸收性明胶海绵、聚乙烯醇颗粒、可脱球囊、无水乙醇、碘化油、鱼肝油酸钠等。脾栓塞术保留了脾组织结构的完整,符合现代外科保留脾脏及其功能的要求。脾部分栓塞术(partial splenic embolization,PSE)降低了全脾栓塞后的严重并发症,同时也可避免脾切除术后导致严重感染。一般在局麻下,于腹股沟下方经皮行股动脉穿刺,选择性插管至脾动脉分支,将栓塞剂注入血管进行栓塞,即可以达到脾部分切除的效果。脾栓塞术后常见并发症有穿刺部位血肿、栓塞后综合征(包括腹痛、发热、恶心、呕吐等)、肺炎、肺不张、胸腔积液、脾脓肿、脾静脉或门静脉血栓形成等。

2.脾破裂修补术

适用于小而浅的脾脏裂口。选择左侧经腹直肌切口或左肋缘下斜切口进腹,吸尽腹腔积血,探查腹腔脏器。如发现脾破裂处大量出血,可以先捏住脾蒂控制出血。充分显露脾脏破裂处后,用不可吸收缝线和肝针间断缝合,打结前可以用吸收性明胶海绵或大网膜填塞裂口。缝合裂口时缝线应穿过裂口底部,以免残留无效腔,打结时要松紧适度。缝合完毕后应该仔细检查有无其他裂口,以免遗漏。如果缝合修补失败,应立即行脾部分切除术或全脾切除术。

3.脾破裂物理凝固止血

脾破裂物理凝固止血是通过微波、红外线、激光等物理方法使脾破裂处表面凝固而达到止血目的。该方法可以单独应用,也可与其他保脾手术联合应用。

4.脾破裂生物胶黏合止血

主要是用快速医用 ZT 胶、PW 喷雾胶等生物胶在脾脏裂口处形成薄膜,堵塞血管裂口而止血。主要适用于表浅且未伤及大血管的裂伤。

脾动脉临时阻断可减少脾脏血流量,使脾脏体积缩小、表面张力降低,以利于协同缝合、黏合或其他方法来共同达到止血目的。

5.脾部分切除术

分为规则性和不规则性两种。规则性脾部分切除术主要是指根据脾脏血管的分布规律所施行的脾段切除、脾叶切除和半脾切除术。不规则性脾部分切除术是指根据脾破裂的实际情况,而非一定按照脾脏血管分布规律所施行的脾部分切除术。脾部分切除术主要适用于脾脏某一部分重度破裂,无法缝合修补的情况。目前普遍认为脾切除不应超过全脾的 2/3,否则将不能维持正常脾脏功能。进入腹腔后,探查脾破裂的情况,拟定预切线,切开脾被膜,用电刀或超声刀切断脾实质,所遇血管钳夹离断,近心端用丝线双重结扎。断面可用肝针和不可吸收缝线间断缝合。有空腔脏器损伤时不应行脾部分切除术。

6.脾破裂捆扎术

脾破裂捆扎术是通过压迫脾脏周边,减少脾门向裂口的供血,从而达到止血目的。手术方法是用肠线沿脾脏的横轴与纵轴进行多道捆扎,捆扎后肠线形成"♯"形分布,应有捆扎线靠近裂口或跨越其上,从而达到压迫止血的目的。对捆扎止血效果不理想的,可用吸收性明胶海绵或大网膜填塞裂口之后再行捆扎。

(三)自体脾组织大网膜内移植

脾脏功能的重要性越来越多地被认识,自体脾组织大网膜内移植对行脾切除术后保留脾脏功能有重要意义。通常将相对完整的 1/3 脾脏剪切成硬币大小的脾片,再将脾片缝合固定在大网膜内放回腹腔。该方法可以减少 OPSI 和血栓形成的发生率,但应根据患者综合病情制订方案,必须遵循生命第一、移植脾片第二的原则。另外,移植脾片的大小和数量也是手术成败的关键,移植脾片太多会引起腹腔粘连,数量太少又不能有效发挥脾脏功能。通常将相对完整的 1/3脾脏剪切成硬币大小的脾片,移植数量从 5 片、10 片至几十片到 100 余片,报道不一,尚无统一标准。

(四)脾切除术

对于开放性脾损伤,合并空腔脏器破裂的脾损伤,病理脾自发性破裂,年老体弱、全身情况差,不允许行保脾手术的情况,应行急诊脾切除术。脾切除术可以分为开腹手术和腹腔镜手术。

1.开腹脾切除术

可以选用上腹正中切口、左旁正中切口、左肋缘下斜切口等。进腹后,首先用手指捏住脾蒂,控制出血,同时吸尽腹腔内游离血液,清除血凝块,确认脾损伤程度。探查中如果发现脾脏裂口内有血凝块,切勿取出,以防增加出血。经简单分离后用粗线或血管钳阻断脾蒂,将脾脏由腹腔左外侧翻向内侧,并托出腹壁切口外,在脾窝内置入纱布垫,防止脾脏回缩。向下分离脾结肠韧带,所遇血管结扎后切断,游离脾下极;分离脾肾韧带,再向上分离脾上极的脾膈韧带;分离脾胃韧带,结扎切断胃短血管及其分支,直至脾上极。脾脏游离后,将其托起并仔细分离胰尾和脾蒂,用血管钳钳夹脾蒂,切断脾蒂,移除脾脏,脾蒂残端先用 7 号丝线结扎,再用 4 号丝线贯穿缝扎。如果脾脏动、静脉较粗大,需将其分别结扎后再切断。腹腔彻底止血后,于脾窝处放置腹腔引流管一根,关腹术毕。若脾脏较大时,则不需将脾脏托出切口外,上述操作全部在腹腔内进行。

2.腹腔镜脾切除术

腹腔镜技术已经越来越多地应用于腹部外科急诊手术中,当发生脾脏破裂时,如果患者生命体征平稳,心肺功能无明显异常,能够耐受二氧化碳气腹,则可以考虑行全腹腔镜下脾切除术或手助腹腔镜下脾切除术。

(1)体位与套管位置:患者取头高右倾体位,监视器置于患者头侧,术者、扶镜手及第一助手均位于患者右侧,术者居中,扶镜手位于其右侧,第一助手位于其左侧。取脐与左肋缘中点连线的中点放置 10 mm 套管(A 点)为观察孔,建立气腹后在腹腔镜直视下于剑突左侧肋缘下 2 cm 处放置 5 mm 套管(B 点)及左腋前线肋缘下 2 cm 处放置 12 mm 套管(C 点)为主操作孔,剑突右侧肋缘下 2 cm 处放置 5 mm 套管(D 点)为辅助操作孔(图 2-3 和图 2-4)。

如果施行手助腹腔镜下脾切除术,则首先作上腹正中切口或右侧腹直肌旁辅助切口,长度约为 6 cm,置入蓝碟手助器,术者左手置入患者腹腔后,再放置观察孔及操作孔套管。

(2)探查腹腔:首先吸尽腹腔内游离血液和血凝块,探查脾脏的膈面、脏面、上极、下极和脾门等处,找到出血部位。脾脏探查完毕后,还应探查其他脏器有无损伤破裂。

(3)阻断脾动脉:用超声刀或双极电凝刀自幽门下方向胃近端离断胃结肠韧带、脾胃韧带和胃短血管,在胰尾上缘游离暴露脾动脉主干,用丝线结扎阻断,或用血管夹夹闭,不必切断。

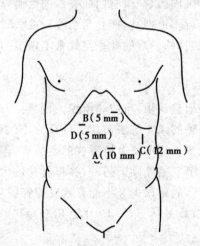

图 2-3　全腹腔镜下脾切除术套管位置

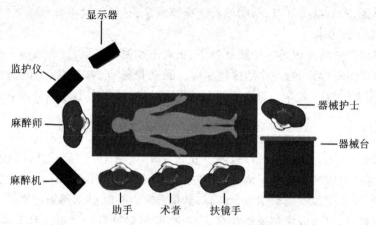

图 2-4 全腹腔镜下脾切除术手术室布局

(4)处理脾脏韧带：通常从脾脏下极开始，用超声刀分离脾结肠韧带、脾胃韧带中下部及脾肾韧带，显露脾蒂。第一助手将脾下极抬起，在脾门处自下而上逐支分离出脾蒂血管分支，用丝线结扎或用血管夹夹闭后离断。最后处理胃脾韧带上部及脾膈韧带，移除脾脏。处理脾蒂时也可以用腔内切割缝合器夹闭并离断脾动静脉。腹腔彻底止血后，于脾窝处放置腹腔引流管一根，关腹术毕。

七、术后处理

(一)术后注意事项

术后应严密观察血压、脉搏、呼吸和引流液性状，注意有无活动性出血、胰漏、胃肠漏等并发症。动态监测血小板数量，如血小板过高应及时给予抗凝治疗，避免长时间卧床导致的下肢深静脉血栓形成。给予液体支持和营养支持，应用抗生素预防感染，对儿童及衰竭患者要注意 OPSI。患者清醒后应取半卧位，鼓励并协助患者深呼吸和咳痰，以防止膈下积液和肺部感染的发生。排气后可以拔除胃管，从流质饮食过渡到半流质饮食、普食。

(二)术后并发症防治

1.出血

术后腹腔内出血一般发生在术后早期，常为术中止血不彻底、结扎线脱落或凝血机制障碍引起的手术创面渗血。对于肝硬化和血液病患者，应针对性地纠正凝血功能。对于怀疑结扎线脱落的患者，应立刻再次手术止血。

2.上消化道大出血

对于肝硬化门静脉高压症患者，脾切除术破坏了门体静脉间的侧支循环，使门脉系统的血流更为集中地经过胃冠状静脉流向胃底和食管下段，更容易发生食管胃底静脉曲张破裂、门静脉高压性胃炎、应激性溃疡，从而导致严重的上消化道大出血。首选治疗方案是保守治疗，补足循环血量，应用抑酸药和垂体加压素，放置三腔二囊管压迫止血等。条件允许时也可行内镜治疗或介入治疗。

3.肺部感染

患者术后往往因疼痛而使膈肌活动受限，导致左膈下积液感染，并引起胸腔内炎症反应、肺不张，继发肺部感染。主要临床表现是咳嗽咳痰、持续发热、呼吸不畅等。预防措施主要是术中减少对膈肌的刺激、术后取半卧位、鼓励患者咳嗽咳痰及深呼吸、及时处理膈下积液。

4.膈下积液、腹腔感染

膈下积液感染的主要原因是术中胰腺损伤、止血不彻底、术后引流不通畅及患者免疫功能低下等。其临床表现为持续高热、左季肋区疼痛等。预防措施有术中彻底止血、避免损伤胰尾、保持引流通畅、使用有效抗生素等。如果已经形成膈下脓肿，可以在 B 超或者 CT 引导下穿刺置管引流。

5.脾热

脾切除术后 2～3 周，患者持续低热，体温波动在 38 ℃左右，常常可自行缓解。脾热的发生机制尚不明确，可能与脾静脉血栓形成、腹腔包裹性积液、免疫因素等有关。对这些患者首先要排除全身性感染，其次要排除局部感染，如切口感染、膈下感染、肺部感染等常见术后并发症。对于脾热症状不明显者，可采取精神安慰及对症治疗，发热多可自行消退。对于体温较高，持续时间较长者，可以首选足量广谱抗生素，短期应用观察疗效。如效果不明显，可加用适量肾上腺皮质激素。如效果仍不满意，可试用中医中药调理或全面停药观察。

6.血栓形成

脾切除术后血小板迅速升高，一般在 2 周达到高峰。血小板计数升高至 $600×10^9/L$ 时为血栓形成危险因素，栓塞发生于肠系膜上静脉、门静脉残端及主干时可造成严重后果。临床表现多为上腹疼痛、恶心、呕吐、发热、血便等。脾切除术后应常规监测血小板，及时给予肠溶阿司匹林、双嘧达莫等药物处理。静脉血栓形成多用抗凝、祛聚治疗，肠系膜上静脉血栓形成应根据病情积极予介入或手术治疗。

7.伤口感染

部分患者由于免疫功能低下、营养状况不良，易发生伤口感染、全层或部分裂开。主要预防措施是及时改善患者营养状况，重视伤口换药，发现感染后及时充分敞开引流，治疗糖尿病等合并症。

8.肠梗阻

脾切除术后，因腹腔内积血积液、脾窝空虚、下床活动时间晚等原因，可导致肠粘连、肠梗阻的发生。患者主要表现为恶心、呕吐、腹胀、腹痛、排气排便减少或停止等症状。治疗措施以胃肠减压、禁饮食、灌肠等保守治疗为主，如果肠梗阻症状不能缓解，则应该考虑手术治疗。

9.肝性脑病

重症肝硬化患者，由于术前就存在肝功能不良、黄疸、腹水等症状，又遭受大量失血、手术应激等因素的影响，极易诱发肝性脑病，以内科治疗为主。

10.脾切除术后全身性凶险感染（overwhelming post-splenectomy infection，OPSI）

OPSI 的发病率因不同脾切除原因而异，外伤所致脾切除的 OPSI 发病率最低（0.5%～1%），血液系统疾病所致脾切除的 OPSI 发病率最高（1%～25%）。OPSI 在切脾后数天至终生均可发病，但多在术后2～3 年。儿童易患，主要是婴幼儿，其发病率虽然不高，但发病急、死亡率高。OPSI 的临床特点是起病隐匿、发病突然、来势凶猛，症状包括骤起寒战、高热、头痛、腹泻、恶心、呕吐、昏迷、休克、弥漫性血管内凝血（DIC）和多器官功能障碍综合征（MODS）等。50%患者的致病菌为肺炎链球菌，其次为脑膜炎奈瑟菌、大肠埃希菌、流感嗜血杆菌。对已诊断为 OPSI 的患者，应及时进行细菌培养及药敏试验，同时给予积极有效的抗感染、抗休克治疗，维护重要脏器功能，可以获得较好的疗效。为预防脾切除术后 OPSI 的发生，在坚持"抢救生命第一，保留脾脏第二"的原则下尽量保留脾脏(特别是儿童)已被越来越多的外科医师所接受,应缩小全脾切除术的适应证,提倡脾修补术、脾脏部分切除术及脾脏移植术等保脾手术。另外,预防 OPSI 可用多价肺炎球菌疫苗,丙种球蛋白及中药(如人参、黄芪、白花蛇舌草等)。

八、延迟性脾破裂

延迟性脾破裂(delayed rupture of the spleen,DRS)是创伤性脾破裂的一种特殊类型,临床上不多见。DRS 的临床诊断标准是腹部钝性创伤后(48 小时内,隐匿期)无腹内损伤的临床证据,或 B 超等特殊检查正常,后来又发生脾破裂。DRS 出现症状的时间距离受伤时间长短不一,大部分患者在受伤 2 周内,个别病例长达数周或数月,甚至更长。DRS 早期症状不典型,病情变化快,如果不能得到及时有效的诊治,病死率较高。

DRS 多见于交通事故、钝器伤、坠落伤、挤压伤、摔伤等。其发生机制:①脾实质损伤而脾包膜完整,包膜下出血及血肿经过一段时间后张力增大,包膜破裂,出现腹腔内大出血。②脾包膜裂伤后,局部血凝块与周围组织嵌顿包裹裂口,在轻微外力影响下,血凝块脱落,导致腹腔内大出血。③脾包膜破裂较小,出血少,持续一段时间后才表现出腹腔大出血症状。

DRS 的临床表现往往有左上腹疼痛、左肩放射痛,深呼吸时加重,另外可以出现脉搏细速、皮肤苍白、四肢厥冷、尿量减少、烦躁不安、神志模糊等休克表现。也有患者在轻度左季肋部或左上腹外伤后局部疼痛或体征很快消失,或轻度损伤后无明显不适,而在伤后 2 周左右因咳嗽、打喷嚏等腹内压突然增高,或无任何先兆而突然出现全腹剧痛、休克等脾破裂症状。DRS 容易发生诊断延迟和误诊,应注意以下几点:①左上腹及左季肋区有外伤史的患者,应在伤后密切观察病情变化,定期监测血常规等常规检查。②定期检查血压、脉搏,进行体格检查,了解腹部体征。③动态监测 B 超、CT 等影像学检查,B 超简便易行,是 DRS 的主要检查方法,可发现脾脏背面覆盖一层不均等回声组织带,与脾脏界限清楚,是包膜下积血和血凝块的反射层,称为超声"被覆征",是脾破裂出血尤其是 DRS 的特有图像,CT 检查能更准确的评估脾脏损伤程度及部位。④借助其他检查来完善诊断,包括选择性腹腔动脉造影、诊断性腹腔穿刺和腹腔灌洗等。⑤有条件的医院也可以用腹腔镜进行探查,其优点是直观可靠,并且可以同时采取有效的治疗措施。

DRS 治疗需根据脾脏损伤程度决定,主要分为保守治疗和手术治疗。保守治疗包括绝对卧床休息、暂禁食、禁止增加腹压的咳嗽与排便,维持正常血容量,必要时输血治疗,另外给予抗感染、止血药及对症治疗。定期监测血压、脉搏、尿量、血常规、B 超、CT 等检查,严密观察病情变化及腹部体征。通过动态观察评估病情变化及保守治疗效果。若病情加重应及时手术治疗。因保守治疗疗效不确定且治疗时间较长,选择保守治疗时应充分告知患者及家属利弊。手术治疗主要包括脾修补术、脾部分切除术、脾动脉结扎术及脾切除术等。对生命体征平稳、血流动力学稳定的患者,有条件的医院可以开展腹腔镜下手术治疗,但术中必须注意气腹压力不宜过高,以免造成气体栓塞。在诊治腹部外科急症患者时应重视 DRS 的可能性,提高警惕。

九、医源性脾损伤

主要指手术操作或医疗器械使用不当造成的脾损伤。医源性脾损伤多发生于食管癌、十二指肠溃疡、胃溃疡、胃癌、结肠癌、胰腺肿瘤等手术中。引起医源性脾损伤的原因主要有:①麻醉效果不理想,手术视野暴露不良;②拉钩用力不当或角度不适;③特殊的体形与体位。医源性脾损伤多数在术中或手术结束检查腹腔时发现,也有极少数病例是在关腹后发现。其治疗同样遵循"抢救生命第一、保留脾脏第二"的原则。其次应根据脾脏损伤的程度进行适当处理,切忌为避免医疗纠纷而对重度脾破裂的患者行保脾手术,从而导致更严重的后果。医源性脾损伤的治疗包括脾脏局部电凝、脾动脉结扎、生物胶粘合、大网膜或吸收性明胶海绵填塞、脾部分切除或全脾切除术等。对于医源性脾破裂的预防应注意以下几点:术野暴露清楚、精细轻柔操作;术中维持良好的麻醉状态;拉钩牵拉适度,及时调整角度;手术全程应时刻注意保护脾脏。

(杜洪洋)

第三章

急性中毒

第一节 细菌性食物中毒

细菌性食物中毒是由于食用致病菌或其毒素污染的食物后引起的急性中毒性疾病。根据临床表现分为胃肠型与神经型两大类。分别予以阐述。

一、胃肠型细菌性食物中毒

本型食物中毒临床上较为常见,其特点为常集体发病,呈突然爆发,潜伏期短,临床多以恶心、呕吐、腹痛、腹泻等急性胃肠炎表现为特征,多发生于夏秋季。

(一)病因

引起此型食物中毒的细菌种类较多,常见的有沙门菌属、副溶血性弧菌、大肠埃希菌、金黄色葡萄球菌四大类。

(二)诊断要点

(1)发病常有明显的季节性,一般以夏秋季发病较多。

(2)发病常呈爆发和集体发病的形式。发病者多为同一伙食单位的就餐者,患者数量多与食用污染食物的人数有关,停止进食污染食物后,疫情迅速得到控制。

(3)潜伏期和病程一般均较短。潜伏期多为 2～24 小时,很少超过 1 天。病程多在 1～3 天内结束。

(4)临床表现为起病急,有典型的恶心、呕吐、腹痛、腹泻症状,也可有发热、头痛、肌肉痛等。呕吐物多为进食的食物,腹泻为稀便、水样便或黏液样便居多。

(5)对污染的食物、呕吐物及粪便培养,可分离出相同的病原菌。

本病须与非细菌性食物中毒、菌痢、霍乱、病毒性肠炎等鉴别。

(三)病情判断

胃肠型食物中毒病程均较短,病死率很低。以下几种情况属于危重患者。

(1)吐、泻严重的老年患者。

(2)因吐、泻严重出现脱水、酸中毒和休克。

(3)有严重心、肾疾病患者。

(四)治疗

治疗原则以对症治疗为主,纠正脱水和酸中毒,病原治疗。

1.一般治疗

卧床休息,呕吐停止后给予易消化流质或半流质饮食,渐改普食。疑沙门菌食物中毒者进行床边隔离。

2.对症治疗

(1)腹痛、呕吐症状严重者:可给予阿托品 0.5 mg 或盐酸山莨菪碱 10 mg 皮下注射;亦可口服溴丙胺太林 15 mg 或颠茄片 8 mg,每天 3 次。

(2)有发热及全身中毒症状或频繁呕吐、腹泻者:可静脉滴注 5％～10％葡萄糖和复方氯化钠溶液 1 000～1 500 mL。有高热及明显中毒症状者,可在静脉补液中加氢化可的松 100～200 mg 或地塞米松 10 mg,以降温及减轻中毒症状。

(3)脱水:根据脱水程度进行补液。轻度脱水可给口服补液,全日液量 3 000～4 000 mL。重度脱水者,可在最初 1 小时内,静脉快速滴入生理盐水 500～1 000 mL,以补充血容量,待血压上升,再减慢滴入速度,前 6 小时可补液 2 000 mL,可用 2∶1 液体(生理盐水 2 份,1.4％碳酸氢钠 1 份),待脱水纠正后,改口服补液维持,全日总液量 4 000～6 000 mL。有酸中毒者,按二氧化碳测定结果,补充适量 5％碳酸氢钠。

(4)过敏型变形杆菌食物中毒:可用抗组胺类药物,如氯苯那敏 4～8 mg,每天 3 次或赛庚啶 2～4 mg 口服。

3.病原治疗

一般病例可不用抗生素。若有高热、中毒症状及吐泻严重者,可根据可能的病原菌,选用以下抗生素。

(1)SMZ-TMP:成人 2 g/d,分 2 次口服。

(2)吡哌酸:成人 1.5 g/d,分 3 次口服。

(3)诺氟沙星:成人 0.8 g/d,分 2 次口服。

二、神经型细菌性食物中毒(肉毒中毒)

神经型细菌性食物中毒又称肉毒中毒,是进食被肉毒杆菌外毒素污染的食物而引起的中毒性疾病。临床主要表现为眼肌及咽肌瘫痪等神经麻痹症状。抢救不及时病死率较高。

(一)病因

肉毒杆菌是严格厌氧菌的革兰阳性梭状芽孢杆菌,其芽孢对热及化学消毒剂抵抗力强。本菌主要存在于土壤及家禽(牛、羊、猪)中,亦可附着于水果、蔬菜或谷物上。火腿、香肠、罐头或瓶装食物被肉毒杆菌污染后,在缺氧的情况下,细菌大量繁殖,并产生外毒素。人摄入含有外毒素的食物后即可发病。

(二)诊断要点

(1)有进食可疑污染食物史,同食者可集体发病。

(2)出现典型神经瘫痪表现,有眼肌瘫痪、吞咽、发音和呼吸困难等。

(3)可疑污染食物做厌氧菌培养,可分离出肉毒杆菌。并可做动物试验辅助诊断。

(三)病情判断

肉毒中毒属于重型中毒性疾病,其潜伏期愈短、病情愈重,病重或抢救不及时,病死率较高。

病情危重的指标如下。

（1）有吞咽、发音、呼吸困难等颅神经麻痹症状者。

（2）有呼吸衰竭表现者。

（3）伴有心力衰竭者。

（4）有肺炎等并发症者。

（四）治疗

1.一般治疗

安静卧床休息。加强监护。尽早（在进食可疑食物 4 小时内）用 5％碳酸氢钠或 1∶4 000 高锰酸钾溶液洗胃，因外毒素易在碱性溶液中破坏，在氧化剂作用下毒力减弱。洗胃后注入 50％硫酸镁 60 mL 导泻，以排出毒素。

2.对症治疗

有吞咽困难者，应鼻饲饮食或静脉内补充营养及液体。咽喉部有分泌物积聚时应及时用吸痰器吸除，若分泌物不易吸尽而影响呼吸时，应尽早行气管切开。有呼吸困难及缺氧表现者，应予氧气吸入，可用人工辅助呼吸。继发肺炎者加用抗生素。

3.抗毒素治疗

治疗原则：选用多价抗毒素（包括 A、B 及 E 型），早期、1 次足量治疗。在发病后 24 小时内或发生肌肉瘫痪前治疗效果最佳。注射剂量为 5 万～10 万单位，可静脉、肌内各半量注射，必要时 6 小时后同剂量重复注射 1 次。用药前应做皮肤敏感试验。

（杜洪洋）

第二节　急性有机磷杀虫剂中毒

急性有机磷杀虫剂中毒是短时间内接触较大量有机磷杀虫剂后，引起以神经系统损害为主的全身性疾病。临床表现包括胆碱能兴奋或危象及其后可能发生的中间期肌无力和迟发性多发性神经病三类综合征。

有机磷杀虫药属有机磷酸酯类化合物，是目前使用最广泛的杀虫剂，包括甲拌磷（3911）、内吸磷（1059）、对硫磷（1605）、敌敌畏、氧化乐果、乐果、久效磷、敌百虫等。多数品种为油状液体，具有类似大蒜样特殊臭味，遇碱性物质能迅速分解、破坏。较易通过皮肤进入机体，也可经呼吸道及消化道吸收。其中毒机理是抑制体内胆碱酯酶（CHE）活性，从而失去分解乙酰胆碱的功能，使组织中乙酰胆碱过量蓄积，发生胆碱能神经过度兴奋的临床表现。

一、病因

（一）职业性中毒

在有机磷中毒的生产、运输、保管、使用过程中，若不遵守安全操作规程和劳动保护措施即可引起中毒。

（二）生活性中毒

在日常生活中，误将有机磷农药当调料，食用被其毒死的家禽、家畜或拌毒种子及喷洒农药后的果蔬等;也有因自服或投毒谋害,或用其杀灭蚊、蝇、虱、蚤、臭虫及治疗皮肤病和内服驱虫等。

二、诊断要点

(一)有接触有机磷农药史

患者衣物、呕吐物带有浓烈的有机磷气味(多为大蒜味)。

(二)临床表现

发病时间:与毒物种类、剂量和侵入途径有关。口服较快,皮肤吸收较慢。

按 GBZ8-2002 诊断标准,主要有三大症候群:①胆碱能神经危象;②中间期肌无力综合征;③迟发性多发性神经病。

1.胆碱能危象

主要表现如下。

(1)毒蕈碱样症状:主要为副交感神经兴奋所致,表现为平滑肌痉挛和腺体分泌增加,如恶心、呕吐、腹痛、多汗、心率减慢、瞳孔缩小、支气管痉挛、分泌物增加及肺水肿等。

(2)烟碱样症状:主要表现为横纹肌兴奋,出现全身肌纤维颤动,最后出现肌力减退和瘫痪。呼吸肌麻痹可以出现周围性呼吸衰竭。

(3)中枢神经系统症状:主要表现为头晕、疲乏无力、共济失调、烦躁不安、谵妄、抽搐及昏迷。

2.中间期肌无力综合征(IMS)

少数患者在急性中毒后 1～4 天,胆碱能危象基本消失且意识清晰,出现肌无力为主的临床表现者。

轻型:具有下列肌无力表现之一者:①曲颈肌和四肢近端肌肉无力,腱反射可减弱;②部分脑神经支配的肌肉无力。

重型:在轻型基础上或直接出现下列表现之一者:①呼吸肌麻痹;②双侧第Ⅸ对、第Ⅹ对脑神经支配的肌肉麻痹造成上气道通气障碍者。

3.迟发性多发性神经病

在急性中毒后 2～4 周,胆碱能症状消失,出现感觉、运动型多发性神经病。神经肌电图检查显示神经源性损害。CHE 可以正常。

中毒的分级如下。

(1)轻度:以毒蕈碱样和中枢神经系统症状为主,头晕、恶心、呕吐、多汗、瞳孔缩小。$50\% \leqslant CHE < 70\%$。

(2)中度:伴有烟碱样症状,肌束颤动(胸大肌、腓肠肌)、呼吸困难、流涎、腹痛、步态不稳,意识清楚。$30\% \leqslant CHE < 50\%$。

(3)重度:出现昏迷、肺水肿、呼吸肌麻痹、脑水肿其中之一者。$CHE < 30\%$。

(三)实验室检查

1.血胆碱酯酶测定

为特异性指标。试纸法正常值为 100%,$70\% \sim 50\%$ 为轻度,$50\% \sim 30\%$ 为中度,$< 30\%$ 为重度。另外还有全血胆碱酯酶测定和红细胞胆碱酯酶测定等检测方法。

2.尿中有机磷杀虫药分解产物测定

有助于诊断。

3.肌电图检查

有助于中间期肌无力综合征及迟发性多发性神经病的诊断。

三、治疗

有机磷农药中毒往往病情重,变化快,抢救工作必须分秒必争。在正确诊断的前提下,应迅速清除毒物,以解毒、预防控制呼吸衰竭、脑水肿为重点。在综合治疗措施的基础上,抓住关键,突出重点,制订有效的可行性方案。

(一)清除毒物

1.由皮肤吸收引起的中毒者

应立即祛除被污染的衣物,用4%碳酸氢钠或温肥皂水彻底清洗被污染部位。眼部污染者,应迅速用清水、生理盐水或2%碳酸氢钠溶液冲洗,洗后滴入1%阿托品。

2.口服中毒者

立即用清水、2%～5%碳酸氢钠或1:5 000高锰酸钾溶液反复洗胃,直至洗出液无农药味为止。对服毒超过6小时并有下列情况者仍应坚持洗胃。

(1)6小时前未曾洗胃者。

(2)洗胃后在抢救过程中胆碱酯酶活性继续下降者。

(3)虽经洗胃但抽出的洗胃液仍有大蒜臭味者。

(4)经足量用药各种症状及并发症未见好转者。

(5)经抢救病情一度好转或神志清醒,但短时间内再昏迷或肺水肿再度出现者。

目前认为,无论中毒时间长短,病情轻重,均应洗胃。由于有机磷农药导致胃潴留等原因,部分患者在中毒后24小时甚至48小时胃内仍有毒物。由于重度有机磷农药中毒时,摄毒量大,时间久,故首次洗胃后应保留洗胃管12～24小时,每隔2～4小时吸出胃内容物后,再用上述洗胃液2 000 mL反复冲洗。另外洗胃后可从胃管中灌入活性炭混悬液,并给硫酸镁或硫酸钠30～60 g导泻。

(二)特效解毒剂的应用

1.胆碱酯酶复活剂

肟类化合物的肟基能与磷原子结合,使胆碱酯酶恢复活性。

常用的有解磷定、氯磷定、双复磷、双解磷等。

主要作用:对解除烟碱样症状作用明显,对内吸磷、对硫磷、甲胺磷、甲拌磷效好,对敌百虫、敌敌畏效差,对乐果、马拉硫磷可疑,对老化的胆碱酯酶无效。对复能剂有效的有机磷杀虫剂中毒,除要尽早应用外,应根据中毒程度,给予合理的剂量和应用时间。

不良反应。①神经系统症状:头晕、视物模糊、癫痫样发作等;②消化系统症状;③心血管系统症状:期前收缩、传导阻滞等。

解磷定:每次0.4～1.2 mg,静脉推注,必要时可重复给药。

氯磷定:作用快、强,相当于解磷定1.5倍。每次0.25～0.75 g,静脉推注或肌内注射,可根据病情重复给药。每天用量不超过12 g。

解磷定注射液:每支2 mL(含氯磷定400 mg,苯那辛3 mg,阿托品3 mg),可以0.5～2支/次,2～4小时重复1次。

2.抗胆碱药

与乙酰胆碱竞争胆碱受体,阻断乙酰胆碱对副交感神经和中枢神经毒蕈碱样受体的作用。对烟碱样症状无效。

常用的有:阿托品、山莨菪碱、东莨菪碱。

阿托品:①轻度,每次 1～2 mg,静脉推注,1～2 小时一次;②中度,每次 2～4 mg,静脉推注,30～60 分钟一次;③重度,每次 5～10 mg,静脉推注,10～30 分钟一次。根据阿托品化调节用量及用法。

东莨菪碱:0.6～2.0 mg+5‰GS 500 mL,持续静脉滴注,可以减少阿托品用量及用药次数,减少呼吸衰竭的发生。

阿托品化:有机磷杀虫药治疗中的观察指标,指应用阿托品后出现瞳孔散大、皮肤干燥、颜面潮红、肺部啰音消失及心率加快。

有机磷杀虫药中毒的治疗应该迅速达到阿托品化,阿托品化以后,减少阿托品用量,维持阿托品化,一旦出现高热、神志模糊、躁动不安、抽搐、昏迷及尿潴留,应考虑到阿托品过量,减量应用或停用阿托品。

(三)对症治疗

1.机械通气

呼吸衰竭时,立即施行气管插管或气管切开,使用呼吸机进行机械通气。

2.维持循环功能

重度有机磷中毒患者循环障碍主要表现在三个方面,即心律失常、休克和心跳停止。因此,应针对不同病因采用有效的治疗方法。

3.输新鲜血或换血疗法

可补充有活性的胆碱酯酶,用于重度中毒及血胆碱酯酶活性恢复缓慢者。输血每次 200～400 mL,换血量以每次 1 500 mL 为宜。

4.血液灌流

血液灌流是将患者血液引入装有固态吸附剂的灌流器中,以清除血液中有机磷农药。常用于重度中毒,将大大减少解毒剂用量与防止反跳的发生。

5.甘露醇、糖皮质激素

出现脑水肿、肺水肿患者应用甘露醇、糖皮质激素。

6.对症支持疗法

注意水电解质与酸碱平衡,防治感染等。

(杜洪洋)

第三节 急性氨基甲酸酯杀虫剂中毒

急性氨基甲酸酯杀虫剂中毒是短时间密切接触氨基甲酸酯杀虫剂后,因体内胆碱酯酶活性下降而引起的以毒蕈碱样、烟碱样和中枢神经系统症状为主的全身性疾病。

氨基甲酸酯类杀虫剂是近年来发展起来的一类新型有机合成农药。这类农药可分为五大类:①萘基氨基甲酸酯类,如西维因;②苯基氨基甲酸酯类,如叶蝉散;③氨基甲酸肟酯类,如涕灭威;④杂环甲基氨基甲酸酯类,如呋喃丹;⑤杂环二甲基氨基甲酸酯类,如异索威。在酸性溶液中相对稳定,在碱性溶液中易水解。温度升高,降解速度加快。它可经呼吸道和消化道侵入机体,经皮肤和黏膜吸收量小且缓慢。在体内代谢迅速,24小时一般可排出摄入量的70%~80%,它与胆碱酯酶的结合是可逆的,逆转后重新获得有活性的酶。同时氨基甲酰化胆碱酯酶可迅速水解,脱氨基甲酰化,生成有活性的酶。若中毒后不再继续接触,胆碱酯酶活性可于数分钟后开始回升,数小时内完全恢复。

一、病因

亦可分为职业性中毒和生活性中毒,若在生产、使用过程中,违规操作,即可经呼吸道、皮肤黏膜进入机体导致中毒;但临床工作中,以口服中毒者最常见。

二、诊断要点

(一)农药接触史
短时间内有大量氨基甲酸酯农药接触史。

(二)临床表现
临床表现与有机磷农药中毒类似,但潜伏期较短,经皮吸收中毒为0.5~6小时,经口中毒则更快。病程较短,恢复较快。

(1)毒蕈碱样症状:恶心、呕吐、流涎、多汗、瞳孔缩小等。

(2)中枢神经系统症状:头晕、头痛、视物模糊等。

(3)有的患者可出现肌颤等烟碱样表现,但持续时间短,一般在24小时内恢复。

(4)重度中毒时上述症状加重,并可出现肺水肿、昏迷、脑水肿和呼吸衰竭。死亡多发生于中毒发作后的12小时内。

(三)实验室检查
1.全血胆碱酯酶活性降低

由于被抑制的胆碱酯酶活性恢复快,所以测定时要求快速、简便,采血后必须尽快分析。

2.尿中氨基甲酸酯类代谢产物可作为接触指标

接触甲萘威者可测尿中1-萘酚;接触克百威者测定尿3-羟基呋喃丹。

三、病情判断

轻度中毒者,短期密切接触氨基甲酸酯后,出现较轻的毒蕈碱样和中枢神经系统症状,如头晕、头痛、乏力、视物模糊、恶心、呕吐、流涎、多汗、瞳孔缩小等,有的可伴有肌束震颤等烟碱样症状,一般在24小时以内恢复正常。全血胆碱酯酶活性往往在70%以下。

重度中毒者,除上述症状加重外,并具备以下任何一项者,可诊断为重度中毒:①肺水肿;②昏迷或脑水肿。

全血胆碱酯酶活性一般在30%以下。

四、治疗

(一)彻底清除毒物,阻止毒物继续吸收
职业中毒患者应迅速脱离工作环境,脱去污染衣服,用肥皂水彻底清洗污染皮肤、头发、指

甲。口服中毒者,如意识清醒,可首选催吐法;昏迷时,采用清水或 2%～5%碳酸氢钠溶液及时彻底洗胃,继之用硫酸镁或硫酸钠 30～60 g 导泻。

(二)特效解毒剂

应以阿托品、东莨菪碱等抗胆碱能药物为主。轻度中毒可用阿托品 0.6～0.9 mg 口服或 0.5～1.0 mg 肌内注射,必要时重复 1～2 次。重度中毒必须静脉注射,并尽快达阿托品化。总的用量比有机磷中毒时小,用药间隔时间可适当延长,维持时间较短。

单纯氨基甲酸酯中毒不用肟类复能剂,如遇到氨基甲酸酯与有机磷农药混合中毒时,仍以阿托品类治疗为主。根据病情需要,在中毒一段时间后,可酌情适量应用肟类复能剂。

(三)对症及支持疗法

(1)对重度中毒患者要保持呼吸道通畅,注意呼吸功能,积极防治呼吸衰竭。

(2)积极治疗和预防肺水肿,切忌大量输液。

(3)对脑水肿患者,限制进水量,给予甘露醇、糖皮质激素。

(4)有烦躁、惊厥症状者,可用地西泮,不宜用抑制呼吸的镇静药。

(杜洪洋)

第四节　拟除虫菊酯类杀虫剂中毒

拟除虫菊酯类是模拟天然除虫菊素的化学结构,用人工合成的拟除虫菊酯类杀虫剂。对光、热稳定,在碱性环境中易分解失效。拟除虫菊酯类包括溴氰菊酯(敌杀死)、氰戊菊酯(速灭杀丁)、氯氰菊酯(兴棉宝、灭百可、安绿宝)等。这类杀虫剂的特点是对昆虫的杀灭力大而对人畜毒性很小。主要通过消化道和呼吸道吸收,吸收后迅速分布于全身,主要在肝脏代谢。对人畜毒性主要作用于中枢神经系统的锥体外系、小脑、脊髓和周围神经,其作用机制尚未明确。

一、病因

急性中毒主要在生产加工和使用过程中接触大量本类杀虫剂或自服、误用所致。

二、诊断要点

(一)短期密切接触较大量拟除虫菊酯史

生产性中毒者往往发生于田间施药时缺乏个人防护,导致污染衣裤及皮肤后发生急性中毒。

(二)潜伏期

生产性中毒者出现症状的时间为喷药后 1～48 小时,多数在 4～6 小时出现。首发症状多为面部皮肤灼痒或头晕。口服中毒者多于 10 分钟至 1 小时后出现症状,主要为上腹痛、恶心、呕吐等。

(三)临床表现

1.皮肤黏膜反应

接触后迅速出现瘙痒感、紧缩感,少数可见畏光、流泪、眼睑红肿及红色丘疹或大疱样的皮肤损害,多见于面颊部,出汗或遇热水时加重,脱离接触 24 小时内自行消退。

2.急性中毒分级

轻度中毒者,除上述临床表现外,出现明显的全身症状包括头痛、头晕、乏力、食欲缺乏及恶心、呕吐并有精神萎靡、口腔分泌物增多,或肌束震颤者;重度中毒者,除上述临床表现外,具有下列一项者,可诊断为重度中毒:①阵发性抽搐;②重度意识障碍;③肺水肿。

(四)实验室检查

尿中检出拟除虫菊酯原形或其代谢产物。

三、病情判断

该类农药对人畜毒性较小,绝大多数中毒者预后良好。但出现肺水肿、昏迷或与有机磷农药混合中毒时预后相对较差。

四、治疗

(一)生产性中毒者,应立即脱离现场

用清水或肥皂水反复清洗污染的皮肤,口服中毒者宜用2%碳酸氢钠或清水彻底洗胃。

(二)镇静和解痉

选用地西泮5～10 mg或苯妥英钠0.1～0.2 g肌内注射。

(三)对症处理

患者应放置在安静处,适量补液。若呼吸困难或发绀者吸氧。选用有效抗生素防治感染。

（杜洪洋）

第五节 有机氯杀虫剂中毒

有机氯杀虫剂可分为:①氯化苯制剂;②环戊二烯类及有关化合物(如氯丹、七氯、狄氏剂、艾氏剂及硫丹、毒杀芬及其有关化合物)。纯品多为结晶或黏稠液体,不溶于水,易溶于有机溶剂、植物油和动物脂肪,化学性质稳定。在土壤中半衰期常达数年,在人体内不易被破坏。主要通过呼吸道、皮肤和消化道侵入人体,对脂肪和类脂质有特殊的亲和力,可在体内长期蓄积。其排出途径以肾、肠道为主,亦可由乳腺、皮脂腺少量排出。各种有机氯杀虫剂的毒作用和中毒表现基本相似,主要损害中枢神经系统并损害肝、肾。

一、诊断要点

(一)接触史

存在密切接触有机氯杀虫剂的病史,或自服、误服该农药史。

(二)临床表现

1.潜伏期

口服中毒一般经1～2小时出现症状。

2.轻度中毒

主要表现头痛、头晕、恶心、呕吐及上腹痛。

3.重度中毒

表现共济失调、癫痫样抽搐、昏迷、发热、血压下降及呼吸衰竭。

4.心肌损害

主要表现心悸、心前区疼痛及心律失常,严重者可发展为心室颤动。

5.其他

(1)病程中可有肝肾功能损害。

(2)呼吸道吸入者可致咳嗽、咽痛及肺水肿。

(3)对皮肤黏膜有刺激作用,眼污染者可致剧痛、畏光及流泪等结膜炎症状。皮肤污染时局部有瘙痒、灼烧感、红肿和水疱等。

(三)实验室检查

胃内容物、尿中检出氯化烃类杀虫剂或其衍生物。

二、治疗

(1)吸入或经皮肤侵入者,应立即脱离现场,脱去污染衣服,用肥皂水清洗污染的皮肤。

(2)口服中毒者立即催吐、洗胃,洗胃液用2%碳酸氢钠溶液,并给予硫酸镁导泻,忌用油类泻剂,以免增加毒物吸收。活性炭能促进这类杀虫剂排出。

(3)眼部受污染者,宜用2%碳酸氢钠溶液冲洗。皮肤灼伤者,用2%碳酸氢钠溶液冲洗后局部用氢化可的松软膏涂敷。

(4)对症与支持疗法:对惊厥抽搐患者使用地西泮、苯巴比妥、水合氯醛等。保持呼吸道通畅,吸氧,注意保护肝肾功能。

(5)忌用肾上腺素及其他交感神经兴奋剂,以免使受损心肌发生心室颤动。

(杜洪洋)

第六节　杀虫脒中毒

杀虫脒是一种高效广谱有机氮农用杀虫剂,易溶于水和乙醇,在酸性和中性介质中稳定,遇碱水解破坏。它可经口、皮肤和消化道侵入机体。它在动物体内代谢和排出迅速,在组织内无明显蓄积。中毒机制比较复杂,认为与中枢麻醉、单胺氧化酶抑制、心血管功能紊乱、高铁血红蛋白血症形成、杀虫脒及其代谢产物中的苯胺活性基团引起尿路刺激和出血性膀胱炎等有关。

一、病因

急性杀虫脒中毒主要是由于喷洒农药时未穿防护衣裤、未戴口罩、喷洒器渗漏和杀虫脒成品包装及工人防护手套破漏而有大量杀虫脒污染皮肤和由呼吸道吸入;误服或自服25%杀虫脒原液时均可急性中毒。

二、诊断要点

(一)接触史

短期内有大量杀虫脒污染皮肤和呼吸道吸入者,或自服、误服杀虫脒原液史。

(二)临床上出现意识障碍、发绀和出血性膀胱炎为主要症状

1.轻度中毒

有头晕、头痛、乏力、胸闷、恶心和嗜睡等症状,血高铁血红蛋白量占血红蛋白总量的 30%;或化学性膀胱炎,有镜下血尿者;或有轻度中毒性心脏病,如Ⅰ度房室传导阻滞、轻度 ST-T 改变、频发期前收缩等。

2.中度中毒

(1)浅昏迷。

(2)血高铁血红蛋白占血红蛋白总量 30%～50%。

(3)中度中毒性心脏病,如心房颤动或扑动、二度房室传导阻滞和心肌损伤改变等。

(4)化学性膀胱炎,有尿频、尿急、尿痛症状,伴血尿。

3.重度中毒

除上述症状加重外,具有下列情况之一:①昏迷;②血高铁血红蛋白超过血红蛋白总量 50%以上;③持续性心率减慢、低血压、休克;④重度中毒性心脏病,如心室颤动或扑动、Ⅲ度房室传导阻滞、心源性休克或充血性心力衰竭、心源性猝死等。

(三)实验室检查

(1)尿中杀虫脒及其代谢产物 4-氯-邻甲苯胺增高(正常值为 0.02±0.025 mg/L);并可出现红细胞、白细胞、蛋白和管型。

(2)血高铁血红蛋白总量增高,急性中毒时一般超过 10%。

(3)严重中毒时血清单胺氧化酶降低,少数患者谷丙转氨酶转氨酶(ALT)升高。

(4)心电图可出现心律失常、心肌损害及 Q-T 间期延长。

三、病情判断

多数患者预后良好,少数患者出现肺水肿、急性肾衰竭、上消化道出血、溶血性贫血、弥散性血管内凝血、心力衰竭、呼吸衰竭和脑疝等症状时,则预后较差。

四、治疗

(1)立即脱离现场,脱去污染衣服,用肥皂水清洗污染的皮肤。若为口服,应用 2%碳酸氢钠或清水洗胃。

(2)小剂量亚甲蓝可使高铁血红蛋白还原成二价铁的血红蛋白。因此,当出现由于高铁血红蛋白血症引起的发绀时可采用。一般每千克体重用量为 1～2 mg,溶于 50%葡萄糖液 20～40 mL缓慢静脉注射,必要时在 1～2 小时后重复注射半量或全量 1 次;维生素 C、辅酶 A 及葡萄糖能增强其效果。

(3)出血性膀胱炎者应用 5%碳酸氢钠静脉点滴以碱化尿液。

(4)维生素 C 和葡萄糖液静脉滴注或推注。

(5)心血管功能障碍者用儿茶酚胺类强心药物(如多巴胺、间羟胺等)纠正休克,并给予纠正

心律失常药物和心肌营养剂。

（6）对脑水肿、肺水肿、昏迷患者可用糖皮质激素、甘露醇、呋塞米等。

（7）对症及支持疗法，防治感染和其他并发症。

（杜洪洋）

第七节　百草枯中毒

百草枯又名对草快，商品名为克芜踪，为联吡啶类化合物。白色粉末，不易挥发，易溶于水，稍溶于丙酮和乙醇，在碱性介质中不稳定，商品为蓝色溶液。可经皮肤、呼吸道和消化道吸收。吸收后，通过血液循环几乎分布于所有组织和器官，肺中浓度较高。百草枯属中等毒类，对人的毒性较强，中毒后病死率较高。口服致死量约为 2～6 g，也有 1 g 致死的报告。百草枯中毒的机制目前尚不完全清楚。一般认为它是一电子受体，作用于细胞内的氧化还原反应，生成大量活性自由基，引起细胞膜脂质过氧化，造成组织细胞的氧化性损害，由于肺泡细胞对百草枯具有主动摄取和蓄积特性，故肺脏损伤为最突出表现。

一、诊断要点

（1）口服中毒者有口腔、食管溃烂、恶心、呕吐、腹痛、腹泻和便血等。部分患者出现中毒性肝病。

（2）呼吸系统损害表现有咳嗽、咳痰、呼吸困难，少数患者出现肺水肿，严重者可因急性呼吸窘迫综合征死亡。该药致肺纤维化能力强，一些患者在急性中毒症状控制后，肺部病变可继续发展，肺纤维化常在第 5～9 天发生，2～3 周达高峰，最终因肺纤维化、呼吸衰竭而死亡。

（3）中枢神经系统障碍表现头痛、头晕、抽搐和幻觉等。

（4）少数严重患者可发生心肌损害及急性肾衰竭。

（5）该药有刺激性，可发生接触性皮炎，眼结膜、角膜灼伤。

二、治疗

（1）皮肤污染者用肥皂水彻底清洗。

（2）口服中毒者，应立即催吐、洗胃、导泻。本品有腐蚀性，洗胃时要小心，洗胃后可用活性炭或 15％的白陶土等吸附剂。

（3）目前尚无特效解毒剂。血液灌流对它的清除率是血液透析的 5～7 倍，最好在服药后 24 小时内进行，每天 1 次，持续 1 周左右。

（4）早期应用肾上腺糖皮质激素、维生素 C 及维生素 E。

（5）眼部受污染者立即用清水冲洗不少于 15 分钟。

（6）对症及支持疗法。

（杜洪洋）

第八节 敌 鼠 中 毒

敌鼠又名双苯杀鼠酮,无臭黄色结晶,不溶于水,其钠盐溶于热水,名敌鼠钠盐,为抗凝血杀鼠剂。在体内它竞争性抑制维生素 K,从而影响凝血酶原和第 Ⅱ、Ⅴ、Ⅶ、Ⅸ、Ⅹ 等凝血因子的合成,使出凝血时间延长,并可直接损伤毛细血管壁,使管壁通透性和脆性增高,因之可致出血。属高毒性农药,人口服 0.16 g 以上可发生中毒。

一、诊断要点

(1)潜伏期长,一般在服毒后第 3 天出现出血倾向。

(2)口服急性中毒,表现恶心、呕吐、食欲减退及精神不振。出血征象一般于服毒后第 3 天开始,表现鼻衄、齿龈出血、咯血、便血、尿血、阴道出血和皮下出血等;脑及蛛网膜下腔出血时,表现头痛、呕吐、颈项强直,重者肢体瘫痪,颅内高压,血性脑脊液;眼底出血时,视力模糊甚至失明;并可有关节痛、腰痛、腹痛、肠鸣音亢进、低热;严重者可发生休克或昏迷;少数患者有低热及肝肾功能损害。

(3)皮肤紫癜由淡红色到深紫蓝色,压之不褪色,有的融合成片,边界模糊不清,大小不一。

(4)凝血酶原时间及部分凝血活酶时间延长,血红蛋白可降低。尿红细胞及大便隐血可阳性,而血小板一般正常。

(5)取可疑食物、呕吐物、胃内容物做毒物鉴定有助确诊。

二、治疗

(一)误服中毒者
立即催吐,用高锰酸钾溶液或清水洗胃,禁用碳酸氢钠溶液,然后用硫酸钠导泻。

(二)特殊治疗
维生素 K₁是特效对抗剂,视病情及凝血酶原时间决定用药。轻症患者肌内注射维生素 K₁,每次 10～20 mg,每天 3 次。严重病例可用 40～50 mg 稀释后缓慢静脉注射或静脉滴注,每天总量可用至 300 mg,直至出血停止、凝血酶原时间恢复正常。维生素 K₃、K₄对敌鼠钠盐中毒所致的出血无效。

(三)对症治疗
肾上腺糖皮质激素能改善毛细血管通透性及血管张力,增强机体的应激性。轻者口服,重者可用氢化可的松 100～300 mg 或地塞米松 10～20 mg 加入 5％～10％葡萄糖液中静脉滴注。应用足量维生素 C 和路丁。注意保护肝肾功能,对脑、肺及消化道出血积极采取相应措施处理。

(四)其他
出血严重者可输新鲜血或凝血因子。

(杜洪洋)

第九节 铅 中 毒

铅是一种软金属,在生产、生活中的接触机会较多,铅及其化合物过量进入人体可引起铅中毒。一般口服铅化合物 2～3 g 即可中毒。铅可以影响含巯基酶的活性,使血红蛋白合成障碍,导致贫血。可以直接作用于红细胞抑制红细胞膜 Na^+/K^+-ATP 酶活性,影响红细胞膜稳定性,最后导致溶血。铅使 δ-氨基-γ 酮戊酮(δ-ALA)增多,ALA 与 γ-氨基丁酸(GABA)化学结构相似,与 GABA 产生竞争性抑制作用,干扰神经系统功能。铅还能对脑内儿茶酚胺代谢发生影响,使脑内和尿中高香草酸(HVA)和香草扁桃酸(VMA)显著增高,最终导致铅毒性脑病和周围神经病。铅因损害线粒体,影响 ATP 酶而干扰主动运转机制,损害近曲小管内皮细胞及其功能,造成肾小管重吸收功能降低,同时还影响肾小球滤过率降低,导致尿肌酐排出减少,血肌酐、血尿素氮含量增加,尿糖排泄增加,尿 γ-GT(γ-谷氨酰转肽酶)活性降低,尿 NAG(N-2 酰-β-D 氨基葡萄糖苷酶)活性增高。铅还影响肾小球旁器功能。引起肾素合成和释放增加,导致血管痉挛和高血压。从而出现神经、血液、消化及泌尿系统等一系列临床表现。

一、病因

(一)职业性中毒
现较少见,可因大量吸入含铅的粉尘、蒸气或大量接触铅及其化合物引起中毒。

(二)生活性中毒
多因误服或过多服用含铅化合物的偏方治疗哮喘、皮肤病、癫痫、驱蛔虫或堕胎等,这些含铅化合物如铅、铅丹、铅霜、密陀僧、黑锡丹和樟丹等;也有用锡锅制酒、锡壶盛酒,还有将铅粉错当山芋粉而误服。国外儿童常因嗜僻吃含铅油漆的玩具、墙壁和家具等被剥落的泥灰而发生中毒。

二、诊断要点

(一)铅接触史
有接触过量铅的职业史,或食物、饮料被铅污染,误服铅化合物或近期服用含铅药物。

(二)临床表现
1.消化系统

口内有金属味、流涎、食欲缺乏、恶心、呕吐、腹胀、便秘或腹泻;有顽固性阵发性腹绞痛,每次持续时间 10～20 分钟至 1～2 小时,腹软,疼痛部位在脐周、上腹部或不定位,重压可使之缓解,可有肝大、黄疸、肝功能减退。发作时腹痛剧烈难忍,应注意与其他急腹症鉴别。

2.血液系统

患者面色苍白、心悸、气短、疲劳、缺铁性贫血。

3.神经系统

主要表现为神经衰弱、多发性神经病和脑病。神经衰弱,是铅中毒早期和较常见的症状之一,表现为头晕、头痛、全身无力、记忆力减退、睡眠障碍、多梦等,其中以头晕、全身无力最为明显,但一般都较轻,属功能性症状。尚有不少早期铅中毒者,上述症状也不明显。多发性神经病,可分为感觉型、运动型和混合型。感觉型的表现为肢端麻木和四肢末端呈手套袜子型感觉障碍。运动型的表现有：①肌无力，先是握力减退，出现较早，也较常见。进一步发展为肌无力，多为伸肌无力。②肌肉麻痹，亦称铅麻痹，多见于桡神经支配的手指和手腕伸肌呈腕下垂，亦称垂腕征；腓肠肌、伸趾总肌、伸跗趾肌呈足下垂，亦称垂足征。③脑病，为最严重铅中毒。表现为头痛、恶心、呕吐、高热、烦躁、抽搐、嗜睡、精神障碍和昏迷等症状，类似癫痫发作、脑膜炎、脑水肿、精神病或局部脑损害等综合征。

4.泌尿系统

水肿、腰痛、血尿、蛋白尿和管型尿等，严重者出现急性肾衰竭。

5.实验室检查

(1)血铅超过 2.4 $\mu mol/L$。

(2)网织红细胞、点彩红细胞、碱粒红细胞增加，红细胞和血红蛋白减少。

(3)尿铅含量增加＞0.39 $\mu mol/L$。

(4)尿卟啉强阳性，δ-ALA＞30.5 $\mu mol/L$。

三、病情判断

若出现肝肾功能不全、惊厥、昏迷者提示病情危重，轻、中度中毒经治疗痊愈后一般不留后遗症，严重中毒者可留有智力障碍及肾性高血压等。

四、治疗

(一)一般治疗

(1)停止铅接触。

(2)口服中毒者立即催吐，用 1％碳酸氢钠、1％硫酸镁、1％～3％鞣酸溶液或浓茶水彻底洗胃，然后服蛋清、牛奶等保护胃黏膜，并给予硫酸镁导泻。

(3)腹部绞痛可用 10％葡萄糖酸钙 10～20 mL 静推，2～3 次/天，或肌内注射阿托品、山莨菪碱，疼痛难忍者可给予哌替啶或吗啡肌内注射。

(4)注意补充大量维生素 C 及 B 族维生素。

(5)注意纠正贫血、水与电解质紊乱，保护肝肾功能。

(二)驱铅治疗

络合剂驱铅可迅速改善中毒症状。

(1)依地酸二钠钙 0.5～1 g/d，加 50％葡萄糖或生理盐水 20～40 mL 稀释后静脉注射，或溶于 5％葡萄糖 500 mL 中静脉滴注，疗程为 3～4 天，间隔 3～4 天可重复 1 个疗程，一般用 3～5 个疗程，有肾脏病者禁用该药。

(2)二巯丁二钠加入 5％～10％葡萄糖溶液 20～40 mL 静脉注射，2～4 g/d，分次注射，用药 2～4 天后，酌情减量或停药。

(3)青霉胺 0.3 g 口服，3～4 次/天，5～7 天为 1 个疗程。

（杜洪洋）

第十节 汞 中 毒

汞又称水银,是易蒸发的银白色液态金属。急性汞中毒多是由于短时间内吸入大量汞蒸气或误服汞化合物而引起的。汞进入人体后分布于全身各器官,以肾脏为最高,能抑制多种酶的活性、干扰细胞代谢,从而引起中枢神经系统、消化系统及肾脏的损害,严重者引起中毒性脑病。

一、病因

(一)职业性中毒

较多见,多因工作环境防护措施不健全、通风不良而经呼吸道大量吸入高浓度汞蒸气、汞盐粉尘引起中毒。

(二)生活性中毒

可因误服或误用汞化合物治疗疾病引起中毒。

二、诊断要点

(一)病史

有误吸大量汞蒸气、误服或误用汞及其化合物史。

(二)临床表现

1.呼吸系统

吸入大量汞蒸气可引起气管、支气管肺炎,出现咳嗽、咳痰、胸痛和呼吸困难等。

2.消化系统

口服汞中毒者可迅速出现口渴、口腔金属味、口腔黏膜充血、糜烂及溃疡;还可有食欲减退、恶心、呕吐、腹痛、腹泻、呕血和便血等。

3.泌尿系统

汞可引起肾小球及近端肾小管坏死而导致汞毒性肾病,出现腰痛、少尿、血尿、蛋白尿和管型尿等,严重者出现急性肾衰竭。

4.神经系统

头痛、头晕、表情淡漠、记忆力减退、嗜睡或兴奋,严重者出现昏迷、休克而死亡;患者还可出现多发性神经炎,表现为四肢疼痛、共济失调及麻痹等。

5.其他

可出现心律失常、中毒性心肌炎和汞中毒性皮炎等。

(三)实验室检查

尿汞≥0.5 μmol/L(蛋白沉淀法);血汞≥0.2 μmol/L。

三、病情判断

轻中度中毒者预后良好;若出现中毒性肺炎、肺水肿、肝肾功能不全、休克、昏迷等时则病情危重,预后较差,病死率可达90%以上。

四、治疗

(一)一般治疗

吸入中毒者迅速脱离中毒环境,吸氧;口服中毒者应尽量于中毒10～15分钟内使用2％碳酸氢钠液洗胃(忌用生理盐水,因可增加汞吸收),注意洗胃过晚有发生胃穿孔的危险;洗胃后再予以蛋清、牛奶等口服使汞与蛋白质结合,延缓汞吸收,保护胃黏膜,还可予以10％活性炭悬液以吸附毒物。

(二)驱汞治疗

(1)5％二巯基丙磺酸钠2～3 mL肌内注射,首日每8小时1次,以后1～2次/天,连用3～5天。根据病情及尿汞含量,1月后再行驱汞治疗。

(2)二巯丁二钠1 g加葡萄糖注射液或注射用水20～40 mL稀释后缓慢静脉注射,第1天2次,以后每天1次,连用3～5天。

(3)还可用青霉胺0.3 g口服,3～4次/天。

(三)维生素

予以大剂量维生素C、细胞色素C、ATP、辅酶A、维生素B_1、维生素B_6等药物保护神经、心、肝、肾功能。急性肾衰竭者予以血液透析治疗。

(四)对症治疗

适当使用镇静、止痛剂,汞性口腔炎要注意口腔护理。注意防治水电解质及酸碱平衡紊乱。

(杜洪洋)

第十一节 砷 中 毒

砷的化合物主要有三氧化二砷(信石或砒霜)、砷化钙、砷化铝、砷化氢,剧毒。砷经口服或吸入进入人体后与含巯基的酶结合,尤其是与丙酮酸氧化酶的巯基结合,使其失去活性从而细胞代谢障碍,损害神经、循环及泌尿系统等。砷主要由肾脏排泄,排泄缓慢。

一、病因

(一)职业性中毒

主要因工作环境防护措施不健全、通风不良而经呼吸道大量吸入砷化物粉尘或砷化氢气体而引起中毒。

(二)生活性中毒

谋杀、自杀或误服、误用。

二、诊断要点

(一)病史

有吸入或服用砷化物史。

（二）临床表现

1.急性中毒

（1）口服中毒，口服砷化合物后 0.5～1.5 小时即出现中毒症状。①急性胃肠炎：开始有恶心、呕吐、口内有金属味、上腹部灼烧感，尔后出现腹痛、腹泻、水样便等消化道症状；②周围循环衰竭：砷损害毛细血管，引起全身毛细血管扩张，发生休克。重度中毒可引起心肌损害，发生急性肾衰竭；③神经精神症状：部分患者可出现中毒性脑病，表现为眩晕、谵妄、抽搐或昏迷，最后可出现呼吸中枢麻痹而死亡。部分患者可出现感觉异常；④中毒性肝损害：血清转氨酶升高，可出现黄疸和肝脾大。

（2）吸入性中毒，吸入高浓度含砷化合物的粉尘和蒸气时，主要表现为眼和呼吸道的刺激症状和神经系统症状：如眼痛、流泪、鼻塞、流涕、咳嗽、胸痛及呼吸困难等，可以出现头晕、乏力等症状，重者可出现昏迷、休克及呼吸、循环衰竭。皮肤接触可有瘙痒和皮疹。

（3）砷化氢中毒，主要表现为急性溶血。吸入气体后 3～7 小时出现畏寒、发热、恶心、呕吐及腰痛，随后出现血红蛋白尿和贫血，1～2 天后出现黄疸和肝脾大，2～3 天后出现急性肾衰竭。

2.慢性砷中毒

除神经衰弱症状外，多见皮肤黏膜病变和多发性神经炎。少数患者出现剥脱性皮炎。日后皮肤呈黑色或棕黑色的散在色素沉着。毛发脱落，指甲变厚变脆，并出现白色横纹（米氏线），还可引起结膜炎、齿龈炎、口腔炎等。

（三）实验室检查

（1）从胃内容物、剩余食物中检出砷。

（2）尿中砷含量增高，一般超过 2.66 μmol/L(0.2 mg/L)。

（3）尿常规：可见血红蛋白，红细胞碎片及蛋白管型。

（4）血尿素氮增高，CO_2-CP 降低，血钾升高及肝功能异常。

（5）心电图 ST 段下降、T 波低平、双向、倒置、Q-T 延长。

三、病情判断

砷属于剧毒化合物，成人致死量为 0.06～0.6 g。中毒潜伏期为 10 分钟至数小时，潜伏期越短，提示中毒越重。轻度中毒患者经积极抢救一般预后良好，无后遗症。急性砷中毒出现精神症状、休克或氮质血症者预后往往较差。

四、治疗

（一）清除毒物

1.吸入中毒

立即移离现场，吸氧；皮肤沾染用肥皂水彻底清洗。

2.口服中毒

尽早用温水、生理盐水或 1% 碳酸氢钠溶液洗胃；随后由胃管内注入活性炭 30 g 及氧化镁 20～40 g 或蛋白水（4 只鸡蛋的蛋清加水 1 杯摇匀），以去除胃内残余的砷化物；也可予以新制备的氢氧化铁解毒剂，即硫酸亚铁 100 份加冷水 300 份和氧化镁 20 份加水 100 份两者分别保存，同时等量混合，每 5～10 分钟经口或胃管给药 1 次，直至呕吐停止为止，这样可形成不溶性络合物砷酸铁，而后再予以硫酸钠 20～30 g 导泻。

（二）解毒剂

（1）5％二巯基丙磺酸钠肌内注射，首剂 2～3 mL，第 1 天 4～6 次，第 2 天 2～4 次，以后每天 1～2 次，疗程 5～7 天。

（2）二巯丁二钠 0.5 g 口服，每天 3 次，连服 4 天；根据尿砷测定，可重复使用，尿砷 <0.1 mg/L 时停药。

（三）对症治疗

脱水、休克者，应快速补液、输血或血浆，并应用血管活性药物；剧烈腹痛者肌内注射哌替啶或皮下注射吗啡；心肌炎、剥脱性皮炎，可应用地塞米松、氢化可的松等；注意保暖，补充 B 族维生素及维生素 C 等。

（杜洪洋）

第十二节 苯 中 毒

苯为芳香族化合物，是具有芳香气味的无色透明的油状液体，易挥发。为化工生产的基本原料和溶剂。可以经消化道、呼吸道和皮肤吸收，大部分以原形经呼吸道排出，部分经肝代谢后由肾排出。急性毒作用主要是对中枢神经系统的先兴奋后抑制作用，以及对呼吸道的刺激作用。24 g/m³ 30 分钟或 64 g/m³ 5～10 分钟可致死，口服致死量约 10 mL。慢性中毒以造血系统损害为主要临床表现。

一、病因及发病机制

（一）病因

1.生产性中毒

在生产、运输过程中由于通风不良而吸入高浓度苯蒸气或苯液污染皮肤引起中毒。

2.生活性中毒

多由误服或自杀引起中毒。

（二）发病机制

急性中毒是因苯的亲脂性，可附于神经细胞表面，抑制生物氧化，影响神经递质，麻醉中枢神经系统。慢性中毒主要是苯及代谢产物酚类所致造血系统损害：①酚类为原浆毒，直接抑制细胞核分裂，对增殖活跃的骨髓造血细胞有明显的抑制作用；②酚类与巯基作用及与白细胞中硫结合，可使谷胱甘肽代谢障碍及形成具有自身抗原性的变性蛋白，导致血细胞破坏；③苯可以抑制 δ-氨基-γ-酮戊酸合成酶，干扰红细胞生成素对红细胞增殖的刺激作用。

二、诊断要点

（一）服用史

有吸入苯蒸气、皮肤污染或误服苯溶液的病史。

（二）临床表现

1.神经系统

患者出现头痛、眩晕、耳鸣、复视、步态不稳和醉酒感，重者抽搐、昏迷、谵妄和呼吸麻痹。吸入高浓度苯蒸气者可"闪电样"死亡,部分患者出现周围神经损害。

2.呼吸系统

为呼吸道黏膜刺激症状,咳嗽、胸闷,重者出现肺水肿。

3.消化系统

主要见于口服中毒者,有恶心、呕吐及腹痛等。

4.循环系统

面色潮红、心悸、血压下降和心律失常等。

5.短时间内接触高浓度苯蒸气

可发生再生障碍性贫血,主要表现为迅速发展的贫血、出血和感染。

慢性中毒除影响神经系统外,还影响造血系统。神经系统早期为神经衰弱和自主神经功能紊乱综合征,晚期为感觉障碍或多发性神经炎等。造血系统异常是慢性苯中毒的主要特征,以白细胞和血小板减少最常见,严重者表现为再生障碍性贫血,甚至发生白血病,以急性粒细胞性白血病和红白血病为多。

(三)实验室检查

(1)血常规白细胞多升高,以后可恢复正常。再生障碍性贫血者白细胞、血红蛋白、血小板均降低。

(2)尿酚、尿葡萄糖醛酸含量增加。

(3)呼气苯、血苯、尿酚测定值增高可作为苯接触指标。

三、病情判断

(一)急性苯中毒

1.轻度中毒

短期内吸入高浓度苯蒸气后出现头晕、头痛、恶心、呕吐、兴奋和步态蹒跚等酒醉样状态,可伴有黏膜刺激症状。

2.重度中毒

吸入高浓度苯蒸气后出现烦躁不安、意识模糊、昏迷、抽搐、血压下降,甚至呼吸和循环衰竭。

(二)慢性中毒

1.轻度中毒

在 3 个月内每 1～2 周复查一次,白细胞计数持续低于 $4 \times 10^9/L$(4 000/mm³)或中性粒细胞低于 $2 \times 10^9/L$(2 000/mm³)。常有头晕、头痛、乏力、失眠和记忆力减退等症状。

2.中度中毒

多有慢性轻度中毒症状,并有易感染和/或出血倾向。符合下列之一者。

(1)白细胞计数低于 $4 \times 10^9/L$(4 000/mm³)或中性粒细胞低于 $2 \times 10^9/L$(2 000/mm³),伴血小板计数低于 $60 \times 10^9/L$(60 000/mm³)。

(2)白细胞计数低于 $3 \times 10^9/L$(3 000/mm³)或中性粒细胞低于 $1.5 \times 10^9/L$(1 500/mm³)。

3.重度中毒

出现下列之一者:①全血细胞减少症;②再生障碍性贫血;③骨髓增生异常综合征;④白血病。

四、治疗

(1)脱离中毒现场,皮肤污染者要用温肥皂水清洗皮肤,口服中毒者要以0.5％活性炭或2％碳酸氢钠溶液洗胃,随后注入硫酸钠30 g导泻,忌催吐。

(2)吸氧,卧床休息,维持呼吸道通畅。必要时气管插管或气管切开,应用呼吸兴奋剂,有条件者可高压氧治疗,一方面改善缺氧状态,另一方面加速苯由呼吸道排出。

(3)应用葡醛内酯和谷胱甘肽加速与酚的结合,起到解毒作用。葡醛内酯100～200 mg,肌内注射或静脉滴注,每天2～3次。

(4)静脉滴注维生素C。

(5)对症治疗,防治脑水肿,可用糖皮质激素和利尿脱水剂。

(6)忌用肾上腺素,以免诱发室颤。忌用吗啡或其他有强烈呼吸中枢抑制的药物,有精神症状或抽搐者,首选水合氯醛15～20 mL保留灌肠,或地西泮5～10 mg肌内注射或静脉注射。

（杜洪洋）

第四章

神经系统危重症

第一节　重症肌无力危象

重症肌无力(MG)是一种自身免疫性疾病,是神经肌肉接头处传递发生障碍所引起的一组临床症候,主要表现为受累骨骼肌极易疲劳,经休息或服用抗胆碱药物后症状可获缓解。

重症肌无力危象是指重症肌无力患者因各种因素所致病情加重(如机体感染、过度劳累、妊娠分娩、手术、外伤、治疗不当、精神创伤等)而出现的严重呼吸困难、吞咽障碍状态。重症肌无力危象的发生率占重症肌无力患者总数的9.8%～26%。重症肌无力患者是否发生了危象,主要依据是否出现了严重的呼吸困难的临床表现。危象通常分为3种,即因胆碱酯酶抑制剂用量不足所致的肌无力性危象;因胆碱酯酶抑制剂用量过大所致的胆碱能性危象及与胆碱酯酶抑制剂用量无关的反拗性危象。不同性质的危象处理方法不同,因此,尽快鉴别危象性质很有必要。

一、病因与发病机制

(一)病因
重症肌无力病程中,常因以下诱因发生肌无力危象。

(1)感染,尤以呼吸道感染最常见。

(2)突然停用抗胆碱酯酶类药物或用药过量。

(3)精神紧张、劳累过度、月经、妊娠和分娩。

(4)阻滞神经-肌肉传递的药物的应用,如氨基糖苷、多肽类抗生素等。

(5)大剂量皮质类固醇药物应用的初期。

(6)外伤,包括外科手术的创伤及脱水、电解质紊乱等。

(二)发病机制
重症肌无力确切的发病机制尚未阐明,近年来的研究显示病变在突触后膜,主要是血清中抗乙酰胆碱受体(AChR)的抗体增加,并且沉积在突触后膜上,导致有效的AChR数目减少,从而使突触后膜传递障碍,导致肌无力。另外,10%～15%的MG患者合并胸腺瘤,推测可能有遗传因素的参与。在MG患者中,相当数量的患者合并有其他自身免疫性疾病,如甲状腺功能亢进、系统性红斑狼疮、类风湿性关节炎、天疱疮等。

二、诊断

(一)临床表现

1.肌无力性危象

大多是由于疾病本身的发展所致。常发生于没有用过或仅用小剂量胆碱酯酶抑制剂的全身型重症患者,特别是Ⅲ型和Ⅳ型患者更易发生。有时患者尽管按以前用的剂量服用了胆碱酯酶抑制剂,但当存在某些危象诱发因素时,如合并感染、过度疲劳、精神刺激、月经、分娩、手术、外伤或应用了对神经肌肉传导有阻滞作用的药物,而未能相应适当增加胆碱酯酶抑制剂的剂量,也诱发危象。此时患者的肌无力症状突然变得极为严重,由于咽喉肌和呼吸肌无力,患者不能吞咽和咳痰,呼吸极为困难,常端坐呼吸,呼吸次数增多,呼吸动度变小,可见三凹征,严重时烦躁不安、大汗淋漓,甚至有窒息感,口唇和指甲发绀等。

2.胆碱能性危象

胆碱能性危象见于长期服用较大剂量的胆碱酯酶抑制剂的患者。胆碱能性危象在发生严重的呼吸困难和窒息感之前常先表现出明显的胆碱酯酶抑制剂的不良反应。

(1)毒蕈碱样不良反应。①平滑肌症状:上腹部不适、食欲缺乏、恶心、呕吐、腹痛、腹泻、肠鸣音亢进、尿频、大小便失禁、里急后重、瞳孔缩小及支气管痉挛等。②腺体症状:多汗、流泪、皮肤湿冷、唾液及气管分泌物明显增多。

(2)烟碱样不良反应:表现骨骼肌症状,如肌束震颤、肌肉痉挛和肌肉无力(因过多的 Ach 与终板受体长时间结合,即过度去极化而不能复极化,使肌肉暂时不能接受神经冲动,无法产生适当的动作电位所致)。

(3)中枢神经的不良反应:激动、焦虑、失眠、噩梦、眩晕、头痛、精神错乱、晕厥、惊厥、昏迷等。

长期服用胆碱酯酶抑制剂的患者,特别是服用较大剂量者,在出现了上述不良反应的前提下,若突然出现全身极度无力,吞咽及咳痰不能,呼吸极度困难,唾液明显增多,全身大汗淋漓,瞳孔缩小,口唇发绀,甚至严重窒息者应考虑到胆碱能危象的可能。

但发生危象的患者大多是长期服用胆碱酯酶抑制剂的患者,即使是肌无力危象,因其毒蕈碱样不良反应也很明显,有时就好像是胆碱能危象;相反,有的患者由于并用了阿托品,其毒蕈碱样不良反应常被掩盖或削弱,尽管是胆碱能性危象,有时却看成是肌无力性危象。因此,不能仅仅根据临床表现鉴别,而应进一步做药物试验。

3.反拗性危象

胆碱酯酶抑制剂的剂量未变,但突然对该药失效而出现了严重的呼吸困难。常见于急性暴发型(Ⅲ型)的患者,或发生于胸腺切除术后数天,也可因感染、电解质紊乱或其他不明原因所致。通常无胆碱能不良反应。

以上三种危象中,肌无力性危象最常见,其次为反拗性危象,真正的胆碱能性危象甚为罕见。

(二)实验室及其他检查

1.依酚氯铵试验

依酚氯铵为作用时间极短的胆碱酯酶抑制剂。每支 1 mL(10 mg)。通常试验先缓慢静脉注射 2 mg,若明显改善则停止注射,若无任何反应则可将另 8 mg 注完。该药在静脉注射中或静脉注射后立即发挥作用,4~5 分钟作用则消失。对危象患者若用药后肌无力改善则为肌无力危象,若反而加重则为胆碱能性危象。若依酚氯铵试验无法判断则可能为混合性(或反拗性危象)。

Magyar 报道静脉注射 10 mg 依酚氯铵后尽管最大吸气量增加,肌力亦改善,但是最大呼气量反而减少。这是由于依酚氯铵的毒蕈碱样作用诱发支气管痉挛和分泌物增加,使总通气阻力增加。由于这一不良反应较抗肌无力作用更加持久,故应警惕用量过大的危险性,特别是对那些已合并肺部感染的患者尤应谨慎。另外,在危象时患者大多有焦虑、紧张,不能很好合作,再加上本药作用时间太短,判断常有一定困难,此亦为依酚氯铵的不足之处。对有严重的窦缓和二度以上房室传导阻滞的患者及哮喘病患者应慎用。

2.新斯的明试验

依酚氯铵试验难以断定时则可采用新斯的明试验。用硫酸新斯的明 1.0~1.5 mg 肌内注射,为避免不良反应可并用阿托品 0.5~1.0 mg 肌内注射,10~30 分钟后若见呼吸、吞咽及四肢肌力明显好转时则为肌无力危象,反而加重则为胆碱能性危象。但对呼吸极度困难、口唇发绀,已处于窒息状态的患者,必须立即行气管插管或气管切开,千万不要因为药物试验而贻误了抢救时机。对于依酚氯铵试验或新斯的明试验均无明显反应也无显著加重者则为混合性危象。这种危象出现时常伴有感染,或用过禁忌药物,亦可发生在胸腺手术后数天内或大剂量激素治疗的早期。

3.心电图检查

发生了危象的患者必须注意对其心脏的监护。日本的武上俊彦报道在死亡的 MG 危象患者中有的与心脏损害有关,尸检证实为心肌炎。对危象患者严密观察心脏损害情况以便及时采取抢救措施至关重要。Berrouschot 等报道在 63 例肌无力危象中有 11 例(17%)发生了严重的心律失常,其中 6 例因此而致死。Saphir 等发现,在死亡的 67 例 MG 患者尸检发现有心肌炎改变者 26 例,高达 39%。

4.胸部 X 线检查

对危象患者抓紧时间拍正侧位胸片,不仅可及时发现有无肺炎或肺不张,还可发现有无新生物及有无胸腔积液或心包积液等。这些病变的存在常常是呼吸困难不易减轻、危象不易缓解的重要原因。

三、治疗

在危象的早期经依酚氯铵试验或新斯的明试验证实为肌无力性危象时应增加胆碱酯酶抑制剂的用量,可立即给予硫酸新斯的明 1 mg 肌内注射,必要时每 20~30 分钟重复一次。为减少毒蕈碱样不良反应,可合用少量阿托品,但不应常规地大剂量应用,因为它可以使支气管分泌物黏稠,容易堵塞支气管而造成肺不张的危险。当临床症状好转后可逐渐改为口服胆碱酯酶抑制剂。早期的肌无力危象经过上述处理有时可以解除。如果是胆碱能危象则应停用胆碱酯酶抑制剂,并立即给予阿托品 1~2 mg 静脉注射。若经上述药物处理不见好转,无论是肌无力危象还是胆碱能危象,以及难以判断的反拗危象,特别是当已经有发绀甚至已经发生窒息不允许再做试验时,均必须立即采取下列紧急抢救措施。

(一)确保呼吸功能

果断、迅速地行气管插管或气管切开,及时吸痰,确保呼吸道通畅最为重要。对呼吸微弱的患者必须给予正压人工呼吸,以保持足够的通气量,纠正缺氧状态。无论是胆碱能危象还是反拗危象,此项措施必须当机立断,不可稍微迟延,更不应该待昏迷以后再做。是否需要气管插管主要依赖临床表现,亦可参考下列实验室指标:①肺活量<15 mL/kg。②最大吸力<0.2 kPa

(20 cmH$_2$O)。③最大呼力<0.1 kPa(40 cmH$_2$O)。④血 PaO$_2$<6.7 kPa(50 mmHg)(在不吸氧气的情况下)。⑤血 PaCO$_2$>6.7 kPa(50 mmHg)。⑥血 pH<7.25,应立即气管插管。

如果呼吸困难极为严重,不能检查肺功能或血气分析结果尚未出来,则不必等待化验结果,应该立即行气管插管,插管的延误可能导致死亡。对未合并肺部感染、痰液不多的危象患者可行经鼻气管插管,若合并肺部感染,痰液较多,可行气管切开,切开前先插管。Thoma 等在 73 次危象中行气管切开 29 次,占 40%。有学者在 172 次危象中行气管切开 71 次,占 41.3%。呼吸困难改善后拔管不应太早,待吞咽和咳嗽反射恢复,而且经完全堵管 48~72 小时试验无不良反应时方可拔管。拔管过早有多次切开的危险。Osserman 在 15 例气管切开的患者中,计切过 35 次(11 例切开过 2 次,3 例切开过 3 次,1 例切开过 4 次)。对于有发热和肺部感染的患者应特别注意不要过早拔管。拔管的决定主要根据无呼吸困难的临床表现外,也需要参考一些必要的实验室指标:①平均肺活量达到 25 mL/kg(约 70 kg 体重的患者可达到 1.75 L)。②最大吸力达到0.4 kPa(40 cmH$_2$O)。③最大呼力达到 0.5 kPa(50 cmH$_2$O)。④血 PaO$_2$>10.7 kPa(80 mmHg)。⑤血PaCO$_2$<6.7 kPa(50 mmHg)。⑥血 pH 正常(7.35~7.45)。

(二)暂停胆碱酯酶抑制剂

在做好气管插管或切开,装上人工呼吸器,建立适当的呼吸之后,在严密监护下应停用胆碱酯酶抑制剂 24~72 小时,待终板的 AChR 感受性恢复时,再从小剂量慢慢增加胆碱酯酶抑制剂。这样不仅对胆碱能危象和反拗危象有效,而且对肌无力危象也有益。因停用几天胆碱酯酶抑制剂可明显减少唾液和气管分泌物的分泌量,亦不必使用能引起分泌物黏稠的阿托品。文献报道使用胆碱酯酶抑制剂能使肺部阻力增加 2 倍,危象时的呼吸困难除因呼吸无力外,有时可能与使用了大剂量胆碱酯酶抑制剂使分泌物增多,支气管痉挛和肺阻力增加有关。停药 2~3 天后再重做依酚氯铵或新斯的明试验,若明显改善,则重新开始给予适量的新斯的明肌内注射。当患者能吞咽时尽快改为口服,口服溴吡斯的明应从小剂量开始,逐渐增至最佳剂量,在该药的帮助下力争早日解除吞咽困难和呼吸困难,早日停用人工呼吸器。

(三)积极控制感染

肺部感染或上呼吸道感染常常是肌无力危象的诱因或并发症,若不控制感染则危象难以解除。在尚未做气管插管或切开的患者,应尽量避免使用能引起神经肌肉传导障碍而使危象进一步加重的抗生素,如氨基糖苷类抗生素、林可霉素等。当已行气管插管或切开,使用人工呼吸器后,则应该根据药敏试验结果,采用最有效的广谱抗生素,而且剂量和疗程均要足。对高热持续不退的顽固性肺炎,可采用抗生素气管内滴入的方法;对合并肺不张的危象患者可采用支气管肺泡灌洗,常可获得显著效果。

(四)迅速降温

发热可缩短突触后膜去极化时间和增加抗胆碱酯酶活力,而使神经肌肉传导障碍加重。短暂性的体温升高本身对危象的诱发和危象的持续时间均起重要作用。因此,在对病因治疗的基础上,应迅速采用冰袋、50%酒精擦澡、冰盐水洗胃和冰毯等物理降温措施。

(五)大剂量糖皮质激素疗法

许多危象是由于 AchR 抗体增多所致,抓紧时机用大剂量糖皮质激素疗法,迅速抑制体液免疫反应,减少抗体的产生,是治疗危象的积极措施。但是,由于大剂量激素引起症状一过性加重,故在尚未做气管插管或切开的危象患者,暂时先不采用大剂量冲击疗法,若已经做了气管插管或切开,大多主张采用较大剂量。一般可用泼尼松 60~80 mg/d,晨顿服,或地塞米松

10~20 mg/d,静脉滴注。待呼吸困难恢复后再逐渐减量。最近,Arsma 等报道,用特大剂量甲泼尼龙(每次 2 000 mg,静脉滴注,每隔 5 天一次,可用 2~3 次)治疗 MG 危象均获迅速改善。亦可每天用甲泼尼龙 1 000 mg 静脉滴注,连用 3 天为 1 个疗程,若无效,1 周后可冲击第二疗程。每 1 个疗程后可用较小剂量泼尼松或地塞米松维持。每天的甲泼尼龙稀释于生理盐水500 mL,缓慢静脉滴注 12 小时以上,点滴太快可引起不良反应。经冲击疗法使危象缓解后则改为较小剂量的泼尼松口服。

(六)血浆置换疗法

本法可将 AchR 抗体除掉,使 AchR 的功能恢复。有人发现,在治疗 MG 危象中一次交换 4.5 L 的血液可除去 71% 的 AchR 抗体,第 1 天危象明显改善。Dau 提出,解除危象是血浆交换疗法的第一个适应证。通常每次交换 2 000~3 000 mL 新鲜冰冻血浆,隔天 1 次,3~4 次为 1 个疗程。危象缓解后仍应口服泼尼松以维持疗效,因为血浆交换的有效期较短,仅为 1 周至 2 个月。Stascker 等研究发现,抢救肌无力危象患者时血浆置换优于静脉注射丙种球蛋白。用丙种球蛋白治疗无效的患者用血浆置换仍可有效。本疗法不仅能迅速清除 AchR 抗体,而且能调节 T 细胞的功能,为治疗 MG 危象的一线疗法。

(七)换血疗法

当使用大剂量糖皮质激素疗法未能使危象迅速缓解时,可并用换血疗法。每次先放血 200~300 mL,然后输新鲜血 200~300 mL,每周 1~2 次,常可使危象期明显缩短,呼吸困难早期改善。最近试验研究发现,MG 患者的血中添加健康人的 T 细胞可抑制 AchR 抗体的产生,说明健康人血中的 Ts 细胞具有良好的抑制功能,而 MG 患者的 Ts 的功能不足。还有人用试验证明,若把健康人 T 细胞培养液的上清液加入 MG 患者的血中也有抑制患者产生 AchR 抗体的作用,说明这种上清液中有抑制因子存在。放血可放出一部分抗体及产生抗体的淋巴细胞;输血可输入对免疫反应有抑制作用的 Ts 细胞及抑制因子。该方法简便,价格便宜,在基层医院容易开展。

(八)大剂量免疫球蛋白疗法

免疫球蛋白每天 400 mg/kg,静脉注射,共 5 天。一般用于老年患者无法进行血浆交换者,或没有血浆交换设备时选用。

(李吉栋)

第二节　癫痫持续状态

癫痫持续状态是神经科急危症,包括小发作持续状态、部分性癫痫发作持续状态,而以大发作持续状态最为多见和严重。大发作持续状态是指强直-阵挛发作的持续和频繁发作,发作间期意识不恢复;或者指一次癫痫发作持续 30 分钟以上。如不及时治疗,可因生命功能衰竭而死亡,或造成持久性脑损害后遗症。癫痫持续状态的急诊治疗主要是指大发作持续状态的治疗,为本节主要介绍内容,其他临床类型持续状态的治疗均可参照。

一、病因

长期服用抗癫痫药物过程中突然停药是引起癫痫持续状态的最常见原因,约占本症的30％。其次为脑炎、脑膜炎。脑血管意外如脑出血、蛛网膜下腔出血、脑栓塞、动脉硬化性脑梗死,头颅外伤引起的颅内血肿、脑挫伤等,颅内肿瘤、脑囊虫病等颅内疾病也是常见的原因。此外,颅外感染的高热感染中毒状态、低血糖、低血钙、高钠血症、药物、食物中毒等也可引起癫痫持续状态。

二、诊断

(一)临床表现特点

癫痫大发作的特点为意识丧失及全身抽搐。患者突然意识丧失,跌倒在地,全身肌肉发生持续性收缩、头向后仰、上肢屈曲或伸直、两手握拳、拇指内收、下肢伸直、足内翻,称强直性抽搐期,持续约 20 秒。随后患者的肌肉呈强烈的屈伸运动,称阵挛性抽搐期,约 40 秒。在强直期至阵挛期间,可出现下列情况:开始时多有尖叫一声,是由于呼吸肌和声带肌同时收缩,肺内空气从变窄的声门挤出所致。由于呼吸肌强烈收缩,呼吸暂停,皮肤自苍白转为青紫;由于咀嚼肌收缩而咬破舌头,口吐带血泡沫。膀胱及腹壁肌肉强烈收缩可发生尿失禁。同时,在惊厥期中出现心率增快,血压升高,汗液、唾液和支气管分泌物增多,瞳孔散大、对光反射消失和深浅反射消失。此后由昏迷转为睡眠渐清醒,或先有短暂意识模糊后才清醒。自发作开始至意识恢复历时 5～15 分钟。如有延长性睡眠,可以数小时才清醒。

全面性强直-阵挛发作(generalized tonic-clonic seizure,GTCS)在短时间内频繁发生,发作间期意识不清者,称为癫痫大发作持续状态。大发作持续状态超过 20 分钟,可使大脑皮质氧分压(PO_2)降低,也可引起脑水肿和选择性脑区细胞死亡。如果大发作持续状态超过 60 分钟,则可出现继发性代谢障碍并发症,乳酸增高,高血糖后的低血糖,脑脊液压力升高,高热、大汗,失水,继高血压后出现低血压,终至休克。由于肌肉极度抽搐引起肌细胞溶解,肌球蛋白尿,导致下肾单位变性,最后发生心血管、呼吸与肾衰竭。癫痫大发作持续状态的病死率为 10％～33％。发作持续时间在 60 分钟以内者,可望免于造成严重、持久的脑损害或死亡;发作持续时间达10 小时者常留有神经系统后遗症,达 13 小时以上者可能致死。

(二)诊断要点

根据典型病史及观察到的发作状态即可诊断,必要时可做脑电图检查以帮助诊断。

进一步寻找病因。特发性癫痫的患者脑部并无可以导致症状的结构性变化或代谢异常,而与遗传因素有较密切的关系。症状性癫痫由多种脑部病损和代谢障碍引起,如颅脑外伤、各种脑炎、脑膜炎、脑脓肿、脑寄生虫、颅内肿瘤、脑血管畸形、蛛网膜下腔出血、脑出血、脑梗死等。胰岛细胞瘤所致的低血糖、糖尿病、甲状腺功能亢进及甲状旁腺功能减退等也可以导致发作。

对疑为症状性癫痫的患者,可选择颅脑计算机 X 线断层摄影(CT)或磁共振成像(MRI)。脑电图、放射性核素脑扫描(SPECT)、脑血管造影、心电图及有关生化检查以助诊断。

三、治疗

(一)一般治疗

(1)使患者平卧,头偏向一侧,让分泌物流出,以免窒息;松解衣领、腰带,适当扶持而不是按压抽搐肢体,以免发生骨折或脱臼。

(2)用裹上纱布的压舌板或毛巾、手帕塞入齿间,以防咬伤舌头。应取出义齿。

(3)供给氧气,保持呼吸道通畅。

(二)药物治疗

在选用药物时,应考虑患者的年龄、全身情况、抽搐的严重程度及引起持续状态的原因,以求尽快控制发作。

1.安定类药物

(1)地西泮:首剂 10~20 mg,注射速度<2 mg/min,以免抑制呼吸。一次静脉注射剂量不得超过 20 mg。地西泮静脉注射后数分钟即达有效浓度,在 30~60 分钟内血药浓度降低 50%。如发作未能控制,半小时后可重复 1 次。如仍控制不好,可将 100~200 mg 地西泮溶于 5%葡萄糖氯化钠液 500 mL 中,于 12~24 小时内缓慢静脉滴注,根据发作的情况调整滴速,如发作已控制,剩余药液不必继续滴入。24 小时内地西泮总入量不得超过 200 mg。

(2)氯硝西泮:一般用量为每次 1~4 mg,肌内注射或静脉注射。本药起效快,常可控制发作达数小时。也可将氯硝西泮 4~8 mg,加入生理盐水 500 mL 中缓慢静脉滴注。本药注射可使脑电图的癫痫放电立即停止。本药可出现嗜睡或肌弛缓的不良反应,要注意观察呼吸及循环的改变。24 小时内总入量不超过 10 mg。

2.联合用药

应用地西泮 2~3 次后症状不缓解者,可合并使用苯巴比妥或水合氯醛,常可奏效。

(1)巴比妥类,较安定类易产生呼吸抑制和血压下降。①苯巴比妥钠:本药起效慢,但作用持久,常于地西泮控制发作后作为长效药物起维持作用。常用量 0.1~0.2 g 肌内注射,4~6 小时后可重复使用,24 小时总量不超过 0.4 g,使用中要注意观察呼吸改变。②硫喷妥钠及异戊巴比妥:为快效作用的巴比妥类药物,其呼吸抑制作用较明显,在地西泮及其他药物无效时可谨慎试用。并需事先准备好气管插管及人工呼吸机,注射过程需严密观察呼吸情况,如出现呼吸抑制需马上停药,并进行人工辅助呼吸。异戊巴比妥常用量 0.3~0.5 g,溶于 10 mL 注射用水中,以 0.1 g/min 的速度静脉注射,直至发作停止,剩余药液不再推入。儿童用量,1 岁为 0.1 g,5 岁为 0.2 g。

(2)苯妥英钠:作用持久,多与其他药物配合。本药为脂溶性,静脉用药后 15 分钟即可在脑内达高峰浓度。由于苯妥英钠 70%~95%与蛋白质结合,只有 10%有抗惊厥作用,所以需用较大剂量,首剂负荷量为 15~20 mg/kg,溶于生理盐水 500 mL 中缓慢静脉滴注,12 小时后给维持量,按每天 5 mg/kg 计算,24 小时给维持量 1 次。静脉用药速度要慢,不宜超过 50 mg/min,若注射太快可使血压下降、呼吸减慢、心率变慢,甚至心跳停止。注射时要有心电监护,观察心率及血压变化。糖尿病患者忌用。

(3)水合氯醛:作为辅助抗癫痫持续状态药物,成人用 10%水合氯醛,每次 10~20 mL,保留灌肠或鼻饲。儿童用量为 0.4~0.5 mL/kg。大剂量使用可引起呼吸抑制或血压下降,可抑制心肌收缩力。

(4)丙戊酸钠注射液:常用剂量每天 600~2 000 mg。首剂 400~800 mg,3~5 分钟内缓慢静脉注射,30 分钟左右继以 1 mg/(kg·h)静脉滴注维持,并根据临床效果调整剂量。

3.全身麻醉

经上述药物治疗仍不能控制发作且危及生命者,可考虑全身麻醉控制抽搐。

抽搐停止后,若患者未清醒,可予苯巴比妥钠 0.1~0.2 g 肌内注射,每 8~12 小时 1 次维持,

或鼻饲抗癫痫药,以后应进行长期抗癫痫治疗

(三)并发症及其防治

治疗过程中应密切观察生命体征,维持正常呼吸、循环、体温,注意供给足够热量及液体,维持水、电解质平衡,纠正酸中毒,避免低血糖加重脑损害,防治肺部感染。

1.呼吸衰竭

严重的癫痫持续状态及某些抗癫痫药可引起呼吸衰竭;吸入呕吐物或呼吸道分泌物可引起呼吸道阻塞,加重呼吸困难。保持呼吸道通畅,吸氧,适当应用呼吸中枢兴奋剂可改善呼吸功能,必要时可行气管切开或插管,应用人工呼吸机辅助呼吸。

2.脑水肿

癫痫持续状态可引起严重的脑水肿,加重昏迷,并使抗癫痫药物难以进入脑组织,发作更难控制。可使用甘露醇、呋塞米,必要时可予肾上腺皮质激素以减轻脑水肿。

(四)病因治疗

应寻找诱发癫痫持续状态的原因,对症治疗。同时应努力寻找可能存在的器质性脑损害,如脑脓肿、硬膜下血肿、出血性梗死等,并采取必要的诊断措施,以便进行相应的治疗。

(颜培娥)

第三节　原发性脑出血

脑出血(ICH)是指原发性非外伤性脑实质和脑室内出血,占全部脑卒中的 20%～30%。从受损破裂的血管可分为动脉、静脉及毛细血管出血,但以深部穿通支小动脉出血为最多见。常见者为高血压伴发的脑小动脉病变在血压骤升时破裂所致,称为高血压性脑出血。

一、临床表现

(一)脑出血共有的临床表现

(1)高血压性脑出血多见于 50～70 岁的高血压患者,男性略多见,冬春季发病较多。多有高血压病史。

(2)多在动态下发病,如情绪激动、过度兴奋、排便用力过猛时等。

(3)发病多突然急骤,一般均无明显的前驱症状表现。常在数分钟或数小时内致使患者病情发展到高峰。

(4)发病时常突然感到头痛剧烈,并伴频繁呕吐,重症者呕吐物呈咖啡色。继而表现意识模糊不清,很快出现昏迷。

(5)呼吸不规则或呈潮式呼吸,伴有鼾声,面色潮红、脉搏缓慢有力、血压升高、大汗淋漓、大小便失禁,偶见抽搐发作。

(6)若患者昏迷加深、脉搏快、体温升高、血压下降,则表示病情危重,生命危险。

(二)基底节区出血

约占全部脑出血的 70%,壳核出血最常见。由于出血常累及内囊,并以内囊损害体征为突出表现,又称内囊区出血;壳核出血又称为内囊外侧型,丘脑出血又称内囊内侧型。本征除具有

以上脑出血的一般表现外,患者的头和眼转向病灶侧凝视和偏瘫、偏身感觉障碍及偏盲。病损如在主侧半球可有运动性失语。个别患者可有癫痫发作。三偏的体征多见于发病早期或轻型患者,如病情严重意识呈深昏迷状,则无法测得偏盲,仔细检查可能发现偏瘫及偏身感觉障碍。因此,临床一定要结合其他症状与体征,切不可拘泥于三偏的表现。

(三)脑桥出血

约占脑出血的 10%,多由基底动脉脑桥支破裂所致。出血灶多位于脑桥基底与被盖部之间。大量出血(血肿>5 mL)累及双侧被盖和基底部,常破入第四脑室。

(1)若开始于一侧脑桥出血,则表现交叉性瘫痪,即病变侧面瘫和对侧偏瘫。头和双眼同向凝视病变对侧。

(2)脑桥出血常迅速波及双侧,四肢弛缓性瘫痪(休克期)和双侧面瘫。个别病例有去脑强直的表现。

(3)因双侧脑桥出血,头和双眼回到正中位置,双侧瞳孔极度缩小,呈针尖状,是脑桥出血的特征之一。此是脑桥内交感神经纤维受损所致。

(4)脑桥出血因阻断丘脑下部的正常体温调节功能,而使体温明显升高,呈持续高热状态,此是脑桥出血的又一特征。

(5)双侧脑桥出血由于破坏或阻断上行网状结构激活系统,常在数分钟内进入深昏迷。

(6)由于脑干呼吸中枢受到影响,表现呼吸不规则或呼吸困难。

(7)脑桥出血后,如出现两侧瞳孔散大、对光反射消失、脉搏血压失调、体温不断上升或突然下降、呼吸不规则等为病情危重的表现。

(四)小脑出血

小脑出血的临床表现较复杂,临床症状和体征多种多样,因此,常依其出血部位、出血量、出血速度,以及对邻近脑组织的影响来判断。小脑出血的临床特点如下。

(1)患者多有高血压、动脉硬化史,部分患者有卒中史。

(2)起病凶猛,首发症状多为眩晕、头痛、呕吐、步态不稳等小脑共济失调的表现,可有垂直性或水平性眼球震颤。

(3)早期患者四肢常无明显的瘫痪,或有的患者仅感到肢体软弱无力,可有一侧或双侧肢体肌张力低下。

(4)双侧瞳孔缩小或不等大,双侧眼球不同轴,角膜反射早期消失,展神经和面神经麻痹。

(5)脑脊液可为血性,脑膜刺激征较明显。

(6)多数患者发病初期并无明显的意识障碍,随着病情的加重而出现不同程度的意识障碍,甚至迅速昏迷、瞳孔散大、眼-前庭反射消失、呼吸功能障碍、高热、强直性或痉挛性抽搐。

根据小脑出血的临床表现将其分为 3 型:①暴发型(闪电型或突然死亡型)。约占 20%,患者暴发起病,呈闪电样经过,常为小脑蚓部出血破入第四脑室,并以手抓头或颈部,表示头痛严重剧烈,意识随即丧失而昏迷,亦常出现双侧脑干受压的表现,如出现四肢瘫、肌张力低下、双侧周围性面瘫、发绀、脉细、呼吸节律失调、瞳孔散大、对光反射消失。由于昏迷深,不易发现其他体征。可于 2 小时内死亡,病程最长不超过 24 小时。②恶化型(渐进型或逐渐恶化型或昏迷型)。此型约占 60%,是发病最多的一型。常以严重头痛、不易控制的呕吐、眩晕等症状开始,一般均不能站立行走,逐渐出现脑干受压三联征(瞳孔明显缩小,时而又呈不等大,对光反射存在;双眼偏向病灶对侧凝视;周期性异常呼吸)。更有临床意义的三联征为肢体共济失调;双眼向病灶侧凝视麻痹;周围性面瘫。迅速发生不同程度的意识障碍,直至昏迷。此时患者瞳孔散大、去大脑强直,常在 48 小时或数天内死亡。③良性型(缓慢进展型)。此型约占 20%,多数为小脑半球中心部小量出血,病情进展缓慢,早期小脑体征表现突出,如头痛、眩晕、呕吐、共济失调、眼震、角膜反射早期消失,如出血停止,血液可逐渐被吸收,使之完全恢复,或遗留一定程度的后遗症;如继续出血病情发展转化为恶化型。

自从 CT 和 MRI 检查技术问世以来该病的病死率明显下降,尤其以上前二型如能及时就诊并做影像学检查经手术治疗常能挽救生命。

(五)脑室出血

一般为脑实质内的出血灶破入脑室,引起继发性脑室出血。由于脑室内脉络丛血管破裂引起原发性脑室出血非常罕见。较常见的是由内囊、基底节出血破入侧脑室或第三脑室。脑干或小脑出血则可破入第四脑室。出血可限于一侧脑室,但以双侧侧脑室及第三四脑室即整个脑室系统都充满了血液者多见。脑室出血的临床表现通常是在原发出血的基础上突然昏迷加深,阵发性四肢强直,脑膜刺激征阳性,高热、呕吐、呼吸不规则,或呈潮式呼吸,脉弱且速,眼球固定,四肢瘫,肌张力增高或减低,腱反射亢进或引不出,浅反射消失,双侧病理反射阳性,脑脊液为血性。如仅一侧脑室出血,临床症状缓慢或较轻。

二、辅助检查

(一)腰椎穿刺

如依据临床表现脑出血诊断明确,或疑有小脑出血者,均不宜做腰椎穿刺检查脑脊液,以防因穿刺引发脑疝。如出血与缺血性疾病鉴别难以明确时,应慎重地进行腰椎穿刺(此时如有条件最好做 CT 检查)。多数病例脑压升高 2 kPa(200 mmH$_2$O)以上,并含有数量不等的红细胞和蛋白质。

(二)颅脑 CT 检查

CT 检查可以直接显示脑内血肿的部位、大小、数量、占位征象,以及破入脑室与否。从而为制订治疗方案、疗效的观察和预后的判断等提供直观的证据。脑出血的不同时期 CT 表现如下。

1.急性期(血肿形成期)

发病后 1 周以内。血液溢出血管外形成血肿,其内含有大量的血红蛋白,血红蛋白对 X 线吸收系数高于脑组织,故 CT 呈现高密度阴影,CT 值达 60~80 HU。

2.血肿吸收期

此期从发病第 2 周到 2 个月。自第 2 周血肿周围的血红蛋白逐渐破坏,纤维蛋白溶解,使其周围低密度带逐渐加宽,血肿高密度影像呈向心性缩小,边缘模糊,一般于第 4 周变为等密度或低密度区。在此期若给予增强检查,约有 90% 的血肿周围可显示环状强化。此环可直接反映原血肿的大小和形状。

3.囊腔形成期

发病 2 个月后血肿一般完全吸收,周围水肿消失,不再有占位表现,呈低密度囊腔,其边缘清楚。

关于脑出血病因诊断问题:临床上最多见的病因是动脉硬化、高血压所致,但是应想到除高血压以外的其他一些不太常见引起脑出血的病因。尤其对 50 岁以下发病的青壮年患者,更应仔细地考虑有无其他病因的可能。如脑实质内小型动静脉畸形或先天性动脉瘤破裂;结节性动脉周围炎、病毒、细菌、立克次体等感染引起动脉炎,导致血管壁坏死、破裂;维生素 C 和 B 族维生素缺乏、砷中毒、血液病;颅内肿瘤侵犯脑血管或肿瘤内新生血管破裂,抗凝治疗过程中等病因。

三、诊断与鉴别诊断

(一)诊断要点

典型的脑出血诊断并不困难。一般发病在 50 岁以上,有高血压、动脉硬化史,在活动状态时急骤发病,病情迅速进展,早期有头痛、呕吐、意识障碍等颅内压增高症状,短时内即出现严重的神经系统症状如偏瘫、失语及脑膜刺激征等,应考虑为脑出血。

如果腰椎穿刺脊液呈血性或经颅脑 CT 检查即可确诊。当小量脑出血时,特别是出血位置未累及运动与感觉传导束时,症状轻微,常需要进行颅脑 CT 检查方能明确诊断。

(二)鉴别诊断

对于迅速发展为偏瘫的患者,首先要考虑为脑血管疾病。以昏迷、发热为主要症候者应注意与脑部炎症相鉴别;若无发热而有昏迷等神经症状,应与某些内科系统疾病相鉴别。

1.脑出血与其他脑血管疾病的鉴别

(1)脑血栓形成:本病多在血压降低状态如休息过程中发病。症状出现较迅速但有进展性,常在数小时至 2 天而达到高峰。意识多保持清晰。如过去有过短暂性脑缺血发作,本次发作又在同一血管供应区,尤应考虑本病。若临床血管定位诊断可局限在一个血管供应范围之内(如大脑中动脉或小脑后下动脉等)或既往有过心肌梗死、高脂血症者也有助于血栓形成的诊断。本症患者脑脊液检查,肉眼观察大多数皆为无色透明,少数患者检有红细胞$(10\sim100)\times10^6/L$,可能是出血性梗死的结果。脑血管造影可显示血管主干或分支闭塞,脑 CT 显示受累脑区出现界限清楚的楔形或不规则状的低密度区。

(2)脑栓塞:多见于有风湿性瓣膜病的年轻患者,也可见于有严重全身性动脉粥样硬化的老年人。发病急骤,多无前驱症状即出现偏瘫等神经症状,意识障碍较轻,眼底有时可见栓子,脑脊液正常,脑 CT 表现和脑血栓形成引起的脑梗死相同。

(3)蛛网膜下腔出血:多见于青壮年因先天性动脉瘤破裂致病。老年人则先有严重的动脉硬化,受损的动脉多系脑实质外面的中等粗细动脉形成动脉瘤,一旦此瘤破裂可导致本病。起病急骤,常在情绪激动或用力时诱发,表现为头部剧痛、喷射性呕吐及颈项强直。意识障碍一般较轻。多数无局限性体征而以脑膜刺激征为主。由于流出的血液直接进入蛛网膜下腔,故皆可引起血性脑脊液。CT 显示蛛网膜下腔,尤其外侧沟及环池中出现高密度影可以确诊。

(4)急性硬膜外血肿:本病有头部外伤史,多在伤后 48 小时内进行性出现偏瘫,常有典型的"昏迷→清醒→再昏迷"的中间清醒期。仔细观察,患者在第 2 次昏迷前,往往有头痛、呕吐及烦躁不安等症状。随偏瘫之发展可有颅内压迅速升高现象,甚至出现脑疝。脑 CT 多在颞部显示周边锐利的梭形致密血肿阴影。脑血管造影在正位片上,可见颅骨内板与大脑皮质间形成一无血管区,并呈月牙状,可确诊。

2.当脑出血患者合并高热时,应注意和下列脑部炎症相鉴别

(1)急性病毒性脑炎:本病患者先有高热、头痛,以后陷入昏迷,常有抽搐发作。查体可有颈项强直及双侧病理征阳性;腰椎穿刺查脑脊液,多数有白细胞尤其单核白细胞计数升高。如患者有疱疹性皮肤损害,更应考虑本病的可能。

(2)结核性脑膜炎:少数患者因结核性脑血管内膜炎引起小动脉栓塞或因脑底部蛛网膜炎而

导致偏瘫,临床颇似脑出血。但患者多先有发热、头痛,脑脊液白细胞数增多,氯化物及糖含量降低可助鉴别。

3.当脑出血患者已处于昏迷状态,尤其老年人应与下列疾病相鉴别

(1)糖尿病性昏迷:患者有糖尿病病史,常在饮食不加控制或停止胰岛素注射时发病。临床出现酸中毒表现如恶心、呕吐、呼吸深而速,呼吸有酮体味,血糖升高>33.6 mmol/L,尿糖及酮体呈强阳性,因无典型的偏瘫及血性脑脊液可与脑出血鉴别。

(2)低血糖性昏迷:常因应用胰岛素过量或严重饥饿引起。除昏迷外,尚有面色苍白、脉速而弱、瞳孔散大、血压下降、出汗不止及局部或全身抽搐发作,可伴有陈-施呼吸。血糖在3.4 mmol/L以下,又无显著的偏瘫及血性脑脊液,可以排除脑出血。

(3)尿毒症:患者有肾脏病史,昏迷多呈渐进性,皮肤黏膜干燥呈慢性病容及失水状态,可有酸中毒表现。眼底动脉痉挛,可在黄斑区见有棉絮状弥散样白色渗出物。血压多升高,呼吸有尿素味,血 BUN 及 CR 明显升高,无显著偏瘫可以鉴别。

(4)肝性昏迷:有严重的肝病史或因药物中毒引起,可伴黄疸、腹水及肝大,可出现病理反射,但偏瘫症状不明显,可有抽搐,多为全身性。根据血黄疸指数增高、肝功能异常及血氨增高、脑脊液无色透明不难鉴别。

(5)一氧化碳中毒性昏迷:老年患者常出现轻偏瘫,但有明确的一氧化碳接触史,体温升高,皮肤及黏膜呈樱桃红色,检测血中碳氧血红蛋白明显升高可助鉴别。

四、治疗与预后

在急性期,特别是已昏迷的危重患者应采取积极的抢救措施,其中主要是控制脑水肿,调整血压,防止内脏综合征及考虑是否采取手术消除血肿。采取积极合理的治疗,以挽救患者的生命,减少神经功能残废程度和降低复发率。

(一)稳妥运送

发病后应绝对休息,保持安静,避免频繁搬运。在送往医院途中,可轻搬动,头部适当抬高15°,有利于缓解脑水肿及保持呼吸道通畅,并利于口腔和呼吸道分泌物的流出。患者可仰卧在担架上,也可视情况使患者头稍偏一侧,使呕吐物及分泌物易于流出,途中避免颠簸,并注意观察患者的一般状态包括呼吸、脉搏、血压及瞳孔等变化,视病情采取应急处理。

(二)控制脑水肿,常为抢救能否成功的主要环节

由于血肿在颅内占一定的空间,其周围脑组织又因受压及缺氧而迅速发生水肿,致颅内压急剧升高,甚至引起脑疝,因此,在治疗上控制脑水肿成为关键。常用的脱水药为甘露醇、呋塞米及皮质激素等。临床上为加强脱水效果,减少药物的不良反应,一般均采取上述药物联合应用。常用者为甘露醇+激素、甘露醇+呋塞米或甘露醇+呋塞米+激素等方式,但用量及用药间隔时间均应视病情轻重及全身情况,尤其是心脏功能及有否高血糖等而定。20%甘露醇为高渗脱水药,体内不易代谢且不能进入细胞,其降颅内压作用迅速,一般用量成人为 1 g/kg 体重,每 6 小时静脉快速滴注 1 次。呋塞米有渗透性利尿作用,可减少循环血容量,对心功能不全者可改善后负荷,用量每次 20～40 mg,每天静脉注射 1 或 2 次。皮质激素多采用地塞米松,用量 15～20 mg静脉滴注,每天 1 次。有糖尿病史或高血糖反应和严重胃出血者不宜使用激素。激素除能协助脱水外,并可改善血管通透性,防止受压组织在缺氧下自由基的连锁反应,免使细胞膜受到过氧化损害。在发病最初几天脱水过程中,因颅内压力可急速波动上升,密切观察瞳孔变化及昏迷深

度非常重要,遇有脑疝前期表现如一侧瞳孔散大或角膜反射突然消失,或因脑干受压症状明显加剧,可及时静脉滴注 1 次甘露醇,一般滴后 20 分钟左右即可见效,故初期不可拘泥于常规时间用。一般水肿于 7 天内达高峰,多持续 2 周至 1 个月方能完全消散,故脱水药的应用要根据病情逐渐减量,再减少用药次数,最后终止,由于高渗葡萄糖溶液静脉注射的降颅内压时间短,反跳现象重,注入高渗糖对缺血的脑组织有害,故目前已不再使用。

(三)调整血压

脑出血后,常发生血压骤升或降低的表现,这是由于直接或间接损害丘脑下部等处所致。此外,低氧血症也可引起脑血管自动调节障碍,导致脑血流减少,使症状加重。临床上观察血压,常采用平均动脉压,即收缩压加舒张压之和的半数(或舒张压加 1/3 脉压)来计算。正常人平均动脉压的上限是 20.0~26.9 kPa(150~200 mmHg),下限为 8.0 kPa(60 mmHg),只要在这个范围内波动,脑血管的自动调节功能正常,脑血流量基本稳定。如果平均动脉压降到 6.7 kPa(50 mmHg),脑血流就降至正常时的 60%,出现脑缺血缺氧的症状。对高血压患者来讲,如果平均动脉压降到平常的 30%,就会引起脑血流的减少;如血压太高,上限虽可上移,但同样破坏自动调节,引起血管收缩,出现缺血现象。发病后血压过高或过低,均提示预后不良,故调整血压甚为重要。一般可将发病后的血压控制在发病前血压数值略高一些的水平。如原有高血压,发病后血压又上升至更高水平者,所降低的数值也可按上升数值的 30% 左右控制。常用的降压药物如利血平每次 0.5~1 mg 肌内注射或 25% 硫酸镁每次 10~20 mg 肌内注射。注意不应使血压降得太快和过低,血压过低者可适量用间羟胺或多巴胺静脉滴注,使之缓慢回升。

(四)肾上腺皮质激素的应用

脑出血患者应用激素治疗,其价值除前述可有改善脑水肿作用外,还可增加脑脊液的吸收,减少脑脊液的生成,对细胞内溶酶体有稳定作用,能抑制抗利尿激素的分泌,促进利尿作用,具有抗脂过氧化反应,而减少自由基的生成,此外,尚有改善细胞内外离子通透性的作用,故激素已普遍用于临床治疗脑出血。但也有认为激素不利于破裂血管的修复,可诱发感染,加重消化道出血及引起血糖升高,而这些因素均可促使病情加重或延误恢复时间。故激素应用与否,应视患者具体情况而定。如无显著消化道出血、高血糖及血压过高,可在急性期及早应用。常用的激素有地塞米松静脉滴注 10~20 mg,1 次/天;或氢化可的松静脉滴注 100~200 mg,1 次/天。一般应用 2 周左右,视病情好转程度而逐渐减量和终止。

(五)关于止血药的应用

由于脑出血是血管破裂所致,凝血机制并无障碍,且多种止血药可以诱发心肌梗死,甚至弥漫性血管内凝血。另外,实验室研究发现高血压性脑出血患者凝血、抗凝及纤溶系统的变化与脑梗死患者无差异,均呈高凝状态;再者,高血压性脑出血血管破裂出血一般在 6 小时内停止,几乎没有超过 24 小时者;还有研究发现应用止血药者,血肿吸收比不用者慢,故目前多数学者不同意用止血药。

(六)急性脑出血致内脏综合征的处理

包括脑心综合征、急性消化道出血、中枢性呼吸形式异常、中枢性肺水肿及中枢性呃逆等。这些综合征的出现,常常直接影响预后,严重者导致患者死亡。综合征的发生原因,主要是由于脑干或丘脑下部发生原发性或继发性损害之故。脑出血后急性脑水肿而使颅压迅速增高,压力经小脑幕中央游离所形成的"孔道"而向颅后窝传导,此时,脑干背部被迫向尾椎推移,但脑干腹侧,由于基底动脉上端的两侧大脑后动脉和 Willis 动脉环相互联结而难以移动,致使脑干向后呈弯曲状态。如果同时还有颞叶钩回疝存在,则将脑干上部的丘脑下部向对侧推移。继而中脑水管也被挤压变窄,引起脑脊液循环受阻,加重了脑积水,使颅内压进一步增高,这样颅压升高形成恶性循环,脑干也随之扭曲不断加重而受到严重损害。可导致脑干内继发性出血或梗死,引起一系列严重的内脏综合征。

1.脑心综合征

发病后1周内做心电图检查,常发现ST段延长或下移,T波低平倒置,以及QT间期延长等缺血性变化。此外,也可出现室性期前收缩、窦性心动过缓、过速或心律不齐及房室传导阻滞等改变。这种异常可以持续数周之久,有人称作"脑源性"心电图变化。其性质是功能性的还是器质性的,尚有不同的认识,临床上最好按器质性病变处理,应根据心电图变化,给予氧气吸入,服用异山梨酯、门冬酸钾镁,甚至毛花苷C及利多卡因等治疗,同时密切随访观察心电图的变化,以便及时处理。

2.急性消化道出血

经胃镜检查,半数以上出血来自胃部,其次为食管,少数为十二指肠或小肠。胃部病变呈急性溃疡,多发性糜烂及黏膜下点状出血。损害多见于胃窦部、胃底腺区或幽门腺区。临床上出血多见于发病后1周之内,重者可在发病后数小时内就发生大量呕血,呈咖啡样液体。为了了解胃内情况,对昏迷患者应在发病后24~48小时置胃管,每天定时观察胃液酸碱度及有否潜血。若胃液酸碱度在5以下,即给予氢氧铝胶凝胶15~20 mL,使酸碱度保持在6~7,此外,给予西咪替丁鼻饲或静脉滴注,以减少胃酸分泌。如已发生胃出血,应局部止血,可给予卡巴克洛每次20~30 mL与氯化钠溶液50~80 mL,3次/天,此外,云南白药也可应用。大量出血者应及时输血或补液,以防发生贫血及休克。

3.中枢性呼吸异常

多见于昏迷患者。呼吸快、浅、弱及呼吸节律不规则,潮式呼吸,中枢性过度换气和呼吸暂停。应及时给予氧气吸入,人工呼吸器进行辅助呼吸。可适量给予呼吸兴奋药如洛贝林或二甲弗林等,一般从小剂量开始静脉滴注。为观察有否酸碱平衡及电解质紊乱,应及时送检血气分析,若有异常,即应纠正。

4.中枢性肺水肿

多见于严重患者的急性期,在发病后36小时即可出现,少数发生较晚。肺水肿常随脑部变化加重或减轻,又常为病情轻重的重要标志。应及时吸出呼吸道中的分泌物,甚至行气管切开,以便给氧和保持呼吸通畅。部分患者可酌情给予强心药物。此类患者呼吸道颇易继发感染,故可给予抗生素,并注意呼吸道的雾化和湿化。

5.中枢性呃逆

呃逆可见于病程的急性期或慢性期,轻者偶尔发生几次,并可自行缓解;重者可呈顽固持续性发作,后者干扰患者的呼吸节律,消耗体力,以致影响预后。一般可采用针灸处理,药物可肌内注射哌甲酯,每次10~20 mg,也可试服奋乃静,氯硝西泮每次1~2 mg也有一定的作用,但可使睡眠加深或影响对昏迷患者的观察。膈神经刺激常对顽固性呃逆有缓解作用。部分患者可试用中药治疗如柿蒂、丁香及代硝石等。

近来又发现脑出血患者可引起肾脏损害,多表现为血中尿素氮升高等症状,甚至可引起肾衰竭。脑出血患者出现两种以上内脏功能衰竭又称为多器官功能衰竭,常为导致死亡的重要原因。

(七)维持营养

注意酸碱平衡及水、电解质平衡及防治高渗性昏迷。初期脱水治疗时就应考虑这些问题,特别对昏迷患者,发病后 24～48 小时即可置鼻饲以便补充营养及液体。在脱水过程中,每天入量一般控制在 1 000～2 000 mL,其中包括从静脉给予的液体。因需要脱水,故每天应是负平衡,一般水分以负 500～800 mL 为宜,初期每天热量至少为 6 276 kJ(1 500 kcal),以后逐渐增至每天至少 8 368 kJ(2 000 kcal)以上,且脂肪、蛋白质及糖等应配比合理,必要时应及时补充复合氨基酸、人血清蛋白及冻干血浆等。对于高热者尚应适当提高入水量。由于初期加强脱水治疗,或同时有呼吸功能障碍,故多数严重患者可出现酸碱平衡紊乱及水、电解质失衡,常见者为酸中毒、低钾及高钠血症等,均应及时纠正。应用大量脱水药和皮质激素,特别是对有糖尿病者应防止诱发高渗性昏迷,表现为意识障碍程度加重、血压下降、有不同程度的脱水症,可出现癫痫发作。高渗性昏迷的确诊还要检查是否有血浆渗透压增高提示血液浓缩。此外,高血糖、尿素氮及血清钠升高、尿比重增加也均提示有高渗性昏迷的可能。另外,低渗液不宜输入过多,过快;有高血糖者应尽早应用胰岛素,避免静脉注射高渗葡萄糖溶液。此外,应经常观察血浆渗透压及水、电解质的变化。

(八)手术治疗

当确诊为脑出血后,应根据血肿的大小、部位及患者的全身情况,尽早考虑是否需要外科手术治疗。如需要手术治疗,又应考虑采用何种手术方法为宜,常用的手术方法有开颅血肿清除术、立体定向血肿清除术及脑室血液引流术等。关于手术的适应证、手术时机及选用的手术方式目前尚无统一意见,但在下述情况,多考虑清除血肿:①发病之初病情尚轻,但逐步恶化,并有显著的颅压升高症状,几乎出现脑疝,如壳核出血、血肿向内囊后肢及丘脑进展者。②血肿较大,估计应用内科治疗难以奏效者,如小脑半球出血,血肿直径>3 cm;或小脑中线血肿,估计将压迫脑干者。③患者全身状况能耐受脑部手术操作者。

关于脑出血血肿清除治疗的适应证如下。

1.非手术治疗的适应证

(1)清醒伴小血肿(血肿直径<3 cm 或出血的量<20 mL),常无手术治疗的必要。

(2)少量出血的患者,或较少神经缺损。

(3)格拉斯哥昏迷指数(GCS)≤4 分的患者,由于手术后无一例外的死亡或手术结果非常差,手术不能改变临床结局。但是,GCS≤4 分的小脑出血的患者伴有脑干受压,在特定的情况下,手术仍有挽救患者生命的可能。

2.手术治疗的适应证

(1)手术的最佳适应证是清醒的患者,中至大的血肿。

(2)小脑出血量>3 mL,神经功能恶化、脑干受压和梗阻性脑积水的患者,尽可能快地清除血肿或行脑室引流,可以挽救生命,预后良好。即使昏迷的患者也应如此。

(3)脑出血合并动脉瘤、动静脉畸形或海绵状血管瘤,如果患者有机会获得良好的预后并且手术能达到血管部位,应当行手术治疗。

(4)年轻人中等到大量的脑叶出血,临床恶化的应积极行手术治疗。

立体定向血肿清除术与以往开颅血肿清除术比较更有优越性。采用 CT 引导立体定向技术将血肿排空器置入血肿腔内,采用各种方法将血肿粉碎并吸出体外。该方法定位准确,减少脑组织损伤,对急性期患者也适用。立体定向血肿抽吸术治疗壳核血肿效果较好。但一般位于大脑深部的血肿,包括基底节及丘脑部位的血肿,手术虽可挽救生命,但后遗瘫痪较重。脑干及丘脑出血也可手术治疗,但危险性较大。脑叶及尾状核区域出血,手术治疗效果较佳。

血肿清除后临床效果不理想的原因很多,但目前注意到脑出血后引起的脑缺血体积可以超过血肿体积的几倍,可能是重要原因之一,缺血机制包括直接机械压迫、血液中血管收缩物质的参与及出血后血液呈高凝状态等。因此,血肿清除后应同时应用神经保护药、钙通道阻滞剂等,以提高临床疗效。

(九)康复治疗

脑出血后生存的患者,多数遗留瘫痪及失语等症状,重者不能起床或站立。如何最大限度地恢复其运动及语言等功能,物理及康复治疗起着重要作用。一般主张只要可能应尽早进行,诸如瘫肢按摩、被动运动、针灸及语言训练等。有一定程度运动功能者,应鼓励其主动锻炼和训练,直到患者功能恢复到最好的状态。失语患者训练语言功能应有计划,由简单词汇开始逐渐进行训练。感觉缺失障碍,似难康复,但仍随全身的康复而逐渐好转。

病程依出血的多少、部位、脑水肿的程度及有否并发内脏综合征而各不相同。发病后生存时间可自数小时至几个月,除非大的动脉瘤破裂引起的脑出血,一般不会发生猝死。丘脑及脑干部位出血,出血量虽少,但容易波及丘脑下部及生命中枢故生存时间短。脑内出血量、脑室内出血量和发病后格拉斯哥昏迷指数(GCS)是预测脑出血的病死率的重要因素。CT显示出血量≥60 cm³,GCS≤8,30天死亡的可能性为91%,而CT显示出血量≤30 cm³,GCS≥9的患者,死亡的可能性为19%。平均动脉压对皮质下、小脑、脑桥出血的预后无相关性;但影响壳核、丘脑出血的预后,平均动脉压越高,预后越差,血肿破入脑室有利于丘脑出血的恢复,但不利于脑叶出血的恢复。

(颜培娥)

第四节　自发性蛛网膜下腔出血

自发性蛛网膜下腔出血(spontaneous subarachnoid hemorrhage,SSAH)是指各种非外伤性原因引起的脑血管破裂,血液流入蛛网膜下腔的统称。它不是一种独立的疾病,而是某些疾病的临床表现,占急性脑血管疾病的10%～20%。

一、病因

最常见的病因为颅内动脉瘤,占自发性蛛网膜下腔出血的75%～80%,其次为脑血管畸形(10%～15%),高血压性动脉硬化、动脉炎、烟雾病、脊髓血管畸形、结缔组织病、血液病、颅内肿瘤卒中、抗凝治疗并发症等为少见原因。

二、临床表现

(一)性别、年龄

男女比例为1∶(1.3～1.6)。可发生在任何年龄,发病率随年龄增长而增加,并在60岁左右达到高峰,以后随年龄增大反而下降。各种常见病因的自发性蛛网膜下腔出血的好发年龄见本节鉴别诊断部分。

（二）起病形式

绝大部分在情绪激动或用力等情况下急性发病。

（三）症状、体征

1.出血症状

表现为突然发病，剧烈头痛、恶心呕吐、面色苍白、全身冷汗。半数患者可出现精神症状，如烦躁不安、意识模糊、定向力障碍等。意识障碍多为一过性的，严重者呈昏迷状态，甚至出现脑疝而死亡。20％可出现抽搐发作。有的还可出现眩晕、项背痛或下肢疼痛，脑膜刺激征明显。

2.颅神经损害

6％～20％的患者出现一侧动眼神经麻痹，提示存在同侧颈内动脉后交通动脉动脉瘤或大脑后动脉动脉瘤。

3.偏瘫

20％的患者出现轻偏瘫。

4.视力、视野障碍

发病后1小时内即可出现玻璃体膜下片状出斑，引起视力障碍。10％～20％的患者有视盘水肿。当视交叉、视束或视放射受累时产生双颞偏盲或同向偏盲。

5.其他

约1％的颅内动静脉畸形和颅内动脉瘤出现颅内杂音。部分蛛网膜下腔出血发病后可有发热。

（四）并发症

1.再出血

以出血后5～11天为再出血高峰期，80％发生在1个月内。颅内动脉瘤初次出血后的24小时内再出血率最高，为4.1％，第2次再出血的发生率为每天1.5％，到第14天时累计为19％。表现为在经治疗病情稳定好转的情况下，突然再次发生剧烈头痛、恶心呕吐、意识障碍加重、原有局灶症状和体征重新出现等。

2.血管痉挛

通常发生在出血后第1～2周，表现为病情稳定后再出现神经系统定位体征和意识障碍。腰穿或头颅CT检查无再出血表现。

3.急性非交通性脑积水

常发生在出血后1周内，主要为脑室内积血所致，临床表现为头痛、呕吐、脑膜刺激征、意识障碍等，复查头颅CT可以诊断。

4.正常颅压脑积水

多出现在蛛网膜下腔出血的晚期，表现为精神障碍、步态异常和尿失禁。

三、辅助检查

（一）CT

颅脑CT是诊断蛛网膜下腔出血的首选方法，诊断急性蛛网膜下腔出血的准确率几乎达到100％，主要表现为蛛网膜下腔内高密度影，即脑沟与脑池内高密度影（图4-1）。动态CT检查有助于了解出血的吸收情况、有无再出血、继发脑梗死、脑积水及其程度等。强化CT还显示脑血管畸形和直径大于 0.8 cm 的动脉瘤。

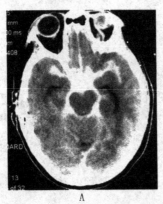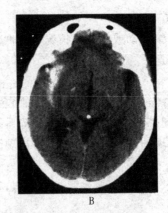

图 4-1　自发性蛛网膜下腔出血 CT 表现

A.自发性蛛网膜下腔出血（鞍上池与环池）的 CT 表现；B.自发性蛛网膜下腔出血（外侧裂池）的 CT 表现

蛛网膜下腔出血的 CT 分级（Fisher）见表 4-1。

表 4-1　蛛网膜下腔出血的 CT 分级（Fisher 法）

级别	CT 发现
I	无出血所见
II	蛛网膜下腔一部分存在弥漫性薄层出血（1 mm）
III	蛛网膜下腔有较厚（1 mm 以上）出血或局限性血肿
IV	伴脑实质或脑室内积血

由于自发性蛛网膜下腔出血的原因脑动脉瘤占一半以上,因此,可根据 CT 显示的蛛网膜下腔出血的部位初步判断或提示颅内动脉瘤的位置。如颈内动脉动脉瘤破裂出血常是鞍上池不对称积血,大脑中动脉动脉瘤破裂出血多见外侧裂积血,前变通动脉动脉瘤破裂出血则是纵裂池、基底部积血,而出血在脚间池和环池者,一般不是动脉瘤破裂引起。

(二)脑脊液检查

通常 CT 检查已确诊者,腰椎穿刺不作为临床常规检查。如果出血量较少或者距起病时间较长,CT 检查无阳性发现时,需要行腰椎穿刺检查脑脊液。蛛网膜下腔的新鲜出血,脑脊液检查的特征性表现为均匀血性脑脊液;脑脊液变黄或发现了含有红细胞、含铁血黄素或胆红素结晶的吞噬细胞等,则提示为陈旧性出血。

(三)脑血管影像学检查

1.DSA

DSA 即血管造影的影像通过数字化处理,把不需要的组织影像删除掉,只保留血管影像,这种技术称为数字减影技术。其特点是图像清晰,分辨率高,对观察血管病变,血管狭窄的定位测量,诊断及介入治疗提供了真实的立体图像,为脑血管内介入治疗提供了必备条件(图 4-2)。主要适用于全身血管性疾病、肿瘤的检查及治疗。是确定自发性蛛网膜下腔出血病因的首选方法,也是诊断动脉瘤、血管畸形、烟雾病等颅内血管性病变的最有价值的方法。DSA 不仅能及时明确动脉瘤大小、部位、单发或多发、有无血管痉挛,而且还能显示脑动静脉畸形的供应动脉和引流静脉,以及侧支循环情况。对怀疑脊髓动静脉畸形者还应行脊髓动脉造影。脑血管造影可加重脑缺血、引起动脉瘤再次破裂等,因此,造影时机宜避开脑血管痉挛和再出血的高峰期,即出血3天内或3周后进行为宜。

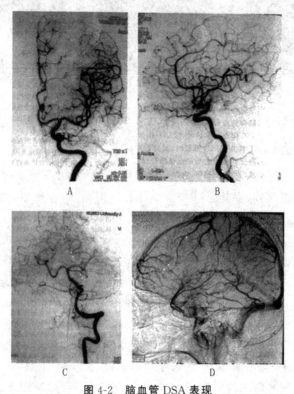

图 4-2 脑血管 DSA 表现

A.正常一侧颈内动脉 DSA 表现(正位片动脉期);B.正常一侧颈内动脉 DSA 表现(侧位片动脉期);C.正常椎-基底动脉 DSA 表现(动脉期);D.正常一侧颈内动脉 DSA 表现(侧位片静脉期)

旋转 DSA 及三维重建技术的应用,使其能在三维空间内做任意角度的观察,清晰地显露出动脉瘤体、瘤颈、载瘤动脉及与周围血管解剖关系;有效地避免了邻近血管重叠或掩盖。此项技术突破了常规 DSA 一次造影只能显示一个角度和图像后处理手段少等局限性,极大地方便了介入诊疗操作,对脑血管病变的诊断和治疗具有很大的应用价值。

由于 DSA 显示的是造影剂充盈的血管管腔的空间结构,因此,目前仍被公认为是血管性疾病的诊断"金标准",诊断颅内动脉瘤的准确率达 95% 以上。但是,随着 CTA、MRA 技术的迅速发展,在某些方面大有取代 DSA 之势。

2.CT 血管成像(CTA)

CTA 检查经济、快速、无创,可同时显示颈内动脉系、椎动脉系和 Willis 环血管全貌,因此,是筛查颅内血管性疾病的首选影像学诊断方法之一。由于 CTA 受患者病情因素限制少,急性脑出血或蛛网膜出血患者,当临床怀疑动脉瘤或脑动静脉畸形可能为出血原因时,DSA 检查受限,CTA 可作为早期检查的可靠方法(图 4-3)。

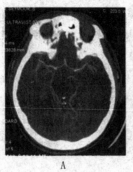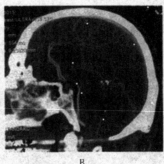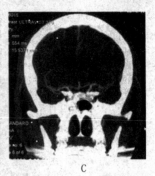

图 4-3　正常 CTA 表现
A.轴位;B.矢状位;C.冠状位

由于脑血流循环时间短,脑动脉 CTA 容易产生静脉污染及颅底骨质难以彻底清除,Willis动脉环近段动脉重建效果欠佳,血管性病变漏诊率高。但是,近年来,64 层螺旋 CT 的扫描速度已超越动脉血流速度,因此,无论是小剂量造影剂团注测试技术还是增强扫描智能触发技术,配合 64 层螺旋 CT 扫描,纯粹的脑动脉期图像的获取已不成问题,尤其是数字减影 CTA(Subtraction CT Angiography,DSCTA)技术基本上去除了颅底骨骼对 CTA 的影响。超薄的扫描层厚使其能最大限度地消除常规头部 CT 扫描时颅底骨质伪影,显著地提高 Willis 动脉环近段动脉 CTA 图像质量,真正地使其三维及二维处理图像绝对无变形、失真,能最真实的显示脑血管病变及其邻近结构的解剖关系,图像质量媲美 DSA,提供诊断信息量超越 DSA。表面遮盖法(SSD)及最大密度投影法(MIP)是最常用的三维重建方法,容积显示法(VR)是最高级的三维成像方法。DSCTA 对脑动脉瘤诊断的特异性和敏感性与 DSA 一致,常规 CTA 组诊断 Willis动脉环及其远段脑动脉瘤的特异性和敏感性亦与 DSA 一致,但对 Willis 动脉环近段动脉瘤有漏诊的情况,敏感性仅 71.4%。但是,DSCTA 也存在一定局限性,基础病变,如血肿、钙化、动脉支架及动脉银夹等被减影导致漏诊或轻微运动可致减影失败,患者照射剂量增加及图像噪声增加等也是问题。近期临床上应用的 320 层螺旋 CT 更显示出了其优越性。

目前,CTA 主要用于诊断脑动脉瘤、脑动静脉畸形、闭塞性脑血管病、静脉窦闭塞和脑出血等。CTA 能清晰观察到脑动脉瘤的瘤体大小、瘤颈宽度及与载瘤动脉的关系;能清晰观察到脑动静脉畸形血管团大小、形态及供血动脉和引流静脉;能清晰观察到脑血管狭窄或闭塞部位、形态及血管壁硬、软斑块。64 层螺旋 CTA 对脑动脉瘤检查有较高的敏感性和特异性,诊断附和率达 100%,能查出约 1.7 mm 大小的动脉瘤。采用多层面重建(MPR)、曲面重建(CPR)、容积显示(VR)和最大密度投影(MIP)等技术可清楚地显示动脉瘤的瘤体大小、瘤颈宽度及与载瘤动脉的关系;并可任意旋转图像,多角度观察,能获得完整的形态及与邻近血管、颅骨的空间解剖关系,为制订治疗方案和选择手术入路提供可靠依据。CTA 可显示脑动静脉畸形的供血动脉、病变血管团和引流静脉的立体结构,有助于临床医师选择手术入路,以避开较大脑血管和分支处进行定位和穿刺治疗。脑动静脉畸形出血急性期的 DSA 检查,其显示受血肿影响,而 CTA 三维图像能任意角度观察,显示病灶与周围结构关系较 DSA 更清晰。CTA 诊断颈内动脉狭窄的附和率为 95%,最大密度投影法可更好地显示血管狭窄程度。在脑梗死早期显示动脉闭塞,指导溶栓治疗。CTA 可清晰显示静脉窦是否通畅。CTA 显示造影剂外溢的患者,往往血肿增大。

总之,CT 血管造影(CTA)与数字减影血管造影(DSA)相比,最大优势是快速和无创伤,并可多方位、多角度观察脑血管及病变形态,提供近似实体的解剖概念,对筛查自发性蛛网膜下腔出血的病因和诊断某些脑血管疾病不失为一种重要而有效的检查方法。但是,CTA的不足之处在于造影剂用量大,需掌握注药与扫描的最佳时间间隔,不能显示扫描范围以外的病变,可能漏诊。并且对侧支循环的血管、直径小于1.2 mm的穿动脉、动脉的硬化改变及血管痉挛的显示不如DSA。

3.磁共振血管成像(MRA)

包括时间飞越法MRA及相位对比法MRA,其具有无创伤、无辐射、不用对比剂的特点,被广泛应用于血管性病变的诊断中,可显示颈内动脉狭窄、颅内动静脉畸形、动脉瘤等疾病。主要用于有动脉瘤家族史或破裂先兆者的筛查,动脉瘤患者的随访及急性期不能耐受脑血管造影检查的患者。不足之处是由于扫描时间长及饱和效应,使得血流信号下降,血管分支显示不佳,大大降低了图像的效果及诊断的准确性(图4-4)。

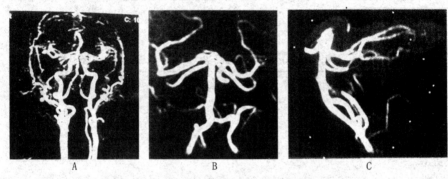

图4-4 正常MRA表现
A.全脑;B.椎-基底动脉正位片;C.椎-基底动脉侧位片

MRA探测脑动脉瘤有很高的敏感性,特别是探测没有伴发急性蛛网膜下腔出血的动脉瘤。MRA能完全无创伤性地显示血管解剖和病变及血流动力学信息,能清楚地显示瘤巢的供血动脉和引流静脉的走行、数量、形态等。另外,MRI可通过其直接征象(流空信号簇)对脑动静脉畸形做出明确的诊断。因此,MRI与MRA的联合应用,作为一种完全无损伤性的血管检查方法,在临床症状不典型或临床症状与神经系统定位不相符时,可以大大提高脑血管畸形的发现率和确诊率。

四、诊断与鉴别诊断

(一)诊断

根据急性发病方式、剧烈头痛、恶心、呕吐等临床症状和体征,结合CT检查,确诊蛛网膜下腔出血并不困难。进一步寻找蛛网膜下腔出血的原因,即病因诊断更为重要,尤其是确定外科疾病引起蛛网膜下腔出血的原因。因此,对于自发性蛛网膜下腔出血患者,若无明显的血液病史、抗凝治疗等病史,均要常规行脑血管造影和/或CTA、MRA检查,以寻找出血原因,明确病因。

(二)病因鉴别诊断

临床上常见的自发性蛛网膜下腔出血的病因鉴别诊断见表4-2。

表 4-2　自发性蛛网膜下腔出血的病因鉴别诊断

病因	动脉瘤	动静脉畸形	高血压	烟雾病	脑瘤出血
发病年龄	40～60 岁	35 岁以下	50 岁以上	青少年多见	30～60 岁
出血前症状	无症状,少数动眼神经麻痹	常见癫痫发作	高血压史	可见偏瘫	颅内压高和病灶症状
出血	正常或增高	正常	增高	正常	正常
复发出血	常见且有规律	年出血率 2%	可见	可见	少见
意识障碍	多较严重	较重	较重	有轻有重	较重
颅神经麻痹	第 2～6 对颅神经	无	少见	少见	颅底肿瘤常见
偏瘫	少见	较常见	多见	常见	常见
眼部症状	可见玻璃体出血	可见同向偏盲	眼底动脉硬化	少见	视盘水肿
CT 表现	蛛网膜下腔高密度	增强可见 AVM 影	脑萎缩或梗死灶	脑室出血铸型或梗死灶	增强后可见肿瘤影
脑血管造影	动脉瘤和血管痉挛	动静脉畸形	脑动脉粗细不均	脑底动脉异常血管团	有时可见肿瘤染色

五、治疗

(一)急性期治疗

1.一般处理

(1)密切观察:生命体征监测;密切观察神经系统体征的变化;保持呼吸道通畅,维持稳定的呼吸循环系统功能。

(2)降低颅内压:常用的有甘露醇、呋塞米、甘油果糖或甘油氯化钠,也可以酌情选用清蛋白。

(3)纠正水、电解质平衡紊乱:记液体出入量;注意维持液体出入量平衡。适当补液、补钠、补钾,调整饮食和静脉补液中晶体胶体的比例可以有效预防低钠血症。

(4)对症治疗:烦躁者给予镇静药,头痛给予镇痛药,禁用吗啡、哌替啶等镇痛药。癫痫发作,可采用抗癫痫药物,如地西泮、卡马西平或者丙戊酸钠。

(5)加强护理:卧床休息,给予高纤维、高能量饮食,保持尿便通畅。意识障碍者可放置鼻胃管,预防窒息和吸入性肺炎。尿潴留者,给予导尿并膀胱冲洗,预防尿路感染。定时翻身,局部按摩、被动活动肢体、应用气垫床等措施预防压力性损伤、肺不张和深静脉血栓形成等并发症。

2.防治再出血

(1)安静休息:绝对卧床 4～6 周,镇静、镇痛,避免用力和情绪激动。

(2)控制血压:如果平均动脉压>16.7 kPa(125 mmHg)或收缩压>24.0 kPa(180 mmHg),可在血压监测下使用降压药物,保持血压稳定在正常或者起病前水平。可选用钙通道阻滞剂、β受体阻滞剂等。

(3)抗纤溶药物:常用 6-氨基己酸(EACA)、止血芳酸(PAMBA)或止血环酸(氨甲环酸)。抗纤溶治疗可以降低再出血的发生率,但同时也增加脑动脉痉挛和脑梗死的发生率,建议与钙通道阻滞剂同时使用。

(4)外科手术:已经确诊为动脉瘤性蛛网膜下腔出血者,应根据病情,及早行动脉瘤夹闭术或介入栓塞治疗。

3.防治并发症

(1)脑动脉痉挛及脑缺血。①维持正常血压和血容量:保持有效的血液循环量,给予胶体溶液(清蛋白、血浆等)扩容升压。②早期使用尼莫地平:常用剂量 10～20 mg/d,静脉滴注 1 mg/h,共10～14 天,注意其低血压的不良反应。③腰椎穿刺放液:发病后 1～3 天行腰椎穿刺释放适量的脑脊液,有利于预防脑血管痉挛,减轻脑膜刺激征等。但是,有诱发颅内感染、再出血及脑疝的危险。

(2)脑积水。①药物治疗:轻度脑积水可先行乙酰唑胺等药物治疗,酌情选用甘露醇、呋塞米等。②脑室穿刺脑脊液外引流术:蛛网膜下腔出血后脑室内积血性扩张或出现急性脑积水,经内科治疗后症状仍进行性加重者,可行脑室穿刺外引流术。但是,可增加再出血的概率。③脑脊液分流术:对于出血病因处理后,出现慢性交通性脑积水,经内科治疗仍进行性加重者,可行脑室-腹腔分流术。

(二)病因治疗

(1)手术治疗:对于出血病因明确者,应及时进行病因手术治疗,如开颅动脉瘤夹闭术、脑动静脉畸形或脑肿瘤切除术等。

(2)血管内介入治疗:适合血管内介入治疗的动脉瘤、颅内动静脉畸形患者,也可采用动脉瘤或动静脉畸形栓塞术。

(3)立体定向放疗:主要用于小型动静脉畸形及栓塞或手术后残余病灶的治疗。

六、预后

自发性蛛网膜下腔出血的预后与病因、治疗等诸多因素相关,脑动静脉畸形引起的蛛网膜下腔出血预后最佳,血液病引起的蛛网膜下腔出血效果最差。动脉瘤第 1 次破裂后,死亡率高达30%～40%,其中半数在发病后 48 小时内死亡,5 年内死亡率为 51%;存活的病例中,1/3 生活不能自理,1/3 可再次发生出血,发生再次出血者的死亡率高达 60%～80%。脑动静脉畸形初次出血死亡率在 10%左右。80%的血管造影阴性的蛛网膜下腔出血患者能恢复正常工作,而动脉瘤破裂引起的蛛网膜下腔出血患者只有 50%能恢复健康。

(颜培娥)

第五节　缺血性脑血管疾病

缺血性脑血管疾病又称缺血性脑卒中,是脑血管狭窄或闭塞等各种原因使颅内动脉血流量减少,造成脑实质缺血的一类疾病,包括短暂性脑缺血发作、可逆性缺血性神经功能缺损,进展性卒中和完全性卒中。

一、病理生理

(一)脑血流量和脑缺血阈

正常成人在休息状态下脑血流量(CBF)为 50～55 mL/(100 g·min),脑白质的脑血流量为25 mL/(100 g·min),脑灰质的血流量为 75 mL/(100 g·min)。某区域的脑血流量,称为局部脑血流量(rCBF)。

正常时,脑动、静脉之间的氧含量差约为7%容积,称为脑的氧抽取量,用以维持氧代谢率在正常水平。当脑血流量不能维持正常水平时,为了维持氧代谢率,必须加大氧抽取量,在脑血流量降到20 mL/(100 g·min)时,氧抽取量增至最高限度,如脑血流量继续下降,脑氧需求不再能满足,氧代谢率即会降低,脑组织就会发生缺氧。

当脑血流量降到20 mL/(100 g·min)时,脑皮层的诱发电位和脑电波逐渐减弱,降到15～18 mL/(100 g·min)时,脑皮层诱发电位和脑电图消失。此时神经轴突间的传导中断,神经功能丧失,该脑血流量阈值称为"轴突传导衰竭阈"。脑血流量降到10 mL/(100 g·min)以下时,细胞膜的离子泵功能即发生衰弱,此时细胞内K^+逸出于细胞外,Na^+和Ca^{2+}进入细胞内,细胞的完整性发生破坏,此脑血流量阈值称为"细胞膜衰竭阈"或"离子泵衰竭阈"。

脑血流量降低到缺血阈值以下并非立即发生脑梗死,决定缺血后果的关键因素是缺血的程度与缺血持续时间。在脑血流量降低到18 mL/(100 g·min)以下时,经过一定的时间即可发生不可逆转的脑梗死,脑血流量水平越低,脑梗死发生越快。在脑血流量为12 mL/(100 g·min)时,仍可维持2小时以上不致发生梗死。在18～20 mL/(100 g·min)时,虽然神经功能不良,但仍可长时期不发生梗死。

在缺血性梗死中心的周边地带,由于邻近侧支循环的灌注,存在一个虽无神经功能但神经细胞仍然存活的缺血区,称为缺血半暗区。如果在一定的时限内提高此区的脑血流量,则有可能失神经功能恢复。

(二)脑缺血的病理生理变化

脑血流量下降导致脑的氧代谢率降低,当脑血流量降到离子泵衰竭阈以下时,如不能在短时间内增加脑血流量,即可发生一系列继发性病理改变,称为"缺血瀑布"。"缺血瀑布"一旦启动后,即一泻而下,最终导致脑梗死。

脑缺血引起的脑水肿先是细胞毒性水肿,以后发展为血管源性水肿,此过程在脑梗死后数小时至数天内完成,称为脑水肿的成熟。

二、病因

(一)脑动脉狭窄或闭塞

颅内脑组织由两侧颈内动脉和椎动脉供血,其中两侧颈内动脉供血占脑的总供血量的80%～90%,椎动脉占10%～20%。由于存在颅底动脉环和良好的侧支循环,在其中一条动脉发生狭窄或闭塞时,不一定出现临床缺血症状;若侧支循环不良或有多条动脉发生狭窄,使局部或全脑的脑血流量减少到脑缺血的临界水平[18～20 mL/(100 g/min)]以下时,就会产生临床脑缺血症状。全脑组织缺血的边缘状态的血流量为31 mL/(100 g/min),此时如有全身性血压波动,即可引发脑缺血。

脑动脉粥样硬化是造成脑动脉狭窄或闭塞的主要原因,并且绝大多数累及颅外段大动脉和颅内的中等动脉,其中以颈动脉和椎动脉起始部受累的机会最多。

一般认为必须缩窄原有管腔横断面积的80%以上才足以使血流量减少。由于在脑血管造影片上无法测出其横断面积,只能测量其内径,所以,动脉内径狭窄超过其原有管径的50%时,相当于管腔面积缩窄75%,才具有外科治疗意义。

(二)脑动脉栓塞

动脉粥样硬化斑块上的溃疡面上常附有血小板凝块、附壁血栓和胆固醇碎片。这些附着物被血流冲刷脱落后即可形成栓子,被血流带入颅内动脉时,就会发生脑栓塞,引起供血区脑缺血。

最常见的栓子来自颈内动脉起始部的动脉粥样硬化斑块,也是短暂性脑缺血发作的最常见的原因。

风湿性心瓣膜病、亚急性细菌性心内膜炎、先天性心脏病、人工瓣膜和心脏手术等形成的心源性栓子是脑动脉栓塞的另一个主要原因。少见的栓子如脓毒性栓子、脂肪栓子、空气栓子等也可造成脑栓塞。

(三)血流动力学因素

低血压、心肌梗死、严重心律失常、休克、颈动脉窦过敏、直立性低血压、锁骨下动脉盗血综合征等影响血流动力学的因素均可造成脑缺血,尤其是存在脑血管的严重狭窄或多条脑动脉狭窄时。

(四)血液学因素

口服避孕药物、妊娠、产妇、手术后和血小板增多症引起的血液高凝状态,红细胞增多症、镰状细胞贫血、巨球蛋白血症引起的血黏稠度增高均可发生脑缺血。

(五)其他因素

各种炎症、外伤、颅内压增高、脑血管本身病变、局部占位性病变、全身结缔组织疾病、变态反应及某些遗传疾病等均可影响脑血管供血,出现脑组织缺血。

三、临床分类与临床表现

(一)短暂性脑缺血发作(TIA)

短暂性脑缺血发作为脑缺血引起的短暂性神经功能缺失。特征:①发病突然。②局灶性脑或视网膜功能障碍的症状。③持续时间短暂,一般 10～15 分钟,多在 1 小时内,最长不超过 24 小时。④恢复完全,不遗留神经功能缺损体征。⑤多有反复发作的病史。⑥症状多种多样,取决于受累血管的分布。短暂性脑缺血发作是脑卒中的重要危险因素和即将发生脑梗死的警告。未经治疗的短暂性脑缺血发作患者约有 1/3 在数年内有发生完全性脑梗死的可能,1/3 由于短暂性脑缺血反复发作而损害脑功能,另 1/3 可能出现自然缓解。TIA 发作后一个月内发生卒中的机会是 4%～8%;在第一年内发生的机会是12%～13%;以后 5 年则高达 24%～29%。

1.颈动脉系统短暂性脑缺血发作

主要表现为颈动脉供血区的神经功能障碍。以突然发作性一侧肢体无力或瘫痪、感觉障碍、失语和偏盲为特点,可反复发作;有的出现一过性黑蒙,表现为突然单眼失明,持续 2～3 分钟,很少超过 5 分钟,然后视力恢复。有时一过性黑蒙伴有对侧肢体运动和感觉障碍。

2.椎-基底动脉系统短暂性脑缺血发作

椎-基底动脉系统短暂性脑缺血发作的症状比颈动脉系统短暂性脑缺血发作复杂。发作性眩晕是最常见的症状,其他依次为共济失调、视力障碍、运动感觉障碍、吞咽困难、面部麻木等。有的患者还可发生"跌倒发作",即在没有任何先兆的情况下突然跌倒,无意识丧失,患者可很快自行站起来。

(二)脑血栓形成

本病好发于中年以后,50 岁以上有脑动脉硬化、高脂血症和糖尿病者最易发生。男性多于女性。占全部脑血管病的30%～50%。部分患者起病前多有前驱症状如头晕、头痛、一过性肢体麻木无力，25%左右的患者有TIA病史。起病较缓慢，多在安静休息状态或夜间睡眠中发病，清晨或夜间醒来时发现偏瘫、失语等；部分患者白天发病，常先有短暂性脑缺血发作症状，以后进展为偏瘫。脑血栓患者多数发病时无意识障碍，无头痛、恶心、呕吐等症状，局灶症状可在数小时或数天内进行性加重。大面积脑梗死患者或椎-基底动脉血栓形成因累及脑干网状结构，则可出现不同程度的意识障碍，如同时合并严重脑水肿，也可伴有颅内压增高症状。

1.临床类型

临床中脑血栓形成的临床表现各异，按病程常可分为以下临床类型。

(1)可逆性缺血性神经功能缺损(reversible ischemic neurologic deficits，RIND)：患者的神经症状和体征在发病后3周内完全缓解，不遗留后遗症，常因侧支循环代偿完善和迅速，血栓溶解或伴发的血管痉挛解除等原因未导致神经细胞严重损害。

(2)稳定型：神经症状和体征在几小时或2～3天达到高峰，以后不再发展，病情稳定，病初可有短暂性意识丧失。以后由于侧支循环建立，梗死区周围脑水肿消退，症状可减轻。

(3)缓慢进展型：由于血栓逐渐发展，脑缺血、水肿的范围继续扩大，症状逐渐加重，历时数天甚至数周，直到出现完全性卒中，常见于颈内动脉颅外段及颈内动脉的进行性血栓。

(4)急性暴发型：发病急骤，往往累及颈内动脉或大脑中动脉主干或多根大动脉造成大面积脑梗死，脑组织广泛水肿伴有头痛、呕吐等颅内高压症状及不同程度意识障碍，偏瘫完全、失语等，症状和体征很像脑出血，但CT扫描常有助于鉴别。

2.不同血管闭塞的临床特征

脑血栓形成的临床表现常与闭塞血管的供血状况直接有关，不同的脑动脉血栓形成可有不同临床症状和定位体征。

(1)颈内动脉：颈内动脉血栓的发病形式。临床表现及病程经过，取决于血管闭塞的部位、程度及侧支循环的情况。有良好的侧支循环，可不出现任何临床症状，偶尔在脑血管造影或尸检时发现。脑底动脉环完整，眼动脉与颈外动脉分支间的吻合良好，颈内动脉闭塞时临床上可无任何症状；若突然发生闭塞，则可出现患侧视力障碍和Horner综合征，以及病变对侧肢体瘫痪、对侧感觉障碍及对侧同向偏盲，主侧半球受累尚可出现运动性失语。检查可见患者颈内动脉搏动减弱或消失，局部可闻及收缩期血管杂音，同侧视网膜动脉压下降，颞浅动脉额支充血搏动增强。多普勒超声示颈内动脉狭窄或闭塞外，还可见颞浅动脉血流呈逆向运动，这对诊断本病有较大意义，脑血管造影可明确颈内动脉狭窄或闭塞。

(2)大脑中动脉：大脑中动脉主干或Ⅰ级分支闭塞，出现对侧偏瘫、偏身感觉障碍和同向性偏盲，优势半球受累时还可出现失语、失读、失算、失写等言语障碍。梗死面积大症状严重者可引起头痛、呕吐等颅高压症状及昏迷等。大脑中动脉深穿支闭塞，出现对侧偏瘫(上下肢瘫痪程度相同)，一般无感觉障碍及偏盲，优势半球受损时可有失语。大脑中动脉皮质支闭塞时，出现偏瘫(上肢重于下肢)及偏身感觉，优势半球受累可有失语，非优势半球受累可出现对侧偏侧复视症等体象障碍。

(3)大脑前动脉：大脑前动脉主干闭塞，如果发生在前交通动脉之前，因病侧大脑前动脉远端可通过前交通动脉代偿供血，可没有任何症状和体征；如血栓发生在前交通动脉之后的主干，则出现对侧偏瘫和感觉障碍(以下肢为重)，可伴有排尿障碍(旁中央小叶受损)，亦可出现反应迟钝、情感淡漠、欣快等精神症状及强握、吸吮反射，在优势半球者可有运动性失语。大脑前动脉皮质支闭塞常可引起对侧下肢的感觉和运动障碍,并伴有排尿障碍(旁中央小叶),亦可出现情感淡漠、欣快等精神症状及强握、吸吮反射。深穿支闭塞时,由于累及纹状体内侧动脉——Huebner动脉,内囊前支和尾状核缺血,出现对侧中枢性面舌瘫及上肢瘫痪。

(4)大脑后动脉:主要供应枕叶、颞叶底部、丘脑及上部脑干。主干闭塞常引起对侧偏盲和丘脑综合征。皮质支闭塞时常可引起对侧偏盲,但有黄斑回避现象;优势半球可有失读及感觉性失语,一般无肢体瘫痪和感觉障碍。深穿支包括丘脑穿通动脉、丘脑膝状体动脉,丘脑穿通动脉闭塞由于累及丘脑后部和侧部,表现为对侧肢体舞蹈样运动,不伴偏瘫及感觉障碍。丘脑膝状体动脉闭塞时常可引起丘脑综合征,表现为对侧偏身感觉障碍如感觉异常、感觉过度、丘脑痛,轻偏瘫,对侧肢体舞蹈手足徐动症,半身投掷症,还可出现动眼神经麻痹、小脑性共济失调。

(5)基底动脉:基底动脉分支较多,主要分支包括小脑前下动脉、内听动脉、旁正中动脉、小脑上动脉等,该动脉闭塞临床表现较复杂。基底动脉主干闭塞可引起广泛脑桥梗死,出现四肢瘫痪,瞳孔缩小,多数脑神经麻痹及小脑症状等,严重者可迅速昏迷、高热以至死亡。脑桥基底部梗死可出现闭锁综合征,患者意识清楚,因四肢瘫、双侧面瘫、延髓性麻痹、不能言语、不能进食、不能做各种动作,只能以眼球上下运动来表达自己的意愿。基底动脉的分支一侧闭塞,可因脑干受损部位不同而出现相应的综合征。Weber综合征,因中脑穿动脉闭塞,病侧动眼神经麻痹,对侧偏瘫,Ciaude综合征,同侧动眼神经麻痹,对侧肢体共济失调。Millard-Gubler综合征,因脑桥旁中央支动脉闭塞,出现病侧外展神经和面神经麻痹,对侧肢体瘫痪。Foville综合征,因内侧纵束及外展神经受损,出现病侧外展和面神经麻痹,双眼向病灶侧水平凝视麻痹,对侧肢体瘫痪。内听动脉闭塞,则常引起眩晕发作,伴有恶心、呕吐、耳鸣、耳聋等症状。小脑上动脉闭塞,因累及小脑半球外侧面、小脑蚓部和中脑四叠体及背外侧,可引起同侧小脑性共济失调,对侧痛温觉减退,听力减退。

(6)椎动脉:此处闭塞为小脑后下动脉损害,典型为延髓外侧综合征或 Wallenberg syndrome 综合征。临床表现为突然眩晕、恶心、呕吐、眼球震颤(前庭外侧核及内侧纵束受刺激),病灶侧软腭及声带麻痹(舌咽、迷走神经疑核受损),共济失调(前庭小脑纤维受损),面部痛觉、温觉障碍(三叉神经脊束核受损),Horner综合征(延髓网状结构下行交感神经下行纤维受损),对侧半身偏身痛、温觉障碍(脊髓丘脑束受损)。偶或表现为对侧延髓综合征,因锥体梗死而发生对侧上下肢瘫痪,可有病侧吞咽肌麻痹和对侧身体的深感觉障碍。

(7)小脑梗死:表现为眩晕、恶心、呕吐、头痛、共济失调。患者有明显运动障碍而无肌力减退或锥体束征,大面积梗死可压迫脑干而出现外展麻痹、同向凝视、面瘫、锥体束征。严重颅压增高可引起呼吸麻痹,昏迷。

(三)脑栓塞

(1)任何年龄均可发病,但以青壮年多见。多在活动中突然发病,常无前驱症状,局限性神经缺失症状多在数秒至数分钟内发展到高峰,是发病最急的脑卒中,且多表现为完全性卒中。个别病例因栓塞反复发生或继发出血,于发病后数天内呈进行性加重,或局限性神经功能缺失症状,一度好转或稳定后又加重。

(2)大多数患者意识清楚或仅有轻度意识模糊,颈内动脉或大脑中动脉主干的大面积脑栓塞可发生严重脑水肿、颅内压增高、昏迷及抽搐发作,病情危重;椎-基底动脉系统栓塞也可发生昏迷。

(3)局限性神经缺失症状与栓塞动脉供血区的功能相对应。约 4/5 的脑栓塞累及 Willis 环部,多为大脑中动脉主干及其分支,出现失语、偏瘫、单瘫、偏身感觉障碍和局限性癫痫发作等,偏瘫、多以面部和上肢为主,下肢较轻;约 1/5 发生在 Willis 环后部,即椎基底动脉系统,表现眩晕、复视、共济失调、交叉瘫四肢瘫、发音与吞咽困难等;栓子进入一侧或两侧大脑后动脉可导致同性偏盲或皮层盲;较大栓子偶可栓塞在基底动脉主干,造成突然昏迷、四肢瘫或基底动脉尖综合征。

(4)大多数患者有栓子来源的原发疾病,如风湿性心脏病、冠心病和严重心律失常等;部分病例有心脏手术、长骨骨折、血管内治疗史等;部分病例有脑外多处栓塞证据如皮肤、球结膜、肺、肾、脾、肠系膜等栓塞和相应的临床症状和体征,肺栓塞常有气急、发绀,胸痛、咯血和胸膜摩擦音等,肾栓塞常有腰痛、血尿等,其他如皮肤出血或成瘀斑,球结膜出血、腹痛、便血等。

(四)腔隙性脑梗死

老年人多见,60 岁左右。常有高血压、高血脂和糖尿病。症状突然或隐袭发生,约 30%患者症状可在 36 小时内逐渐加重。也有部分患者可以没有任何症状,仅在影像学检查时发现,所以有人又将其归类为无症状性脑梗死。临床上常见的腔隙综合征有纯运动卒中、纯感觉卒中、感觉运动卒中、构音障碍-手笨拙综合征、共济失调轻偏瘫综合征。

1.纯运动卒中

约占腔隙性脑梗死的 50%,有偏身运动障碍,表现为对侧面、舌瘫和肢体瘫。也可为单纯的面舌瘫或单肢瘫痪,常不伴有失语、感觉障碍或视野缺损。病灶主要在内囊、脑桥基底部,有时在放射冠或大脑脚处。

2.纯感觉卒中

约占腔隙性脑梗死的 5%,主要表现为一侧颜面、上肢和下肢感觉异常或感觉减退。病灶主要位于丘脑腹后核,也可在放射冠后方、内囊后肢、脑干背外侧部分等。

3.感觉运动卒中

约占腔隙性脑梗死的 35%,累及躯体和肢体部分的纯运动卒中伴有感觉障碍。病变部位累及内囊和丘脑,由大脑后动脉的丘脑穿通支或脉络膜动脉病变所致。

4.构音障碍-手笨拙综合征

约占腔隙性脑梗死的 10%,其临床特征为突然说话不清,一侧中枢性面舌瘫(常为右侧)伴有轻度吞咽困难及手动作笨拙,共济失调(指鼻试验欠稳),但无明显肢体瘫痪。病灶位于脑桥基底部上 1/3 和 2/3 交界处或内囊膝部上方。

5.共济失调轻偏瘫

约占腔隙性脑梗死 10%,常表现为突然一侧轻偏瘫,下肢比上肢重,伴有同侧肢体明显共济失调。病损通常在放射冠及脑桥腹侧。

此外,腔隙脑梗死还可引起许多其他临床综合征,如偏侧舞蹈性综合征、半身舞动性综合征、闭锁综合征、中脑丘脑综合征、丘脑性痴呆等。

(五)基底动脉尖综合征(TOB 综合征)

本病以老年人发病为多,发病年龄 23～82 岁,平均为 59～76 岁。症状可有眩晕、恶心、呕吐、头痛、耳鸣、视物不清、复视、肢体无力、嗜睡、意识障碍、尿失禁等。

神经系统查体可见以下表现。

1.中脑和丘脑受损的脑干首端栓塞表现

(1)双侧动眼神经瘫——出现眼球运动及瞳孔异常:一侧或双侧动眼神经部分或全部麻痹、

眼球上视不能(上丘受累),瞳孔反应迟钝而调节反应存在,类似 Argyu-Robertson 瞳孔(顶盖前区病损)。

(2)意识障碍,注意行为的异常:一过性或持续数天,或反复发作(中脑及/或丘脑网状激活系统受累)。

(3)异常运动与平身投掷、偏瘫、共济运动障碍及步态不稳,癫痫发作,淡漠,记忆力定向力差(丘脑受损)。

2.大脑后动脉区梗死(枕叶、颞叶内侧面梗死)表现

视物不清,同向象限性盲或偏盲,皮质盲(双侧枕叶视区受换),Balint 综合征(注视不能症、视物失认症、视觉失用症),严重记忆障碍(颞叶内侧等)。

四、辅助检查

(一)脑血管造影

脑血管造影是诊断缺血性脑血管疾病的重要辅助检查,尤其是外科治疗中所必需的最基本的检查评估措施,它不仅能提供脑血管是否存在狭窄、部位、程度、粥样斑块、局部溃疡、侧支循环情况,而且还可发现其他病变及评估手术疗效等。

如狭窄程度达到 50%,表示管腔横断面积减少 75%;狭窄度达到 75%,管腔面积已减少 90%;如狭窄处呈现"细线征"(图 4-5),则管腔面积已减少 90%～99%。

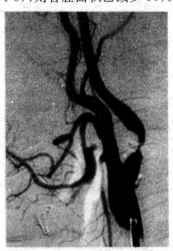

图 4-5　DSA 显示颈内动脉重度狭窄(细线征)

动脉粥样硬化上的溃疡形态可表现:①动脉壁上有边缘锐利的下陷。②突出的斑块中有基底不规则的凹陷。③当造影剂流空后在不规则基底中有造影剂残留。

颈动脉狭窄程度(%)=(1－狭窄动脉内径/正常颈内动脉管径)×100%。颈动脉狭窄可分为轻度狭窄(<30%)、中度狭窄(30%～69%)、重度狭窄(70%～99%)和完全闭塞。

(二)经颅多普勒超声(TCD)

多普勒超声可测定颈部动脉内的峰值频率和血流速度,可借以判断颈内动脉狭窄的程度。残余管腔越小其峰值频率越高,血流速度也越快。根据颈动脉峰值流速判断狭窄程度的标准见表 4-3。

表 4-3 多普勒超声探测颈内动脉狭窄程度

狭窄的百分比(%)	颈内动脉 / 颈总动脉峰值收缩期流速比率	峰值收缩期流速(cm/s)
41～50	<1.8	>125
60～79	>1.8	>130
80～99	>3.7	>250 或<25(极度狭窄)

颈动脉指数等于颈总动脉的峰值收缩期频率除颈内动脉的峰值收缩期频率。根据颈动脉指数也可判断颈内动脉狭窄的程度(表 4-4)。

表 4-4 颈动脉指数与颈内动脉狭窄

狭窄程度	狭窄的百分比(%)	残余管径(mm)	颈动脉指数
轻度	<40	>4	2.5～4.0
中度	40～60	2～4	4.0～6.9
重度	>60	<2	7.0～15

经颅多普勒超声(TCD)可探测颅内动脉的狭窄,如颈内动脉颅内段、大脑中动脉、大脑前动脉和大脑后动脉主干的狭窄。

(三)磁共振血管造影(MRA)

MRA 是一种无创检查方法,可显示颅内外脑血管影像。管腔狭窄 10%～69%者为轻度和中度狭窄,此时 MRA 片上显示动脉管腔虽然缩小,但血流柱的连续性依然存在。管腔狭窄 70%～95%者为重度狭窄,血流柱的信号有局限性中断,称为"跳跃征"。管腔狭窄 95%～99%者为极度狭窄,在信号局限性中断中,若血流柱很纤细甚至不能显示,称为"纤细征"。目前在MRA 像中尚难可靠地区分极度狭窄和闭塞,MRA 的另一缺点是难以显示粥样硬化的溃疡。与脑血管造影相比,MRA 对狭窄的严重性常估计过度,因此,最好与超声探测结合起来分析,可提高与脑血管造影的附和率。

(四)CT 脑血管造影(CTA)

CT 脑血管造影是另一种非侵袭性检查脑血管的方法。先静脉注入 100～150 mL 含碘造影剂,然后进行扫描和重建。与脑血管造影的诊断附和率可达 90%。其缺点是难以区分血管腔内的造影剂与血管壁的钙化,因此,对狭窄程度的估计不够准确。

(五)正电子发射计算机断层扫描(PET)

PET 即派特,在短暂性脑缺血发作(TIA)与急性脑梗死的早期定位诊断、疗效评价及是否需做血管重建手术及其评价等方面具有重要的诊断价值。派特主要测量的指标是局部脑血容量(CBV)、局部脑血流量(rCBF)和脑血流灌注量(PR)。在脑缺血早期的 1 小时到数天形态学发生变化之前,派特图像表现为病灶区低灌注,脑血流量减少,大脑氧摄取量增加,脑血容量增加,这在一过性脑缺血发作和半暗区组织表现非常明显;脑缺血进一步发展,脑血流量会降低,图像表现为放射性缺损。

五、诊断

缺血性脑血管疾病要根据病史、起病形式、症状持续的时间与发作频率,神经系统查体及辅助检查,进行综合分析,做出诊断。依据脑血管造影、经颅多普勒超声、MRA、CTA 及 PET 检查,不仅可对缺血性脑血管疾病做出定性、定量诊断,还可指导选择治疗方案与判断疗效。

诊断要点:①年龄在 50 岁以上具在动脉硬化、糖尿病、高血脂者。②既往有短暂性脑缺血发作史。③多在安静状态下发病,起病缓慢。④意识多清楚,较少头痛、呕吐,有局限性神经系统体征。⑤神经影像学检查显示有脑缺血表现。

六、治疗

(一)TIA

应针对能引起 TIA 的病因与危险因素进行积极治疗,如高血压、高脂血症、糖尿病、心脏病等。

1.抗血小板聚集治疗

研究表明,抗血小板聚集能有效地防止血栓形成和微栓子的形成,减少 TIA 发作,常用:①阿司匹林,可抑制环氧化酶,抑制血小板质内花生四烯酸转化为血栓素 A_2,故能抑制血小板的释放和聚集。但使用阿司匹林剂量不宜过大,否则同时亦抑制血管内皮细胞中的前列环素的合成,不利于对血栓素 A_2 作用的对抗与平衡。阿司匹林的剂量为每天口服 50~300 mg 为益,有消化道溃疡病及出血性疾病者慎用。②双嘧达莫可抑制磷酸二酯酶,阻止环磷酸腺苷(CAMP)的降解,抑制 ADP 诱发血小板聚集的敏感性,而有抗血小板聚集作用。常用剂量 25~50 g,3 次/天,可与阿司匹林合用。急性心梗时忌用。③盐酸噻氯匹定是一新型有效的抗血小板聚集药物,疗效优于阿司匹林,常用剂量为 125~250 mg,1 次/天。

2.抗凝治疗

对 TIA 发作频繁,程度严重,发作症状逐渐加重,或存在进展性卒中的可能性时,尤其是椎-基底动脉系统的 TIA,如无明显的抗凝禁忌证,应在明确诊断后及早进行抗凝治疗。

常用药物如下。①肝素。在体内外均有迅速抗凝作用,静脉注射 10 分钟即可延长血液的凝血时间。方法:用肝素 100 mg(12 500 U)加入 10% GS 1 000 mL 中,缓慢静脉滴注(20 滴/分)维持治疗 7~10 天。定期监测凝血时间,并根据其凝血时间调整滴速,使凝血酶原时间保持在正常值的 2~2.5 倍,凝血酶原活动 20%~30%。维持 24~48 小时。②口服抗凝剂。病情较轻或肝素治疗控制病情后可用此法,华法林片首剂 4~6 mg,以后 2~4 mg/d 维持。醋硝香豆素首剂为8 mg,以后 2.5~5 mg/d 维持。双香豆素乙酯,首剂 300 mg,维持量为 150 g/d。口服抗凝药一般要连用半年至 1 年,用药期间应及时查出凝血时间。抗凝治疗的禁忌证:70 岁以上者出血性疾病、血液病创口未愈,消化道溃疡活动期、严重肝肾疾病及颅内出血,妊娠者等。③低分子肝素。这是通过化学解聚或酶解聚生成的肝素片等,其大小相当于普通肝素的 1/3,其出血不良反应小,同时有促纤溶作用,增强血管内皮细胞的抗血栓作用而不干扰血管内皮细胞的其他功能。因此低分子肝素比其他肝素更安全,用法:低分子肝素 5 000 U,腹部皮下垂直注射,1~2 次/天,7~10 天为 1 个疗程。

3.手术治疗

经检查指出短暂性脑缺血发作是由该部大动脉病变如动脉粥样硬化斑块致严重动脉狭窄致闭塞所引起时,为了消除微栓子来源,恢复和改善脑血流,建立侧支循环,对颈动脉粥样硬化颈动脉狭窄>70%者,可考虑手术治疗。常用方法有颈动脉内膜剥离术,颅外-颅内血管吻合术,以及近年来发展起来的颈动脉支架成形术。

4.血管扩张药物

能增加全脑的血流量,扩张脑血管,促进侧支循环。引用罂粟碱 30~60 mg加入 5% GS 液体中滴或川芎嗪 80～160 mg 加入 5% GS 液体滴,14 天为 1 个疗程,其他如丹参、烟酸等。

(二)脑血栓形成

脑血栓形成急性期治疗原则:①要特别重视超早期和急性期处理,要注意整体综合治疗与个体化治疗相结合,针对不同病情、不同病因采取针对性措施。②尽早溶解血栓及增加侧支循环,恢复缺血区的血液供应、改善微循环,阻断脑梗死的病理生理。③重视缺血性细胞的保护治疗,应尽早应用脑细胞保护剂。④积极防治缺血性脑水肿,适时应用脱水降颅内压药物。⑤要加强监护和护理,预防和治疗并发症。⑥尽早进行康复治疗,促进神经功能恢复。⑦针对致病危险因素的治疗,预防复发。

1.一般治疗

一般治疗是急性缺血性脑血管病的基础治疗,不可忽视,否则可发生并发症导致死亡。意识障碍患者应予气道支持及辅助呼吸,定期监测 PaO_2 和 $PaCO_2$。注意防治压力性损伤及呼吸道或泌尿系统感染,维持水、电解质平衡及心肾功能,预防肺栓塞、下肢深静脉血栓形成等并发症。

2.调整血压

急性脑梗死后高血压的治疗一直存在争论,应慎用降血压药。急性脑卒中时血管自主调节功能受损,脑血流很大程度取决于动脉压,明显降低平均动脉压可能对缺血脑组织产生不利影响。Yamagnchi 提出缺血性脑卒中急性期的血压只有在平均动脉压超过 17.3 kPa(130 mmHg)或收缩压超过 29.3 kPa(220 mmHg)时才需降压,降压幅度一般降到比卒中前稍高的水平。急性缺血性脑血管病患者很少有低血压。如血压过低,应查明原因,及时给予补液或给予适当的升压药物如多巴胺、间羟胺等以升高血压。

3.防治脑水肿

脑血栓形成后,因脑缺血、缺氧而出现脑水肿,在半小时即可出现细胞毒性水肿,继而在 3～5 天出现血管源性水肿,7～10 天后水肿开始消退,2～3 周时水肿消失。大面积脑梗死或小脑梗死者可致广泛而严重的脑水肿,如不及时处理,可并发脑疝死亡。常用有效降颅内压药物为甘露醇、呋塞米、甘油果糖和清蛋白。甘露醇快速静脉注射后,因它不易从毛细血管外渗入组织,从而能迅速提高血浆渗透压,使组织间液水分向血管内转移,达到脱水作用,同时增加尿量及尿 Na^+、K^+ 的排出,尚有清除自由基的作用。通常选用 20% 甘露醇 125 mL 静脉快速滴注,1 次/6～12 小时,直至脑水肿减轻。主要不良反应有循环负担而致心力衰竭或急性肺水肿,剂量过大,应用时间长可出现肾脏损害。为减少上述不良反应,可配合呋塞米使用,呋塞米常用剂量为 20～40 mL/次静脉滴注,2～4 次/天。用药过程中注意水电解质平衡。甘油果糖具有良好的降颅内压作用,常用量 250 mL 静脉滴注,1～2 次/天;清蛋白具有提高血浆胶体渗透压作用,与甘露醇合用,取长补短,可明显提高脱水效果。用法 2～10 g/次,静脉滴注,1 次/天或 1 次/2 天,连用7～10 天。

4.溶栓治疗

适用于超早期(发病 6 小时以内)及进展型卒中。应用溶栓治疗应严格掌握溶栓治疗的适应证与禁忌证。

(1)适应证:①年龄小于 75 岁。②对 CA 系梗死者无意识障碍,对 VBA 梗死者由于本身预后极差,对昏迷较深者也不必禁忌,而且治疗开始时间也可延长。③头颅 CT 排除颅内出血和与神经功能缺损相应的低密度影者。④可在发病 6 小时内完成溶栓。⑤患者或家属同意。

(2)禁忌证:①溶栓治疗之前瘫痪肢体肌力已出现改善。②活动性内出血和已知出血倾向。

③脑出血史,近 6 个月脑梗死史及颅内、脊柱手术外伤史。④近半年内活动性消化溃疡或胃肠出血。⑤严重心、肝、肾功能不全。⑥正在使用抗凝剂。⑦未控制的高血压,收缩压高于 26.7 kPa(200 mmHg),或舒张压高于 14.7 kPa(110 mmHg)。⑧收缩压低于 13.3 kPa(100 mmHg),年龄小于 60 岁。

(3)血栓溶解的原理:血栓溶解主要是指溶解血栓内纤维蛋白。纤维蛋白降解主要依靠纤溶酶,它产生于纤溶酶原被一系列活化因子激活时,纤溶酶原是一种相对分子质量为 92 000 的糖蛋白,由 790 个氨基酸组成,分为谷氨酸纤溶酶原和赖氨酸纤溶酶原,这两种酶原可被内源性的 t-PA 和外源性的尿激酶和链激酶所激活,在溶栓过程中,给予患者某些药物(如尿激酶、链激酶、t-PA 等)可以促进血栓溶解,将血栓分解为可溶性纤维蛋白降解产物。

(4)常用溶栓剂及作用机制。溶栓剂共 3 代。①第一代:非选择性溶栓剂——链激酶(SK)、尿激酶(UK)。SK 是国外应用最早、最广的一种溶栓剂,它通过与血中纤维蛋白原形成 1∶1 复合物,再促进游离的纤溶酶原转化为纤溶酶,因此它是间接的纤溶酶激活剂。链激酶由于抗原性较强,易引起变态反应,溶栓同时也易引起高纤溶血症,目前临床上较少使用。欧洲几项大规模临床研究结果证实,SK 溶栓死亡率及出血发生率高,效果不明显,不推荐使用。UK 是一种丝氨酸蛋白酶,它可使纤溶酶原中的精氨酸 560-缬氨酸 561 化学键断裂,直接使纤溶酶原转变为纤溶酶,由于其无抗原性、无热源性、毒副反应小,且来源丰富等特点,至今仍是亚洲一些国家(如中国和日本)临床应用的主要药物。②第二代:选择性溶栓剂——重组组织型纤溶酶原激活剂(rt-PA),重组单链尿激酶型纤溶酶原激活剂(rscu-PA)ort-PA 分子上有一纤维蛋白结合点,故能选择性地和血栓表层的纤维蛋白结合,所形成的复合物对纤溶酶有很高的亲和力及触酶活性,使纤溶酶原在局部转变为纤溶酶,从而溶解血栓,而很少产生全身抗凝、纤溶状态。但它价格非常昂贵,大剂量使用也会增加出血的可能性,同时由于其半衰期更短,因此有一定的血管再闭塞,使其临床应用受到一定的限制。Rscu-PA 是人血、尿中天然存在的一种蛋白质,它激活与纤维蛋白结合的纤溶酶原比激活血循环中游离的纤溶酶原容易。③第三代:试图用基因工程选择技术改良天然溶栓药物的结构,以提高选择性溶栓剂效果,延长半衰期,减少剂量,这类药物有嵌合型溶栓剂(将 t-PA、scu-PA 二级结构进行基因工程杂交而得)单克隆抗体导向溶栓。

(5)溶栓剂量:脑梗死溶栓治疗剂量尚无统一标准,由于人体差异、给药途径的不同,剂量波动范围也较大。通常静脉溶栓剂量大,SK 150 000～500 000 U,UK 1 000 000～1 500 000 U,rt-PA 10～100 mg;动脉用药 SK 6 000～250 000 U,UK 100 000～300 000 U,rt-PA 20～100 mg。

(6)溶栓治疗时间:Astrup 根据动物试验首次提出了"缺血半暗带"的概念,表明缺血半暗带仅存在 3～4 小时,因此大多数临床治疗时间窗定在症状出现后 6 小时内进行。美国食品与药物管理局(FDA)批准在发病 3 小时内应用 rt-PA。尿激酶一般在发病 6 小时内进行。近来有学者提出 6 小时的治疗时间窗也绝不是僵化的,有些患者卒中发病超过 6 小时,如果侧支循环好,仍可考虑延迟性溶栓。

(7)溶栓治疗的途径:溶栓治疗的途径主要有静脉和动脉用药两种。在 DSA 下行动脉内插管,于血栓附近注入溶栓药,可增加局部的药物浓度,减少用药剂量,直接观察血栓崩解,一旦再通即刻停止用药,便于掌握剂量,但它费时(可能延误治疗时间)、费用昂贵,需要造影仪器及训练有素的介入放射人员。因而受到技术及设备的限制。相反静脉溶栓简便易行,费用低。近来有一些学者提出将药物注入 ICA,而不花更多时间将导管插入 MCA 或在血栓近端注药。至于何种用药途径更佳,尚未定论,Racke 认为动脉、静脉用药两者疗效无明显差异。

(8)溶栓治疗脑梗死的并发症。①继发脑出血。发生率:多数文献报告,经 CT 证实的脑梗死后出血性梗死自然发生率为 5%～10%;脑实质出血约为 5%。WardLaw 等综述了30 多篇文献的 1 573 例应用 UK、SK、rt-PA 经静脉或动脉途径溶栓治疗,出血性脑梗死发生率为 10%。1 781 例溶栓治疗继发脑实质出血发生率为 5%。当然不同给药方法和时机,出血的发生率不同,据现有资料颅内出血的发生率为 4%～26%。最主要危险因素如下。溶栓治疗时机:高血压,溶栓开始前收缩压超过 24.0 kPa(180 mmHg)或舒张压超过 14.7 kPa(110 mmHg)。溶栓药物的剂量:脑水肿,早期脑 CT 检查有脑水肿或占位效应患者有增加出血性梗死的发生率。潜在的危险因素:年龄(70 岁以上)、病前神经状况、联合用药(如肝素、阿司匹林等)。可能发生机制:继发性纤溶亢进和凝血障碍;长期缺血的血管壁已经受损,在恢复血供后由于通透性高而血液渗出;血流再灌注后可能因反射而使灌注压增高。②再灌注损伤。再灌注早期,脑组织氧利用率低,而过氧化脂质含量高,过剩氧很容易形成活性氧,与细胞膜脂质发生反应,使脑细胞损害加重。通常脑梗死发病 12 小时以内缺血脑组织再灌注损伤不大,脑水肿较轻,但发病 12 小时以后则可能出现缺血脑组织过度灌注,加重脑水肿。③血管再闭塞。脑梗死溶栓后血管再闭塞发生率为10%～20%,其发生原因目前尚不十分清楚,可能与溶栓药物的半衰期较短有关,尿激酶的半衰期为16 分钟,PA 仅为7 分钟;溶栓治疗可能伴有机体凝血活性增高。

5.抗凝治疗

临床表现为进展型卒中的患者,可有选择地应用抗凝治疗。但有引起颅内和全身出血的危险性,必须严格掌握适应证和禁忌证。抗凝治疗包括肝素和口服抗凝剂。肝素:12 500 U 加入10%葡萄糖 1 000 mL 中,缓慢静脉滴注(每分钟 20 滴),仅用 1～2 天,凝血酶原时间保持在正常值的 2～2.5 倍,凝血酶原活动度在 20%～30%。但有关其疗效及安全性的确切资料有限,结果互有分歧。低分子肝素安全性增加,但其治疗急性缺血性脑血管病的疗效尚待评估,目前已有的资料难以做出肯定结论。用法为速避凝 3 000～5 000 U,腹部皮下垂直注射,1～2 次/天。口服抗凝剂:双香豆素乙酯 300 mg,双香豆素 100～200 mg 或华法林 4～6 mg,刚开始时每天检查凝血酶原时间及活动度,待稳定后可每周查 1 次,以便调整口服药物剂量。治疗期间应注意出血并发症,如有出血情况立即停用。

6.降纤治疗

降解血栓纤维蛋白原、增加纤溶系统活性及抑制血栓形成或帮助溶解血栓。适用于脑血栓形成早期,特别是合并高纤维蛋白血症患者。常用药物有巴曲酶、蛇毒降纤酶等。

7.抗血小板凝集药物

抗血小板凝集药物能降低血小板聚集和血黏度。目前常用有阿司匹林和盐酸噻氯匹定。阿司匹林以小剂量为宜,一般 50～100 mg/d,盐酸噻氯匹定 125～250 mg/d。

8.血液稀释疗法

稀释血液和扩充血容量可以降低血液黏稠度,改善局部微循环。常用右旋糖酐-40 或 706代血浆 500 mL,静脉滴注,1 次/天,10～14 天为 1 个疗程。心肾功能不全者慎用。

9.脑保护剂

目前临床上常用的制剂如下。①钙通道阻滞剂。能阻止脑缺血、缺氧后神经细胞内钙超载,解除血管痉挛,增加血流量,改善微循环。常用的药物有硝苯地平、盐酸氟桂利嗪等。②胞磷胆碱。它是合成磷脂胆碱的前体,胆碱在磷脂酰胆碱生物合成中具有重要作用,而磷脂酰胆碱是神经膜的重要组成部分,因此具有稳定神经细胞膜的作用。胞磷胆碱还参与细胞核酸、蛋白质和糖的代谢,促进葡萄糖合成乙酰胆碱,防治脑水肿。用法:500～750 mg 加入 5％葡萄糖液250 mL。静脉滴注,1 次/天,10～15 天为 1 个疗程。③脑活素。主要成分为精制的必需和非必需氨基酸、单胺类神经介质、肽类激素和酶前体,它能通过血-脑屏障,直接进入神经细胞,影响细胞呼吸链,调节细胞神经递质,激活腺苷酸环化酶,参与细胞内蛋白质合成等。用法:20～50 mL 加入生理盐水 250 mL,静脉滴注,1 次/天,10～15 天为 1 个疗程。

10.外科治疗和介入治疗

半球大面积脑梗死压迫脑干,危及生命时,若应用甘露醇无效时,应积极进行去骨瓣手术减压和坏死脑组织吸出术。对急性大面积小脑梗死产生明显肿胀及脑积水者,可行脑室引流术或去除坏死组织以挽救生命。对颈动脉粥样硬化颈动脉狭窄＞70％者,可考虑手术治疗。常用的手术方法有颈动脉内膜剥离修补术,颅外-颅内血管吻合术及近年来发展起来的颈动脉支架成形术。

11.康复治疗

主张早期进行系统、规范及个体化的康复治疗。急性期一旦病情平稳,应立即进行肢体功能锻炼和语言康复训练,降低致残率。

(三)脑栓塞

(1)发生在颈内动脉前端或大脑中动脉主干的大面积脑栓塞,以及小脑梗死可发生严重的脑水肿,继发脑疝,应积极进行脱水、降颅内压治疗,必要时需要进行大颅瓣切除减压。大脑中动脉主干栓塞可立即施行栓子摘除术,据报道 70％可取得较好疗效,亦应争取在时间窗内试验溶栓治疗,但由于出血性梗死更多见,溶栓适应证更应严格掌握。

(2)由于脑栓塞有很高的复发率,有效的预防很重要。心房颤动患者可采用抗心律失常药物或电复律,如果复律失败,应采取预防性抗凝治疗。由于个体对抗凝药物敏感性和耐受性有很大差异,治疗中要定期监测凝血功能,并随时调整剂量。在严格掌握适应证并进行严格监测的条件下,适宜的抗凝治疗能显著改善脑栓塞患者的长期预后。

(3)部分心源性脑栓塞患者发病后 3 小时内,用较强的血管扩张剂如罂粟碱点滴或吸入亚硝酸异戊酯,可收到较满意疗效,亦可用烟酸羟丙茶碱治疗发病 1 周内的轻中度脑梗死病例收到较满意疗效者。

(4)对于气栓的处理应采取头低位,左侧卧位。如系减压病应立即行高压氧治疗,可使气栓减少,脑含氧量增加,气栓常引起癫痫发作,应严密观察,及时进行抗癫痫治疗。脂肪栓的处理可用血管扩张剂,5％硫酸氢钠注射液 250 mL 静脉滴注,2 次/天。感染性栓塞需选用有效足量的抗生素抗感染治疗。

(四)腔隙性脑梗死

该病无特异治疗其关键在于防治高血压动脉粥样硬化和糖尿病等。急性期适当的康复措施是必要的。纯感觉性卒中主要病理是血管脂肪透明变性,巨噬细胞内充满含铁血黄素,提示红细胞外渗,因此禁用肝素等抗凝剂,但仍可试用阿司匹林、双嘧达莫;纯运动型较少发生血管脂肪变性,可以应用肝素、东菱精纯克栓酶及蝮蛇抗栓酶,但应警惕出血倾向。腔隙梗死后常有器质性重症抑郁,抗抑郁药物患者常不易耐受,最近有人推荐选择性 5-羟色胺重摄取抑制剂 Ciralopram 10～14 mg/d,治疗卒中后重症抑郁安全有效,无明显不良反应。无症状型腔隙性脑梗死主要针对其危险因素:高血压、糖尿病、心律失常、高脂、高黏血症及颈动脉狭窄等,进行积极有效的治疗,对降低其复发率至关重要,对本病的预防也有极其重要的意义。

（颜培娥）

第六节　急性颅内压增高

急性颅内压增高是多种疾病共有的一种症候群。正常成人侧卧时颅内压力经腰椎穿刺测定为0.69～0.78 kPa(7～8 cmH$_2$O),若超过1.96 kPa(20 cmH$_2$O)时为颅内压增高。

一、颅内压的生理调节

颅腔除了血管与外界相通外,基本上可看作是一个不可伸缩的容器,其总容积是不变的。颅腔内的3种内容物——脑、血液及脑脊液,它们都是不能被压缩的。但脑脊液与血液在一定范围内是可以被置换的。所以颅腔内任何一种内容物的体积增大时,必然导致其他两种内容物的体积代偿性减少来相适应。如果调节作用失效,或颅内容物体积增长过多过速,超出调节功能所能够代偿时,就出现颅内压增高。

脑脊液从侧脑室内脉络丛分泌产生,经室间孔入第三脑室,再经大脑导水管到第四脑室,然后经侧孔和正中孔进入蛛网膜下腔。主要经蛛网膜颗粒吸收入静脉窦,小部分由软脑膜或蛛网膜的毛细血管所吸收。

脑血流量是保证脑正常功能所必需的,它决定于脑动脉灌注压(脑血流的输入压与输出压之差)。当脑动脉血压升高时,血管收缩,限制过多的血液进入颅内。当脑动脉压力下降时,血管扩张,使脑血流量不致有过多的下降。当颅内压增高时,脑灌注压减少,因而脑血流量减少。一般认为颅内压增高需要依靠减少脑血流量来调节时,说明脑代偿功能已达到衰竭前期了。

在3种内容物中,脑实质的体积变动很少,而脑血流量在一定范围内由脑血管的自动调节反应而保持相对稳定状态。所以,颅内压主要是依靠脑脊液量的变化来调节。

颅内压的调节很大程度取决于机体本身的生理和病理情况。调节有一定的限度,超过这个限度就引起颅内压增高。

二、颅内压增高的病理生理

临床常见有下列几种情况:①颅内容物的体积增加超过了机体生理代偿的限度,如颅内肿瘤、脓肿、急性脑水肿等。②颅内病变破坏了生理调节功能,如严重脑外伤、脑缺血、缺氧等。③病变发展过于迅速,使脑的代偿功能来不及发挥作用,如急性颅内大出血、急性颅脑外伤等。④病变引起脑脊液循环通路阻塞。⑤全身情况差使颅内压调节作用衰竭,如毒血症和缺氧状态。

颅内压增高有2种类型:①弥漫性增高,如脑膜脑炎、蛛网膜下腔出血、全脑水肿等。②先有局部的压力增高,通过脑的移位及压力传送到别处才使整个颅内压升高,如脑瘤、脑出血等。

三、诊断

(一)临床表现特点

在极短的时间内发生的颅内压增高称为急性颅内压增高。可见于脑外伤引起的硬膜外血肿、脑内血肿、脑挫裂伤等或急性脑部感染、脑炎、脑膜炎等引起的严重脑水肿;脑室出血或近脑室系统的肿瘤或脑脓肿等。

1.头痛

急性颅内压增高意识尚未丧失之前,头痛剧烈,常伴喷射性呕吐。头痛常在前额与双颞,头痛与病变部位常不相关。

2.视盘水肿

急性颅内压增高可在数小时内见视盘水肿,视盘周围出血。但急性颅内压增高不一定都呈现视盘水肿。因而视盘水肿是颅内压增高的重要体征,但无否定的意义。

3.意识障碍

意识障碍是急性颅内压增高的最重要症状之一,可以为嗜睡、昏迷等不同程度的意识障碍。

4.脑疝

整个颅腔被大脑镰和天幕分成 3 个相通的腔,并以枕骨大孔与脊髓腔相通。当颅内某一分腔有占位病变时,压力高、体积大的部分就向其他分腔挤压、推移而形成脑疝。由于脑疝压迫,使血液循环及脑脊液循环受阻,进一步加剧颅内高压,最终危及生命。常见的脑疝有 2 类:小脑幕切迹疝及枕骨大孔疝。

(1)小脑幕切迹疝:通常是一侧大脑半球占位性病变所致,由于颞叶海马钩回疝入小脑幕切迹孔,压迫同侧动眼神经和中脑,患者呈进行性意识障碍,病变侧瞳孔扩大、对光反射消失,病情进一步恶化时双侧瞳孔散大、去大脑强直,最终呼吸、心跳停止。

(2)枕骨大孔疝:主要见于颅后窝病变。由于小脑扁桃体疝入枕骨大孔,延髓受压。临床表现为突然昏迷、呼吸停止、双瞳孔散大,随后心跳停止而死亡。

5.其他症状

可有头晕、耳鸣、烦躁不安、展神经麻痹、复视、抽搐等。儿童患者常有头围增大、颅缝分离、头皮静脉怒张等。颅内压增高严重时,可有生命体征变化,血压升高、脉搏变慢及呼吸节律趋慢。生命体征变化是颅内压增高的危险征象。

(二)诊断要点

1.是否急性颅内压增高

急性发病的头痛、呕吐、视盘水肿及很快出现意识障碍、抽搐等则应考虑有急性颅内压增高。应做颅脑 CT 或 MRI 检查并密切观察临床症状、体征的变化。

2.颅内压增高的程度

颅内压增高程度可分 3 级:压力在 $1.96\sim2.55$ kPa($20\sim26$ cmH$_2$O)为轻度增高;压力在 $2.55\sim5.30$ kPa($26\sim54$ cmH$_2$O)为中度增高;超过 5.30 kPa(54 cmH$_2$O)为重度增高。如出现以下情况说明颅内压增高已达严重地步。

(1)头痛发作频繁,反复呕吐,眼底检查发现视盘水肿进行性加重者。

(2)意识障碍逐渐加深者。

(3)血压上升、脉搏减慢、呼吸节律变慢者表示颅内压增高较严重。

(4)观察过程中出现瞳孔大小不等者。

3.颅内压增高的原因

应详细询问病史并体检,做有关的实验室检查,同时做脑脊液检查,脑 CT、MRI、脑电图、脑血管造影等辅助检查可提供重要的诊断资料,从而采取相应的治疗措施。

四、治疗

降低颅内压。

（一）脱水治疗

1.高渗性脱水

20％甘露醇 250 mL/次静脉滴注，于 20～40 分钟内滴完，每 6 小时 1 次，作用迅速，可以维持 4～8 小时，为目前首选的降颅内压药物。甘油可以口服，剂量为每天 1～2 g/kg；也可静脉滴注，剂量为每天 0.7～1 g/kg。成人可用 10％甘油每天 500 mL，滴注速度应慢，以防溶血。同时应限制液体入量和钠盐摄入量，并注意电解质平衡，有心功能不全者应预防因血容量突然增加而致急性左侧心力衰竭及肺水肿。

2.利尿剂

可利尿脱水，常用呋塞米和依他尼酸，其脱水作用不及高渗脱水剂，但与甘露醇合用可减少其用量。用法：成人一般剂量为每次 20～40 mg，每天 1～6 次，肌内注射或静脉注射。

3.血清蛋白

每次 50 mL，每天 1 次，连续用 2～3 天。应注意心功能。

4.激素

作用机制尚未十分肯定，主要在于改善血-脑屏障功能及降低毛细血管通透性。常用地塞米松，每天 10～20 mg，静脉滴注或肌内注射。

（二）减少脑脊液容量

对阻塞性或交通性脑积水患者可作脑脊液分流手术，对紧急患者可做脑室穿刺引流术，暂时缓解颅内高压。也可以口服碳酸酐酶抑制剂，如乙酰唑胺，可抑制脑脊液生成，剂量为 250 mg，每天2～3 次。

（三）其他

对严重脑水肿伴躁动、发热、抽搐或去大脑强直者，可采用冬眠低温治疗，充分供氧，必要时可气管切开以改善呼吸道阻力。有条件时可使用颅内压监护仪，有利于指导脱水剂的应用和及时抢救。

（四）病因治疗

当颅内高压危象改善后，应及时明确病因，以便进行病因治疗。

（颜培娥）

第七节　开放性颅脑损伤

开放性颅脑损伤是颅脑各层组织开放伤的总称，它包括头皮裂伤、开放性颅骨骨折及开放性脑损伤，而不是开放性脑损伤的同义词。硬脑膜是保护脑组织的一层坚韧纤维膜屏障，此层破裂与否，是区分脑损伤为闭合性或开放性的分界线。

开放性颅脑损伤的原因很多，大致划为两大类，即非火器伤与火器伤。

一、非火器性颅脑损伤

各种造成闭合性颅脑损伤的原因都可造成头皮、颅骨及硬脑膜的破裂，造成开放性颅脑损伤，在和平时期的颅脑损伤中，以闭合伤居多，开放性伤约占 16.8％，而后者中又以非火器颅脑损伤较多。

(一)临床表现

1.创伤的局部表现

开放性颅脑伤的伤因、暴力大小不一,产生损伤的程度与范围差别极大。创伤多位于前额、额眶部,亦可发生于其他部位,可为单发或多发,伤口整齐或参差不齐,有时沾有头发、泥沙及其他污物,有时骨折片外露,也有时致伤物如钉、锥、铁杆嵌顿于骨折处或颅内。头皮血运丰富,出血较多,当大量出血时,需考虑是否存在静脉窦破裂。

2.脑损伤症状

患者常有不同程度的意识障碍与脑损害表现,脑部症状取决于损伤的部位、范围与程度。其临床表现同闭合性颅脑损伤部分。

3.颅内压改变

开放性脑损伤时,因颅骨缺损、血液、脑脊液及破碎液化坏死的脑组织可经伤口流出,或为脑膨出,颅内压力在一定程度上可得到缓冲。如伴脑脊液大量流失,可出现低颅压状态。创口小时可与闭合性脑损伤一样,出现脑受压征象。

4.全身症状

开放性颅脑损伤时出现休克的机会较多,不仅因外出血造成失血性休克,还可由于颅腔呈开放性,脑脊液与积血外溢,使颅内压增高得到缓解,颅内压引起的代偿性血压升高效应减弱。同时伴有的脊柱、四肢及胸腹伤可有相应的症状及体征。

(二)辅助检查

1.X线平片

颅骨的X线平片检查有助于骨折的范围、骨碎片与异物在颅内的存留情况的了解。

2.颅脑CT扫描

可显示颅骨、脑组织的损伤情况,能够对碎骨片及异物定位,发现颅内或脑内血肿等继发性改变。CT较X线平片更能清楚地显示X线吸收系数低的非金属异物。

(三)诊断

开放性颅脑损伤一般易于诊断,根据病史、检查伤口内有无脑脊液或脑组织,即可确定开放性损伤的情况。X线平片及CT扫描更有利于伤情的诊断。少数情况下,硬脑膜裂口很小,可无脑脊液漏,初诊时难以确定是否为开放性脑损伤,而往往手术探查时才能明确。

(四)救治原则与措施

1.治疗措施

首先做创口止血、包扎、纠正休克,患者入院后有外出血时,应采取临时性止血措施,同时检查患者的周身情况,有无其他部位严重合并伤,是否存在休克或处于潜在休克。当患者出现休克或处于休克前期时,最重要的是先采取恢复血压的有力措施,加快输液、输血,不必顾虑因此加重脑水肿的问题,当生命体征趋于平稳时,才适于进行脑部清创。

2.手术原则

(1)早期清创:按一般创伤处理的要求,尽早在伤后6小时内进行手术。在目前有力的抗生素防治感染的条件下,可延长时限至伤后48小时。

(2)彻底清创手术的要求:早期彻底清除术,应一期缝合脑膜,将开放性脑损伤转为闭合性,经清创手术,脑水肿仍严重者,则不宜缝合硬脑膜,而需进行减压术,避免发生脑疝。

（3）并存脏器伤时，应在输血保证下，迅速处理内脏伤，第二步行脑清创术。这时如有颅内血肿，脑受压危险，伤情特别急，需有良好的麻醉处理，输血、输液稳定血压，迅速应用简捷的方法，制止内出血，解除脑受压。

（4）颅骨缺损一般在伤口愈合后 3～4 个月进行修补为宜，感染伤口修补颅骨至少在愈合半年后进行。

3.手术方法

应注意的是，术中如发现硬脑膜颜色发蓝、颅内压增高，疑有硬膜下血肿，应切开硬脑膜探查处理。脑搏动正常时，表明脑内无严重伤情，无必要切开探查，以免将感染带入脑部。开放性脑损伤的清创应在直视下进行，逐层由外及里冲净伤口，去除污物、血块，摘除碎骨片与异物，仔细止血，吸去糜烂失活的脑组织，同时要珍惜脑组织，不做过多的切除。保留一切可以保留的脑血管，避免因不必要的电凝或夹闭脑的主要供血动脉及回流静脉引起或加重脑水肿、脑坏死及颅内压增高。脑挫裂伤较严重，颅内压增高，虽经脱水仍无缓解，可容许做内减压术。清创完毕，所见脑组织已趋回缩、颅内压已降低的情况下，缝合硬脑膜及头皮。

钢钎、钉、锥等较粗大锐器刺入颅内，有时伤器为颅骨骨折处所嵌顿。如伤员一般情况好，无明显颅内出血症状者，不宜立即拔出，特别是位于动脉干与静脉窦所在处和鞍区的创伤。应摄头颅 X 线片了解颅内伤器的大小、形态和方位，如异物靠近大血管时，应进一步行脑血管造影，查明异物与血管等邻近结构的关系，据此制定出手术方案，术前做好充分的输血准备。行开颅手术时，先切除金属异物四周的颅骨进行探查，若未伤及静脉，扩大硬脑膜破口，在直视下，缓缓将异物退出，随时观察伤道深处有无大出血，然后冲洗伤道、止血，放置引流管，缝合修补硬脑膜，闭合伤口，术后 24～36 小时拔除引流管。

颅面伤所致开放性脑损伤，常涉及颅面、鼻窦，眼部及脑组织。

清创术的要求：①做好脑部清创与脑脊液漏的修补处理。②清除可能引起的创伤感染因素。③兼顾功能与整容的目的。手术时要先扩大额部伤口或采用冠状切口，翻开额部皮瓣，完成脑部清创与硬膜修补术，然后对鼻窦作根治性处理。最后处理眼部及颅面伤。

脑挫裂伤、脑水肿及感染的综合治疗同闭合性颅脑外伤。

二、火器性颅脑损伤

火器性颅脑损伤是神经外科的一个重要课题。战争时期，火器性颅脑损伤是一种严重战伤，尤其是火器性颅脑穿通伤，处理复杂，死亡率高。在和平时期也仍然是棘手的问题。创伤医学及急救医学的发展，虽使火器性颅脑损伤的病理生理过程得到进一步阐明，火器性颅脑损伤的抢救速度、诊疗条件也有了很大的提高，但是其死亡率仍高。

（一）分类

目前按硬脑膜是否破裂将火器性颅脑损伤简化分为非穿通伤和穿通伤两类。

1.非穿通伤

常有局部软组织或伴颅骨损伤，但硬脑膜尚完整，创伤局部与对冲部位可能有脑挫裂伤，或形成血肿。此类多为轻、中型伤，少数可为重型。

2.穿通伤

穿通伤即开放性脑损伤。颅内多有碎骨片、弹片或枪弹存留，伤区脑组织有不同程度的破坏，并发弹道血肿的机会多，属重型伤，通常将穿通伤又分为以下几种。

（1）盲管伤：只有入口而无出口，在颅内入口附近常有碎骨片与异物，金属异物存留在颅内，多位于伤道的最远端，局部脑挫裂伤较严重。

（2）贯通伤：有入口和出口，入口小，出口大。颅内入口及颅外皮下出口附近有碎骨片，脑挫裂伤严重，若伤及生命中枢，伤员多在短时间内死亡。

（3）切线伤：头皮、颅骨和脑呈沟槽状损伤或缺损，碎骨片多在颅内或颅外。

（4）反跳伤：弹片穿入颅内，受到入口对侧颅骨的抵抗，变换方向反弹停留在脑组织内，构成复杂伤道。

此外按投射物的种类又可分为弹片伤、枪弹伤，也可按照损伤部位来分类，以补充上述的分类法。

（二）损伤机制与病理

火器性颅脑损伤的病理改变与非火器伤有所不同，伤道脑的病理改变分为三个区域。

1.原发伤道区

原发伤道区是反映伤道的中心部位，内含毁损液化的脑组织，与出血和血块交融，杂有颅骨碎片、头发、布片、泥沙及弹片或枪弹等。伤道的近侧可由于碎骨片造成支道，间接增加脑组织损伤范围，远侧则形成贯通伤、盲管或反跳伤。脑膜与脑的出血容易在伤道内聚积形成硬膜外、硬膜下、脑内或脑室内血肿。伤道内的血肿可位于近端、中段与远端。

2.挫裂伤区

在原发伤道的周围，脑组织呈点状出血和脑水肿，神经细胞、少枝胶质细胞及星形细胞肿胀或崩解。致伤机制是由于高速投射物穿入密闭颅腔后的瞬间，在脑内形成暂时性空腔，产生超压现象，冲击波向周围脑组织传递，使脑组织顿时承受高压及相继的负压作用而引起脑挫裂伤。

3.震荡区

震荡区位于脑挫裂区周围，是空腔作用之间接损害，伤后数小时逐渐出现血液循环障碍、充血、淤血、外渗及水肿等，但尚为可逆性。

另外，脑部可能伴有冲击伤，乃因爆炸引起的高压冲击波所致，脑部可发生点状出血、脑挫裂伤和脑水肿。

脑部的病理变化可随创伤类型、伤后时间、初期外科处理及后期治疗情况而有所不同。脑组织的血液循环与脑脊液循环障碍，颅内继发性出血与血肿形成，急性脑水肿，并发感染等，皆可使病理改变复杂化。

（三）临床表现

1.意识障碍

伤后意识水平是判断火器性颅脑损伤轻重的最重要指标，是手术指征和预后估计的主要依据。但颅脑穿通伤有时局部有较重的脑损伤，可不出现昏迷。应强调连续观察神志变化过程，如伤员在伤后出现中间清醒期或好转期，或受伤当时无昏迷随后转入昏迷，或意识障碍呈进行性加重，都反映伤员存在急性脑受压征象。在急性期，应警惕创道或创道邻近的血肿，慢性期的变化可能为脓肿。

2.生命体征的变化

重型颅脑伤员，伤后多数立即出现呼吸、脉搏、血压的变化。伤及脑干部位重要生命中枢者，可早期发生呼吸紧迫，缓慢或间歇性呼吸，脉搏转为徐缓或细远，脉律不整与血压下降等中枢性衰竭征象。呼吸深而慢，脉搏慢而有力，血压升高的进行变化是颅内压增高、脑受压和脑疝的危象,常指示颅内血肿。开放伤引起外出血,大量脑脊液流失,可引起休克和衰竭。出现休克时应注意查明有无胸、腹伤、大的骨折等严重合并伤。

3.脑损伤症状

伤员可因脑挫裂伤、血肿、脑膨出而出现相应的症状和体征。蛛网膜下腔出血可引起脑膜刺激征。下丘脑损伤可引起中枢性高热。

4.颅内压增高

火器伤急性期并发颅内血肿的机会较多,但弥散性脑水肿更使人担忧,主要表现为头痛、恶心、呕吐及脑膨出。慢性期常是由于颅内感染、脑水肿,表现为脑突出,意识转坏和视盘水肿,到一定阶段,反映到生命体征变化,并最终出现脑疝体征。

5.颅内感染

穿通伤的初期处理不彻底或过迟,易引起颅内感染。主要表现为高热、颈强直、脑膜刺激征。

6.颅脑创口的检查

这在颅脑火器伤是一项特别重要的检查。出入口的部位、数目、形态、出血、污染情况均很重要,出入口的连线有助于判断穿通伤是否横过重要结构。

(四)辅助检查

1.颅骨 X 线平片

对颅脑火器伤应争取在清除表面砂质等污染后常规拍摄颅片。拍片不仅可以明确是盲管伤还是贯通伤,颅内是否留有异物,并了解确切位置,对指导清创手术有重要作用。

2.脑超声波检查

观察中线波有无移位作为参考。二维及三维超声有助于颅内血肿、脓肿,脑水肿等继发性改变的判断。

3.脑血管造影

在无 CT 设备的情况下,脑血管造影有很大价值,可以提供血肿的部位和大小的信息。脑血管造影还有助于外伤性颅内动脉瘤的诊断。

4.CT 扫描

颅脑 CT 扫描对颅骨碎片、弹片、创道、颅内积气、颅内血肿、弥散性脑水肿和脑室扩大等情况的诊断,既正确又迅速,对内科疗效的监护也有特殊价值。

(五)诊断

作战时,因伤员多,检查要求简捷扼要,迅速明确颅脑损伤性质和有无其他部位合并伤。早期强调头颅 X 线平片检查,对明确诊断及指导手术有重要意义。晚期存在的并发症、后遗症可根据具体情况选择诊断检查方法:脑超声波、脑血管造影及 CT 扫描等。在和平时期,火器性颅脑损伤伤员如能及时被送往有条件的医院,早期进行包括 CT 扫描在内的各种检查,可使诊断确切,以利早期治疗。

(六)救治原则与措施

1.急救

(1)保持呼吸道通畅:简单的方法是把下颌向前推拉,侧卧,吸除呼吸道分泌物和呕吐物,也可插管过度换气。

(2)抢救休克:早期足量的输血、输液和保持呼吸道通畅是战争与和平时期枪伤治疗的两大原则。

(3)严重脑受压的急救:伤员在较短时间内出现单侧瞳孔散大或很快双瞳变化,呼吸转慢,估计不能转送至手术医院时,则应迅速扩大穿通伤入口,创道浅层血肿常可涌出而使部分伤员获救,然后再考虑转送。

(4)创伤包扎:现场抢救只做伤口简单包扎,以减少出血,有脑膨出时,用敷料绕其周围,保护脑组织以免污染和增加损伤。强调直接送专科处理,但已出现休克或已有中枢衰竭征象者,应就地急救,不宜转送。尽早开始大剂量抗生素治疗,应用 TAT。

2.优先手术次序

大量伤员到达时,伤员手术的顺序大致如下。

(1)有颅内血肿等脑受压征象者,或伤道有活动性出血者,优先手术。

(2)颅脑穿通伤优先于非穿通伤手术,其中脑室伤有大量脑脊液漏及颅后窝伤也应尽早处理。

(3)同类型伤,先到达者,先作处理。

(4)危及生命的胸、腹伤优先处理,然后再处理颅脑伤;如同时已有脑疝征象,伤情极重,在良好的麻醉与输血保证下,两方面手术可同时进行。

3.创伤的分期处理

(1)早期处理(伤后 72 小时以内):早期彻底清创应于 24 小时以内完成,但由于近代有效抗生素的发展,对于转送较迟,垂危或其他合并伤需要紧急处理时,脑部的清创可以推迟至72 小时。一般认为伤后3～8 小时最易形成创道血肿,故最好在此期或更早期清创。

(2)延期处理(伤后 3～6 天):伤口如尚未感染,也可以清创,术后缝合伤口,置橡皮引流,或两端部分缝合或不缝依具体情况而定。伤口若已感染,则可扩大伤口和骨孔,使脓液引流通畅,此时不宜脑内清创,以免感染扩散,待感染局限后晚期清创。

(3)晚期处理(伤后 7 天以上):未经处理的晚期伤口感染较重,应先药物控制感染,若创道浅部有碎骨片,妨碍脓液引流,也可以扩大伤口,去除异物,待后择期进一步手术。

(4)二期处理(再次清创术):颅脑火器伤可由于碎骨片、金属异物的遗留、脑脊液漏及术后血肿等情况进行二次手术。

(七)清创术原则与方法

麻醉、术前准备、一般清创原则基本上与平时开放性颅脑损伤的处理相同,在战时,为了减轻术后观察和护理任务,宜多采用局麻或只有短暂的全身麻醉。开颅可用骨窗法和骨瓣法,彻底的颅脑清创术要求修整严重污染或已失活的头皮、肌肉及硬脑膜,摘尽碎骨片,确实止血。对过深难以达到的金属异物不强求在一期清创中摘除。清创术后,颅内压下降,脑组织下塌,脑搏动良好,冲净伤口,缝合修补硬脑膜,缝合头皮,硬脑膜外可置引流 1～2 天。

对于脑室伤,要求将脑室中的血块及异物彻底清创,充分止血,术毕用含抗生素的生理盐水冲净伤口,对预防感染有一定作用,同时可做脑室引流。摘出的碎骨片数目要与 X 线平片之数目核对,避免残留骨片形成颅内感染的隐患。新鲜伤道中深藏的磁性金属异物和弹片,可应用磁性导针伸入伤道吸出。颅脑贯通伤出口常较大,出口的皮肤血管也易于损伤,故清创常先从出口区进行。若入口处有脑膨出或血块涌出,则入口清创优先进行。

下列情况需行减压术,硬脑膜可不予缝合修补:①清创不彻底。②脑挫裂伤严重,清创后脑组织仍肿胀或膨出。③已化脓之创伤,清创后仍需伤道引流。④止血不彻底。

(八)术后处理

脑穿通伤清创术后,需定时观察生命体征、意识、瞳孔的变化,观察有无颅内继发出血、脑脊液漏等。加强抗脑水肿、抗感染、抗休克治疗。保持呼吸道通畅,吸氧。躁动、癫痫高热时,酌情使用镇静药,冬眠药和采用物理方法降温,昏迷瘫痪伤员,定时翻身,预防肺炎,压力性损伤和泌尿系统感染。

(九)颅内异物存留

开放性颅脑损伤,特别是火器伤常有金属弹片及碎骨片、草木、泥沙、头发等异物进入颅内。当早期清创不彻底或因异物所处部位较深,难以取出时,异物则存留于颅内。异物存留有可能导致颅内感染,其中碎骨片易伴发脑脓肿,而且可促使局部脑组织退行性改变,极少数金属异物尚可有位置的变动,从而加重脑损伤,从而需手术取出异物。摘除金属异物的手术指征:①直径大于1 cm的金属异物因易诱发颅内感染而需手术。②位于非功能区、易于取出且手术创伤及危险性小。③出现颅内感染征象或顽固性癫痫及其他较严重的临床症状者。④合并有外伤性动脉瘤者。⑤脑室穿通伤,异物进入脑室时,由于极易引起脑室内出血及感染,且异物在脑室内移动可以损伤脑室壁,常需手术清除异物。手术方法可分为骨窗或骨瓣开颅直接手术取除异物及采用立体定向技术用磁性导针或异物钳取除异物。前者有造成附加脑损伤而加重症状的危险,手术宜沿原伤道口进入,避开重要功能区,可应用于表浅部位及脑室内异物取除。近年来,由于立体定向技术的发展,在X线颅骨正侧位片及头部CT扫描准确定位及监控下,颅骨钻孔后,精确地将磁导针插入脑内而吸出弹片;或利用异物钳夹出颅内存留的异物。此种方法具有手术简便,易于接受,附加损伤少等优点,但当吸出或钳夹异物有困难时,需谨慎操作,以免损伤异物附近的血管而并发出血。手术前后需应用抗生素预防感染,并需重复注射TAT。

(颜培娥)

第五章

循环系统危重症

第一节　主动脉夹层

主动脉夹层指主动脉腔内的血液通过内膜的破口进入主动脉壁中层而形成的血肿。急性主动脉夹层是一种不常见、但有潜在生命危险的疾病，如不予以治疗，早期病死率很高。及时进行适当的药物和/或手术治疗，可明显提高生存率。

一、病因与发病机制

任何破坏中层弹性或肌肉成分完整性的疾病都可使主动脉易患夹层分离。中层胶原及弹性硬蛋白变性所致的中层退行性变是首要的易患因素。囊性中层退行病变是多种遗传性结缔组织缺陷(马方综合征和 Ehlers Danlos 综合征)的内在特点。年龄增长和高血压可能是中层退行病变两个重要因素。主动脉夹层的好发年龄为 60～70 岁，男性为女性发病率的 2 倍。某些其他先天性心血管畸形，如主动脉瓣单瓣畸形和主动脉缩窄也易并发主动脉夹层。

主动脉夹层开始于主动脉内膜撕裂，血液穿透病变中层，将中层平面一分为二，主动脉壁即出现夹层。由于管腔压力不断推动，分离过程沿主动脉壁推进，典型的为顺行推进，即被主动脉血流向前的力推动，有时也可见从内膜撕裂处逆向推进。主动脉壁分离层之间被血液充盈的空间成为一个假腔，剪切力可能导致内膜进一步撕裂，为假腔内的血流提供出口或额外的进口。

二、分类

绝大多数主动脉夹层起源于升主动脉和/或降主动脉。主动脉夹层有三种主要的分类方法，对累及的主动脉的部位及范围进行定义(表 5-1，图 5-1)。考虑预后及治疗的不同，所有这三种分类方法都是基于主动脉夹层是否累及升主动脉而定。一般而言，夹层分离累及升主动脉有外科手术指征，而对那些未累及升主动脉的夹层分离可考虑药物保留治疗。

三、诊断

(一)临床表现特点

1.症状

急性主动脉夹层最常见的症状是剧烈疼痛，而慢性夹层分离多数可能并无疼痛。典型的疼痛突然发生,开始时即为剧痛。患者主诉疼痛呈撕裂、撕扯或刀刺样。当夹层分离沿主动脉伸展时,疼痛可沿着夹层分离的走向逐步向其他部位转移。疼痛部位对判断主动脉夹层的部位有帮助,因为局部的症状通常反应累及的主动脉。如胸痛只在前胸部,或最痛之处在前胸部,提示夹层绝大多数累及升主动脉。如胸痛只在肩胛之间,或最痛之处在肩胛之间,则绝大部分累及降主动脉。颈、喉、颌、面部的疼痛强烈提示夹层累及升主动脉。另外,疼痛在背部的任何部位,或腹部和下肢,强烈提示累及降主动脉。

表 5-1　常用的主动脉夹层分类方法

分类	起源和累及的主动脉范围
DeBakey 分类法	
Ⅰ 型	起源于升主动脉,扩展至主动脉弓或其远端
Ⅱ 型	起源并局限于升主动脉
Ⅲ 型	起源于降主动脉沿主动脉向远端扩展
Stanford 分类法	
A 型	所有累及升主动脉的夹层分离
B 型	所有不累及升主动脉的夹层分离
解剖描述分类法	
近端	包括 DeBakey Ⅰ 型和 Ⅱ 型,Stanford 法 A 型
远端	包括 DeBakey Ⅲ 型,Stanford 法 B 型

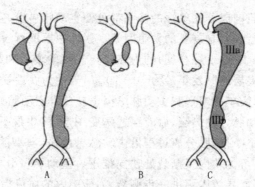

图 5-1　主动脉夹层分类

A.DeBakey Ⅰ 型/StanfordA 型;B.DeBakey Ⅱ 型/StanfordA 型;C.DeBakey Ⅲ 型/StanfordB 型

其他一些不常见情况包括充血性心力衰竭、晕厥、脑血管意外、缺血性周围神经病变、截瘫、猝死等。急性充血性心力衰竭几乎均由近端主动脉夹层所致的严重主动脉瓣反流引起。无神经定位体征的晕厥占主动脉夹层的 $4\%\sim5\%$,一般需紧急外科手术。

2.体征

在一些病例中,单纯的体检结果就足以提示诊断,而在另外一些情况下,即使存在广泛的主动脉夹层,相应的体征也不明显。远端主动脉夹层患者 $80\%\sim90\%$ 存在高血压,但在近端主动脉夹层患者中高血压较少见。近端主动脉夹层患者与远端主动脉夹层患者相比更易发生低血压。低血压通常是由于心脏压塞、胸腔或腹腔内动脉破裂所致。与主动脉夹层相关的最典型体征如脉搏短缺、主动脉反流杂音、神经系统表现更多见于近端夹层分离。急性胸痛伴脉搏短缺

(减弱或缺如)强烈提示主动脉夹层。近端主动脉夹层分离中约 50％有脉搏短缺,而远端主动脉夹层中只占 15％。

主动脉瓣反流是近端主动脉夹层的重要并发症,一些病例可听到主动脉瓣反流杂音。与近端主动脉夹层相关的主动脉瓣膜反流杂音常呈乐音样,胸骨右缘比胸骨左缘听诊更清晰。根据反流的严重程度不同,可能存在其他主动脉瓣关闭不全的周围血管征象,如水冲脉和脉压增宽。

许多疾病的表现可酷似主动脉夹层,包括急性心肌梗死或严重心肌缺血,非主动脉夹层引起的急性主动脉反流,非夹层分离引起的胸主动脉瘤、腹主动脉瘤、心包炎、肌肉骨骼痛或纵隔肿瘤。

(二)实验室和其他辅助检查特点

临床上,一旦诊断上已怀疑主动脉夹层,必须迅速并准确地确定诊断。目前可用的诊断方法包括主动脉造影、造影增强 CT 扫描、磁共振成像(MRI)、经胸或经食管的心脏超声。

1.胸部 X 线检查

最常见的异常是主动脉影变宽,占病例的 80％～90％,局限性的膨出往往出现于病变起源部位。一些病例可出现上纵隔影变宽。如见主动脉内膜钙化影,则可估测主动脉壁的厚度,正常为 2～3 mm,如主动脉壁厚度增加到 10 mm 以上,高度提示主动脉夹层(图 5-2)。虽然绝大多数患者有一种或多种胸片的异常表现,但相当部分患者胸片改变不明显。因此,正常的胸部 X 线检查绝不能排除主动脉夹层。

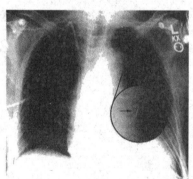

图 5-2 主动脉夹层,胸部 X 线检查可见主动脉内膜

钙化影与主动脉影外侧缘相距 10 mm 以上

2.主动脉造影

逆行主动脉造影是主动脉夹层的最可靠诊断技术,如考虑行手术治疗或血管内支架治疗,术前须行主动脉造影。血管造影诊断主动脉夹层的直接征象包括主动脉双腔或分离内膜片,提示夹层分离的间接征象包括主动脉腔变形、主动脉壁变厚、分支血管异常,以及主动脉瓣反流。主动脉造影的主要优点在于能明确主动脉夹层和累及的分支血管范围,也能显示主动脉夹层的一些主要并发症,如假腔内血栓和主动脉瓣反流。

3.计算机体层摄影(CT)

增强 CT 扫描时,如发现内膜片分割或以造影剂密度差来区分的两个明显的主动脉腔时即可诊断主动脉夹层。与主动脉造影不同,CT 扫描的优点在于它是无创的,但需要使用静脉内造影剂。CT 还有助于识别假腔内的血栓,发现心包积液。但 CT 扫描不能可靠地发现有无主动脉瓣反流和分支血管病变。

4.磁共振成像(MRI)

MRI 特别适用于诊断主动脉夹层,能显示主动脉夹层的真假腔、内膜的撕裂位置、剥离的内膜片和可能存在的血栓等。MRI 是无创性检查,也不需要使用静脉内造影剂从而避免了离子辐射。虽然 MRI 以其高度的准确性成为目前无创性诊断主动脉夹层的主要标准,但它存在一些缺点,如对已植入起搏器、血管夹、人工金属心脏瓣膜和人工关节患者禁忌。MRI 也仅提供有限的分支血管图像,不能可靠地识别主动脉瓣反流的存在。另外,由于显影所需时间较长,急性主动脉夹层患者行 MRI 有风险。

5.超声心动图(UCG)

对诊断升主动脉夹层具有重要意义,且易识别并发症(如心包积血、主动脉瓣关闭不全和胸腔积血等)。在 M 型超声中可见主动脉根部扩大,夹层分离处主动脉壁由正常的单条回声带变成两条分离的回声带。在二维超声中可见主动内分离的内膜片呈内膜摆动征,主动脉夹层形成主动脉真假双腔征。有时可见心包或胸腔积液。多普勒超声不仅能检出主动脉夹层管壁双重回声之间的异常血流,而且对主动脉夹层的分型、破口定位及主动脉瓣反流的定量分析都具有重要的诊断价值。经食管超声心动图(TEE)克服了经胸廓 UCG 的一些局限性。它可以采用更高频率的超声检查,从而提供更好的解剖细节。

几种影像方法都各有其特定的优缺点。在选择时,必须考虑各种检查的准确性、安全性和可行性(表 5-2)。

表 5-2　几种影像学方法诊断主动脉夹层的性能

诊断性能	ANGIO	CT	MRI	TEE
敏感性	++	++	+++	+++
特异性	+++	+++	+++	++/+++
内膜撕裂部位	++	+	+++	+
有无血栓	+++	++	+++	+
有无主动脉关闭不全	+++	−	+	+++
心包积液	−	++	+++	+++
分支血管累积	+++	+	++	+
冠状动脉累及	++			++

注:+++极好,++好,+一般,−无法检测。ANGLO:主动脉造影;CT:计算机体层摄影;MRI:磁共振成像;TEE:经食管超声心动图。

四、治疗

治疗主动脉夹层的主要目的在于阻止夹层分离的进展。那些致命的并发症并不是内膜撕裂本身,而是随之而来的主动脉夹层的并发症,如分离主动脉破裂、急性主动脉瓣关闭不全、急性心脏压塞等。如果不进行及时、适当的治疗,主动脉夹层有很高的病死率。

(一)紧急内科处理

所有高度怀疑有急性主动脉夹层的患者必须予以监护。首要的治疗目的在于解除疼痛并将收缩压降至 13.3~14.7 kPa(100~110 mmHg)[平均动脉压为 8.0~9.3 kPa(60~70 mmHg)]。无论是否存在疼痛和高血压,均应使用 β 受体阻滞剂以降低 dp/dt。对可能要进行手术的患者要避免使用长效降压药物,以免使术中血压控制变得复杂。疼痛本身可以加重高血压和心动过速,可静脉注射吗啡以缓解疼痛。

硝普钠对紧急降低动脉血压十分有效。开始滴速 $20\ \mu g/min$,然后根据血压反应调整滴速,最高可达 $800\ \mu g/min$。当单独使用时,硝普钠可能升高 dp/dt,这一作用可能潜在地促进夹层分离的扩展。因此,同时使用足够剂量的 β 受体阻滞剂十分必要。

为了迅速降低 dp/dt,应静脉内剂量递增地使用 β 受体阻滞剂,直至出现满意的 β 受体阻滞效应(心率 60~70 次/分)。超短效 β 受体阻滞剂艾司洛尔对动脉血压不稳定准备行手术治疗的患者十分有用,因为如果需要可随时停用。当存在使用 β 受体阻滞剂的禁忌证,如窦性心动过缓、二度或三度房室传导阻滞、充血性心力衰竭、气管痉挛,应当考虑使用其他降低动脉压和 dp/dt 的药物,如钙通道阻滞剂。

当分离的内膜片损害一侧或双侧肾动脉时,可引起肾素大量释放,导致顽固性高血压。在这种情况下可静脉内注射血管紧张素转化酶(ACE)抑制剂。

如果患者血压正常而非高血压,可单独使用 β 受体阻滞剂降低 dp/dt,如果存在禁忌证,可选择使用非二氢吡啶类钙阻滞剂,如地尔硫䓬或维拉帕米。

如果可疑主动脉夹层的患者表现为严重低血压,提示可能存在心脏压塞或主动脉破裂,应快速扩容。如果迫切需要升压药治疗顽固性低血压,可使用去甲肾上腺素。

治疗后一旦患者情况稳定,应立即进行诊断检查。如果病情不稳定,优先使用 TEE,因为它能在急诊室或重症监护病房床边操作而不需要停止监护和治疗。如果一个高度可疑夹层分离的患者病情变得极不稳定,很可能发生了主动脉破裂或心脏压塞,患者应立即送往手术室而不是进行影像学诊断。在这种情况下可使用术中 TEE 确定诊断,同时指导手术修补。

(二)心脏压塞的处理

急性近端主动脉夹层经常伴有心脏压塞,这是患者死亡的最常见原因之一。心脏压塞往往是主动脉夹层患者低血压的常见原因。在这种情况下,在等待外科手术修补时通常应进行心包穿刺以稳定病情。

(三)外科手术治疗

主动脉夹层的手术指征见表 5-3。应该尽可能在患者就诊之初决定是否手术,因为这将帮助选择何种诊断检查方法。手术目的包括切除最严重的主动脉病变节段,切除内膜撕裂部分,通过缝合夹层分离动脉的近端和远端以闭塞假腔的入口。下列因素增加患者的手术风险:高龄、伴随其他严重疾病(特别是肺气肿)、动脉瘤破裂、心脏压塞、休克、心肌梗死、脑血管意外等。

表 5-3 主动脉夹层外科手术和药物治疗的指征

手术指征	药物治疗指征
1.急性近端夹层分离	1.无并发症的远端夹层分离
2.急性远端夹层分离伴下列情况之一	2.稳定的孤立的主动脉弓夹层分离
·重要脏器进行性损害	3.稳定的慢性夹层分离
·主动脉破裂或接近破裂	
·主动脉瓣反流	
·夹层逆行进展至升主动脉	
·马凡综合征并发夹层分离	

(四)血管内支架技术

使用血管内介入技术可治疗主动脉夹层的高危患者。例如,夹层分离累及肾动脉或内脏动脉时手术死亡率超过 50%,血管内支架置入可降低死亡率。带膜支架植入血管隔绝术主要适用于 stanford B 型夹层。

五、长期治疗和随访

主动脉夹层患者晚期并发症包括主动脉反流、夹层分离复发、动脉瘤形成或破裂。无论住院期间采用手术还是药物治疗,长期药物治疗以控制血压和 dp/dt 对所有主动脉夹层存活患者都适用。主动脉夹层患者随访评估包括反复认真的体格检查,定期胸部 X 线检查和一系列影像学检查包括 TEE、CT 扫描或 MRI。患者刚出院的 2 年内危险性最高,后危险性逐步降低。因此,早期经常的随访十分重要。

(林 杰)

第二节 急性冠脉综合征

急性冠脉综合征(acute coronary syndrome,ACS)是冠状动脉内存在不稳定的斑块,继而发生斑块破裂和血栓形成,或发生斑块内出血、血管痉挛等,导致完全或不完全性冠状动脉闭塞,以引起心肌缺血、坏死为主要表现的一组临床综合征。ACS 是临床常见的致死性心血管疾病之一。按心电图 ST 段抬高与否,分为 ST 段抬高的 ACS 非 ST 段抬高的 ACS。ST 段抬高的 ACS 主要演变为 Q 波型急性心肌梗死,非 ST 段抬高的 ACS 包括非 ST 段抬高型心肌梗死和不稳定型心绞痛。

一、病因和发病机制

(一)病因

ACS 的基本病因是动脉粥样硬化,其共同病理基础是在冠状动脉内有不稳定动脉粥样硬化斑块的存在,偶为炎症、先天畸形、痉挛或其他原因,导致冠状动脉狭窄、不完全性或完全性冠状动脉闭塞,从而造成不同程度的心肌缺血,根据缺血的严重程度和持续时间不同而出现相应的临床表现。

(二)发病机制

1.易损斑块破裂、糜烂和钙化

美国心脏病学会根据动脉粥样硬化斑块进展过程将其分为 6 型,早期的粥样硬化病变,即所谓的脂肪条纹或Ⅲ型病变,在脂蛋白摄入和排出失衡时,演变为不稳定的Ⅳ型病变和容易破裂的Ⅴa 型病变,主要是由富含脂质的柔软粥状物质与覆盖其上的纤维帽组成。由于斑块内脂类物质含量高,病变部位比较软,容易破裂,导致血栓形成或成为Ⅵ型。ACS 便是Ⅳ和Ⅴ型斑块病变进展的结果,而斑块破裂、斑块糜烂和斑块钙化则是引起冠状动脉管腔闭塞的重要前提。

稳定斑块的纤维帽较厚,无脂质坏死核心或较小,平滑肌细胞多而炎症细胞少,胶原含量占70%以上,不易破裂。不稳定斑块发生破裂是多种因素相互作用的结果:①泡沫细胞凋亡后,在金属蛋白酶的作用下胶原降解产生脂质核心;②在蛋白水解酶的作用下,巨噬细胞削弱纤维帽,斑块破裂的进程被激活;③在血压波动、血流冲击、血管收缩等物理因素作用下,易损斑块即在其纤维帽最薄弱点发生破裂。除斑块破裂之外,斑块糜烂也是 ACS 发病的重要原因之一,在心肌梗死病例中有 25% 存在斑块糜烂,而在冠心病猝死的患者中,斑块糜烂的检出率更高,且女性患者检出率高于男性,斑块糜烂发生后,在局部的炎症和血栓等因素作用下,粥样斑块发生迅速迁移和体积增大,最终导致 ACS 的发生。在血栓相关的猝死病例中,斑块钙化结节占冠脉病理类型的 2%～7%,虽然远低于斑块破裂、斑块糜烂的比例(分别为 60%、30%～35%),但仍被认为是冠脉闭塞形成的重要机制,动脉粥样硬化斑块钙化早在亚临床的早期就可以产生,并能检测到骨相关蛋白的表达,而当脂纹形成时,组织学上就已可以检测到钙化的存在。

2.急性血栓形成

ACS 急性血栓形成是在一定的病理基础上继发形成的,血栓形成的速度和血栓体积大小主要取决于斑块破裂的严重程度和机体的凝血纤溶状况。当斑块破裂时,大量暴露的脂质、胶原除可通过细胞因子介导促进大量血栓的形成外,还能激活血浆组织因子,启动外源性凝血系统而导致血栓形成;加之动脉粥样硬化导致的内皮功能障碍,使内皮细胞的抗血栓作用也减弱。此外,高胆固醇血症、吸烟、纤维蛋白原增加、纤溶能力减退、感染、外科手术,高交感活性等局部或全身因素均可能触发高凝状态,促进血栓形成。

通常情况下,血栓在斑块破裂处或糜烂处形成,引起血管狭窄程度加重,或导致血管完全或不完全性闭塞。在斑块破裂处形成的白色血栓在血流的冲击下可分裂成极小碎片,随血流漂移而造成下游小动脉及毛细血管的堵塞,引起小面积心肌坏死(极小的心肌梗死、微梗死),临床表现为不稳定型心绞痛或非ST 段抬高型心肌梗死。如果斑块破裂范围大,机体处于高凝状态,血栓形成速度快,形成巨大红色血栓或混合性血栓,冠状动脉完全闭塞,则导致较大面积的心肌梗死,临床常表现为 ST 段抬高型心肌梗死。

3.血管收缩

冠状动脉收缩在 ACS 的发生中具有重要作用。严重的动脉粥样硬化导致血管内皮功能发生障碍,生理性缩血管物质释放增多,舒血管物质和/或抗凝及纤溶物质的释放减少,容易导致血管收缩,甚至血栓形成;引起缺血发作的血管收缩或痉挛,可能是病变血管对内皮功能低下和较重动脉损伤或斑块破裂的一种反应。在 ACS 患者,病变血管对缩血管物质的反应性增强,血管壁张力增高,特别是在动脉粥样硬化病变严重的部位,其周围正常的动脉壁中平滑肌细胞可发生机械收缩,引起血管收缩甚至痉挛,使血管腔明显变窄,血流通过受阻。

(三)诱因

促使斑块破裂出血和血栓形成的常见诱因如下。

(1)晨起 6～12 时交感神经活性增高,机体应激反应性增强,心肌收缩力、心率、血压增高,冠状动脉张力亦增高。

(2)饱餐后特别是进食大量高脂饮食后,血脂增高,血黏度增高。

(3)重体力活动、情绪激动、血压大幅波动或用力大便时,致左心室负荷明显加重。

(4)脱水、休克、出血、外科手术或严重心律失常,导致心排血量下降,冠状动脉灌注锐减。

二、病理生理

ACS 的共同病理基础是冠状动脉内的易损斑块发生斑块内出血、斑块破裂和血栓形成,导致冠状动脉管腔狭窄或阻塞,引起不同程度的心肌缺血;此外,由于斑块多为偏心性,因此病变血管只要轻度收缩,即可致血管中度以上狭窄,冠状动脉血流受阻。心肌缺血一方面导致左心室扩张,左心室充盈压与室壁张力增加;另一方面机体儿茶酚胺释放增加,血压上升与心率加快;两者均使心肌需氧量增加。心率增加时,心室舒张期缩短,冠状动脉灌注进一步减少,形成恶性循环。

斑块破裂后早期形成的血小板血栓在血流冲击下,可栓塞下游小动脉,引起局部心肌暂时性缺血、室性心律失常及 CK 或 CK-MB 的轻度升高;在不稳定型心绞痛患者,即使脂质斑块有极小裂隙或纤维斑块偶有溃烂,也可导致斑块结构急剧变化,冠脉血流减少,使心绞痛加重。同时血小板释放的血管活性物质(5-羟色胺、血栓素 A_2)、凝血酶等的缩血管作用及血管内皮舒张功能障碍,可进一步减少冠状动脉血流。在非 ST 段抬高型心肌梗死患者,斑块破坏更严重,血栓阻塞更持久,可达半小时以上,如发生血栓自溶,血管舒张及侧支循环的建立可限制心肌缺血时间的延长。在急性 ST 段抬高型心肌梗死患者,比较大的斑块破裂导致巨大的红色血栓形成,致使冠状动脉血流灌注完全而持久的中断,从而出现心肌透壁性缺血坏死;一旦发生心肌透壁性缺血坏死,将出现心肌收缩力减弱、顺应性降低、心肌收缩不协调,左心室压力曲线最大上升速度(dp/dt)减低,左心室舒张末压升高,射血分数降低,心排血量降低,血压下降,或伴有心律失常;严重者动脉血氧含量降低;大面积心肌梗死者可发生泵衰竭出现急性肺水肿甚至心源性休克;右心室心肌梗死患者可出现右心衰竭,右房压升高,心排血量下降,血压降低;心肌梗死后出现的心室重塑,包括心腔增大、形状改变、梗死节段心肌变薄、非梗死节段心肌增厚等,将对心室的收缩功能和电活动产生持续影响,在心肌梗死急性期后的治疗中应注重对心室重塑的干预。

三、临床表现

(一)不稳定型心绞痛和非 ST 段抬高型心肌梗死

不稳定型心绞痛和非 ST 段抬高型心肌梗死临床表现相似但程度不同,主要的不同表现在缺血的严重程度及是否导致心肌损害。

1.症状

不稳定型心绞痛胸部不适的性质与典型的劳力性心绞痛相似,但通常程度更重,持续时间更长,可持续长达 30 分钟,可休息时发生。不稳定型心绞痛临床有三种表现形式:①静息型心绞痛,休息时发作,持续时间通常大于 20 分钟。②初发型心绞痛,新近发生(1~2 个月内)的心绞痛,通常很轻的体力活动即可诱发。③恶化型心绞痛,原有稳定型心绞痛近期内发生变化,如发作更频繁、程度更严重、时间延长,轻微活动甚至休息时发作。变异型心绞痛是心绞痛的特殊类型,常静息时发作,伴有心电图一过性 ST 段抬高,其机制多为冠状动脉痉挛。

患者的症状如出现下述特点,均提示发生了不稳定型心绞痛:①诱发心绞痛的体力活动阈值突然和持久的降低;②心绞痛发生频率、严重程度和持续时间增加;③出现静息型或夜间型心绞痛;④胸痛放射至附近或新的部位;⑤发作时伴有新的相关特征如出汗、恶心、呕吐、心悸或呼吸困难。常用的静息方法和舌下含服硝酸甘油的治疗方法能控制慢性稳定型心绞痛,而对于不稳定型心绞痛通常只能起暂时或不完全性的缓解作用。

2.体征

体格检查一般无特异体征。体检的主要目的是寻找诱发不稳定心绞痛的原因,如未控制的高血压、低血压、心律失常、肥厚型心肌病、贫血、发热、甲亢、肺部疾病等,并确定心绞痛对患者血流动力学的影响,如生命体征、心功能、乳头肌功能或二尖瓣功能等,以提示患者预后。心前区反常搏动、短暂的舒张期附加音(第三心音和第四心音)常提示左心功能障碍。缺血发生期间或其后,也可有急性乳头肌功能不全的表现,如一过性心尖部收缩期杂音、喀喇音等。这些体征均为非特异性,因为它们也可出现于慢性稳定型心绞痛或急性心肌梗死患者。如疼痛发作时伴有急性充血性心力衰竭或体循环血压过低的体征,则提示预后不良。体格检查对胸痛患者的鉴别诊断至关重要,如背痛、胸痛、心脏听诊主动脉瓣关闭不全的杂音,提示主动脉夹层;心包摩擦音提示急性心包炎;奇脉提示心脏压塞;气胸表现为气管移位、急性呼吸困难、胸痛和呼吸音改变等。

3.危险度分层

不稳定型心绞痛和非 ST 段抬高型心肌梗死由于冠状动脉病变的严重程度和范围不同,同时形成急性血栓(进展为 STEMI)的危险性不同,因此进行危险分层评估,有助于尽早确定个体化的治疗方案(表 5-4)。

表 5-4　不稳定型心绞痛的临床危险度分层

分组	心绞痛类型	发作时 ST 段下降幅度(mm)	持续时间(min)	TnI
低危组	初发、恶化劳累型,无静息时发作	≤1	<20	正常
中危组	A:1 个月内出现的静息心绞痛,但 48 小时内无发作 B:心梗后心绞痛	>1	<20	正常或轻度升高
高危组	A:48 小时内心绞痛反复发作 B:心梗后心绞痛	>1	>20	升高

注:(1)陈旧性心肌梗死患者其危险度上调一级,若心绞痛由非梗死区缺血所致,视为高危。

(2)LVEF<40%,视为高危组。

(3)若心绞痛发作时并发左心功能不全、二尖瓣反流、严重心律失常或低血压,视为高危组。

(4)若横向指标不一致时,按危险度高的指标分类,如心绞痛类型为低危组,但心绞痛发作时间大于 20 分钟,应归为高危组。

(二)急性 ST 段抬高型心肌梗死

1.先兆症状

急性心肌梗死约 2/3 的患者发病前数天有先兆症状,最常见为心绞痛,其次是上腹疼痛、胸闷憋气、上肢麻木、头晕、心慌、气急、烦躁等。其中 50% 的心绞痛为初发型心绞痛,其余 50% 原有心绞痛,突然发作频繁或疼痛程度加重、持续时间延长,诱因不明显,硝酸甘油疗效差,心绞痛发作时伴有恶心、呕吐、大汗、心动过速、急性心功能不全、严重心律失常或血压有较大波动,同时心电图示 ST 段一过性抬高或压低,T 波倒置或增高,应警惕近期内发生心肌梗死的可能。发现先兆,及时积极治疗,有可能使部分患者避免发生心肌梗死。

2.急性心肌梗死临床症状

(1)疼痛:是急性心肌梗死中最先出现和最突出的症状,典型的部位为胸骨后直到咽部或在心前区,向左肩、左臂放射。疼痛有时在上腹部或剑突处,同时胸骨下段后部常憋闷不适,或伴有恶心、呕吐,常见于下壁心肌梗死。不典型部位有右胸、下颌、颈部、牙齿、罕见头部、下肢大腿甚至脚趾疼痛。疼痛性质为绞榨样或压迫性疼痛,或为紧缩感、烧灼样疼痛,常伴有烦躁不安、出汗、恐惧,或有濒死感。持续时间常大于 30 分钟,甚至长达数小时或更长,休息和含服硝酸甘油一般不能缓解。少数急性心肌梗死患者无疼痛,而是以心功能不全、休克、猝死及心律失常等为首发症状。无疼痛症状也可见于以下情况。①伴有糖尿病的患者;②老年人;③手术麻醉恢复后发作急性心肌梗死者;④伴有脑血管病的患者;⑤脱水、酸中毒的患者。

(2)全身症状:主要是发热,伴有心动过速、白细胞增高和红细胞沉降率增快等,由于坏死物质吸收所引起。一般在疼痛发生后24~48小时出现,程度与梗死范围常呈正相关,体温一般在38℃左右,很少超过39℃,可持续1周左右。

(3)胃肠道症状:疼痛剧烈时常伴有频繁的恶心、呕吐和上腹胀痛,与迷走神经受坏死心肌刺激和心排血量降低、组织灌注不足等有关。肠胀气亦不少见,重症者可发生呃逆。

(4)心律失常:见于75%~95%的患者,多发生在起病2周内,而以72小时尤其24小时内最多见,可伴乏力、头晕、昏厥等症状。室性心律失常最多见,尤其是室性期前收缩,若室性期前收缩频发(5次/分以上),成对出现或呈短阵室性心动过速,多源性或落在前一心搏的易损期(R-on-T)时,常预示即将发生室性心动过速或心室颤动。

(5)低血压和休克:疼痛期常见血压下降,若无微循环衰竭的表现则称之为低血压状态。如疼痛缓解而收缩压仍低于10.6 kPa(80 mmHg),患者烦躁不安、面色苍白、皮肤湿冷、脉细而快、大汗淋漓、尿量减少(<20 mL/h)、神志淡漠,甚至昏厥者则为休克的表现。休克多在起病后数小时至1周内发作,见于20%的患者,主要是心源性,为心肌广泛(40%以上)坏死,心排血量急剧下降所致,神经反射引起的周围血管扩张为次要因素,有些患者尚有血容量不足的因素参与。严重的休克可在数小时内死亡,一般持续数小时至数天,可反复出现。

(6)心力衰竭:发生率为30%~40%,此时一般左心室梗死范围已>20%,为梗死后心肌收缩力明显减弱,心室顺应性降低和心肌收缩不协调所致。主要是急性左心衰竭,可在发病最初数天内发生或在疼痛、休克好转阶段出现,也可突然发生肺水肿。患者出现胸闷、窒息性呼吸困难、端坐呼吸、咳嗽、咳白色或粉红色泡沫痰、出汗、发绀、烦躁等,严重者可引起颈静脉怒张、肝大、水肿、浆膜腔积液等右心衰竭的表现。右心室心肌梗死者可一开始即出现右心衰竭表现,伴血压下降。临床常采用Killip分级法评估心功能。Ⅰ级,无明显的心力衰竭;Ⅱ级,有左心衰竭,肺部啰音范围<50%肺野,奔马律,窦性心动过速或其他心律失常,肺静脉压升高,肺淤血的X线表现;Ⅲ级,肺部啰音范围>50%肺野,可出现急性肺水肿;Ⅳ级,心源性休克,有不同阶段和程度的血流动力学障碍。

3.急性心肌梗死的体征

体征根据梗死大小和有无并发症而差异很大。梗死范围不大无并发症者常无异常体征,而左心室心肌细胞不可逆性损伤>40%的患者常发生严重左心衰竭、急性肺水肿和心源性休克。

(1)生命体征。①神志:小范围心肌梗死或无痛型心肌梗死患者,神志可清晰;剧痛者有烦躁不安,恐惧等;并发休克的患者神志可迟钝,甚至昏厥;并发肺梗死者可出现意识模糊、嗜睡、谵妄;并发脑血管意外或心搏骤停者,可出现昏迷。②血压:发病后半小时内,患者呈现自主神经失调,前壁梗死多表现为交感神经亢进,心率增快至100次/分,血压可升高到21.3/13.3 kPa(160/100 mmHg);心排血量明显降低者,则血压明显降低。下壁梗死多为副交感神经亢进,可出现心率减慢(<60次/分),血压降低[收缩压<13.3 kPa(100 mmHg)]。以后随着心肌广泛坏死和/或血管扩张药的应用,几乎所有患者均有血压降低。伴有心动过缓、心动过速、心源性休克或右心室梗死及同时合并脑血管意外者,血压会降得更低。这种血压降低以后多不能再恢复到梗死前水平。③体温:梗死后多数患者出现低热(38℃左右)。此为心肌坏死物质吸收所致的全身反应,多持续3~4天,一般在1周内自行消退,如1周后体温仍高则可能发生再梗死或并发感染。④呼吸:急性心肌梗死患者多数呼吸较快,主要是由于疼痛、焦虑和紧张刺激交感神经活动亢

进所致。急性左心衰竭伴肺水肿或心肌梗死并发急性肺栓塞、休克时,呼吸可达 40～50 次/分;并发脑血管意外可见潮式呼吸或比奥呼吸。应用吗啡、哌替啶时可出现呼吸抑制。⑤脉搏:心肌梗死患者脉搏可正常、增快或减慢,节律多整齐,严重左心衰竭时可出现交替脉,期前收缩时可有间歇脉,休克时脉搏细速触不到,出现心室扑动、心室颤动或电-机械分离时,脉搏消失。

(2)心脏体征:主要取决于心肌梗死范围及有无并发症。梗死范围不大,无并发症时可无阳性体征;望诊见心前区饱满时,提示有大量的心包积液;颈静脉间歇性巨大搏动波提示一度或三度房室传导阻滞;如梗死范围大,有心力衰竭、既往高血压心脏病者,心界可向左扩大,心尖冲动弥散,常可触到收缩期前充盈波(A 波),与听诊第四心音时间一致,早期左心室舒张期快速充盈波,与第三心音时间一致,常不能触到;范围较大的前壁透壁性梗死常在心尖冲动最明显的上内侧触到早期、中期或晚期收缩期搏动,此动力异常区域如持续至梗死发病后 8 周,表明可能存在心尖前部室壁瘤;若触及胸骨左缘新近出现的收缩期震颤,提示室间隔破裂穿孔,触及心前区摩擦感,提示心包炎。叩诊心界可正常或轻到中度扩大。

(3)肺部体征:最初观察时即应注意两肺有无湿性啰音。有些老年人或有慢性支气管炎的患者平时即有湿性啰音,在病程中密切观察对比,以便及时发现病情的变化。心功能不全时,肺部出现湿性啰音,继发于肺静脉压增高,漏出液进入肺间质或肺泡内,随体位而改变,侧卧时肺底侧啰音增多,向上的一侧肺啰音减少或消失。若单侧肺部局限性湿性啰音或双肺湿性啰音不对称,且不随体位的改变而变化,但因咳嗽而改变,则提示可能是由感染原因引起。

4.并发症

(1)乳头肌功能失调或断裂总发生率可高达 50%。造成不同程度的二尖瓣脱垂并关闭不全,引起心力衰竭。重症者可在数天内死亡。

(2)心脏破裂:少见,常在起病 1 周内出现,多为心室游离壁破裂,造成猝死。偶为心室间隔破裂造成穿孔,可因引起心力衰竭和休克而在数天内死亡。心脏破裂也可为亚急性,患者能存活数月。

(3)栓塞:发生率为 1%～6%,见于起病后 1～2 周,可为左心室附壁血栓脱落所致,引起脑、肾、脾或四肢等动脉栓塞。也可因下肢静脉血栓形成部分脱落所致,则产生肺动脉栓塞。

(4)心室壁瘤:主要见于左心室,发生率为 5%～20%。瘤内可发生附壁血栓而导致栓塞。

(5)心肌梗死后综合征:发生率约为 10%。于急性心肌梗死后数周至数月内出现,可反复发生,表现为心包炎、胸膜炎或肺炎,有发热、胸痛等症状,为机体对坏死物质的变态反应。

四、实验室和辅助检查

(一)实验室检查

1.血常规

不稳定型心绞痛和非 ST 段抬高型心肌梗死血常规检查可无变化,急性 ST 段抬高型心肌梗死起病 48 小时后白细胞数可增至(10～20)×10⁹/L,中性粒细胞增多,嗜酸性粒细胞减少,红细胞沉降率增快,C 反应蛋白(CRP)增高,可持续 1～3 周,起病 2 天内血中游离脂肪酸水平增高。

2.血清心肌生物学指标

中、高危组不稳定型心绞痛血浆肌钙蛋白 cTnI 水平可升高,但不超过正常值上限 2 倍;急性心肌梗死心肌损伤标志物均会出现明显的升高,且其增高水平与心肌梗死范围及预后明显相关,①在心肌梗死后 1.5～2 小时即可增高,12 小时达高峰,24～48 小时恢复正常。②肌钙蛋白 I(cTnI)或 T(cTnT),起病 3～4 小时后升高,cTnI 于 11～24 小时达高峰,7～10 天降至正常,cTnT 于 24～48 小时达高峰,10～14 天降至正常。肌钙蛋白增高是诊断心肌梗死的敏感指标。肌酸激酶同工酶(CK-MB),起病后 4 小时内增高,16～24 小时达高峰,3～4 天恢复正常。

对心肌坏死标志物测定结果应进行综合评价,如肌红蛋白在急性心肌梗死后出现最早,敏感性高,但特异性低;cTnI 和 cTnT 出现稍延迟,但特异性很高,在胸痛症状出现 6 小时以内测定为阴性者,6 小时后应再次测定,其缺点是持续时间长达 10～14 天,对在此期间出现胸痛,判断是否有新的梗死不太有利。CK-MB 虽不如 TnT、TnI 敏感,但对早期(小于 4 小时)急性心肌梗死的诊断有重要价值。

既往沿用多年的心肌酶谱测定,包括肌酸激酶及其同工酶、谷草转氨酶、乳酸脱氢酶等,因其特异性及敏感性均不如上述心肌损伤标志物,目前已不作为用于诊断急性心肌梗死的常规检测项目,但在特定情况下仍有一定参考价值。

(二)辅助检查

1.心电图

UAP 患者中,常有伴随症状而出现的短暂 ST 段改变伴或不伴有 T 波改变,若变化持续超过 12 小时可能提示非 ST 段抬高型心肌梗死。另外,冠状 T 波高度提示急性心肌缺血,可能为前降支狭窄所致。需警惕心电图"假性正常化"。

非 ST 段抬高型心肌梗死是指心电图上无病理性 Q 波,仅有 ST-T 演变的急性心肌梗死,根据急性期心电图特征可分为 2 种类型。①ST 段压低型:无病理性 Q 波,发作时 ST 段呈水平型或下斜型压低≥1 mm,但 aVR 导联(偶见于 V_1 导联)ST 段抬高,可伴有对称性 T 波倒置,ST 段和 T 波常在数天至数周后恢复。②T 波倒置型:发作时 T 波对称性深倒置,无病理性 Q 波,也无明显 ST 段移位,T 波改变在 1～6 个月恢复。

急性 ST 段抬高型心肌梗死心电图 ST 段弓背向上呈墓碑状,在面向坏死区周围心肌损伤区的导联上出现 ST 段抬高(肢体导联抬高≥2 mm,V_1～V_4 导联抬高≥3 mm);在面向透壁心肌坏死区的导联上出现宽而深的 Q 波(病理性 Q 波);在面向损伤区周围心肌缺血区的导联上出现 T 波倒置;在背向心肌梗死区的导联则出现相反的改变,即 R 波增高、ST 段压低和 T 波直立并增高。ST 段抬高型心肌梗死心电图常出现动态性改变,在起病数小时内,心电图可无异常或出现巨大高耸的 T 波或斜升 ST 段;数小时后,ST 段明显抬高,呈弓背向上,与 T 波前支相连形成单向曲线,数小时至 48 小时出现病理性 Q 波,R 波振幅降低,是为急性期改变,Q 波在 3～4 天稳定不变,70%～80% 的病理性 Q 波在心梗恢复后永久存在。心梗早期如不进行治疗干预,ST 段抬高持续数天至 2 周,逐渐回到基线,T 波变为平坦或倒置,是为亚急性期改变;数周或数月后,T 波对称性倒置,波谷尖锐,可永久存在,亦可在数月至数年内逐渐恢复,是为慢性期改变。

2.放射性核素检查

(1)^{201}Tl 心肌显像及负荷试验:^{201}Tl 随冠状动脉血流很快被正常心肌细胞摄取,静息状态下的灌注缺损区主要见于心肌梗死后的瘢痕区,可用于诊断慢性期或陈旧性心肌梗死、冠状动脉供血不足部位的心肌,则明显的灌注缺损仅见于运动后缺血区,不能运动的患者,可用腺苷或多巴酚丁胺做负荷试验,变异型心绞痛发作时缺血区常显示明显的灌注缺损。利用坏死心肌细胞中的钙离子能结合放射性锝焦磷酸盐或坏死心肌细胞中的肌凝蛋白可与其特异性抗体结合的特点,静脉注射 ^{99m}Tc-焦磷酸盐或 ^{111}In-抗肌凝蛋白单克隆抗体,进行心肌热点扫描或照相,可显示心肌梗死的范围,急性心肌梗死后 12 小时,坏死心肌开始摄取并持续 7 天左右,故一般用于诊断急性心肌梗死。

（2）心血池显像：是利用核素标记的蛋白或红细胞等从静脉注入，因其短期内不透过血管壁，均匀地分布在心腔与大血管内，通过闪烁照相可显示心脏房室腔的形态、大小、心室壁与室间隔的厚度、大血管形态及其功能状态、左室射血分数，以及显示室壁局部运动障碍等，常用的有两种方法。①门电路血池扫描。利用电脑装置的心电图门电路技术，将 R-R（心电图 R 波）间期分为若干部分，获得心动周期各个阶段的心室容积，可以计算出心脏射血分数（代表心脏收缩功能）和观察区域性室壁运动，并可以做运动试验，观察运动前后的变化。在心脏正常时，运动后射血分数增加，心肌同步收缩，不产生室壁运动异常。冠心病患者运动后射血分数下降，多数可见区域性室壁运动障碍。②首次通过技术。放射性核素首次通过心脏时，用高敏的多晶体 γ 照相可获得清晰的血池显像。心血池显像目前主要用来测定心脏功能。

（3）正电子发射心肌断层现象（PET）：利用发射正电子的核素示踪剂 ^{18}F、^{11}C、^{13}N 等进行心肌显像，通过对心肌灌注、代谢显像匹配分析可准确评估心肌细胞的活力。

3.超声心动图

切面和 M 型超声心动图也有助于了解心室壁的运动和左心室功能，诊断室壁瘤和乳头及功能失调等。

4.冠状动脉造影

冠状动脉造影的主要目的是评价冠状动脉血管的解剖、数量和畸形，冠状动脉病变的有无、严重程度和病变范围，评价冠状动脉功能性的改变，包括冠状动脉的痉挛和侧支循环的有无，同时可以兼顾左心功能评价。在此基础上，可以根据冠状动脉病变程度和范围进行介入治疗，评价冠状动脉搭桥术和介入治疗后的效果，并可以进行长期随访和预后评价。UAP 有以下情况时为冠状动脉造影的适应证：①近期心绞痛反复发作，持续时间较长，药物治疗效果不满意。②原有劳力性心绞痛近期内突然出现休息时频繁发作者；③近期活动耐量明显减低。④梗死后心绞痛。⑤原有陈旧性心肌梗死，近期出现由非梗死区缺血所致的劳力性心绞痛。⑥严重心律失常、LVEF＜40％或充血性心力衰竭。急性心肌梗死拟行冠状动脉介入治疗或冠状动脉搭桥手术者需行冠状动脉造影。冠状动脉造影一度被视为冠心病诊断的"金标准"，冠状动脉造影血管腔狭窄程度 50％以上冠心病即可确诊，75％以上的狭窄即可出现症状。

5.螺旋 CT 血管造影（CTA）

CTA 对冠状动脉狭窄病变、桥血管、开口畸形、支架管腔、斑块形态均显影良好，对钙化病变诊断率优于冠状动脉造影，但阴性者不能排除冠心病，阳性者应进一步行冠状动脉造影检查。CTA 可作为冠心病高危人群无创性筛查及冠状动脉支架术后随访手段。

6.血管内超声（intravenous ultrasound，IVUS）

IVUS 可以准确掌握血管的管壁形态及狭窄程度，尤其是在冠心病的介入性诊疗中有很高的指导价值。血管内超声是利用导管将一高频微型超声探头导入血管腔内进行探测，再经电子成像系统来显示心血管组织结构和几何形态的微细解剖信息。因此，血管内超声不仅可准确测量管腔及粥样斑块或纤维斑块的大小，更重要的是它可提供粥样斑块的大体组织信息，在显示因介入治疗所致的复杂的病变形态时明显优于造影（图 5-3）。

在冠心病介入性治疗中，IVUS 可用于指导确立最合适的治疗方案，正确选择器具的大小，确定介入性治疗的终点，确定网状支架的位置及扩张效果，预测术后再狭窄的发生等。

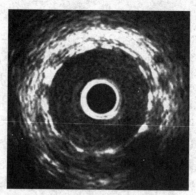

图 5-3　冠状动脉 IVUS 影像图

7.光学相干断层显像术(optical coherence tomography,OCT)

OCT 是 IVUS 的光学同类技术,但与 IVUS 相比,高分辨率的 OCT 可在近似于组织学水平上诊断和评价冠状动脉斑块,从而更好地了解冠状动脉疾病的病理学特点,并针对不同患者的自身特点进行个体化治疗。OCT 采用近红外光进行成像,其优势在于具有非常高的分辨率。OCT 的轴向和横向分辨率分别为 10 μm 和 20 μm,是 IVUS 的 10 倍。与 IVUS 相比,OCT 可提供有关冠状动脉管壁更加细微和清晰的信息。在评价斑块纤维厚度、脂核大小、钙化存在及其面积,以及确定血栓的存在和性质等方面,OCT 具有非常明显的优势。临床可用于分析斑块特性、识别易损斑块,指导介入治疗。随着 OCT 成像技术的进一步完善,OCT 将对心血管疾病的诊断和治疗起到重要作用(图 5-4)。

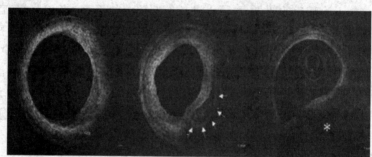

图 5-4　OCT 呈现的动脉粥样硬化斑块

左图为纤维性斑块,中图为纤维钙化(箭头所示)斑块,右图为脂质(＊所示)斑块

五、诊断和鉴别诊断

结合患者既往合并的冠心病危险因素、典型的临床表现、心电图检查、血清心肌生物学指标的检测,绝大多数 ACS 的诊断并不困难,部分患者因发病年龄小、临床心绞痛症状不典型或发作时很短心电图难以捕捉有意义的变化,则需进行动态心电图、运动心电图、核素显像,甚至冠状动脉造影方能确诊。

(一)不稳定型心绞痛及非 ST 段抬高型心肌梗死的诊断

不稳定型心绞痛和非 ST 段抬高型心肌梗死是病因和临床表现相似但严重程度不同的密切相关的临床情况,其主要不同表现在缺血是否严重到有足够量的心肌损害,以至于能够检测到心肌损害的标志物,肌钙蛋白 I(cTnI)、肌钙蛋白 T(cTnT)或 CK-MB。一旦确定没有心肌坏死的标志物释放(至少间隔 6 小时以上采集 2 次以上血标本),就可以将 ACS 患者诊断为不稳定型心绞痛。而标志物浓度超过正常值上限 2 倍则诊断非 ST 段抬高型心肌梗死。缺血性胸痛症状发作后数小时,可以在血液中检测到心肌损伤的标志物,借此可以鉴别不稳定型心绞痛和非 ST 段抬高型心肌梗死。

(二)急性 ST 段抬高性心肌梗死的诊断

(1)持续时间至少半小时以上的胸痛,疼痛符合冠心病心绞痛特点。

(2)心电图相邻的两个或两个以上导联 ST 段抬高呈弓背向上,继之出现病理性 Q 波,T 波倒置,心电图呈典型的动态演变且持续时间较长往往超过 24 小时(一过性心肌缺血发作的 ST-T 改变常在数小时恢复)。

(3)血清心肌生物学指标的改变符合心梗的变化规律和/或血清肌钙蛋白 T 或 I 升高≥正常值的2倍以上。

如有以上(1)或(2)和(3)两条即可诊断为 ST 段抬高的心梗;仅有胸痛发作而无(2)、(3)改变者不能确立心梗的诊断,高度怀疑者应在 6 小时后复查血清心肌生物学指标;具有典型的急性 ST 段抬高型心肌梗死的心电图改变及其演变规律者可直接确诊;既无胸痛发作,又无典型的心电图改变者,如血清心肌生物学指标的改变达标,仍应诊断急性心肌梗死。

对于胸痛合并的血流动力学不稳定,存在一过性昏厥、一过性心电图房室传导阻滞、一过性束支特别是左束支阻滞,要高度怀疑 ACS 的可能,应多次复查心电图并行血清心肌生物学指标检测,必要时行冠状动脉造影确诊。

(三)鉴别诊断

1.稳定型劳累性心绞痛

其病理基础是冠状动脉血管内斑块稳定,管腔呈固定狭窄,心绞痛程度较轻,持续时间较短,舌下含服硝酸甘油有效,心绞痛发作的频度和诱发心绞痛的体力活动和情绪激动的程度长期保持稳定,血压多无升高,全身症状少,发作时 ST 段一过性压低,血清心肌生物学指标检测无异常。

2.急性心包炎

疼痛与发热同时出现,呼吸、咳嗽时加重,早期即有心包摩擦音,心电图除 aVR 导联外,其余导联均为ST 段弓背向下的抬高,无异常 Q 波。

3.急性肺动脉栓塞

常表现为突发呼吸困难,可伴胸痛、咯血、严重低氧血症,以右心衰竭为主,心电图呈Ⅰ导联 S 波深,Ⅲ导联Q 波显著,胸导联过渡区左移,右胸导联 T 波倒置等可资鉴别,D-二聚体监测和胸部 CT 检查帮助进一步明确诊断。

4.急腹症

急性胰腺炎、消化性溃疡及穿孔、急性胆囊炎、胆石症等,亦可出现上腹部疼痛,并伴有休克,通过详细询问病史,体格检查,心电图、肌钙蛋白和心肌酶检测可鉴别。

5.主动脉夹层

胸痛一开始即达高峰,为严重撕裂样疼痛伴有呼吸困难或昏厥,常放射到背、肋、腹、腰及下肢,两上肢的血压和脉搏可有明显差别。可有下肢一过性瘫痪,偏瘫、主动脉瓣关闭不全表现等有助于鉴别,急性起病的升主动脉夹层撕裂可累及左、右冠状动脉近段及大分支,导致冠状动脉急性严重缺血,可出现类似急性心肌梗死的心电图改变,血清心肌生物学指标检测亦可明显升高,部分患者还可出现心包积液,需仔细鉴别诊断,必要时行二维超声心动图、CT、MRI 检查甚至主动脉血管造影等有助于明确诊断。

六、治疗

(一)非 ST 段抬高型 ACS 的治疗

1.治疗原则

不稳定型心绞痛和非 ST 段抬高型心肌梗死是具有潜在危险的严重疾病,治疗原则:①改善心肌缺血。②防止心肌梗死、再梗死及死亡等不良后果的发生。③根据患者的具体临床情况,结合危险度分层进行血运重建治疗。

2.一般治疗

(1)休息:患者应卧床休息 1~3 天,并进行 24 小时心电监护。

(2)吸氧:有呼吸困难、发绀者应给以氧气吸入,维持血氧饱和度 90% 以上。

(3)镇静止痛:烦躁不安、疼痛剧烈者可给予吗啡 5~10 mg 皮下注射。

(4)积极处理并发症:肺部感染、发热、低血压或高血压、心力衰竭、心律失常、贫血等均可能导致心肌耗氧量增加,需给予相应的处理。

(5)进行心肌损伤标志物检测,以帮助判断病情进展和临床预后。

3.抗缺血治疗

(1)硝酸酯类药物:通过扩张静脉血管,减少回心血量,降低左心室舒张末压、降低前负荷,降低心肌氧耗,并改善左心室功能,硝酸酯类药物还能通过扩张冠状动脉改善心肌血供。心绞痛发作时可舌下含服硝酸甘油 0.5 mg,必要时可 3~5 分钟重复一次,连续 3 次无效者可静脉给予硝酸甘油或硝酸异山梨酯,症状消失后改口服制剂,常用的口服药物包括硝酸异山梨酯和单硝酸异山梨酯。用药过程中应注意硝酸酯类药物的耐药性和不良反应。

(2)β 受体阻滞药:通过作用于心脏 β$_1$ 受体,减慢心率、降低心肌收缩力、降低心室壁张力,缓解心肌缺血,对改善冠心病患者的近、远期预后均有重要作用。无禁忌证的 ACS 患者应尽早应用 β 受体阻滞药,目前常用选择性 β 受体阻滞药美托洛尔、比索洛尔,治疗剂量应个体化,以将患者静息心率控制在 55~60 次/分为宜。对于已经使用硝酸酯类药物和钙通道阻滞剂疗效不佳的患者,可联合应用 β 受体阻滞药。

(3)钙通道阻滞剂:钙通道阻滞剂用于左心功能尚好的不稳定型心绞痛和非 ST 段抬高型心肌梗死患者,从发病 24~72 小时开始应用,可显著降低再发心梗和心梗后心绞痛的发生率。钙通道阻滞剂对血管痉挛性心绞痛有特效,长效硝酸酯类药物和钙通道阻滞剂合用缓解症状的效果和单一药物治疗一样,且不能降低死亡率。双氢吡啶类钙通道阻滞剂不宜联合应用,以免对心肌收缩功能和传导功能产生严重的抑制作用而导致不良后果的发生。

4.抗血小板治疗

冠状动脉斑块破裂后血栓形成和血栓栓塞是导致 ACS 的主要病理生理学机制,而血小板活化是血栓形成和血栓栓塞过程中起决定性作用的关键环节,抗血小板治疗可降低 ACS 患者血栓事件的发生率,改善预后。目前临床上将阿司匹林、氯吡格雷双联抗血小板治疗方案作为 ACS 抗血小板治疗的基础,阿司匹林是目前临床应用最广泛的抗血小板药物,是冠心病抗血小板治疗的基石,长期应用可降低冠心病缺血事件的发生率,目前多数指南推荐阿司匹林负荷剂量 160~325 mg(水溶剂),维持剂量 100 mg/d,所有 ACS 患者均应在使用阿司匹林的基础上加用氯吡格雷,急性期患者或拟接受 PCI 的患者,应给予 300～600 mg 的负荷量,继以 75 mg/d 维持,目前推荐 PCI 术后双联抗血小板治疗至少维持12 个月,12 个月后如患者情况稳定,可考虑停用氯吡格雷。

在中、高危的 ACS 患者,尤其存在肌钙蛋白升高或糖尿病患者,可在双联抗血小板治疗的基础上加用血小板膜糖蛋白受体拮抗药(GPⅡb/Ⅲa 受体拮抗药),GPⅡb/Ⅲa 受体拮抗药还能使接受 PCI 的患者缺血、死亡事件的发生降低,且该类患者获益最大。临床常用的 GPⅡb/Ⅲa 受体拮抗剂包括阿昔单抗、依替巴肽、替罗非班等,前者为 ACS 接受 PCI 患者的首选。

此外,选择性磷酸二酯酶抑制药西洛他唑具有抗血小板聚集、扩血管、抗平滑肌细胞增生、改善内皮功能的作用,在阿司匹林或氯吡格雷存在禁忌的患者可考虑用于替代治疗,常用剂量50～100 mg,每天 2 次。

近年新研制的 ADP、P2Y12 抑制药类抗血小板药物还包括普拉格雷、替格雷洛,坎格雷洛等,也被逐渐用于临床。其中普拉格雷为新型噻吩吡啶类药物,抗血小板作用强于氯吡格雷,常用负荷剂量为60 mg,维持量 10 mg/d。

5.抗凝治疗

目前临床常用的抗凝药有两大类,一类为间接凝血酶抑制药,包括肝素、低分子肝素,黄达肝葵钠为人工合成的选择性 Xa 因子抑制药;另一类为直接凝血酶抑制药,包括水蛭素、比伐芦定、来匹芦定、阿加曲班等,对凝血酶激活因子 V、Ⅷ、Ⅻ 及凝血酶诱导的血小板聚集均有抑制作用。无论患者是否接受 PCI 和支架植入治疗,所有的非 ST 段抬高型 ACS 患者的急性期,在抗血小板治疗的同时,应尽快启动抗凝治疗,低分子肝素、黄达肝葵钠的抗凝治疗效果优于普通肝素,两者均不宜与普通肝素交叉应用。黄达肝葵钠被推荐为在抗凝治疗方面具有最好的疗效与安全性,常用剂量 2.5 mg/d,皮下注射,也可用低分子肝素 5 000 U,每天 2 次皮下注射,连用 8 天后停药。

6.调脂治疗

在冠心病的现代防治策略中,调脂治疗已成为不可或缺的重要策略之一,调脂治疗既是一种治疗选择,又是二级预防的重要干预措施。目前国内外血脂异常管理指南均明确指出低密度脂蛋白胆固醇(LDL-C)是调脂治疗干预的首要目标,主张将冠心病患者 LDL-C 降至 2.6 mmol/L 作为调脂治疗的目标值。常用药物包括辛伐他汀、洛伐他汀、普伐他汀、阿托伐他汀、瑞舒伐他汀等。在应用调脂药物方面有三点是必须要明确的:①要正确选择调脂药物,凡以胆固醇和 LDL-C 为主的血脂异常,首选他汀类调脂药;以甘油三酯为主的血脂异常,首选贝特类调脂药;混合型血脂异常根据血脂增高的具体情况选择调脂药,必要时可两者联合应用。②要做到个体化和长期用药,依据血脂水平和心血管病状况决定药物选择和起始剂量,首次用药 1～2 个月后复查安全性指标和血脂水平,适当进行调整,以后每 3～6 个月复查一次。只要没有严重不良反应,调脂药物就要坚持服用,不要随意停药。③要将药物治疗与生活方式调理密切结合起来,在冠心病九大危险因素中,可控制的因素占一半多,这些可控制因素大都与生活方式有关,如吸烟、酗酒、肥胖、过多脂肪和缺乏蔬菜及缺乏运动等,纠正这些不良生活方式,并与药物治疗相结合,方能取得理想效果。

7.冠状动脉血运重建

(1)介入治疗:急性期选择保守治疗的患者,在病情稳定后根据患者的临床情况及危险度分层进行综合分析,在合理应用抗血小板药物、抗凝药、β 受体阻滞药、硝酸酯类药物、非二氢吡啶类钙通道阻滞剂的基础之上,根据患者临床情况决定是否选择介入治疗。尽早介入治疗的指征如下。①在药物治疗的情况下,出现反复发作的静息性心绞痛或低活动量下的心绞痛;②CK-MB和/或 cTnT 升高;③新出现的 ST 段压低;④复发性心绞痛伴心功能不全(射血分数<40%)或低血压<12.0/8.0 kPa(90/60 mmHg);⑤低运动量下的运动试验阳性;⑥持续性室速;⑦6 个月前接受过 PCI 或 CABG 治疗。

(2)冠状动脉旁路移植术:顽固性心绞痛,冠状动脉造影为左主干病变、多支血管病变,合并糖尿病、心功能不全,不宜行 PCI 或 PCI 治疗不成功的患者,可考虑行冠状动脉旁路移植术,可使患者获益。

(二)急性 ST 段抬高型心肌梗死的治疗

1.治疗原则

治疗原则:①改善心肌缺血,挽救濒死心肌。②缩小梗死范围,维持心脏功能。③防治并发症,挽救患者生命。④尽早进行冠状动脉血运重建。⑤控制危险因素,提高生活质量。

2.院前急救

随 120 出诊的急诊科医师应充分熟悉 ACS 的院前急救流程:①吸氧、建立静脉通道、心电监护。②生命体征,包括血压、心率、心律、呼吸的监测。③测定氧分压。④18 导联心电图的动态观察。⑤询问病史、体格检查。⑥急诊医师应树立时间就是生命,时间就是心肌的观念,一旦急性 ST 段抬高型心肌梗死诊断确立,应充分做好转运前准备,并通知有介入治疗资质的心血管中心,及时开通急性心肌梗死急救绿色通道,命导管室做好手术准备,同时给予患者阿司匹林,氯吡格雷口服,如预计转运过程超过 2 小时,应于 30 分钟内给予尿激酶或 rt-PA 静脉溶栓治疗一次;疼痛剧烈者可予吗啡5~10 mg 静脉注射或哌替啶 50~100 mg 肌内注射;如患者于院前出现恶性致命性室性心律失常应立即给予电除颤,同时经静脉给予利多卡因、胺碘酮等抗心律失常药物;出现严重缓慢性心律失常者应给予阿托品 1~2 mg 静脉注射,有条件者可于当地医院植入临时心脏起搏器,以保证转运安全,并为下一步介入治疗拯救患者生命赢得机会。

3.急诊科处理措施

患者到达急诊科处理措施:①吸氧、建立静脉通道、心电监护。②坐命体征,包括血压、心率、心律、呼吸的监测。③测定氧分压。④18 导联心电图的动态观察。⑤询问病史、体格检查。⑥血液生化检查,包括心肌酶谱、肌钙蛋白、电解质、凝血系列、血常规、血糖及肝肾功能等。⑦对于急性 ST 段抬高型心肌梗死患者,在有条件行急诊冠脉介入治疗的医疗单位,应立即经急性心肌梗死急救绿色通道,由急诊科直接进入导管室行介入治疗;急诊科处理应快速、高效,尽量节省时间,缩短就诊-球囊开通冠状动脉时间,以达到最大限度地挽救患者心肌的目的。

4.急诊治疗

(1)一般治疗:①卧床休息,有利于减轻心脏负荷,减轻心肌的缺氧。②给氧,通过吸氧改善症状。③口含硝酸甘油,随后则静脉滴注硝酸甘油。④充分的止痛治疗,可应用吗啡皮下注射或静脉注射 3~5 mg 或哌替啶 50~100 mg 肌内注射,并同时选用硝酸甘油和 β 受体阻滞药。⑤嚼服阿司匹林,常规应用300 mg。同时口服他汀类药物及氯吡格雷。⑥抗凝治疗,应用低分子肝素皮下注射或静脉应用肝素。⑦防治心律失常,由于可出现各种心律失常,可根据患者的临床特点,进行评估并采取相应治疗措施;通过积极的紧急救治,可达到最大限度挽救濒死心肌、防治并发症、提高生存率、改善患者的预后的目的。

(2)再灌注治疗:再灌注治疗是急性 ST 段抬高型心肌梗死早期最重要的治疗措施,起病3~

6 小时使闭塞的冠状动脉再通,心肌得到再灌注,可挽救濒死心肌,缩小梗死范围,有利于心室重塑,能明显改善患者预后。

介入治疗(PCI):①能在患者住院 90 分钟内施行 PCI;②心导管室每年施行 PCI 手术 100 例以上并有心外科待命;③术者每年独立施行 PCI 超过 30 例;④急性心肌梗死直接 PTCA 成功率超过 90%;⑤在所有送到导管室的患者中,能完成 PCI 者达 85%以上。在患者到达急诊科明确诊断后,在进行常规治疗的同时,做好术前准备,直接将患者送导管室。起病超过 6 小时,甚至 72 小时以内,如患者经治疗仍有反复发作的明显胸痛,仍可以考虑行 PCI。非 ST 段抬高的 ACS,可根据患者的具体情况择期行介入治疗。

溶栓治疗:对于急性 ST 段抬高型心肌梗死急性心梗发作 6 小时以内的患者,如无条件行介入治疗,应予尿激酶、链激酶或 rt-PA 溶栓治疗,常用尿激酶 1 500 000～2 000 000 U 30 分钟内静脉滴注;链激酶1 500 000 U 60 分钟内静脉滴注,由于链激酶有变态反应发生,目前临床已基本不用;rt-PA 100 mg 90 分钟内静脉给予,先静脉注入 15 mg,随后 30 分钟内静脉滴注 50 mg,其后 60 分钟内再静脉滴注 35 mg,用rt-PA 前需先用肝素 5 000 U 静脉注射,用药后继续以每小时肝素 700～1 000 U 持续静脉滴注 48 分钟。使用尿激酶或链激酶溶栓治疗的患者,在用药 6 分钟后开始监测 APTT 或 ACT,在其下降到正常对照值 2 倍以内时开始给予肝素治疗。溶栓治疗前应仔细权衡治疗效果与潜在的危险性,以下患者禁用。①活动性内出血;②出血性脑卒中病史及 6 个月内的缺血性脑卒中;③新近(2 个月内)颅脑或脊柱的手术及外伤史;④颅内肿瘤、动静脉畸形或动脉瘤;⑤已知的出血体质;⑥严重的未控制的高血压,判断溶栓治疗成功与否,对于决定下一步的治疗策略有重要的意义,溶栓治疗成功的标准包括 2 小时内胸痛症状消失或明显缓解;2 小时时内每半小时前后对照,心电图 ST 段下降超过 50%;再灌注心律失常,常见室性期前收缩、短阵室性心动过速、心室颤动、一过性房室传导阻滞或束支阻滞;CK-MB 峰值前移(14 小时内);冠脉造影达 TIMI 血流 3 级。

急诊冠脉搭桥手术:介入治疗失败或溶栓治疗无效有手术指征者,应争取在 6～8 小时施行主动脉-冠状动脉旁路移植术。

5.急性期的治疗

(1)消除心律失常:ACS 特别是急性心肌梗死的患者,可出现各种类型的心律失常,快速性室性心律失常常发生于前壁心肌梗死的患者,下壁心肌梗死常出现心动过缓、房室传导阻滞等缓慢性心律失常,及时消除心律失常,可避免演变为严重心律失常甚至猝死。①发生心室颤动或持续性多形性室性心动过速,应尽快采用非同步直流电除颤,室性心动过速药物治疗效果不佳时也应尽早同步直流电复律。②对于室性期前收缩或室性心动过速,立即用利多卡因 50～100 mg 静脉注射,5～10 分钟重复一次,直至心律失常消失或总量已达 300 mg,继以 1～3 mg/min 的速度维持;经治疗室性心律失常仍反复发作可用胺碘酮。③缓慢性心律失常可用阿托品 0.5～1 mg,肌内注射或静脉注射。④并发二度Ⅱ型或三度房室传导阻滞,且血流动力学不稳定或患者出现昏厥、阿-斯综合征发作,宜尽快经静脉植入临时心脏起搏器,待传导阻滞恢复后撤出。⑤室上性快速性心律失常发作,可用美托洛尔、洋地黄、胺碘酮、普罗帕酮,如无心功能不全亦可用维拉帕米、地尔硫䓬等,药物治疗无效,可行同步直流电转复。

(2)纠正心力衰竭:缺血或濒死心肌得到及时再灌注,是改善心功能最有效的措施,缺血或梗死面积过大,未能及时再灌注或再灌注失败,常导致心力衰竭的发生。纠正心力衰竭主要是治疗急性左心衰竭,以应用吗啡(哌替啶)和利尿药为主,亦可使用血管扩张药扩张冠状动脉,减轻心肌负荷,必要时可考虑使用多巴酚丁胺 10 μg/(kg·min)静脉滴注或使用小剂量血管紧张素转化酶抑制剂,洋地黄类药物在急性心肌梗死早期(24 小时内)疗效欠佳,且容易诱发室性心律失常,应尽量避免使用。药物治疗无效的急性左心衰竭,在有条件的医院应行主动脉内球囊反搏治疗,以帮助患者度过危险期。有右心室心梗的患者,应慎用利尿药。

(3)控制休克。①补充血容量:对血容量不足,中心静脉压或肺动脉楔压低者,用低分子右旋糖苷或 5%～10%葡萄糖液静脉滴注,维持中心静脉压＞1.8 kPa(18 cmH$_2$O),肺小动脉楔压＞2.0 kPa(15 mmHg);右心室心梗时,中心静脉压升高并非是补充血容量的禁忌,此时应适当增加补液量,以维持右心室足够的前负荷,提高心排血量。②应用升压药:补充血容量后血压不升,而肺动脉楔压(PCWP)和心排血量正常时,提示周围动脉张力不足,可给予升压药物,常用多巴胺,起始剂量 3～5 μg/(kg·min)或去甲肾上腺素 2～8 μg/(kg·min);亦可用多巴酚丁胺,起始剂量3～10 μg/(kg·min)静脉滴注。③应用血管扩张药:经上述处理血压仍不升,而肺动脉楔压增高,心排血量低或周围血管收缩、四肢厥冷、发绀,用硝普钠 15 μg/min 开始静脉滴注,每5 分钟增加剂量直至 PCWP 降至 2.0～2.4 kPa(15～18 mmHg);亦可用硝酸甘油 10～20 μg/min 开始静脉滴注,每5～10 分钟增加剂量 5～10 μg/min 直全左心室充盈压下降。④维持水、电解质、酸碱平衡,保护重要脏器功能;有条件的医院可行主动脉内球囊反搏进行循环支持,同时进行冠状动脉造影及 PCI,可能挽救部分危重患者的生命。

6.常规药物治疗

(1)抗血小板治疗:抗血小板治疗方案同 UA/NSTENI 患者。

(2)调脂治疗:调脂治疗方案同 UA/NSTENI 患者。

(3)其他治疗。①β 受体阻滞药和钙通道阻滞剂:急性 ST 段抬高型心肌梗死早期,如无禁忌证,均应尽早使用 β 受体阻滞药,尤其前壁心肌梗死伴交感神经活性亢进或快速性心律失常者,可防止梗死范围扩大,减少恶性心律失常的发生,改善近、远期预后。β 受体阻滞药如有禁忌而无明显心功能不全者,可考虑使用地尔硫草等钙通道阻滞剂,可能达到类似效果。②血管紧张素转化酶抑制剂治疗:血管紧张素转化酶抑制剂能够逆转急性心肌梗死患者心室重塑,降低心力衰竭的发生率,改善血管内皮功能,特别适用于 ACS 合并高血压的患者;除非有禁忌,所有患者均应使用。一般从小剂量开始,如能耐受,24～48 小时逐渐增加到目标剂量。血管紧张素转化酶抑制剂不能耐受者可用血管紧张素Ⅱ受体阻滞剂替代。③抗凝治疗:急性 ST 段抬高型心肌梗死的患者,如接受溶栓治疗,其肝素的使用见前述,肝素治疗 48 小时后改用低分子肝素或黄达肝葵钠,连用 8 天后停药;对于接受 PCI 治疗的患者,如术前 12 小时内已使用低分子肝素皮下注射,则 PCI 手术过程中不需要再交叉使用普通肝素,而用黄达肝葵钠抗凝治疗的患者,PCI 手术过程中需要使用普通肝素 85 U/kg,或 60 U/kg 联合 GPⅡb/Ⅲa 受体拮抗药;直接凝血酶抑制药与凝血酶发生不可逆结合而将凝血酶灭活,对凝血酶诱导的血小板聚集有抑制作用,但不影响血小板功能,不引起外周血中血小板数减少,可用于血小板数减少又需要抗凝治疗的患者。急性心肌梗死的后期,若超声心动图提示心腔内活动性血栓,口服华法林 2～6 个月,合并心房颤动者,长期口服华法林,维持 INR 2～3,并在早期重叠使用肝素或低分子肝素,直到华法林充分显效。④极化液治疗:氯化钾 1.5 g,胰岛素 10 U 加入 10%葡萄糖液500 mL中,静脉滴注,每天1～2 次,疗程 7～14 天。可促进心肌摄取和代谢葡萄糖,使钾离子进入细胞内,恢复细胞极化状态,有利于减少心律失常,保证心脏正常收缩,并使心电图上抬高的 ST 段回到等电位线。

7.右心室心肌梗死的治疗

右心室心肌梗死常引起右心衰竭伴低血压,可无明显左心功能不全,此时宜扩张血容量。在血流动力学监测下静脉输液,直到低血压纠正或 PCWP 达 2.0～2.4 kPa(15～18 mmHg)。如输液 1～2 L 低血压仍未纠正者可用正性肌力药物,首选多巴酚丁胺。不宜使用利尿药。伴有严重心动过缓或房室传导阻滞者可予临时心脏起搏。

七、预防

正常人群预防动脉粥样硬化和冠心病,属一级预防,一级预防的主要措施在于控制危险因素。①戒烟。②控制体重至理想体重。③坚持有计划的适量运动。④进食低盐、低脂、低糖饮食。⑤控制血压。⑥治疗糖尿病。⑦控制血脂水平,使 LDL 达标(<2.6 mmol/L)。已有冠心病患者预防再梗死和其他心血管事件的发生,属二级预防。为便于记忆,可归纳为 ABCDE 五个方面。

(1)Aspirin 抗血小板治疗(或氯吡格雷)(A):血管紧张素转化酶抑制剂/血管紧张素 II 受体阻滞剂;Anti-anginal therapy 抗心绞痛治疗,硝酸酯类药物。

(2)β-blocker 控制血压(B):Blood pressure control 控制血压。BMI control 控制体重。

(3)Cigarette quitting 戒烟(C):Cholesterol-lowering 控制血脂水平。

(4)Diet 控制合理饮食(D):Diabetes treatment 控制糖尿病。

(5)Exercise 运动:有计划的适量运动(E):Education 教育:患者及家属冠心病知识教育。

(林 杰)

第三节 重症心律失常

心律失常是指心脏冲动的频率、节律、起源部位、传导速度或激动次序的异常。正常心脏冲动起源于窦房结,先后经结间束、房室结、希氏束、左和右束支及浦肯野纤维至心室。心律失常的发生是由于多种原因引起心肌细胞的自律性、兴奋性、传导性改变,导致心脏冲动形成和/或传导异常。临床上根据发作时心率的快慢,可将心律失常分为快速心律失常和缓慢心律失常。前者包括期前收缩、心动过速、心房颤动、心室颤动等,后者包括窦性缓慢心律失常、房室传导阻滞等。心律失常发生在无器质性心脏病者,大多病程短,可自行恢复,对血流动力学无明显影响,一般不增加心血管死亡危险性。发生于严重器质性心脏病或离子通道病的心律失常,病程较长,常有严重血流动力学障碍,可诱发心绞痛、休克、心力衰竭、昏厥甚至猝死,称重症心律失常。常见的病因为急性冠脉综合征、陈旧性心肌梗死、慢性充血性心力衰竭(射血分数<40%)、各类心肌病、长 Q-T 间期综合征、预激综合征等。

心律失常的诊断应从详尽采集病史入手,病史通常能提供对诊断有用的线索。心电图检查是诊断心律失常最重要的一项无创性检查技术,应记录 12 导联心电图,并记录清楚显示 P 波导联的心电图长条以备分析,通常选择 V_1 或 II 导联。系统分析应包括:心房与心室节律是否规则,频率各为若干? P-R 间期是否恒定? P 波与 QRS 波群是否正常? P 波与 QRS 波群的相互关系等。在确定心律失常类型后,对重症心律失常患者,在院前和院内对其进行急救时首先要判断有无严重血流动力学障碍,并建立静脉通道,给予吸氧、心电监护,使用电击复律和/或抗心律失常药物迅速纠正心律失常。在血流动力学稳定、心律失常已纠正的情况下再分析、判断导致心律失常的病因和诱因,并给予相应的处理。

一、阵发性室上性心动过速

阵发性室上性心动过速,简称室上速,是一种阵发性、规则而快速的异位心律。根据起搏点部位及发生机制的不同,包括窦房折返性心动过速、心房折返性心动过速、自律性房性心动过速、房室结内折返性心动过速等。此外,利用隐匿性房室旁路逆行传导的房室折返性心动过速习惯上也归属于室上性心动过速的范畴。由于心动过速发作时频率很快,P波往往埋伏于前一个T波中,不易判定起搏点的部位,故常统称为阵发性室上性心动过速。在全部室上速病例中,房室结内折返性心动过速和房室折返性心动过速占90%以上。

(一)病因

阵发性室上性心动过速常见于正常的青年,情绪激动、疲劳或烟酒过量常可诱发。亦可见于各种心脏病患者,如冠心病、风湿性心脏病、慢性肺源性心脏病、甲状腺功能亢进性心脏病等。

(二)发病机制

折返是阵发性室上性心动过速发生的主要机制。由触发活动、自律性增高引起者为数甚少。在房室结存在双径路、房室间存在隐匿性房室旁路、窦房结细胞群之间存在功能性差异、心房内三条结间束或心房肌的传导性能不均衡或中断的情况下,两条传导性和不应期不一致的传导通路如形成折返环,其中一条传导通路出现单向传导阻滞时,适时的期前收缩或程序刺激在非阻滞通路上传导的时间使单向传导阻滞的通路脱离不应期,冲动在折返环中沿着一定的方向在折返环中运行,即可形成阵发性室上性心动过速。

(三)临床表现

心动过速发作突然起始与终止,持续时间长短不一。症状包括心悸、胸闷、焦虑不安、头晕,少数患者可出现晕厥、心绞痛、心力衰竭、休克。症状轻重取决于发作时心室率快速的程度、持续时间及有无血流动力学障碍,亦与原发病的严重程度有关。体检心尖区第一心音强度恒定,心律绝对规则。

(四)诊断

1.心电图特征

(1)心率150~250次/分,节律规则。

(2)QRS波群形态与时限正常,发生室内差异性传导或原有束支传导阻滞时,QRS波群形态异常。

(3)P波形态与窦性心律时不同,且常与前一个心动周期的T波重叠而不易辨认。

(4)ST段轻度下移,T波平坦或倒置(图5-5)。

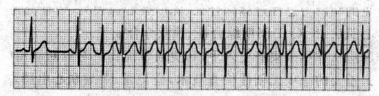

图5-5 阵发性室上性心动过速

2.评估

(1)判断有无严重的血流动力学障碍、缺氧、二氧化碳潴留和电解质紊乱。

(2)判断有无器质性心脏病、心功能状态和发作的诱因。

(3)询问既往有无阵发性心动过速发作,每次发作的持续时间、主要症状及诊治情况。

(五)急诊处理

在吸氧、心电监护、建立静脉通路后,根据患者基础的心脏状况、既往发作的情况、有无血流动力学障碍及对心动过速的耐受程度做出处理。

1.同步直流电复律

当患者有严重的血流动力学障碍时,需要紧急电击复律。抗心律失常药物治疗无效亦应施行电击复律。能量一般选择 $100\sim150$ J。电击复律时如患者意识清楚,应给予地西泮 $10\sim30$ mg,静脉注射。应用洋地黄者不应电复律治疗。

2.刺激迷走神经

如患者心功能与血压正常,可先尝试刺激迷走神经的方法。颈动脉窦按摩(患者取仰卧位,先行右侧,每次 $5\sim10$ 秒,切不可两侧同时按摩,以免引起脑缺血)、Valsalva 动作(深吸气后屏气、再用力作呼气)、诱导恶心、将面部浸没于冰水中等方法可使心动过速终止。

3.腺苷与钙通道阻滞药

首选治疗药物为腺苷,$6\sim12$ mg,静脉注射,时间 $1\sim2$ 秒。腺苷起效迅速,不良反应有胸部压迫感、呼吸困难、面部潮红、窦性心动过缓、房室传导阻滞等。由于其半衰期短于 6 秒,不良反应即使发生亦很快消失。如腺苷无效可改用维拉帕米,首次 5 mg 稀释后静脉注射,时间 $3\sim5$ 分钟,无效间隔 10 分钟再静脉注射 5 mg。亦可使用地尔硫草 $0.25\sim0.35$ mg/kg。上述药物疗效达 90% 以上。如患者合并心力衰竭、低血压或为宽 QRS 波心动过速,尚未明确室上性心动过速的诊断时,不应选用钙通道阻滞剂,宜选用腺苷静脉注射。

4.洋地黄与 β 受体阻滞剂

毛花苷 C $0.4\sim0.8$ mg 稀释后静脉缓慢注射,以后每 $2\sim4$ 小时静脉注射 $0.2\sim0.4$ mg,24 小时总量在 1.6 mg 以内。目前洋地黄已较少应用,但对伴有心功能不全患者仍为首选。

β 受体阻滞剂也能有效终止心动过速,但应避免用于失代偿的心力衰竭患者,并以选用短效 β 受体阻滞剂(如艾司洛尔)较为合适,剂量 $50\sim200$ $\mu g/(kg\cdot min)$。

5.普罗帕酮

$1\sim2$ mg/kg(常用 70 mg)稀释后静脉注射,无效间隔 $10\sim20$ 分钟再静脉注射 1 次,一般静脉注射总量不超过 280 mg。由于普罗帕酮有负性肌力作用及抑制传导系统作用,且个体间存在较大差异,对心功能不全者禁用,对有器质性心脏病、低血压、休克、心动过缓者等慎用或禁用。

6.其他

合并低血压者可应用升压药物,通过升高血压反射性地兴奋迷走神经、终止心动过速。可选用间羟胺 $10\sim20$ mg 或甲氧明 $10\sim20$ mg,稀释后缓慢静脉注射。有器质性心脏病或高血压者不宜使用。

二、室性心动过速

室性心动过速简称室速,是指连续 3 个或 3 个以上的室性期前收缩,频率>100 次/分所构成的快速心律失常。

（一）病因

室速常发生于各种器质性心脏病，以缺血性心脏病为最常见；其次为心肌病、心力衰竭、二尖瓣脱垂、瓣膜性心脏病等；其他病因包括代谢紊乱、电解质紊乱、长 Q-T 间期综合征、Brugada 综合征、药物中毒等。少数室速可发生于无器质性心脏病者，称为特发性室速。

（二）发病机制

1.折返

折返形成必须具备两条解剖或功能上相互分离的传导通路、部分传导途径的单向阻滞和另一部分传导缓慢这三个条件。心室内的折返可为大折返、微折返。前者具有明确的解剖途径；后者为发生于小块心肌甚至于细胞水平的折返，是心室内的折返最常见的形式。心肌的缺血、低血钾及代谢障碍等引起心室肌细胞膜电位改变，动作电位时间、不应期、传导性的非均质性，使心肌电活动不稳定而诱发室速。

2.自律性增高

心肌缺血、缺氧、牵张过度均可使心室异位起搏点 4 相舒张期除极坡度增加、降低阈电位或提高静息电位的水平，使心室肌自律性增高而诱发室速。

3.触发活动

由后除极引起的异常冲动的发放。常由前一次除极活动的早期后除极或延迟后除极所诱发。它可见于局部儿茶酚胺浓度增高、心肌缺血-再灌注、低血钾、高血钙及洋地黄中毒时。

（三）临床表现

室速临床症状的轻重视发作时心脏基础病变、心功能状态、频率及持续时间等不同而异，而有很大差别。非持续性室速的患者通常无症状。持续性室速常伴有明显的血流动力学障碍与心肌缺血。临床症状包括心悸、气促、低血压、心绞痛、少尿、晕厥等。听诊心律轻度不规则，第一、二心音分裂。室速发生房室分离时，颈静脉搏动出现间歇性 a 波，第 1 心音响度及血压随每次心搏而变化；室速伴有心房颤动时，则第一心音响度变化和颈静脉搏动间歇性 a 波消失。部分室速蜕变为心室颤动而引起患者猝死。

（四）诊断与鉴别诊断

1.心电图特征

（1）3 个或 3 个以上的室性期前收缩连续出现。

（2）QRS 波群宽大、畸形，时间＞0.12 秒，ST-T 波方向与 QRS 波群主波方向相反。

（3）心室率通常为 100～250 次/分，心律规则，但亦可不规则。

（4）心房独立活动与 QRS 波群无固定关系，形成房室分离；偶尔个别或所有心室激动逆传夺获心房。

（5）通常发作突然开始。

（6）心室夺获与室性融合波：室速发作时少数室上性冲动可下传心室，产生心室夺获，表现为在 P 波之后提前发生一次正常的 QRS 波群。室性融合波的 QRS 波群形态介于窦性与异位心室搏动之间，其意义为部分夺获心室。心室夺获与室性融合波的存在对确立室速的诊断有重要价值（图 5-6）。

2.室速的分类

（1）按室速发作持续时间的长短分为：①持续性室速，发作时间 30 秒以上，或室速发作时间未达30 秒，但出现严重的血流动力学异常，需药物或电复律始能终止。②非持续性室速，发作时间短于 30 秒,能自行终止。

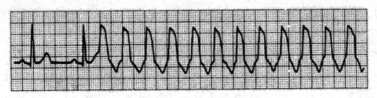

图 5-6　室性心动过速

(2)按室速发作时 QRS 波群形态不同分为:①单形性室速,室速发作时,QRS 波群形态一致。②多形性室速,室速发作时,QRS 波群呈 2 种或 2 种以上形态。

(3)按室速发作时血流动力学的改变分为:①血流动力学稳定性室速。②血流动力学不稳定性室速。

(4)按室速持续时间和形态的不同分为:①单形性持续性室速。②单形性非持续性室速。③多形性持续性室速。④多形性非持续性室速。

3.鉴别诊断

室速与阵发性室上性心动过速伴束支传导阻滞或室内差异性传导或合并预激综合征的心电图十分相似,但各自的临床意义及治疗完全不同,因此应进行鉴别。

(1)阵发性室上性心动过速伴室内差异性传导。室速与阵发性室上性心动过速伴室内差异性传导酷似,均为宽 QRS 波群心动过速,二者应仔细鉴别。下述诸点有助于阵发性室上性心动过速伴室内差异性传导的诊断:①每次心动过速均由期前发生的 P 波开始。②P 波与 QRS 波群相关,通常呈 1∶1 房室比例。③刺激迷走神经可减慢或终止心动过速。

(2)预激综合征伴心房颤动。预激综合征患者发生心房颤动,冲动沿旁道下传预激心室表现为宽 QRS 波,沿房室结下传表现为窄 QRS 波,有时二者融合 QRS 波介于二者之间。当室率较快时易与室速混淆。下述诸点有助于预激综合征伴心房颤动的诊断:①心房颤动发作前后有预激综合征的心电图形。②QRS 时限>0.20 秒,且由于预激心室程度不同 QRS 时限可有差异。③心律明显不齐,心率多>200 次/分。④心动过速 QRS 波中有预激综合征心电图形时有利于预激综合征伴心房颤动的诊断。

4.评估

(1)判断血流动力学状态、有无脉搏:当心电图显示为室性心动过速或宽 QRS 波心动过速时,首先要判断患者血流动力学是否稳定、有无脉搏。

(2)确定室速的类型、持续时间。

(3)判断有无器质性心脏病、心功能状态和发作的诱因。

(4)判断 Q-T 间期有无延长、是否合并低血钾和洋地黄中毒等。

(五)急诊处理

室速的急诊处理原则是:对非持续性的室速,无症状、无晕厥史、无器质性心脏病者无须治疗;对持续性室速发作,无论有无器质性心脏病均应迅速终止发作,积极治疗原发病;对非持续性室速,有器质性心脏病患者亦应积极治疗。

1.吸氧

室性心动过速的患者,常有器质性心脏病,发作时间长时即有明显缺氧,应该注意氧气吸入。

2.直流电复律

无脉性室速、多形性室速应视同心室颤动,立即进行复苏抢救和非同步直流电复律,首次单相波能量为 360 J,双相波能量为 150 J 或 200 J。伴有低血压、休克、呼吸困难、肺水肿、心绞痛、晕厥或意识丧失等严重血流动力学障碍的单形性持续性室性心动过速者,首选同步直流电复律;药物治疗无效的单形性持续性室性心动过速者,也应行同步直流电复律。首次单相波能量为 100 J,如不成功,可增加能量。如血流动力学情况允许应予短时麻醉。洋地黄中毒引起的室性心动过速者,不宜用电复律,应给予药物治疗。

3.抗心律失常药物的使用

(1)胺碘酮:静脉注射胺碘酮基本不诱发尖端扭转性室速,也不加重或诱发心力衰竭。适用于血流动力学稳定的单形性室速、不伴 Q-T 间期延长的多形性室速、未能明确诊断的宽 QRS 心动过速、电复律无效或电复律后复发的室速、普鲁卡因胺或其他药物治疗无效的室速。在合并严重心功能受损或缺血的患者,胺碘酮优于其他抗心律失常药,疗效较好,促心律失常作用低。首剂静脉用药 150 mg,用 5% 葡萄糖溶液稀释后,于 10 分钟注入。首剂用药 10～15 分钟后仍不能转复,可重复静脉注射 150 mg。室速终止后以 1 mg/min 速度静脉滴注 6 小时,随后以 0.5 mg/min 速度维持给药,原则上第一个 24 小时不超过 1.2 g,最大可达 2.2 g。第二个 24 小时及以后的维持量一般推荐 720 mg/24 h。静脉胺碘酮的使用剂量和方法要因人而异,使用时间最好不要超过 3～4 天。静脉使用胺碘酮的主要不良反应是低血压和心动过缓,减慢静脉注射速度、补充血容量、使用升压药或正性肌力药物可以预防,必要时采用临时起搏。

(2)利多卡因:近年来发现利多卡因对起源自正常心肌的室速终止有效率低;终止器质性心脏病或心衰中室速的有效率不及胺碘酮和普鲁卡因胺;急性心肌梗死中预防性应用利多卡因,心室颤动发生率降低,但死亡率上升;此外终止室速、心室颤动复发率高;因此利多卡因已不再是终止室速、心室颤动的首选药物。首剂用药 50～100 mg,稀释后 3～5 分钟内静脉注射,必要时间隔 5～10 分钟后可重复 1 次,至室速消失或总量达 300 mg,继以 1～4 mg/min 的速度维持给药。主要不良反应有嗜睡、感觉迟钝、耳鸣、抽搐、一过性低血压等。禁忌证有高度房室传导阻滞、严重心力衰竭、休克、肝功能严重受损等。

(3)苯妥英钠:它能有效地消除由洋地黄过量引起的延迟性后除极触发活动,主要用于洋地黄中毒引起的室性和房性快速心律失常。也可用于长 Q-T 间期综合征所诱发的尖端扭转性室速。首剂用药 100～250 mg,以注射用水 20～40 mL 稀释后 5～10 分钟内静脉注射,必要时每隔 5～10 分钟重复静脉注射 100 mg,但 2 小时内不宜超过 500 mg,1 天不宜超过 1 000 mg。治疗有效后改口服维持,第二、第三天维持量 100 mg,5 次/天;以后改为每 6 小时 1 次。主要不良反应有头晕、低血压、呼吸抑制、粒细胞减少等。禁忌证有低血压、高度房室传导阻滞(洋地黄中毒例外)、严重心动过缓等。

(4)普罗帕酮:1～2 mg/kg(常用 70 mg)稀释后以 10 mg/min 静脉注射,无效间隔 10～20 分钟再静脉注射 1 次,一般静脉注射总量不超过 280 mg。由于普罗帕酮有负性肌力作用及抑制传导系统作用,且个体间存在较大差异,对心功能不全者禁用,对有器质性心脏病、低血压、休克、心动过缓者等慎用或禁用。

(5)普鲁卡因胺:100 mg 稀释后 3～5 分钟内静脉注射,每隔 5～10 分钟重复 1 次,直至心律失常被控制或总量达 1～2 g,然后以 1～4 mg/min 的速度维持给药。为避免普鲁卡因胺产生的低血压反应,用药时应有另外一个静脉通路,可随时滴入多巴胺,保持在推注普鲁卡因胺过程中血压不降。用药时应有心电图监测。应用普鲁卡因胺负荷量时可产生 QRS 增宽,如超过用药前50％则提示已达最大耐受量,不可继续使用。

(六)特殊类型的室性心动过速

1.尖端扭转性室速

尖端扭转性室速是多形性室速的一个特殊类型,因发作时 QRS 波群的振幅与波峰呈周期性改变,宛如围绕等电位线连续扭转而得名。往往连续发作 3～20 个冲动,间以窦性冲动,反复出现,频率 200～250 次/分(图 5-7)。在非发作期可有 Q-T 间期延长。当室性期前收缩发生在舒张晚期、落在前面 T 波的终末部分可诱发室速。由于发作时频率过快可伴有血流动力学不稳定的症状,甚至心脑缺血表现,持续发作控制不满意可恶化为心室颤动和猝死。临床见于先天性长Q-T 间期综合征、严重的心肌损害和代谢异常、电解质紊乱(如低血钾或低血镁)、吩噻嗪和三环类抗抑郁药及抗心律失常药物(如奎尼丁、普鲁卡因胺或丙吡胺)的使用时。

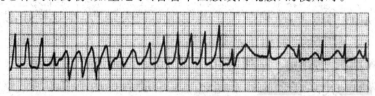

图 5-7　尖端扭转性室速

药物终止尖端扭转性室速时,首选硫酸镁,首剂 2 g,用 5％葡萄糖溶液稀释至 40 mL 缓慢静脉注射,时间 3～5 分钟,然后以 8 mg/min 的速度静脉滴注。Ⅰ A 类和Ⅲ类抗心律失常药物可使 Q-T 间期更加延长,故不宜应用。先天性长 Q-T 间期综合征治疗应选用 β 受体阻滞剂。对于基础心室率明显缓慢者,可起搏治疗,联合应用 β 受体阻滞剂。药物治疗无效者,可考虑左颈胸交感神经切断术,或置入埋藏式心脏复律除颤器。

2.加速性室性自主心律

加速性室性自主心律又称非阵发性室速、缓慢型室速。心电图常表现为连续发生 3～10 个起源于心室的 QRS 波群,心室率通常为 60～110 次/分。心动过速的开始与终止呈渐进性,跟随于一个室性期前收缩之后,或当心室异位起搏点自律性高于窦性频率时发生。由于心室与窦房结两个起搏点轮流控制心室节律,融合波常出现于心律失常的开始与终止时,心室夺获亦很常见。

加速性室性自主心律常发生于心脏病患者,特别是急性心肌梗死再灌注期间、心脏手术、心肌病、风湿热与洋地黄中毒。发作短暂或间歇。患者一般无症状,亦不影响预后。通常无需治疗。

三、心房扑动

心房扑动简称房扑,是一种快速而规则、药物难以控制的心房异位心律,较心房颤动少见。

(一)病因

心房扑动常发生于器质性心脏病,如风湿性心脏病、冠心病、高血压性心脏病、心肌病等。此外,肺栓塞、慢性充血性心力衰竭、二尖瓣或三尖瓣狭窄与反流导致心房扩大,亦可出现心房扑动。其他病因有甲状腺功能亢进症、乙醇中毒、心包炎等,亦可见于一些无器质性心脏病的患者。

(二)发病机制

心脏电生理研究表明,房扑是折返所致。因这些折返环占领了心房的大部分区域,故称之为

"大折返"。下腔静脉至三尖瓣环间的峡部常为典型房扑折返环的关键部位。围绕三尖瓣环呈逆钟向折返的房扑最常见,称典型房扑(Ⅰ型);围绕三尖瓣环呈顺钟向折返的房扑较少见,称非典型房扑(Ⅱ型)。

(三)临床表现

心房扑动往往有不稳定的倾向,可恢复为窦性心律或进展为心房颤动,亦可持续数月或数年。按摩颈动脉窦能突然成比例减慢心房扑动者的心室率,停止按摩后又恢复至原先心室率水平。令患者运动、施行增加交感神经张力或降低迷走神经张力的方法,可促进房室传导,使心房扑动的心室率成倍数增加。

房扑患者常有心悸、呼吸困难、乏力或胸痛等症状。有些房扑患者症状较为隐匿,仅表现为活动时乏力。如房扑伴有极快的心室率,可诱发心绞痛、心力衰竭。体检可见快速的颈静脉扑动。房室传导比例发生改变时,第一心音强度也随之变化。未得到控制且心室率极快的房扑,长期发展会导致心动过速性心肌病。

(四)诊断

1.心电图特征

(1)反映心房电活动的窦性 P 波消失,代之以规律的锯齿状扑动波称为 F 波,扑动波之间的等电位线消失,在Ⅱ、Ⅲ、aVF 或 V_1 导联最为明显,典型房扑在Ⅱ、Ⅲ、aVF 导联上的扑动波呈负向,V_1 导联上的扑动波呈正向,移行至 V_6 导联时则扑动波演变成负向波。心房率为 250～350 次/分。非典型房扑,表现为Ⅱ、Ⅲ、aVF 导联上的正向扑动波和 V_1 导联上的负向扑动波,移行至 V_6 导联时则扑动波演变正向扑动波,心房率为 340～430 次/分。

(2)心室率规则或不规则,取决于房室传导比例是否恒定。当心房率为 300 次/分,未经药物治疗时,心室率通常为 150 次/分(2∶1 房室传导)。使用奎尼丁、普罗帕酮等药物,心房率减慢至 200 次/分以下,房室传导比例可恢复 1∶1,导致心室率显著加速。预激综合征和甲状腺功能亢进症并发房扑,房室传导比例如为 1∶1,可产生极快的心室率。不规则的心室率是由于房室传导比例发生变化,如 2∶1 与 4∶1 传导交替所致。

(3)QRS 波群呈室上性,时限正常。当合并预激综合征、室内差异性传导和束支传导阻滞时,QRS 波增宽、畸形(图 5-8)。

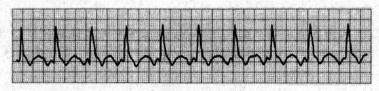

图 5-8 心房扑动

2.评估

(1)有无严重的血流动力学障碍。

(2)判断有无器质性心脏病、心功能状态和发作的诱因。

(3)判断房扑的持续时间。

(五)急诊处理

心房扑动常发生于器质性心脏病,在吸氧、心电监护、建立静脉通路后,根据患者基础的心脏状况、有无血流动力学障碍做出处理。房扑急诊处理的目的是在对原发病进行治疗的基础上将其转复为窦性心律,预防复发或单纯减慢心率以缓解临床症状。

1.心律转复

(1)直流电同步复律:是终止房扑最有效的方法。房扑发作时有严重的血流动力学障碍或出现心衰,应首选直流电复律;对持续性房扑药物治疗无效者,亦宜用电复律。大多数房扑仅需50 J的单相波或更小的双相波电击,即能成功地将房扑转复为窦性心律。成功率为95%～100%。

(2)心房快速起搏:适用于电复律无效者,或已应用大剂量洋地黄不适宜复律者。成功率为70%～80%。对典型房扑(Ⅰ型)效果较好而非典型房扑(Ⅱ型)无效。对于房扑伴1∶1传导或旁路前向传导,由于快速心房起搏可诱发快速心室率甚至心室颤动,故为心房快速起搏禁忌。将电极导管插至食管的心房水平,或经静脉穿刺插入电极导管至右心房处,以快于心房率10～20次/分开始,当起搏至心房夺获后突然终止起搏,常可有效地转复房扑为窦性心律。当初始频率不能终止房扑时,在原来起搏频率基础上增加10～20次/分,必要时重复上述步骤。终止房扑最有效的起搏频率一般为房扑频率的120%～130%。

(3)药物复律:对房扑复律有效的药物有以下几种。①伊布利特,转复房扑的有效率为38%～76%,转复时间平均为30分钟。研究证实,其复律成功与否与房扑持续时间无关。严重的器质性心脏病、Q-T期间延长或有窦房结病变的患者,不应给予伊布利特治疗。②普罗帕酮,急诊转复房扑的成功率为40%。③索他洛尔,1.5 mg/kg转复房扑成功率远不如伊布利特。

2.药物控制心室率

对血流动力学稳定的患者,首先以降低心室率为治疗目的。

(1)洋地黄制剂:是房扑伴心功能不全患者的首选药物。可用毛花苷C 0.4～0.6 mg稀释后缓慢静脉注射,必要时于2小时后再给0.2～0.4 mg,使心率控制在100次/分以下后改为口服地高辛维持。房扑大多数先转为房颤,如继续使用或停用洋地黄过程中,可能恢复窦性心律;少数从心房扑动转为窦性心律。

(2)钙通道阻滞药:首选维拉帕米,5～10 mg稀释后缓慢静脉注射,偶可直接复律,或经房颤转为窦性心律,口服疗效差。静脉应用地尔硫䓬亦能有效控制房扑的心室率。主要不良反应为低血压。

(3)β受体阻滞剂:可减慢房扑之心室率。

(4)对于房扑伴1∶1房室传导,多为旁道快速前向传导。可选用延缓旁道传导的普罗帕酮、胺碘酮、普鲁卡因胺等,禁用延缓房室传导、增加旁道传导而加快室率的洋地黄和维拉帕米等。

3.药物预防发作

多非利特、氟卡尼、胺碘酮均可用于预防发作。但ⅠC类抗心律失常药物治疗房扑时必须与β受体阻滞剂或钙通道阻滞剂合用,原因是ⅠC类抗心律失常药物可减慢房扑频率,并引起1∶1房室传导。

4.抗凝治疗

新近观察显示,房扑复律过程中栓塞的发生率为1.7%～7.0%,未经充分抗凝的房扑患者直流电复律后栓塞风险为2.2%。房扑持续时间超过48小时的患者,在采用任何方式的复律之前均应抗凝治疗。只有在下列情况下才考虑心律转复:患者抗凝治疗达标(INR值为2.0～3.0)、房扑持续时间少于48小时或经食管超声未发现心房血栓。食管超声阴性者,也应给予抗凝治疗。

四、心房颤动

心房颤动亦称心房纤颤,简称房颤,指心房丧失了正常的、规则的、协调的、有效的收缩功能而代之以 350～600 次/分的不规则颤动,是一种十分常见的心律失常。绝大多数见于器质性心脏病患者,可呈阵发性或呈持续性。在人群中的总发病率约为 0.4%,65 岁以上老年人发病率为 3%～5%,80 岁后发病率可达 8%～10%。合并房颤后心脏病病死率增加 2 倍,如无适当抗凝,脑卒中增加 5 倍。

(一)病因

房颤常发生于原有心血管疾病者,常见于风湿性心脏病、冠心病、高血压性心脏病、甲状腺功能亢进、缩窄性心包炎、心肌病、感染性心内膜炎及慢性肺源性心脏病等。房颤发生在无心脏病变的中青年,称为孤立性房颤。老年房颤患者中部分是心动过缓-心动过速综合征的心动过速期表现。

(二)发病机制

目前得到公认的是多发微波折返学说和快速发放冲动学说。多发微波折返学说认为:多发微波以紊乱方式经过心房,互相碰撞、再启动和再形成,并有足够的心房组织块来维持折返。快速发放冲动学说认为:左心房、右心房、肺静脉、腔静脉、冠状静脉窦等开口部位,或其内一定距离处(存在心房肌袖)有快速发放冲动灶,驱使周围心房组织产生心房颤动,由多发微波折返机制维持,快速发放冲动停止后心房颤动仍会持续。

(三)临床表现

房颤时心房有效收缩消失,心排血量比窦性心律时减少 25% 或更多。症状的轻重与患者心功能和心室率的快慢有关。轻者可仅有心悸、气促、乏力、胸闷;重者可致急性肺水肿、心绞痛、心源性休克甚至昏厥。阵发性房颤者自觉症状常较明显。房颤伴心房内附壁血栓者,可引起栓塞症状。房颤的典型体征是第一心音强弱不等,心律绝对不规则,脉搏短绌。

(四)诊断

1.心电图特点

(1)各导联中正常 P 波消失,代之以形态、间距及振幅均绝对不规则的心房颤动波(f 波),频率350～600 次/分,通常在 Ⅱ、Ⅲ、aVF 或 V_1 导联较为明显。

(2)R-R 间期绝对不规则,心室率较快;但在并发完全性房室传导阻滞或非阵发性交界性心动过速时,R-R 规则,此时诊断依靠 f 波的存在。

(3)QRS 波群呈室上性,时限正常。当合并预激综合征、室内差异性传导和束支传导阻滞时,QRS 波群增宽、畸形,此时心室率又很快时,极易误诊为室速,食管导联心电图对诊断很有帮助。

(4)在长 R-R 间期后出现的短 R-R 间期,其 QRS 波群呈室内差异性传导(常为右束支传导阻滞型)称为 Ashman 现象;差异传导连续发生时称为蝉联现象(图 5-9)。

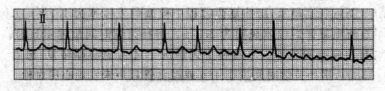

图 5-9　心房颤动

2.房颤的分类

(1)阵发性房颤:持续时间<7天(通常在48小时内),能自行终止,反复发作。

(2)持续性房颤:持续时间>7天,或以前转复过,非自限性,反复发作。

(3)永久性房颤:终止后又复发,或患者无转复愿望,持久发作。

3.评估

(1)根据病史和体格检查确定患者有无器质性心脏病、心功能不全、电解质紊乱,是否正在使用洋地黄制剂。

(2)心电图中是否间歇出现或持续存在δ波,如存在则表明为WPW,洋地黄制剂和维拉帕米为禁忌药物。

(3)紧急复律是否有益处,如快速心室率所致的心肌缺血、肺水肿、血流动力学不稳定。

(4)复律后是否可维持窦律,如甲状腺疾病、左心房增大、二尖瓣疾病。

(5)发生栓塞并发症的危险因素有哪些,即是否需要抗凝治疗。

(五)急诊处理

房颤急诊处理的原则及目的:①恢复并维持窦性心律。②控制心室率。③抗凝治疗预防栓塞并发症。

1.复律治疗

(1)直流电同步复律:急性心肌梗死、难治性心绞痛、预激综合征等伴房颤患者,如有严重血流动力学障碍,首选直流电同步复律,初始能量200 J。初始电复律失败,保持血钾在4.5~5.0 mmol/L,30分钟静脉注射胺碘酮300 mg(随后24小时静脉滴注900~1 200 mg),尝试进一步除颤。血流动力学稳定、房颤时心室率快(>100次/分),用洋地黄难以控制,或房颤反复诱发心力衰竭或心绞痛,药物治疗无效,也需尽快电复律。

(2)药物复律:房颤发作在7天内的患者药物复律的效果最好。大多数这样的患者房颤是第一次发作,不少患者发作后24~48小时可自行复律。房颤时间较长的患者(>7天)很少能自行复律,药物复律的成功率也大大减少。复律成功与否与房颤的持续时间的长短、左心房大小和年龄有关。已证实有效的房颤复律药物有胺碘酮、普罗帕酮、氟卡尼、伊布利特、多非利特、奎尼丁。

普罗帕酮:用于≤7天的房颤患者,单剂口服450~600 mg,转复有效率可达60%左右。但不能用于75岁以上的老年患者、心力衰竭、病态窦房结综合征、束支传导阻滞、QRS≥0.12秒、不稳定心绞痛、6个月内有过心肌梗死、二度以上房室传导阻滞者等。

胺碘酮:可静脉或口服应用。口服用药住院患者1.2~1.8 g/d,分次服,直至总量达10 g,然后0.2~0.4 g/d维持;门诊患者0.6~0.8 g/d,分次服,直至总量达10 g后0.2~0.4 g/d维持。静脉用药者为30~60分钟内静脉注射5~7 mg/kg,然后1.2~1.8 g/d持续静脉滴注或分次口,直至总量达10 g后0.2~0.4 g/d维持。转复有效率为20%~70%。

伊布利特:适用于7天左右的房颤。1 mg静脉注射10分钟,若10分钟后未能转复可重复1 mg。应用时必须心电监护4小时。转复有效率为20%~75%。

2.控制心室率

(1)短期迅速控制心室率:血流动力学稳定的患者最初治疗目标是迅速控制心室率,使患者心室率≤100次/分,保持血流动力学稳定,减轻患者症状,以便赢得时间,进一步选择最佳治疗方案。初次发作且在24~48小时的急性房颤或部分阵发性患者心室率控制后,可能自行恢复为窦性心律。

毛花苷 C：是伴有心力衰竭、肺水肿患者的首选药物。0.2～0.4 mg 稀释后缓慢静脉注射，必要时于 2～6 小时后可重复使用，24 小时内总量一般不超过 1.2 mg。若近期曾口服洋地黄制剂者，可在密切观察下给毛花苷 C 0.2 mg。

钙通道阻滞剂：地尔硫草 15 mg，稀释后静脉注射，时间 2 分钟，必要时 15 分钟后重复 1 次，继以 15 mg/h 维持，调整静脉滴注速度，使心室率达到满意控制。维拉帕米 5～10 mg，稀释后静脉注射，时间 10 分钟，必要时 30～60 分钟后重复 1 次。应注意这两种药物均有一定的负性肌力作用，可导致低血压，维拉帕米更明显，伴有明显心力衰竭者不用维拉帕米。

β 受体阻滞剂：普萘洛尔 1 mg 静脉注射，时间 5 分钟，必要时每 5 分钟重复 1 次，最大剂量至 5 mg，维持剂量为每 4 小时 1～3 mg；或美托洛尔 5 mg 静脉注射，时间 5 分钟，必要时每 5 分钟重复 1 次，最大剂量 10～15 mg；艾司洛尔 0.25～0.5 mg/kg 静脉注射，时间 >1 分钟，继以 50 μg/(kg·min) 静脉滴注维持。低血压与心力衰竭者忌用 β 受体阻滞剂。

上述药物应在心电监护下使用，心室率控制后应继续口服该药进行维持。地尔硫草或 β 受体阻滞剂与毛花苷 C 联合治疗能更快控制心室率，且毛花苷 C 的正性肌力作用可减轻地尔硫草和 β 受体阻滞剂的负性肌力作用。

特殊情况下房颤的药物治疗：①预激综合征伴房颤。控制心室率避免使用 β 受体阻滞剂、钙通道阻滞剂、洋地黄制剂和腺苷等，因这些药物延缓房室结传导、房颤通过旁路下传使心室率反而增快。对心功能正常者，可选用胺碘酮、普罗帕酮、普鲁卡因胺或伊布利特等抗心律失常药物，使旁路传导减慢从而降低心室率，恢复窦律。胺碘酮用法为 150 mg(3～5 mg/kg)，用 5% 葡萄糖溶液稀释，于 10 分钟注入。首剂用药 10～15 分钟后仍不能转复，可重复 150 mg 静脉注射。继以 1.0～1.5 mg/min 速度静脉滴注 1 小时，以后根据病情逐渐减量，24 小时总量不超过 1.2 g。②急性心肌梗死伴房颤。提示左心功能不全，可静脉注射毛花苷 C 或胺碘酮以减慢心室率，改善心功能。③甲状腺功能亢进症伴房颤。首先予积极的抗甲状腺药物治疗。应选用非选择性 β 受体阻滞剂（如卡维地洛）。④急性肺疾病或慢性肺部疾病伴房颤。应纠正低氧血症和酸中毒，尽量选择钙通道阻滞剂控制心室率。

（2）长期控制心室率：持久性房颤的治疗目的为控制房颤过快的心室率，可选用 β 受体阻滞剂、钙通道阻滞剂或地高辛。但应注意这些药物的禁忌证。

3.维持窦性心律

房颤心律转复后要用药维持窦性心律。除伊布利特外，用于复律的药物也用于转复后维持窦律，因此常用普罗帕酮、胺碘酮和多非利特，还可使用阿奇利特、索他洛尔。

4.预防栓塞并发症

慢性房颤（永久性房颤）患者有较高的栓塞发生率。过去有栓塞病史、瓣膜病、高血压、糖尿病、老年患者、左心房扩大、冠心病等使发生栓塞的危险性增大。存在以上任何一种情况，均应接受长期抗凝治疗。口服华法林，使凝血酶原时间国际标准化比率（INR）维持在 2.0～3.0，能安全而有效的预防脑卒中的发生。不宜应用华法林的患者及无以上危险因素的患者，可改用阿司匹林（每天 100～300 mg）。房颤持续时间不超过 2 天，复律前无须做抗凝治疗。否则应在复律前接受 3 周的华法林治疗，待心律转复后继续治疗 4 周。紧急复律治疗可选用静脉注射肝素或皮下注射低分子肝素，复律后仍给予 4 周的抗凝治疗。在采取上述治疗的同时，要积极寻找房颤的原发疾病和诱发因素，给予相应处理。对房颤发作频繁、心室率很快、药物治疗无效者可施行射频消融、外科手术等。

五、心室扑动与心室颤动

心室扑动和心室颤动是最严重的心律失常,简称室扑和室颤。前者心室有快而微弱的收缩,后者心室各部分肌纤维发生快而不协调的颤动,对血流动力学的影响等同于心室停搏。室扑常为室颤的先兆,很快即转为室颤。而室颤则是导致心脏性猝死的常见心律失常,也是临终前循环衰竭的心律改变。原发性室颤为无循环衰竭基础上的室颤,常见于冠心病,及时电除颤可逆转。在各种心脏病的终末期发生的室扑和室颤,为继发性室扑和室颤,预后极差。

（一）病因

各种器质性心脏病及许多心外因素均可导致室扑和室颤,以冠心病、原发性心肌病、瓣膜性心脏病、高血压性心脏病为最常见。原发性室颤则好发于急性心肌梗死、心肌梗死溶栓再灌注后、原发性心肌病、病态窦房结综合征、心肌炎、触电、低温、麻醉、低血钾、高血钾、酸碱平衡失调、奎尼丁、普鲁卡因胺、锑剂和洋地黄等药物中毒、长 Q-T 间期综合征、Brugada 综合征、预激综合征合并房颤等。

（二）发病机制

室颤可以被发生于心室易损期的期前收缩所诱发,即"R-on-T"现象。然而,室颤也可在没有"R-on-T"的情况下发生,故有理论认为当一个行进的波正面碰到解剖障碍时可碎裂产生多个子波,后者可以单独存在并作为高频率的兴奋起源点触发室颤。多数学者认为心室肌结构的不均一是形成自律性增高和折返的基质,而多个研究都提示起源于浦肯野系统的触发活动在室颤发生起始阶段的重要作用。

（三）诊断

1.临床特点

典型的表现为阿-斯综合征:患者突然抽搐,意识丧失,面色苍白,几次断续的叹息样呼吸之后呼吸停止;此时心音、脉搏、血压消失、瞳孔散大。部分患者阿-斯综合征表现不明显即已猝然死亡。

2.心电图

（1）心室扑动:正常的 QRS-T 波群消失,代之以连续、快速、匀齐的大振幅波动,频率 150～250 次/分,一般在发生心室扑动后,常迅速转变为心室颤动,但也可转变为室性心动过速,极少数恢复窦性心律。室扑与室性心动过速的区别在于后者 QRS 与 T 波能分开,波间有等电位线,且 QRS 时限不如室扑宽。

（2）心室颤动:QRS-T 波群完全消失,代之以形状不同、大小各异、极不均匀的波动,频率250～500 次/分,开始时波幅尚较大,以后逐渐变小,终于消失。室颤与室扑的区别在于前者波形及节律完全不规则,且电压极小（图 5-10）。

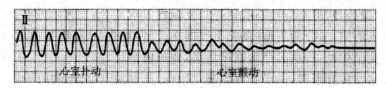

图 5-10　心室扑动与颤动

3.临床分型

（1）据室颤波振幅分型。①粗颤型:室颤波振幅＞0.5 mV,多见于心肌收缩功能较好的患者,心肌蠕动幅度相对粗大有力,张力较好,对电除颤效果好。②细颤型:室颤波振幅<0.5 mV,多见于心肌收缩功能较差的情况。对电除颤疗效差。

(2)据室颤前心功能分型。①原发性室颤:又称非循环衰竭型室颤。室颤前无低血压、心力衰竭或呼吸衰竭,循环功能相对较好。室颤的发生与心肌梗死等急性病变有关。除颤成功率约为80%。②继发性室颤:又称循环衰竭型室颤。室颤前常有低血压、心力衰竭或呼吸衰竭,常同时存在药物、电解质紊乱等综合因素,除颤成功率低(<20%)。③特发性室颤:室颤发生前后均未发现器质性心脏病,室颤常突然发生,多数来不及复苏而猝死,部分自然终止而幸存。室颤幸存者常有复发倾向,属于单纯的心电疾病。④无力型室颤:又称临终前室颤。临终患者约有50%可出现室颤,室颤波频率慢,振幅低。

(四)急诊处理

1.非同步直流电击除颤

心室扑动或心室颤动一旦发生,紧急给予非同步直流电击除颤1次,单相波能量选择360 J,双相波选择150~200 J。电击除颤后不应检查脉搏、心律,应立即进行胸外心脏按压,2分钟或5个30∶2按压/通气周期后如仍然是室颤,再予除颤1次。

2.药物除颤

2~3次电击后仍为室颤首选胺碘酮静脉注射,无胺碘酮或有 Q-T 间期延长,可使用利多卡因,并重复电除颤。

3.病因处理

由严重低血钾引起的室颤反复发作,应静脉滴注大量氯化钾,一般用2~3 g 氯化钾溶于5%葡萄糖溶液 500 mL 内,在监护下静脉滴注,最初 24 小时内常需给氯化钾 10 g 左右,持续到心电图低血钾表现消失为止。由锑剂中毒引起的室颤反复发作,可反复用阿托品 1~2 mg 静脉注射或肌内注射,同时亦需补钾。由奎尼丁或普鲁卡因胺引起的室颤不宜用利多卡因,需用阿托品或异丙肾上腺素治疗。

4.复苏后处理

若经以上治疗心脏复跳,但仍有再次骤停的危险,并可能继发脑、心、肾损害,从而发生严重并发症和后遗症。因此应积极的防治发生心室颤动的原发疾病,维持有效的循环和呼吸功能及水、电解质和酸碱平衡,防治脑水肿、急性肾衰竭和继发感染。

六、房室传导阻滞

房室传导阻滞又称房室阻滞,是指房室交界区脱离了生理不应期后、冲动从心房传至心室的过程中异常延迟、传导部分中断或完全被阻断。房室传导阻滞可为暂时性或持久性。根据心电图上的表现分三度:一度房室传导阻滞,指 P-R 间期延长,如心率>50 次/分且无明显症状,一般不需要特殊处理,但在急性心肌梗死时要观察发展变化;二度房室传导阻滞指心房冲动有部分不能传入心室,又分为Ⅰ型(莫氏Ⅰ型即文氏型)与Ⅱ型(莫氏Ⅱ型);三度房室传导阻滞指房室间传导完全中断,可引起严重临床后果,要积极治疗。

二度以上的房室传导阻滞,由于心搏脱漏,可有心动过缓及心悸、胸闷等症状;高度或完全性房室传导阻滞时严重的心动过缓可致心源性晕厥,需急诊抢救治疗。

(一)病因

正常人或运动员可发生二度Ⅰ型房室传导阻滞,与迷走神经张力增高有关,常发生于夜间。

导致房室传导阻滞的常见病变：急性心肌梗死、冠状动脉痉挛、病毒性心肌炎、心肌病、急性风湿热、钙化性主动脉瓣狭窄、心脏肿瘤（特别是心包间皮瘤）、原发性高血压、心脏手术、电解质紊乱、黏液性水肿等。

（二）发病机制

一度及二度Ⅰ型房室传导阻滞，阻滞部位多在房室结，病理改变多不明显，或仅有暂时性房室结缺血、缺氧、水肿、轻度炎症。二度Ⅱ型及三度房室传导阻滞，病理改变广泛而严重，且常持久存在，包括传导系统的炎症或局限性纤维化、急性前壁心肌梗死及希氏束、左右束支分叉处或双侧束支坏死、束支的广泛纤维性变。先天性完全性房室传导阻滞，可见房室结或希氏束的传导组织完全中断或缺如。

（三）临床表现

一度房室传导阻滞常无自觉症状。二度房室传导阻滞由于心搏脱漏，可有心悸、乏力等症状，亦可无症状。三度房室传导阻滞的症状决定于心室率的快慢与伴随病变，症状包括疲倦、乏力、头晕、晕厥、心绞痛、心力衰竭。如合并室性心律失常，患者可感到心悸不适。当一度、二度突然进展为三度房室传导阻滞，因心室率过缓，每分钟心排血量减少，导致脑缺血，患者可出现暂时性意识丧失，甚至抽搐，称为阿-斯综合征，严重者可引起猝死。往往感觉疲劳、软弱、胸闷、心悸、气短或晕厥，听诊心率缓慢规律。

一度房室传导阻滞，听诊时第一心音强度减弱。二度Ⅰ型房室传导阻滞的第一心音强度逐渐减弱并有心搏脱漏。二度Ⅱ型房室传导阻滞亦有间歇性心搏脱漏，但第一心音强度恒定。三度房室传导阻滞的第一心音强度经常变化。第二心音可呈正常或反常分裂，间或听到响亮亢进的第一心音。凡遇心房与心室同时收缩，颈静脉出现巨大的 a 波（大炮波）。

（四）诊断

1.心电图特征

（1）一度房室传导阻滞：每个心房冲动都能传导至心室，仅 P-R 间期＞0.20 秒，儿童＞0.18 秒（图 5-11）。房室传导束的任何部位传导缓慢，均可导致 P-R 间期延长。如 QRS 波群形态与时限正常，房室传导延缓部位几乎都在房室结，极少数在希氏束。QRS 波群呈现束支传导阻滞图形者，传导延缓可能位于房室结和/或希氏束-浦肯野系统。希氏束电图记录可协助确定部位。

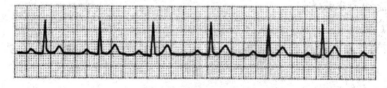

图 5-11　一度房室传导阻滞

（2）二度Ⅰ型房室传导阻滞：是最常见的二度房室传导阻滞类型。表现为 P-R 间期随每一心搏逐次延长，直至一个 P 波受阻不能下传心室，QRS 波群脱漏，如此周而复始；P-R 间期增量逐次减少；脱漏前的 P-R 间期最长，脱漏后的 P-R 间期最短；脱漏前 R-R 间期逐渐缩短，且小于脱漏后的 R-R 间期（图 5-12）。最常见的房室传导比率为 3：2 和 5：4。在大多数情况下，阻滞位于房室结，QRS 波群正常，极少数位于希氏束下部，QRS 波群呈束支传导阻滞图形。二度Ⅰ型房室传导阻滞很少发展为三度房室传导阻滞。

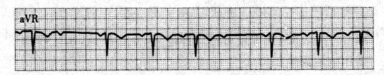

图 5-12　二度Ⅰ型房室传导阻滞

(3)二度Ⅱ型房室传导阻滞:P-R 间期固定,可正常或延长,QRS 波群呈周期性脱漏,房室传导比例可为 2∶1、3∶1、3∶2、4∶3、5∶4 等。房室传导比例呈 3∶1 或 3∶1 以上者称为高度房室传导阻滞。当 QRS 波群增宽、形态异常时,阻滞位于希氏束-浦肯野系统。若 QRS 波群正常,阻滞可能位于房室结(图 5-13)。

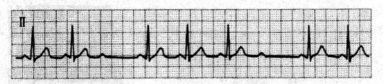

图 5-13　二度Ⅱ型房室传导阻滞

(4)三度房室传导阻滞:又称完全性房室传导阻滞。全部 P 波不能下传,P 波与 ORS 波群无固定关系,形成房室脱节。P-P 间期<R-R 间期。心室起搏点在希氏束分叉以上或之内为房室交界性心律,QRS 波群形态与时限正常,心室率 40～60 次/分,心律较稳定;心室起搏点在希氏束以下,心室率30～40 次/分,心律常不稳定(图 5-14)。

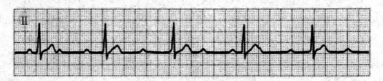

图 5-14　三度房室传导阻滞

2.评估
(1)据病史、体格检查、实验室和其他检查判断有无器质性心脏病、心功能状态和诱因。
(2)判断血流动力学状态。

(五)急诊处理

病因治疗主要针对可逆性病因和诱因。如急性感染性疾病控制感染,洋地黄中毒的治疗和电解质紊乱的纠正等。应急治疗可用药物和电起搏。

1.二度Ⅰ型房室传导阻滞

常见于急性下壁心肌梗死,阻滞是短暂的。若心室率>50 次/分,无症状者不必治疗,可先严密观察,注意勿发展为高度房室传导阻滞。当心室率<50 次/分,有头晕、心悸症状者可用阿托品0.5～1.0 mg静脉注射,或口服麻黄碱 25 mg,3 次/天。异丙肾上腺素 1～2 mg 加入生理盐水500 mL,静脉滴注,根据心室率调节滴速。

2.二度Ⅱ型房室传导阻滞

可见于急性前壁心肌梗死,病变范围较广泛,常涉及右束支、左前分支、左后分支或引起三度房室传导阻滞,病死率极高。经用上述药物治疗不见好转,需安装临时起搏器。

3.洋地黄中毒的治疗

洋地黄中毒可停用洋地黄;观察病情,非低钾者一般应避免补钾;静脉注射阿托品;试用抗地高辛抗体。

4.药物应急治疗的选择

(1)异丙肾上腺素:为肾上腺能β受体兴奋药。兴奋心脏高位节律点窦房结和房室结,增快心率,加强心肌的收缩力,改善传导功能,提高心律的自律性,适用于三度房室传导阻滞伴阿-斯综合征急性发作、病态窦房结综合征。心肌梗死、心绞痛患者禁用或慎用。

(2)肾上腺素:兴奋α受体及β受体,可增强心肌收缩力,增加心排血量,加快心率;扩张冠状动脉,增加血流量,使周围小血管及内脏血管收缩(对心、脑、肺血管收缩作用弱);松弛平滑肌,解除支气管及胃肠痉挛;可兴奋心脏的高位起搏点及心脏传导系统,故心脏停搏时肾上腺素是首选药物。可用于二度或三度房室传导阻滞者。

(3)麻黄碱:为间接及直接兼有作用的拟肾上腺素药,对α受体、β受体有兴奋作用,升压作用弱而持久,有加快心率作用,适用于二度或三度房室传导阻滞症状较轻的患者。

(4)阿托品:主要是解除迷走神经对心脏的抑制作用,使心率加快。适用于治疗各种类型的房室传导阻滞、窦性心动过缓、病态窦房结综合征。

(5)肾上腺皮质激素:具有消炎、抗过敏、抗内毒素、抑制免疫反应,减轻机体对各种损伤的病理反应,有利于房室传导改善,适用于炎症或水肿等引起的急性获得性完全性心脏传导阻滞。5%碳酸氢钠或11.2%乳酸钠,除能纠正代谢性酸中毒外,还有兴奋窦房结的功能。适用于酸中毒、高血钾所致完全性房室传导阻滞及心脏停搏。

5.起搏

适用于先天性或慢性完全性心脏传导阻滞。通常选用永久按需起搏器,急性获得性完全性心脏传导阻滞可选用临时按需起搏器。

(林　杰)

第四节　急性病毒性心肌炎

急性病毒性心肌炎是指嗜心性病毒感染引起的,以心肌非特异性间质性炎症为主,伴有心肌细胞变性、溶解或坏死病变的心肌炎。病变可累及心脏传导和起搏系统,亦可累及心包膜。临床上以肠道病毒(如柯萨奇病毒B组2、4两型最多见,其次为5、3、1型及A组的1、4、9、16、23型,艾柯病毒和脊髓灰质炎病毒等)和流感病毒较为常见。此外,麻疹、腮腺炎、乙型脑炎、肝炎和巨细胞病毒等也可引起心肌炎。

一、发病机制

病毒如何引起心肌损伤的机制迄今尚未阐明,可能途径包括以下几点。

(一)病毒直接侵犯心肌

病毒感染后可引起病毒血症,经血流直接侵犯心肌,导致心肌纤维溶解、坏死、水肿及炎性细胞浸润。有人认为,急性暴发性病毒性心肌炎和病毒感染后1~4周内猝死者,病毒直接侵犯心肌可能是主要的发病机制。

(二)免疫变态反应

对于大多数病毒性心肌炎,尤其是慢性心肌炎,目前认为主要是通过免疫变态反应而致病。参与免疫反应可能是病毒本身,也可能是病毒-心肌抗体复合物。既有体液免疫参与,又有细胞免疫参与。此外,患者免疫功能低下在发病中也起重要作用。

二、诊断

(一)临床表现特点

(1)起病前1～3周内常有上呼吸道或消化道感染史。

(2)心脏受累表现:心悸、气促、心前区疼痛等。体检,轻者心界不扩大,重者心浊音界扩大,心率增快且与体温升高不相称,可出现舒张期奔马律,心律失常以频发期前收缩多见,亦可表现为房室传导阻滞,以至出现心动过缓、心尖区第一心音低钝。可闻及收缩期吹风样杂音。重症患者可短期内出现心衰或心源性休克,少数因严重心律失常而猝死。

(3)老幼均可发病,但以儿童和年轻人较易发病。

(二)实验室检查及其他辅助检查特点

(1)心电图常有各种心律失常表现,以室性期前收缩最常见,其次为房室传导阻滞、束支及室内阻滞、心动过速等。心肌损害可表现为 ST 段降低、T 波低平或倒置、Q-T 间期延长等。暴发性病毒性心肌炎可有异常 Q 波、阵发性室性心动过速、高度房室传导阻滞,甚至心室颤动等。心电图改变对心肌炎的诊断并无特异性。

(2)血清酶学检查可有 CK 及其同工酶(CK-MB)、AST 或 LDH 及其同工酶(LDH1)增高。

(3)X 线、超声心动图检查示心脏轻至中度增大,搏动减弱,有时可伴有心包积液,此时称心肌心包炎。

(4)血白细胞可轻至中度增多,血沉加速。

(5)从咽拭、尿、粪、血液及心包穿刺液中分离出病毒,且在恢复期血清中同型病毒抗体滴度较初期或急性期(第一份)血清升高或下降 4 倍以上,可认为是新近有病毒感染。

诊断病毒性心肌炎必须排除可能引起心肌损害的其他疾病,常见的如风湿性心肌炎、中毒性心肌炎、结缔组织和代谢性疾病所致心肌损害,以及原发性心肌病等。

三、治疗

目前对急性病毒性心肌炎尚缺乏特异性治疗方法,但多数患者经过一段时间休息及对症治疗后能自行痊愈,少数可演变为慢性心肌炎或遗留不同程度心律失常表现,个别暴发型重症病例可导致死亡。本病主要治疗措施如下。

(一)充分休息,防止过劳

本病一旦确诊,应卧床休息,进食易消化和富含维生素、蛋白质的食物。充分休息在急性期应列为主要治疗措施之一。早期不重视卧床休息,可能会导致心脏进行性增大和带来较多的后遗症,一般需休息3个月左右。心脏已经扩大或曾出现过心功能不全者应延长至半年,直至心脏不再缩小、心功能不全症状消失后,在密切观察下逐渐增加活动量,恢复期仍应适当限制活动3～6个月。

（二）酌情应用改善心肌细胞营养与代谢的药物

（1）辅酶 A 50～100 U 或肌苷 200～400 mg，每天 1～2 次，肌内注射或静脉注射。

（2）细胞色素C 15～30 mg，每天1～2次，静脉注射，该药应先皮试，无过敏者才能注射。

（3）ATP 或三磷酸胞苷（CTP）20～40 mg，每天 1～2 次，肌内注射，前者尚有口服或静脉制剂，剂量相同。

（4）辅酶 Q_{10}：每天 30～60 mg，口服；或 10 mg，每天 2 次，肌内注射及静脉注射。

（5）FDPY 5～10 g，每天 1～2 次，静脉滴注，对重症病毒性心肌炎可能有效。

一般情况下，上述药物视病情可适当搭配或联合应用 2～3 种即可，10～14 天为 1 个疗程。

此外，极化液疗法：氯化钾 1～1.5 g，普通胰岛素 8～12 U，加入 10％葡萄糖液 500 mL 内，每天 1 次，静脉滴注，尤适用于频发室性期前收缩者。在极化液基础上再加入 25％硫酸镁 5～10 mL，对快速型心律失常疗效更佳，7～14 天为 1 个疗程。大剂量维生素 C，每天5～10 g 静脉滴注，以及丹参酮注射液40～80 mg，分 2 次加入 50％葡萄糖液 20 mL 内静脉注射或稀释后静脉滴注，连用2周，也有一定疗效。

（三）肾上腺皮质激素

激素有抑制炎性反应、降低血管通透性、减轻组织水肿及抗过敏作用，但可抑制免疫反应和干扰素的合成、促进病毒繁殖和炎症扩散、加重心肌损害，因此应用激素有利有弊。为此，多数学者主张病毒性心肌炎急性期，尤其是最初 2 周内，病情并非危重者不用激素。但短期内心脏急剧增大、高热不退、急性心衰、严重心律失常、休克、全身中毒症状严重合并多脏器损害或高度房室传导阻滞者，可试用地塞米松，每天 10～30 mg，分次静脉注射，或用氢化可的松，每天 200～300 mg，静脉滴注，连用 3～7 天，待病情改善后改口服，并迅速减量至停，一般疗程不宜超过 2 周。若用药 1 周仍无效，则停用。激素对重症病毒性心肌炎有效，其可能原因与抑制了心肌炎症、水肿，消除过度、强烈的免疫反应和减轻毒素作用有关。

（四）抗生素

急性病毒性心肌炎可使用广谱抗生素，如氨苄西林、头孢菌素等，以防止继发性细菌感染，因后者常是诱发病毒感染的条件，特别是流感、柯萨奇及腮腺炎病毒感染，且可加重病毒性心肌炎的病情。

（五）抗病毒药物

疗效不肯定，因为病毒性心肌炎主要是免疫反应的结果。即使是由于病毒直接侵犯所致，但抗病毒药物能否进入心肌细胞内杀灭病毒也尚有疑问。流感病毒所致心肌炎可试用吗啉胍（ABOB）100～200 mg，每天 3 次；金刚烷胺 100 mg，每天 2 次。疱疹病毒性心肌炎可试用阿糖胞苷和利巴韦林（三氮唑核苷），前者剂量为每天 50～100 mg，静脉滴注，连用 1 周；后者为 100 mg，每天 3 次，视病情连用数天至 1 周，必要时亦可静脉滴注，剂量为每天 300 mg。此外，中草药如板蓝根、连翘、大青叶、黄连、黄芩、虎杖等也具抗病毒作用。

（六）免疫调节剂

（1）人白细胞干扰素 1.5 万～2.5 万 U，每天 1 次，肌内注射，7～10 天为 1 个疗程，间隔 2～3 天，视病情可再用 1～2 个疗程。

（2）应用基因工程制成的干扰素 100 万 U，每天 1 次，肌内注射，2 周为 1 个疗程。

（3）聚肌胞，每天 1～2 mg，每 2～3 天 1 次，肌内注射，2～3 个月为 1 个疗程。

（4）简化胸腺素 10 mg，每天肌内注射 1 次，共 3 个月，以后改为 10 mg，隔天肌内注射 1 次，共半年。

(5)免疫核糖核酸(IRNA)3 mg,每2周1次,皮下注射或肌内注射,共3个月,以后每月肌内注射3 mg,连续6~12个月。

(6)转移因子(TF)1 mg,加注射水2 mL,每周1~2次,于上臂内侧或两侧腋部皮下或臀部肌内注射。

(7)黄芪有抗病毒及调节免疫功能,对干扰素系统有激活作用,在淋巴细胞中可诱生γ-干扰素,还能改善内皮细胞生长及正性肌力作用,可口服、肌内注射或静脉内给药。用量为黄芪口服液(每支含生黄芪15 g)1支,每天2次,口服;或黄芪注射液(每支含生黄芪4 g/2 mL)2支,每天1~2次,肌内注射;或在5%葡萄糖液500 mL内加黄芪注射液4~5支,每天1次,3周为1个疗程。

(七)纠正心律失常

基本上按一般心律失常治疗。对于室性期前收缩、快速型心房颤动可用胺碘酮0.2 g,每天3次,1~2周后或有效后改为每天0.1~0.2 g维持。阵发性室性心动过速、心室扑动或颤动,应尽早采用直流电电击复律,亦可迅速静脉注射利多卡因50~100 mg,必要时隔5~10分钟后再注,有效后静脉滴注维持24~72小时。心动过缓可用阿托品治疗,也可加用激素。对于莫氏Ⅱ型和三度房室传导阻滞,尤其有脑供血不足表现或有阿-斯综合征发作者,应及时安置人工心脏起搏器。

(八)心衰和休克的防治

重症急性病毒性心肌炎可并发心衰或休克。有心衰者应给予低盐饮食、供氧,视病情缓急可选用口服或静脉注射洋地黄类制剂,但剂量应控制在常规负荷量的1/2~2/3,必要时可并用利尿剂、血管扩张剂和非洋地黄类正性肌力药物,同时注意水、电解质平衡。

(李吉栋)

第五节　急性心包炎

急性心包炎是一种以心包膜急性炎症病变为特点的临床综合征。

一、病因

(一)性质
急性非特异性。

(二)感染
细菌(包括结核杆菌)、病毒、真菌、寄生虫、立克次体。

(三)肿瘤
原发性、继发性。

(四)自身免疫和结缔组织病
风湿热及其他结缔组织病如系统性红斑狼疮、结节性动脉炎、类风湿关节炎等;心脏损伤后(心肌梗死后综合征、心包切开后综合征)、血清病。

(五)内分泌、代谢异常

尿毒症、黏液性水肿、胆固醇性痛风。

(六)邻近器官疾病

急性心肌梗死、胸膜炎。

(七)先天性异常

心包缺损、心包囊肿。

(八)其他

外伤、放疗、药物等。

二、病理

急性心包炎根据病理变化可分为纤维蛋白性和渗液性心包炎。心包渗出液体无明显增加时为急性纤维蛋白性心包炎,渗出液增多时称渗液性心包炎。渗液可分为浆液纤维蛋白性、浆液血性、化脓性和出血性几种,多为浆液纤维蛋白性。液体量 100～500 mL,也可多达 2～3 L。心包渗液一般在数周至数月内吸收,但也可发生脏层和壁层的粘连。增厚而逐渐形成慢性心包炎。

三、诊断

(一)症状

1.胸痛

心前区呈锐痛或钝痛,随体位改变、深呼吸、吞咽而加剧,常放射到左肩、背部或上腹部。病毒性者多伴胸膜炎,心前区疼痛剧烈。

2.呼吸困难

呼吸困难是心包渗液时最突出的症状。在心脏压塞时,可有端坐呼吸、呼吸浅而快、身躯前倾、发绀等。

3.全身症状

全身症状随病变而异。结核性者起病缓慢,低热、乏力、食欲减退等。化脓性者起病急,高热及中毒症状严重。病毒性者常有上呼吸道感染及其他病毒感染的表现。

(二)体征

1.心包摩擦音

心包摩擦音是纤维蛋白性心包炎的重要体征,呈抓刮样音调,粗糙,以胸骨左缘 3、4 肋间及剑突下最显著,前倾坐位较易听到。心包摩擦音是一种由心房、心室收缩和心室舒张早期三个成分所组成的三相摩擦音,也可仅有心室收缩早期所组成的双相摩擦音。心包渗液增多时消失,但如心包两层之间仍有摩擦,则仍可听到摩擦音。

2.心包积液引起的相应体征

心包积液在 300 mL 以上者心浊音界向两侧扩大,且随体位而改变。平卧时心底浊音区增宽,坐位时下界增宽,心尖冲动减弱或消失,或位于心浊音界左缘之内侧,心音遥远,心率快。大量心包积液可压迫左肺引起左下肺不张,于左肩胛下叩诊浊音,并可听到支气管呼吸音,即左肺受压征(Ewart 征)。如积液迅速积聚,可发生急性心脏压塞。患者气促加剧、面色苍白、发绀、心排血量显著下降,产生休克。若不及时解除心脏压塞,可迅速致死;如积液较慢,可形成慢性心脏压塞,表现为发绀、颈静脉曲张、肝大、腹水、皮下水肿、脉压小,常有奇脉。

四、辅助检查

(一)化验检查

感染性者常有白细胞计数增加及血沉增快等炎性反应。

(二)X 线检查

一般渗液＞200 mL 时可出现心影；向两侧扩大，积液多时心影呈烧瓶状，心脏搏动减弱或消失，肺野清晰。

(三)心电图

主要由心外膜下心肌受累而引起。

(1)常规 12 导联(除 aVR 及 V_1 外)皆出现 ST 抬高，呈弓背向下。

(2)一至数天后 ST 段回到基线，出现 T 波低平以至倒置。

(3)T 波改变持续数周至数月，逐渐恢复正常，有时保留轻度异常。

(4)心包积液时可有 QRS 波群低电压。

(5)心脏压塞或大量渗液时可见电交替。

(6)无病理性 Q 波。

(四)超声心动图

M 型超声心动图中，右心室前壁与胸壁之间或左心室后壁之后与肺组织之间均可见液性暗区。二维超声心动图中很容易见有液性暗区，且还有助于观察心包积液量的演变。

(五)放射性核素心腔扫描

用 ^{99m}Tc 静脉注射后进行心脏血池扫描，正常人心血池扫描图示心影大小与 X 线心影基本相符，心包积液时心血池扫描心影正常而 X 线心影明显增大。二者心影横径的比值小于 0.75。

(六)心包穿刺

(1)证实心包积液的存在，检查其外观和进行有关的实验室检查，如细菌培养，寻找肿瘤细胞，渗液的细胞分类，解除心脏压塞症状等。

(2)心包腔内注入抗生素、化疗药物。心包穿刺主要指征是心脏压塞和未能明确病因的渗液性心包炎。

(七)心包活检

心包活检主要指征为病因不明确而持续时间较长的心包积液，可以通过心包组织学、细菌学等检查以明确病因。

五、鉴别诊断

(一)心脏扩大

心包积液与心脏扩大的鉴别见表 5-5。

表 5-5 心包积液与心脏扩大的鉴别

项目	心包积液	心脏扩大
心尖冲动	不明显或于心浊音内侧	与心浊音界一致
奇脉	常有	无
心音及杂音	第一心音远，一般无杂音(风湿性例外)	心音较清晰，常有杂音或奔马律

续表

项目	心包积液	心脏扩大
X线检查	心影呈三角形,肺野清晰	心影呈球形,肺野淤血
心电图	Q-T 间期多正常或缩短或有电交替	Q-T 间期延长,心肌病变者常伴有室内阻滞,左心室肥大,心律失常多见
超声心动图	有心包积液征象,心腔大小正常	无心包积液征象,心腔多扩大
放射性核素扫描	心腔扫描大小正常,而 X 线片心影大	心腔大小与 X 线片心影大体一致
心包穿刺	见心包积液	不宜心包穿刺

(二)急性心肌梗死

心包炎者年龄较轻,胸痛之同时体温、白细胞即升高、血沉加快;而急性心肌梗死常在发病后期 48～72 小时出现体温、白细胞升高、血沉加快。此外,心包炎时多数导联 ST 段抬高,且弓背向下,无对应导联 ST 段压低,ST 段恢复等电位线后 T 波才开始倒置,亦无 Q 波。心肌酶谱仅轻度升高且持续时间较长。

(三)早期复极综合征

本综合征心电图中抬高的 ST 段与急性心包炎早期的心电图改变易混淆,前者属正常变异。以下有助于鉴别,早期复极时 ST 段抬高很少超过 2 mm,在 aVR 及 V_1 导联中 ST 段常不压低,运动后抬高的 ST 段可转为正常,在观察过程中不伴有 T 波演变。

六、治疗

(一)一般对症治疗

患者卧床休息,直至疼痛及发热等症状消退;解除心脏压迫和对症处理,疼痛剧烈时可给予镇痛剂如阿司匹林 325 mg,每 4 小时 1 次,吲哚美辛 25 mg,每 4 小时 1 次等。心包积液量多时,行心包穿刺抽液以解除压迫症状。

(二)心包穿刺

以解除心脏压塞症状和减轻大量渗液引起的压迫症状,并向心脏内注入治疗药物。

(三)心包切开引流

心包切开引流用于心包穿刺引流不畅的化脓性心包炎。

(四)心包切除术

心包切除术主要指征为急性非特异性心包炎有反复发作,以致长期致残。

七、常见几种不同病因的急性心包炎

(一)急性非特异性心包炎

急性非特异性心包炎是一种浆液纤维蛋白性心包炎,病因尚未完全肯定。病毒感染和感染后发生变态反应可能是主要病因,起病前 1～8 周常有呼吸道感染史。

1.临床表现

起病多急骤,表现为心前区或胸骨后疼痛,为剧烈的刀割样痛,也可有压榨痛或闷痛。有发热,体温在 4 小时内达 39 ℃或更高,为稽留热或弛张热。其他症状有呼吸困难、咳嗽、无力、食欲缺乏等。心包摩擦音是最重要的体征。心包渗液少量至中等量,很少发生心脏压塞。部分患者合并肺炎或胸膜炎。

2.实验室检查

白细胞数正常或中度升高,心包积液呈草黄色或血性,以淋巴细胞居多,心包液细菌培养阴性。X线检查示有心影增大或伴有肺浸润或胸膜炎改变。心电图有急性心包炎表现。病毒所致者,血清或心包积液的补体结合实验效价常增高。

3.治疗

本病能自愈,但可多次反复发作。无特异性治疗方法,以对症治疗为主,如休息,止痛剂给予水杨酸钠制剂或吲哚美辛,肾上腺皮质激素可抑制本病急性期,如有反复发作,应考虑心包切除。

(二)结核性心包炎

5%～10%的结核患者发生结核性心包炎,占所有急性心包炎的7%～10%,在缩窄性心包炎的比例更大。结核性心包炎常由纵隔淋巴结结核、肺或胸膜结核直接蔓延而来,或经淋巴、血行播散而侵入心包。

1.临床表现

(1)起病缓慢,不规则发热。

(2)胸痛不明显,心包摩擦音较少见,心包积液量较多,易致心脏压塞。

(3)病程长,易演变为慢性缩窄性心包炎。

2.实验室检查

(1)心包积液多呈血性,内淋巴细胞占多数。

(2)涂片、培养及动物接种有时可发现结核杆菌。

(3)结核菌素试验阳性对本病诊断有一定帮助。

3.治疗

(1)急性期卧床,增加营养。

(2)抗结核治疗一般用链霉素、异烟肼及对氨基水杨酸钠联合治疗,疗程1.5～2年,亦可用异烟肼5 mg/(kg·d)、乙胺丁醇25 mg/(kg·d)及利福平10 mg/(kg·d)联合治疗。

(3)常用肾上腺皮质激素4～6周,逐渐停药,减少渗出或粘连。

(4)有心包压塞征象者,应进行心包穿刺,抽液后可向心包腔内注入链霉素及激素。

(5)若出现亚急性渗液缩窄性心包炎表现或有心包缩窄趋势者,应尽早做心包切除。

(三)化脓性心包炎

化脓性心包炎主要致病菌为葡萄球菌、革兰阳性杆菌、肺炎球菌等。多为邻近的胸内感染直接蔓延如肺炎、脓胸、纵隔炎等,也可由血行细菌播散,如败血症等,或心包穿刺性损伤带入细菌。偶可因膈下脓肿或肝脓肿蔓延而来。

1.临床表现

为高热伴严重毒血症,胸痛,心包摩擦音,部分患者可出现心脏压塞。发病后2～12周易发展为缩窄性心包炎。

2.实验室检查

白细胞总数明显升高,血和心包液细菌培养阳性,心包液呈脓性,中性粒细胞占多数。

3.治疗

(1)针对病原菌选择抗生素,抗生素用量要足,并在感染被控制后维持2周。

(2)应及早心包切开引流。

(四)肿瘤性心包炎

心包的原发性肿瘤主要为间皮瘤,且较少见。转移性肿瘤较多见,主要来自支气管和乳房的肿瘤,淋巴瘤和白血病也可侵犯心包。

1.临床表现

为心包摩擦音、心包渗液的体征,渗液为血性,渗液抽走后又迅速产生,可引起心脏压塞。预后极差。

2.实验室检查

心包渗液中寻找肿瘤细胞可以确诊。

3.治疗

包括用心包穿刺术、心包切开术,甚至心包切除术以解除心脏压塞及心包内滴注抗癌药。

(五)急性心肌梗死并发心包炎

透壁性心肌梗死累及心包时可引起心包炎,多呈纤维蛋白性,偶有少量渗液。临床发生率7%～16%,常在梗死后2～4小时发生,出现胸痛及短暂而局限的心包摩擦音,心电图示 ST 段再度升高,但无与心肌梗死部位方向相反的导联 ST 段压低。治疗以对症处理为主,予以吲哚美辛、阿司匹林等,偶需要用肾上腺皮质激素。

(六)心脏损伤后综合征

包括心包切开术后综合征、心脏创伤后综合征及心肌梗死后综合征,一般症状于心脏损伤后2～3周或数月出现,反复发作,每次发作1～4周,可能为自身免疫性疾病,亦可能与病毒感染有关。

1.临床表现

有发热、胸痛、心包炎、胸膜炎渗液和肺炎等。白细胞总数增高,血沉加快,半数患者有心包摩擦音,亦可有心包渗液。症状有自限性,预后良好,但易复发,每次1周至数周。心脏压塞常见。

2.治疗

并有心包积液或胸腔积液者,需穿刺抽液。发热胸痛者可用吲哚美辛,重症患者可予以肾上腺皮质激素,有较好效果。

(七)风湿性心包炎

风湿性心包炎为风湿性全心炎的一部分,常伴有其他风湿病的临床表现,胸痛及心包摩擦音多见,心脏可有杂音,心包积液量少,多呈草绿色。抗链"O"滴定度及血清黏蛋白增高,血沉增快,抗风湿治疗有效。愈后可有心包粘连,一般不发展为缩窄性心包炎。

(八)尿毒症性心包炎

尿毒症性心包炎是急、慢性肾功能不全的晚期并发症,发生率为40%～50%,通常为纤维蛋白性,少数为浆液纤维蛋白性或血性,机制不明。

1.临床表现

一般无症状,或有发热、胸痛。心包摩擦音多见,如心包积液量多亦可导致心脏压塞。

2.治疗

除按肾衰竭处理外,对无症状且未充分透析者应加强血液透析,对疑出血性心包炎者应采用局部肝素化或改行腹膜透析,以防心包压塞。如经充分透析,心包积液反见增多者应暂停透析。对心包炎可给予吲哚美辛 25 mg,1 天 3 次,部分患者可奏效。对大量心包积液者应予心包穿刺引流,或留置导管做持续引流 24～72 小时,并向心包注入不易吸收的肾上腺皮质激素——羟氟烯索 50 mg 亦有效。若上述治疗仍不能解除心脏压塞,应考虑做心包胸膜开窗术。已发展成为亚急性或慢性心包炎者,在尿毒症基本控制以后,应考虑心包切除术。

(九)放射性心包炎

约 5% 接受 4 000 rad 照射的胸部或纵隔肿瘤患者,数月或数年后可患放射性心包炎,尤以霍奇金病中发病率为高。通常表现为急性纤维蛋白性心包炎、心包积液、亚急性渗出缩窄性心包炎或慢性缩窄性心包炎。心肌、心内膜亦可受损,发展为纤维化,也可伴发肺炎及胸膜炎。放疗所致心包积液可予激素治疗,有心脏压塞者应做心包穿刺。若出现反复心包压塞或缩窄性心包炎,应施行心包切除。

(十)胆固醇性心包炎

胆固醇性心包炎常见于甲状腺功能减退、类风湿关节炎、结核病或其他原因所致高胆固醇血症,亦可发生于特发性(非特异性)心包炎。发生机制未明,可能是心包表面细胞坏死,释放出细胞内胆固醇;或心包积血,红细胞溶解,释放出胆固醇;也可能因心包炎影响,减少了心包淋巴引流,使胆固醇的回吸收减少所致。心包渗液中胆固醇含量高,可有胆固醇结晶析出,胆固醇可刺激心包,使渗液增加,心包增厚。临床上表现为缓慢发展的非缩窄性大量积液(除非是血性积液),心包积液浑浊而闪光,但也可澄清。胆固醇结晶使渗液呈金黄色。治疗应针对病因,多数患者需做心包切除。由黏液水肿所致者给予甲状腺片,从小剂量始,每天15 mg,以后每 1～2 周增加 15～30 mg,平均每天量为 120～180 mg,待症状改善,基础代谢正常后减量维持之。

(颜培娥)

第六节　心包积液与心脏压塞

一、心包积液

心包积液可出现于所有急性心包炎中,为壁层心包受损的反应。临床上可无症状,但如果液体积聚导致心包腔内压升高而产生心脏压迫则可出现心脏压塞。继发于心包积液的心包腔内压力升高与以下几个因素有关:①绝对的积液量。②积液产生的速度。③心包本身的特性。正常人心包腔容纳 15～50 mL 液体,如液体积聚缓慢,心包伸展,心包腔内可适应多达 2 L 液体而不出现心包腔内压升高。然而,正常未伸展的心包腔能适应液体快速增长而仍能维持心包腔内压力-容量曲线在平坦部分的液量仅 80～200 mL。如液体迅速增加超过 200 mL,则心包腔内压力会显著上升。如心包因纤维化或肿瘤浸润而异常僵硬则很少量的积液也会使心包腔内压力显著升高。

(一)无心脏压塞的心包积液

无论何种心包积液,它的临床重要性依赖于:①是否出现因心包腔内压力升高而致的血流动力学障碍。②全身性病变的存在及其性质。对疑有急性心包炎患者使用超声心动图来确定心包积液是相当可靠的,因为存在心包积液即使不能诊断也提示心包有炎症。除非有心脏压塞或因诊断需要分析心包积液如急性细菌性心包炎,否则无指征行心包穿刺术。

(二)慢性心包积液

为积液存在 6 个月以上,可出现在各类型的心包疾病中。通常患者可有惊人的耐受力而无心脏受压的症状,常在常规胸部 X 线检查中发现心影异常增大。慢性心包积液尤好发于以往有特发性病毒性心包炎、尿毒性心包炎和继发于黏液水肿或肿瘤的心包炎患者中。慢性心包积液也可发生在慢性心力衰竭,肾病综合征和肝硬化等各种原因引起的水、钠潴留时且可与腹水及胸腔积液同时出现。有报道,3% 原发性心包疾病患者的初始表现为大量特发性慢性心包积液,其中女性更多见。慢性心包积液的处理,部分依赖于其病因且必须除外隐匿性甲状腺功能减退。无症状、稳定的且是特发性积液的患者除避免抗凝外常不需要特异性治疗。

二、心脏压塞

心脏压塞是由于心包腔内液体积聚引起心包内压力增加所造成。特征:①心腔内压力升高。②进行性限制了心室舒张期充盈。③每搏量和心排血量降低。

(一)心导管检查

心导管检查在确定心包积液时血流动力学变化的重要性中是非常有价值的。除非患者处于垂危的紧急状况,有学者喜欢在右心及结合心包穿刺术在心包腔内插入导管。心导管检查有以下作用:①提供心脏压塞绝对肯定的诊断。②测定血流动力学的受损情况。③通过心包抽液血流动力学改善的证据来指导心包穿刺抽液。④可以测定同时并存的血流动力学异常,包括左心衰竭、渗出-缩窄性心包炎和在恶性积液的患者中未料到的肺动脉高压。

心导管检查一般均显示,右心房压升高伴特征性的保持收缩期 X 倾斜而无或仅有一小的舒张期 Y 倾斜。若同步记录心包内压力和右心房压力,显示二者压力几乎一致升高。吸气时二者压力同时下降,在 X 倾斜的收缩期射血时间里,心包内压力略低于右心房压力。如果心包内的压力不高或右心房和心包内压力不一致,则心脏压塞的诊断必须重新考虑。

右心室舒张中期压力是升高的,与右心房和心包内压力相等,但没有缩窄性心包炎的"下陷-高平原"的特征性表现。因为右心室和肺动脉的收缩压等于右心室和心包内压力之和,故右心室和肺动脉收缩压常有中等度升高,其范围为 4.7~6.7 kPa(35~50 mmHg)。在心脏严重受压的病例中,右心室收缩压可以下降,仅略高于右心室舒张压。

通常肺嵌压和左心室舒张压是升高的,若同步记录心包内压力则三者压力相等。呼气时肺嵌压常略高于心包内压力,所形成的压力阶差可促进左心充盈。呼气时肺嵌压暂时的降低超出心包内压力的下降,则肺静脉循环和左心之间的压力阶差降低或消失。在严重左心室功能减退或左心室肥厚和左室舒张压升高的患者中,在心包内和右心房压力相等但低于左心室舒张压时即可发生心脏压塞。根据心脏受压的严重程度,左心室收缩压和主动脉压力可以正常或降低。

通过动脉内插管和压力测定可以很容易地证明有奇脉。同步记录体动脉和右心室压力显示,二者在吸气的变化是超出时相范围之外的。每搏量通常有明显降低,由于心动过速的代偿作用,心排血量可以正常,但在严重心脏压塞时可以明显降低。体循环阻力常常是升高的。

如果在心导管检查前,超声心动图已显示心脏压塞的图像,则心血管造影检查对诊断无特殊意义。在心脏不很正常的病例中,右心室和左心室的舒张末期容量通常是降低的,而射血分数是正常或升高的。

心包抽液后的最初结果是心包内、右心房、右心室和左心室舒张压一致降低,然后心包内压力再低于右心房压。右心房压力波形重新出现 Y 倾斜,继续抽液可以使心包内压力降至零点水平并随胸腔内压力的变化而波动。由于心包的压力容量曲线很陡直,心包液体只要抽取50～100 mL就可使心包内压力直线下降且体动脉压力和心排血量改善,奇脉消失。随心包内压力下降通常伴尿量增多,这与增加心排血量和心房钠尿肽的释放有关。

如果心包内压力降至零或负值而右心房压力仍升高,则应高度考虑到渗出-缩窄性心包炎,尤其是肿瘤或曾放疗过的患者。在成功的心包穿刺抽液后右心房压持续升高的其他原因依次为心脏压塞伴以往有左心室功能减退、肺高压和右心房高压、三尖瓣病变及限制型心肌病。在怀疑有恶性病变的患者中,源于肺微血管肿瘤的肺动脉高压是右心房压持续升高的一个重要原因,并且在心包积液完全引流后气急症状亦不能缓解。在肿瘤病变的患者中,必须对心脏压塞和上腔静脉综合征加以区别。因为在肿瘤患者中,以上病变可单独存在亦可并存在上腔静脉梗阻的患者中,由于存在颈静脉压力升高和由呼吸窘迫造成的奇脉可能疑有心脏压塞。在这种情况(不伴有心脏压塞)下,上腔静脉压显著升高,超过右心房和下腔静脉压伴搏动减弱。由于心脏压塞及其他引起中心静脉压升高的原因同样可以改变呼吸对腔静脉内血流的波动,故二维和多普勒超声心动图不能鉴别这些情况。如果肿瘤患者心脏压塞缓解后颈静脉压力持续升高,反映出上腔静脉和右心房之间有压力阶差,应考虑上腔静脉梗阻,用放疗可能有效。

(二)心包穿刺术

当为患者做心包穿刺或心包切开术时,所做的血流动力学支持准备中应包括静脉内补充血液、血浆或盐水。已证明,扩容的理论基础是能延缓右心室舒张塌陷和血流动力学恶化的出现。在试验性心脏压塞中给予去甲肾上腺素和多巴酚丁胺能显著促使心排血量和氧的传递大量增加,从而延缓组织缺氧的出现。也曾在试验性心脏压塞中使用过血管扩张药、肼屈嗪和硝普钠,通过降低增高的体循环阻力来促使心排血量增加。给心脏压塞患者应用血管扩张药的同时给予扩容必须非常谨慎,因为对处于临界或明显低血压的患者可能有危险。β受体阻滞剂应避免使用,因为提高肾上腺素活性能帮助维持心排血量。正压通气尽可能避免,因已证实它能进一步降低心脏压塞患者的心排血量。

已达压塞压力的心包渗液可采用以下方法清除:①用针头或导管经皮心包穿刺。②经剑突下切开心包。③部分或广泛的外科心包切除。自1840年维也纳内科医师Franz Schuh首次演示了心包穿刺术以来,该手术虽已普遍运用,但有关其确切的指征尚存在相当大的争议。心包穿刺术的益处在于能迅速缓解心脏压塞和有机会获得在心包抽液前后准确的血流动力学测量。经皮心包穿刺术的主要危险是可戳破心脏、动脉或肺。20世纪70年代以前,心包穿刺通常是在床边用尖针盲目进行的,没有血流动力学或超声心动图的监测,死亡或危及生命的并发症发生率高达20%。

(三)心包穿刺术的危险性和并发症

目前心包穿刺术远较10年前安全,由有经验的手术者完成时,产生危及生命并发症的危险性一般<5%。当患者有大量渗液时,超声心动图显示轮廓清晰,前心包有10 mm以上的清晰腔隙,穿刺极易成功,且无并发症。近年来的一些心包穿刺经验指出,操作通常应在有血流动力学监测下进行,包括右心及心包腔内压力。由此可:①提供在试图做心包穿刺术前存在心脏压塞的生理改变证据。②排除其他能同时引起颈静脉压力升高的重要原因,诸如渗出-缩窄改变、上腔静脉梗阻、左心室衰竭。在缺乏理想的血流动力学监测或术前超声心动图证实存在大量前后心包渗液的情况下,很少有理由可在床边盲目地用针头行心包穿刺术。

心包穿刺术在下列患者中看来不能改善血流动力学或可使病情恶化:①急性创伤性心包出

血,血液流进心包腔与被抽吸出的速度相同。②少量心包渗出,估计积液量<20 mL。③超声心动图示前心包无渗液。④包裹性渗液。⑤手术后除液体外血凝块和纤维蛋白充满了纵隔或心包腔。继发于撕裂、心脏刺伤、左心室壁或主动脉瘤裂缝所致的急性心包出血,在心包放液后是会迅速复发的。这种操作应仅作为对需做心脏或主动脉修补的外科心包探查术之前急诊拖延时间的方法。对由化脓性心包炎引起的压塞患者常可采用外科引流,以便能大量地引流,另可用于怀疑或已确认的结核性心包炎患者,以便能将心包活检标本做细菌学和组织学检查。在缓解心脏压塞后一个可能很少发生但又重要的并发症是突然发生心室扩张和急性肺水肿,其机制可能是在心室功能障碍的情况下,随着心包压缩的缓解,突然增加了肺静脉血流所致。

(四)心包扩开术和心包切除术

1.经皮球囊心包扩开

经皮球囊心包扩开技术由 Palacios 等提出,且对在多中心登记这一操作的最初 50 例经验做了报道,这一组病例或是大量心包积液或是心脏压塞,大部分(88%)有恶性肿瘤史。球囊心包扩开术作为经皮心包穿刺抽液术的一部分与之同时进行,在做心包积液测量和取样做细胞学检查,以及其他研究之后,留约 200 mL 的液体在心包腔内。在将进入心包的通道进一步扩张后,将一直径 20 mm、长 3 cm 的扩张球囊沿导引钢丝送入,骑跨在心包壁层,手动扩张球囊,造成心包撕裂("开窗")。有时候另做一心包穿刺行球囊撕裂。在心包扩开后,心包导管重新沿着导引钢丝插入,引流所有剩余液体。应在手术后24 小时做超声心动图和胸部 X 线检查监测左侧胸腔积液情况,并每月随访 1 次。

对 46 例(92%)心包扩开术后压塞缓解成功的患者做了 3 个月的短期随访,由于压塞复发,2 例需要早期手术,2 例需后期手术。并发症包括冠状动脉撕裂,占 2%;发热,占 12%;及产生胸腔积液(推测是与心包引流有关的)在 30 天内需要胸前穿刺或放置胸管者,占 16%。因此,认为这是一种对大量心包渗出伴有压塞的新颖而有前途的处理方法。然而,心包扩开术后早期的发病率明显高于前面所述的前瞻性观察 50 例做心包穿刺抽液辅以真空吸引完全引流的方法。对处理伴有血流动力学损害的大量心包渗出,经皮导管心包穿刺术、球囊心包扩开术及外科剑突下心包切开术三者之间的长期疗效尚未在前瞻性试验中进行过比较。

经皮导管心包穿刺术、球囊心包扩开术及外科剑突下心包切开术三者之间的长期疗效尚未在前瞻性实验中进行过比较。

2.外科心包切开术

对不需要做广泛心包切除的患者可在剑突下做一小的心包切口,在加压下完成外科心包排液。剑突下心包切开常可在局麻下完成。在并非窘迫的患者中,手术通常在事先未做过姑息性心包抽液下进行,因此时心包腔是扩张的。在剑突下由腹白线做一纵行小切口后,将横膈和心包与胸骨分离,横膈向下回缩使前心包直接暴露。可看到具张力的壁层心包,在心包上做一小切口,切除一小片心包以便引流,将管子插入心包腔做胸腔外引流,随重力流入无菌容器中。

对以上描述的手术应避免剑突下心包开窗这个名词,因为它易与小块心包切除术相混淆,它常是指胸膜心包窗或心包窗。经左胸腔做小块心包切除术使心包腔向左侧胸腔引流,不切除所有接触到的心包组织。完全心包切除术是从右侧膈神经到左侧肺静脉(剩下左侧膈神经),再从大血管到纵隔的心包全部被切除,而部分心包切除术则是限于大血管部分。

(颜培娥)

第七节 心 力 衰 竭

一、急性心力衰竭

(一)概念

急性心力衰竭(acute heart failure,AHF)是由于心脏结构或功能异常导致心排血量减少,组织低灌注,肺毛细血管楔压增加,组织充血导致的临床综合征。临床上包括新发的 AHF(既往无明确的心功能不全病史)和慢性心力衰竭(chronic heart failure,CHF)急性失代偿。AHF 是真正的急症,需及时诊断和紧急处理,若不能及时治疗,心功能将恶化为失代偿和不可逆,导致心源性休克、多器官功能衰竭和死亡。急性肺水肿院内病死率达 12%,1 年病死率达 40%。患者往往就诊于急诊科,接诊医师及时、准确救治是挽救患者生命的关键并影响预后。

(二)急重症患者的临床表现/预警信号

早期表现可有疲乏,运动耐力明显下降,心率比平时增快 15～20 次/分等,之后出现劳力性呼吸困难、夜间阵发性呼吸困难等。

急性肺水肿常起病急骤,病情可迅速发展至危重状态。临床表现为突然发作的严重呼吸困难,端坐呼吸,喘息不止,呼吸频率可达 30～50 次/分,频发咳嗽,咳大量白色泡沫痰,甚或咳粉红色泡沫痰,患者精神紧张,有恐惧感和濒死感,伴有大汗淋漓,烦躁不安。

如进展至心源性休克状态,表现为持续低血压:收缩压<12.0 kPa(90 mmHg)或平均动脉压较基础值下降>4.0 kPa(30 mmHg),且持续 30 分钟以上,需要循环支持;伴有组织低灌注状态,表现为皮肤湿冷、苍白和发绀,尿量显著减少[<20 mL/h 或<0.5 mL/(kg·min)]甚至无尿;意识障碍常表现为烦躁不安、激动焦虑、恐惧、濒死感、神志恍惚、表情淡漠、反应迟钝、意识模糊,甚至昏迷。

(三)诊断

1.病史询问

对临床疑似心力衰竭的患者,应详细询问病史,如冠心病、高血压病、心脏瓣膜病、心肌病及与心脏相关的疾病史。寻找与心力衰竭相关的病因及诱因,结合其特征性表现可初步辨别心力衰竭。

(1)原有慢性心力衰竭(如心肌病)失代偿。

(2)急性冠脉综合征(acute coronary syndrome,ACS):①心肌梗死/不稳定型心绞痛伴大范围心肌缺血及缺血性功能障碍;②急性心肌梗死的机械并发症;③右心室梗死。

(3)高血压危象。

(4)急性心律失常(室速、室颤、房颤、房扑及其他室上性心动过速)。

(5)瓣膜反流(心内膜炎、腱索断裂及原有瓣膜反流恶化)。

(6)严重主动脉瓣狭窄。

(7)急性重症心肌炎。

(8)心脏压塞。

(9)主动脉夹层病变。

(10)产后心肌病。

(11)非心血管原因:①药物治疗未遵医嘱或中断;②容量负荷过度;③感染,特别是肺炎或败血症;④严重脑损伤;⑤大手术;⑥肾功能减退;⑦哮喘;⑧吸毒;⑨酗酒;⑩嗜铬细胞瘤。

(12)高心排血量综合征:①败血症;②甲亢危象;③贫血;④分流综合征。

2.体格检查

查体两肺底有细湿啰音、干啰音及哮鸣音,左心室增大,心尖冲动弥散,心音低钝,特别是心尖部舒张早期奔马律(第三心音奔马律)、肺动脉瓣第二心音亢进、心动过速的出现往往提示为左心收缩功能不全所致的心力衰竭。

急诊评估要点:①血流动力学是否稳定(血压、心率、节律);②容量状态(容量负荷过重或不足);③循环灌注是否不足(精神状态、四肢温度、脉压);④是否存在严重的低氧血症(呼吸频率、呼吸力度、肺部啰音)。

3.实验室检查及影像学检查

(1)AHF 实验室检查:常规检查血常规、尿常规、D-二聚体、凝血功能、CK、CK-MB、cTnT/cTnl、动脉血气分析、血糖、血浆 BNP 或 NT-proBNP,药物治疗需重点监测肝功能、肾功能、电解质,在怀疑有炎症感染状态时检查 hs-CRP 对评价急性心力衰竭的预后有一定价值,怀疑甲状腺功能异常为病因时检查甲状腺功能。

(2)心电图:有基础心脏病的表现,可评价心率、心律、传导,辨别心律失常的类型,初步判断病因,如是否存在左室肥厚及心肌缺血、心肌梗死等。

(3)X 线胸片:能够快速地反映心脏大小、肺淤血及肺水肿的情况,是否存在肺部感染及治疗效果,典型表现为两肺门区大片云雾状阴影或出现 Kerley B 线。

(4)超声心动图:是一种便捷、快速诊断 AHF 的方法,可以了解心脏结构和功能、瓣膜、心包、急性心肌梗死(acute myocardial infarction,AMI)的机械并发症,测定左室射血分数(LVEF)、收缩/舒张功能等,间接测量肺动脉压、左右心室充盈压。

(5)其他选择检查:血管 CT/造影、血流动力学监测、右心导管检查。

4.诊断

(1)AHF 诊断流程如图 5-15。

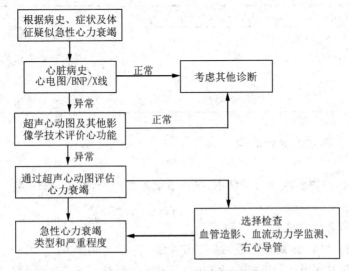

图 5-15 急性心力衰竭诊断流程

（2）鉴别诊断：主要与支气管哮喘鉴别（表5-6）。

表 5-6　急性心力衰竭鉴别诊断

	心源性哮喘	支气管哮喘
病因	高血压、冠心病、瓣膜病等	过敏与哮喘史
症状	常夜间发作，坐起或站起后减轻，咳白色或粉红色泡沫痰	冬春高发，发作前有咳嗽、胸闷
体征	哮鸣音及湿啰音，奔马律	哮鸣音，呼气时限明显延长
胸部X线检查	心影增大，肺淤血	心影多正常，肺气肿征
BNP/NT-proBNP	明显升高	一般不高
心电图	左心肥大或心肌梗死、心肌缺血等改变、电轴左偏	正常或右心室肥大改变，电轴右偏

（3）严重程度分级：既往临床对 AHF 的血流动力学分类多用 Killip 法及 Forrester 法。Killip 法主要根据 AMI 患者的临床表现和胸部 X 线片改变对患者进行分类，分为无心衰、轻度心力衰竭、严重心力衰竭及心源性休克 4 类（表5-7）。Forrester 法可用于 AMI 或其他原因导致的 AHF 患者，根据临床表现和有创性血流动力学检测指标，包括外周低灌注和肺充血及肺毛细血管楔压（pulmonary capillary wedge pressure，PCWP）升高、心脏指数（cardiac index，CI）降低等进行分类，分为正常、肺水肿、低血容量及心源性休克 4 类（表5-8）。

表 5-7　急性心肌梗死的 Killip 法分级

分级	症状与体征
Ⅰ	无心力衰竭
Ⅱ	有心力衰竭，两肺中下部有湿啰音，占肺野下 1/2，可闻及奔马律，胸部 X 线检查显示有肺淤血
Ⅲ	严重心力衰竭，有肺水肿，细湿啰音遍布两肺（超过肺野下 1/2）
Ⅳ	心源性休克、低血压[收缩压≤12.0 kPa(90 mmHg)]、发绀、出汗、少尿

表 5-8　急性心力衰竭的 Forrester 法分级

分级	PCWP(mmHg)	CI[L/(min·m²)]	组织灌注状态
Ⅰ	≤18	>2.2	无肺淤血，无组织灌注不良
Ⅱ	>18	>2.2	有肺淤血，无组织灌注不良
Ⅲ	≤18	≤2.2	无肺淤血，有组织灌注不良
Ⅳ	>18	≤2.2	有肺淤血，有组织灌注不良

（四）急性心力衰竭急诊治疗流程

1.治疗目标

改善 AHF 症状，稳定血流动力学状态，维护重要脏器功能，避免 AHF 复发，改善远期预后。

2.一般处理

（1）体位：采取半卧位或端坐位，双腿下垂。

（2）监测心电图、血压、血氧饱和度及液体出入量。

（3）氧疗：用于明显呼吸困难及低氧血症（尤其指端血氧饱和度＜90％）的患者，使患者 SaO_2≥95％（伴慢性阻塞性肺疾病者 SaO_2＞90％）。必要时可应用无创或有创呼吸机辅助通气。

(4)出入量管理:肺淤血、体循环淤血及水肿明显者应严格限制饮水量和静脉输液速度。无明显低血容量因素(大出血、严重脱水、大汗淋漓等)患者,每天摄入液体量一般宜控制在 1 500 mL 以内,不要超过 2 000 mL。保持每天液体出入量负平衡约 500 mL,严重肺水肿患者负平衡 1 000～2 000 mL/d,甚至可达 3 000～5 000 mL/d,以减少水钠潴留,缓解症状。3～5 天后,若肺淤血、水肿明显消退,应减少水负平衡,逐渐过渡到出入量大体平衡。在负平衡下应当注意防止发生低血容量、低钾血症和低钠血症等不良反应。在限水同时,应限制钠摄入量<2 g/d。

3.药物治疗

(1)吗啡(Ⅱa 类,C 级)的应用如下。①作用:通过抑制中枢性交感神经,降低交感神经兴奋,反射性降低外周静脉阻力,减轻心脏前负荷;降低呼吸中枢和咳嗽中枢兴奋性,减慢呼吸和镇咳,松弛支气管平滑肌,改善通气功能,减轻呼吸困难状态;中枢镇静作用能减轻或消除焦虑、紧张、恐惧等反应。②用法:静脉注射吗啡 3～5 mg 或皮下注射 5～10 mg,必要时每隔 15 分钟重复 1 次,共 2～3 次。应密切观察疗效和呼吸抑制的不良反应。其他不良反应常见恶心,如症状明显,可给予止吐剂。③禁忌证:伴有明显和持续低血压、休克、慢性阻塞性肺疾病(COPD)、支气管哮喘、神志障碍及伴有呼吸抑制危重患者禁用吗啡。

(2)毛苷花 C(Ⅱa 类,C 级)的应用如下。①作用:通过抑制心肌细胞膜 Na^+/K^+-ATP 酶,使细胞内 Na^+ 水平升高,促进 Na^+-Ca^{2+} 交换,使细胞内 Ca^{2+} 水平增高,从而发挥其正性肌力作用,并可降低交感神经活性,引起负性传导性和负性变频率性作用。②适应证:AHF 发作或伴有快速心室率的房颤患者可考虑应用毛苷花 C,能轻度增加心排血量、降低左心室充盈压和改善症状。③用法:每次 0.2～0.4 mg,用 5%葡萄糖液稀释后缓慢静脉注射(不少于 5 分钟,必要时 4～6 小时后可重复 0.2～0.4 mg,24 小时总量不超过 1.6 mg。

(3)利尿剂(Ⅰ类,B 级)的应用如下。①作用:作用于肾小管,抑制肾小管特定部位钠或氯的重吸收,促进钠、水排泄,遏制水钠潴留,减轻外周和内脏水肿,减轻肺淤血、肺水肿,从而缓解心力衰竭症状,提高运动耐量;减少静脉回心血量,减轻心脏前负荷,降低血管壁张力,减轻心脏后负荷,从而改善心脏功能。②适应证:适用于 AHF 伴肺循环和/或体循环明显淤血及容量负荷过重的患者。利尿剂是唯一能充分控制和有效消除液体潴留的药物,是 AHF 治疗的一线药物,合理使用利尿剂是各种有效治疗心力衰竭措施的基础。③常用药物种类及用法见表 5-9。④不良反应:长期大剂量使用利尿剂可能会造成一些不良反应。主要包括电解质丢失(较常见,如低钾血症、低镁血症、低钠血症等);低血容量和氮质血症;神经内分泌系统激活;糖脂代谢紊乱(噻嗪类利尿剂);高尿酸血症;神经性耳聋(袢利尿剂)。

表 5-9　AHF 时常用利尿剂的剂量及用药方法

液体潴留的严重程度	利尿剂	剂量(mg)	用药方法	备注
中度	呋塞米	20～40	口服或静脉注射	根据临床症状选择
	布美他尼	0.5～1.0		根据临床反应逐步增加剂量
	托拉塞米	10～20		监测钾、钠、肌酐和血压比大剂量弹丸给药效果好
重度	呋塞米静脉推注	40～100	静脉给药	
	呋塞米滴注	5～40 mg/h		
	布美他尼	1～4	口服或静脉	
	托拉塞米	20～100		

液体潴留的严重程度	利尿剂	剂量(mg)	用药方法	备注
袢利尿剂抵抗	加用氢氯噻嗪	20～50	一天 2 次	与袢利尿剂联合应用比单一大剂量应用袢利尿剂效果好
	美托拉宗	2.5～10	一天 1 次	如肌酐清除率＜30 mL/min,美托拉宗更有效
	螺内酯	25～50	一天 1 次	如患者没有肾衰竭,血清钾正常或偏低,螺内酯是最佳选择
有碱中毒时	乙酰唑胺	0.5	静脉注射	
对袢利尿剂和噻嗪类利尿剂抵抗	加用多巴胺以扩张肾动脉,或给予正性肌力药物多巴酚丁胺			如并存肾衰竭,考虑超滤或血液透析
利尿剂抵抗低 Na^+ 血症	托伐普坦	7.5～15	一天 1 次	

(4)血管扩张剂的应用如下。①作用:可以降低左、右心室充盈压和全身血管阻力,降低收缩压,从而减轻心脏负担。但目前没有证据表明血管扩张剂可以改善患者预后。②应用指征:此类药物可用于 AHF 早期阶段。收缩压水平是评估此类药物是否适宜的重要指标。收缩压＞14.7 kPa(110 mmHg)的患者可安全使用;收缩压在 12.0～14.7 kPa(90～110 mmHg),应谨慎使用;收缩压＜12.0 kPa(90 mmHg),禁忌使用,因可能增加 AHF 患者的病死率。③血管扩张剂使用剂量及不良反应见表 5-10。

表 5-10　急性心力衰竭常用血管扩张剂剂量及不良反应

血管扩张剂	指征	剂量	主要不良反应	其他
硝酸甘油	急性心力衰竭	静脉滴注:起始 5～10 μg/min,每 5～10 分钟递增一次,最大量 100～200 μg/min;喷雾:400 μg,每 10～15 分钟一次;舌下含服:每次 0.3～0.6 mg	低血压	持续使用可产生耐药性
二硝酸异山梨酯	急性心力衰竭(血压正常或增高)	静脉滴注:5～10 mg/h,舌下含服:每次 2.5 mg	低血压,头痛	持续使用可产生耐药性
硝普钠	高血压危象,急性心力衰竭	静脉滴注:开始 10 μg/min,可增至 50～250 μg/min;疗程＜72 小时	低血压,氰酸盐中毒	具有光敏性
乌拉地尔	急性心力衰竭,严重高血压	筋脉滴注:100～400 μg/min,可逐渐增量,伴严重高血压时,缓慢静脉注射 12.5～25.0 mg	偶有直立性低血压	
重组人 BNP(奈西立肽或新活素)	急性失代偿性心力衰竭	静脉注射:负荷量 1.5～2.0 μg/kg(缓慢静脉推注),继以 0.007 5～0.015 μg/(kg·min)疗程 3～7 天	低血压	

(5)正性肌力药的应用如下。①应用指征:适用于低心排血量综合征,如伴症状性低血压[收缩压≤12.0 kPa(90 mmHg)]或心排血量降低伴循环淤血患者,可缓解组织低灌注所致的症状,保证重要脏器的血液供应。②药物种类及用法(表 5-11)。常见的静脉正性肌力药物主要有

3 类:β肾上腺素能激动剂,如多巴胺、多巴酚丁胺;磷酸二酯酶抑制剂,如米力农;钙离子增敏剂,如左西孟旦。

表 5-11　急性心力衰竭正性肌力药物种类及用法

药物	弹丸给药	静脉滴注给药
多巴酚丁胺	无	2~20 $\mu g/(kg \cdot min)$
多巴胺	无	<3 $\mu g/(kg \cdot min)$肾脏效应 3~5 $\mu g/(kg \cdot min)$正性肌力 >5 $\mu g/(kg \cdot min)$血管加压药
米力农	25~75 $\mu g/kg$,20 分钟以上	0.375~0.75 $\mu g/(kg \cdot min)$
依诺昔酮	0.25~0.75 mg/kg	1.25~7.5 $\mu g/(kg \cdot min)$
左西孟旦	12~24 $\mu g/kg$,10 分钟以上	0.1 $\mu g/(kg \cdot min)$,可减至 0.05 $\mu g/(kg \cdot min)$ 或增至 0.2 $\mu g/(kg \cdot min)$
去甲肾上腺素	无	0.2~1.0 ug/(kg · min)
肾上腺素	复苏时,可静脉弹丸给药 1 mg,3~5 分钟后可重复给药,不主张气管内给药	0.05~0.5 $\mu g/(kg \cdot min)$

4.非药物治疗

以水、钠潴留为主要表现的 AHF 患者,经药物治疗症状难以缓解,可进行持续肾脏替代治疗或超滤治疗;对部分难治性 AHF 患者,有条件的医院可应用主动脉内球囊反搏(IABP)、体外膜肺、心室辅助装置。心脏移植作为终末期心力衰竭的一种重要治疗方式,主要适用于严重心功能损害或依赖静脉正性肌力药物,而无其他可选择治疗方法的重度心力衰竭患者。对于有适应证的患者,其可显著增加患者的生存率,改善其运动耐量和生活质量。

二、慢性心力衰竭

(一)概念

慢性心力衰竭(chronic heart failure,CHF)具有复杂多变的临床表现,主要症状是呼吸困难和乏力,运动耐力下降,液体潴留,进一步能够导致肺淤血和外周水肿。慢性与急性心力衰竭是一个相对的概念,临床上没有截然的区分,表现是一个"症状谱"的特点。在慢性心力衰竭的病程中,随时会在各种诱发因素的作用下而急性加重,特别是一些严重的慢性心力衰竭患者,时常会急性失代偿而需要住院治疗。

(二)急重症患者的临床表现/预警信号

呼吸困难是心力衰竭患者主观感觉到的重要临床症状,表现为劳力性呼吸困难、端坐呼吸、咳嗽和夜间阵发性呼吸困难。

劳力性呼吸困难是患者早期出现的症状,需要比较个体对原有运动的耐受性是否有进行性下降。其他一些原因,如劳力性心绞痛、肺气肿、肺栓塞、间歇性跛行、骨关节炎等时,常常限制了患者的运动,患者可能无劳力性呼吸困难的症状。

端坐呼吸是心力衰竭患者加重时的症状,表现为从高枕卧位开始到直背坐位才能缓解呼吸困难症状的渐进过程。其发生机制可能是在卧位时血液自周围循环逐渐汇集到心脏,左心不能及时将右心大量回流的血液泵出,引起肺静脉及毛细血管压力进一步升高,引起了间质性肺水肿,气道阻力增加,肺顺应性下降,从而引起呼吸困难的表现。有些患者表现为限制于一侧的侧卧体位,是端坐呼吸的一种表现形式,称为转卧呼吸。

咳嗽是心力衰竭患者的常见症状之一,多在活动后或平卧时发生,其主要原因是肺淤血、支气管黏膜充血,刺激引起咳嗽。多为干咳,严重时可以是咳白色或粉红色泡沫痰或咯血。轻症患者在终止活动后稍事休息,或由平卧位转坐位/立位,或心力衰竭纠正后咳嗽可以缓解。

夜间阵发性呼吸困难是休息时发作的呼吸困难,主要表现为睡眠中突然憋气而醒,伴有喘息、出汗、紧张焦虑和窒息感,坐起后半小时许可逐渐缓解。

(三)诊断检查

1.病史询问

CHF患者评估自完整的病史起始,着眼在高血压、糖尿病、血脂异常、心脏瓣膜病、血管疾病、风湿热、纵隔放疗、睡眠呼吸障碍、接触(受)心脏毒性制剂(包括乙醇、违禁毒品或化疗)、甲状腺异常、嗜铬细胞瘤或肥胖。血管病、猝死、肌病或心肌病、传导系统疾病和心律失常的家族史也非常重要。主要目的在于寻找与心力衰竭相关的病因及诱因。其次关注患者目前主要心力衰竭相关症状(呼吸困难、活动耐力减退、水肿),评估CHF患者的临床状态。

2.体格检查

心脏检查可发现心脏增大、心脏杂音或第三心音等。查体须关注CHF患者近期体重变化、体位性血压变化、颈静脉扩张的程度和对腹压变化的反应、脏器充血及其严重程度(肺啰音或肝脏肿大)及外周水肿的程度。

最为可靠的容量负荷过度的体征是颈静脉怒张。肝颈静脉回流征、外周水肿的患者也应考虑容量负荷过度。

多数CHF患者并没有肺部啰音,甚至见于晚期心力衰竭左侧充盈压显著升高的患者。肺部啰音常反映心力衰竭快速出现,而非容量负荷过度,许多CHF患者有血管内容量增加,却缺乏外周水肿和肺部啰音。

当心排血量显著下降或突然下降时,临床出现非常明显的低灌注征象。心排血量显著降低的线索为脉压减小、四肢凉、精神萎靡、潮氏呼吸、静息时心动过速及血尿素氮不适当升高等。

3.实验室检查及影像学检查

(1)常规检查:血常规、尿常规、血生化(电解质、肝肾功能)和心肌损伤标记物(CK、CK-MB、cTnT/cTnI)、BNP/NT-proBNP。

(2)心电图:可提供既往心肌梗死的依据,提供左室肥厚、心脏传导异常和心律失常等信息。

(3)胸部X线检查:用于判断心脏增大的程度和肺淤血,并可检出肺部疾病。

(4)超声心动图。心力衰竭患者的超声检查应明确:①左室射血分数(LVEF)保存还是下降;②左心室结构是否异常;③是否有瓣膜、心包或右室异常。多普勒超声可获得无创性血流动力学数据。

(5)CHF的特殊检查。①心脏磁共振成像(CMR)和计算机体层成像(CT):在评价心脏大小和心脏质量,诊断右心室发育不全和识别心包疾病及评估心脏功能和室壁运动方面有很大优势。CMR可用于鉴别存活心肌和瘢痕组织。②冠状动脉造影:适用于有心绞痛、心肌梗死或心脏停搏史的患者,也可鉴别缺血性或非缺血性心肌病。③核素心室造影及核素心肌灌注和/或代谢显像:前者可准确测定左心室容量、LVEF及室壁运动。后者可诊断心肌缺血和心肌存活力情况,并对鉴别扩张型心肌病或缺血性心肌病有一定帮助。④负荷超声心动图:运动或药物负荷试验可检出是否存在可诱发的心肌缺血及其程度,并确定心肌是否存活。⑤心内膜心肌活检:明确特殊病因的心肌病及心肌炎,还可用于诊断血色病、心内膜弹力纤维增生症、Loeffler 综合征和巨细胞心肌炎等,也可用于评价肿瘤患者持续蒽环类药物治疗的危险性,特别是联合心室功能影像学一起评估。其活检结果有助于治疗决策的决定和预后的改善。⑥血流动力学监测:PiCCO、右心导管检查等。有创血流动力学监测主要用于严重威胁生命,对治疗反应差的泵衰竭患者,或需对呼吸困难和低血压休克作鉴别诊断的患者。⑦心脏不同步检查:心力衰竭常并发心脏传导异常,导致房室、室间和/或室内运动不同步,心脏不同步可严重影响左心室收缩功能。通常用超声心动图来评估。

4.病情严重程度评估

(1)心功能状态评估:ACC/AHA 的心力衰竭分期(表 5-12)和纽约心功能分级(NYHA 分级)(表 5-13)。

表 5-12　ACC/AHA 的心力衰竭分期

阶段	定义
A(前心力衰竭阶段)	患者为心力衰竭高危人群,尚无心脏结构或功能异常,也无心衰症状和/或体征
B(前临床心力衰竭阶段)	患者从无心力衰竭症状和/或体征,但已发展成结构性心脏疾病
C(临床心力衰竭阶段)	患者已有基础的结构性心脏疾病,以往或目前有心力衰竭症状和/或体征
D(难治性终末期心力衰竭阶段)	患者有进行性结构性心脏疾病,虽经积极的内科治疗,休息时仍有症状,且需要特殊干预

表 5-13　NYHA 心功能分级

分级	症状
Ⅰ	活动不受限,日常体力活动不引起明显的气促、疲乏或心悸
Ⅱ	活动轻度受限,休息时无症状,日常活动可引起明显的气促、疲乏或心悸
Ⅲ	活动明显受限,休息时可无症状,轻于日常活动即引起明显的气促、疲乏或心悸
Ⅳ	休息时也有症状,稍有体力活动症状即加重。任何体力活动均会引起不适。 如无须静脉给药,可在室内或床边活动者为Ⅳa 级;不能下床并需静脉给药支持者为Ⅳb 级

ACC/AHA 的心力衰竭分期的意义在于早期识别发生心力衰竭的危险因素和心脏结构改变,力争在出现心功能不全和心力衰竭症状前及早干预,降低心力衰竭发病率和病死率。

NYHA 分级是基于患者的临床症状与全身功能状态来对心脏病患者进行心功能分级,适用的对象是已经有心脏疾病的患者。其最大优点是临床实用性强,但与心脏实际的功能状态并非始终呈良好的相关。

(2)血浆 BNP/NT-proBNP 的诊断价值:①BNP＞100 pg/mL 提示心力衰竭。大多数心源性呼吸困难患者的 BNP 在 400 pg/mL 以上。BNP＜100 pg/mL 时不支持心力衰竭;BNP 在 100～400 pg/mL 还应考虑其他原因,如肺栓塞、COPD、心力衰竭代偿期等。②NT-proBNP＜300 pg/mL 为正常,可排除心力衰竭,其阴性预测值为 99％。50 岁以上的成人,血浆 NT-proBNP≥900 pg/mL 诊断心力衰竭的敏感性和特异性分别为 91％和 80％。肾功能不全,肾小球滤过率(GFR)＜60 mL/min 时 NT-proBNP≥1 200 pg/mL 诊断心力衰竭的敏感性和特异性分别为 85％和 88％。

(3)6 分钟步行试验:用于评定患者的运动耐力。6 分钟步行距离＜150 米为重度心力衰竭,

150～450 米为中度心力衰竭,>450 米为轻度心力衰竭。

(4)心肺运动试验:运动峰值氧耗量(peak VO₂)可用来确定需要心脏移植的患者,还可帮助制定心力衰竭患者的运动康复计划。

(四)治疗流程

1.治疗目标

CHF 的治疗目标主要是控制或减少其急性失代偿,改善患者的生活质量,并降低猝死发生率。

2.一般治疗

(1)去除诱发因素。

(2)监测体重:每天测定体重,以早期发现液体潴留非常重要。

(3)调整生活方式:包括限钠、限水、营养调节、休息及适度运动、康复训练、心理及精神科治疗等。

(4)氧疗:氧疗可用于 AHF,对 CHF 并无指征。对心力衰竭伴夜间睡眠呼吸障碍者,夜间给氧可减少低氧血症发生。

3.射血分数减低心力衰竭 HF-rEF 药物治疗

药物治疗见图 5-16。

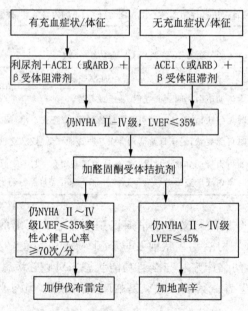

图 5-16　HF-rEF 的药物治疗流程(中国心力衰竭诊断和治疗指南 2014)

(1)利尿剂:利尿剂通过抑制肾小管特定部位钠或氯的重吸收,消除心衰时的水钠潴留。在利尿剂开始治疗后数天内就可降低颈静脉压,减轻肺淤血、腹水、外周水肿和体重,并改善心功能和运动耐量。

适应证:有液体潴留证据的所有心力衰竭患者均应给予利尿剂。

应用方法(表 5-14):常从小剂量开始,逐渐增加剂量直至尿量增加。一旦症状缓解、病情控制,即以最小有效剂量长期维持。常用的利尿剂有袢利尿剂和噻嗪类利尿剂。首选袢利尿剂,如呋塞米或托拉塞米,特别适用于有明显液体潴留或伴有肾功能受损的患者。噻嗪类仅适用于有轻度液体潴留、伴有高血压而肾功能正常的心力衰竭患者。新型利尿剂托伐普坦是血管升压素V2受体拮抗剂，具有仅排水不利钠的作用，伴顽固性水肿或低钠血症者疗效更显著。

表 5-14　慢性心力衰竭常用利尿剂及其剂量

药物	起始剂量	每天最大剂量	每天常用剂量
呋塞米	20～40 mg，每天 1 次	120～160 mg	40～80 mg
布美他尼	0.5～1.0 mg，每天 1 次	6～8 mg	1～4 mg
托拉塞米	10 mg，每天 1 次	100 mg	10～40 mg
氢氯噻嗪	12.5～25.0 mg，每天 1～2 次	100 mg	25～50 mg
美托拉宗	2.5 mg，每天 1 次	20 mg	2.5～10 mg
吲达帕胺	2.5 mg，每天 1 次	5 mg	2.5～5 mg
阿米洛利	2.5 mg[a]/5 mg[b]，每天 1 次	20 mg	5～10 mg[a]/10～20 mg[b]
氨苯蝶啶	25 mg[a]/50 mg[b]，每天 1 次	200 mg	100 mg[a]/200 mg[b]
托伐普坦	7.5～15 mg，每天 1 次	30 mg	15 mg

　　a：与血管紧张素转化酶抑制剂类（或）血管紧张素Ⅱ受体阻滞剂类药物合用时的剂量；b：不与血管紧张素转化酶抑制剂类（或）血管紧张素Ⅱ受体阻滞剂类药物合用时的剂量。

　　不良反应：电解质丢失较常见，如低钾血症、低镁血症、低钠血症。利尿剂的使用可激活内源性神经内分泌系统，特别是肾素血管紧张素醛固酮系统和交感神经系统，故应与血管紧张素转化酶抑制剂或血管紧张素Ⅱ受体阻滞剂及β受体阻滞剂联用。

　　(2)β受体阻滞剂：长期应用能延缓或逆转心肌重构，并能显著降低 CHF 猝死率。

　　适应证：结构性心脏病，伴 LVEF 值下降的无症状心力衰竭患者，无论有无心肌梗死，均可应用，有助于预防发生心力衰竭。有症状或曾经有症状的 NYHAⅡ～Ⅲ级、LVEF 值下降、病情稳定的 CHF 患者必须终身应用，除非有禁忌证或不能耐受。NYHA Ⅳa 级心力衰竭患者在严密监护和专科医师指导下也可应用。

　　禁忌证：伴二度及以上房室传导阻滞，活动性哮喘和气道高反应患者禁用。

　　应用方法：推荐应用美托洛尔、比索洛尔或卡维地洛，这 3 种药物均有改善患者预后的证据。β受体阻滞剂治疗心力衰竭要达到目标剂量或最大可耐受剂量（表 5-15）。起始剂量宜小，每隔2～4 周剂量递增 1 次，滴定的剂量及过程需个体化。静息心率是评估心脏β受体有效阻滞的指标之一，通常心率降至 55～60 次/分的剂量为β受体阻滞剂应用的目标剂量或最大可耐受剂量。

表 5-15　慢性心力衰竭应用β受体阻滞剂初始及目标剂量

药物	初始剂量	目标剂量
琥珀酸美托洛尔	11.875～23.750 mg，每天 1 次	142.5～190.0 mg，每天 1 次
比索洛尔	1.25 mg，每天 1 次	10 mg，每天 1 次
卡维地洛	3.125～6.250 mg，每天 2 次	25～50 mg，每天 2 次
酒石酸美托洛尔	6.25 mg，每天 2～3 次	50 mg，每天 2～3 次

　　(3)血管紧张素转化酶抑制剂：血管紧张素转化酶抑制剂被证实能降低心力衰竭患者病死率，也是循证医学证据积累最多的药物，被公认是治疗心力衰竭的基石和首选药物。

　　适应证：所有 LVEF 值下降的心力衰竭患者都必须且终身使用，除非有禁忌证或不能耐受。

　　禁忌证：曾发生致命性不良反应，如喉头水肿、无尿性肾衰竭或妊娠妇女。若出现双侧肾动脉狭窄,血肌酐＞265.2 μmol/L,血钾＞5.5 mmol/L,伴症状性低血压收缩压＜12.0 kPa(90 mmHg),左心室流出道梗阻(如主动脉瓣狭窄,肥厚型梗阻性心肌病)等情况应慎用。

应用方法(表 5-16):从小剂量开始,逐渐递增,直至达到目标剂量,一般每隔 1～2 周剂量倍增一次。滴定剂量及过程需个体化。调整到合适剂量应终身维持使用,避免突然撤药。

表 5-16 慢性射血分数减低心力衰竭应用的血管紧张素转化酶抑制剂剂量

药物	起始剂量	目标剂量
卡托普利	6.25 mg,每天 3 次	50 mg,每天 3 次
依那普利	2.5 mg,每天 2 次	10 mg,每天 2 次
福辛普利	5 mg,每天 1 次	20～30 mg,每天 1 次
赖诺普利	5 mg,每天 1 次	20～30 mg,每天 1 次
培哚普利	2 mg,每天 1 次	4～8 mg,每天 1 次
雷米普利	2.5 mg,每天 1 次	10 mg,每天 1 次
贝那普利	5 mg,每天 1 次	20～30 mg,每天 1 次

(4)血管紧张素Ⅱ受体阻滞剂:基本与血管紧张素转化酶抑制剂相同。

适应证:此类药物与血管紧张素转化酶抑制剂相比,不良反应(如干咳)少,极少数患者也会发生血管性水肿。推荐用于不能耐受血管紧张素转化酶抑制剂的患者。

禁忌证:与血管紧张素转化酶抑制剂相似,如可能引起低血压、肾功能不全和高血钾等;开始应用及改变剂量的 1～2 周内应监测血压(包括不同体位血压)、肾功能和血钾。

应用方法(表 5-17):小剂量起用,逐步将剂量增至目标推荐剂量或可耐受的最大剂量。

表 5-17 治疗慢性射血分数减低心力衰竭的血管紧张素Ⅱ受体阻滞剂及其剂量

药物	起始剂量	目标剂量
坎地沙坦	4 mg,每天 1 次	32 mg,每天 1 次
缬沙坦	20～40 mg,每天 1 次	80～160 mg,每天 2 次
氯沙坦	25 mg,每天 1 次	100～150 mg,每天 1 次
厄贝沙坦	75 mg,每天 1 次	300 mg,每天 1 次
替米沙坦	40 mg,每天 1 次	80 mg,每天 1 次
奥美沙坦	10 mg,每天 1 次	20～40 mg,每天 1 次

(5)血管紧张素受体脑啡肽酶抑制剂(ARNI)使用如下。

适应证:用于射血分数降低的 CHF(NYHAⅡ～Ⅳ级,LVEF≤40%)成人患者,降低心血管死亡和心力衰竭住院的风险;代替血管紧张素转化酶抑制剂或血管紧张素Ⅱ受体阻滞剂,与其他心力衰竭治疗药物合用。

应用方法:起始剂量为每次 50～100 mg,每天 2 次。根据患者耐受情况,ARNI 剂量应该每 2～4 周倍增一次,直至达到每次 200 mg,每天 2 次的目标维持剂量。

禁忌证:由于与血管紧张素转化酶抑制剂合用时存在血管性水肿的潜在风险,禁止 ARNI 与血管紧张素转化酶抑制剂合用。如果从血管紧张素转化酶抑制剂转换成 ARNI,必须在停止血管紧张素转化酶抑制剂治疗至少 36 小时之后才能开始应用 ARNI。禁用于存在血管紧张素转化酶抑制剂或血管紧张素Ⅱ受体阻滞剂治疗相关的血管性水肿既往病史的患者。在 2 型糖尿病患者中,禁止 ARNI 与阿利吉仑合用。禁用于重度肝功能损害、胆汁性肝硬化和胆汁淤积、中期和晚期妊娠患者。

(6)醛固酮受体拮抗剂:CHF 患者心室醛固酮生成及活化增加,且与心力衰竭严重程度成正比。长期应用血管紧张素转化酶抑制剂或血管紧张素 II 受体阻滞剂时,起初醛固酮降低,随后即出现"逃逸现象"。因此,加用醛固酮受体拮抗剂,可抑制醛固酮的有害作用,对心力衰竭患者有益。

适应证:LVEF≤35%、NYHA II～IV 级的患者;已使用血管紧张素转化酶抑制剂(或血管紧张素 II 受体阻滞剂)和 β 受体阻滞剂治疗,仍持续有症状的患者(I 类,A 级);AMI 后,LVEF ≤40%,有心力衰竭症状或既往有糖尿病史者(I 类,B 级)。

应用方法:螺内酯不推荐用大剂量。初始剂量 10～20 mg,每天 1 次,目标剂量 20 mg,每天 1 次。依普利酮,初始剂量 12.5 mg,每天 1 次,目标剂量 25～50 mg,每天 1 次。

注意事项:血钾＞5.0 mmol/L、肾功能受损者[肌酐＞221 μmol/L 或＞2.5 mg/dL,或估算的肾小球滤过率(eGFR)＜30 mL/(min·1.73 m^2)]应避免应用。避免使用非甾体抗炎药和环氧化酶-2 抑制剂,尤其是老年人。螺内酯可引起男性乳房增生症,为可逆性,停药后消失。依普利酮不良反应少见。

(7)地高辛:洋地黄类药物通过抑制衰竭心肌细胞膜 Na^+/K^+-ATP 酶,使细胞内 Na^+ 水平升高,促进 Na^+-Ca^{2+} 交换,提高细胞内 Ca^{2+} 水平,发挥正性肌力作用。地高辛对心力衰竭患者总病死率的影响为中性。心力衰竭伴快速心室率房颤患者,地高辛可减慢心室率。

适应证:适用于慢性 HF-rEF 已应用利尿剂、血管紧张素转化酶抑制剂(或血管紧张素 II 受体阻滞剂)、β 受体阻滞剂和醛固酮受体拮抗剂,LVEF≤45%,仍持续有症状的患者,伴有快速心室率的房颤患者尤为适合。

应用方法:用维持量 0.125～0.25 mg/d,老年或肾功能受损者剂量减半。控制房颤的快速心室率,剂量可增加至 0.375～0.50 mg/d。应严格监测地高辛中毒等不良反应及药物浓度。

(8)伊伐布雷定:该药是心脏窦房结起搏电流(If)的一种选择性特异性抑制剂,降低窦房结发放冲动的频率,从而减慢心率。由于心率减缓,舒张期延长,冠状动脉血流量增加,可产生抗心绞痛和改善心肌缺血的作用。可降低心血管死亡或心衰住院风险,提高患者左心室功能和改善生活质量。

适应证:适用于窦性心律的射血分数减低的 CHF 患者。使用血管紧张素转化酶抑制剂(或血管紧张素 II 受体阻滞剂)、β 受体阻滞剂、醛固酮受体拮抗剂,已达到推荐剂量或最大耐受剂量,心率仍然≥70 次/分,并持续有症状(NYHA II～IV 级),可加用伊伐布雷定(IIa 类,B 级)。不能耐受 β 受体阻滞剂、心率≥70 次/分的有症状患者,也可使用伊伐布雷定(IIb 类,C 级)。

应用方法:起始剂量 2.5 mg,每天 2 次,根据心率调整用量,最大剂量 7.5 mg,每天 2 次,患者静息心率宜控制在 60 次/分左右,不宜低于 55 次/分。

不良反应:心动过缓、光幻症、视物模糊、心悸、胃肠道反应等,均少见。

4.射血分数减低心力衰竭(HF-rEF)非药物治疗

非药物治疗见图 5-17。

(1)心脏再同步化治疗(CRT)。

(2)植入式心脏转复除颤起搏器(ICD)。

(3)心室辅助装置和/或心脏移植。

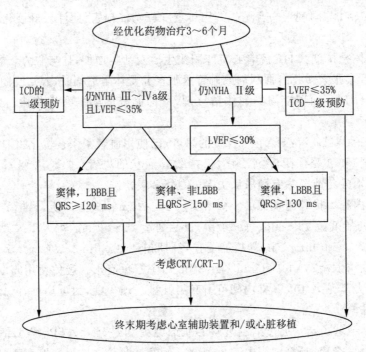

图 5-17　HF-rEF 的非药物治疗流程(中国心力衰竭诊断和治疗指南 2014)

5.射血分数保留心力衰竭(HF-pEF)诊断及治疗

HF-pEF 通常被称为舒张性心力衰竭,是由于左心室舒张期主动松弛能力受损和心肌顺应性降低、僵硬度增加,导致左心室在舒张期充盈受损,左心室舒张末期压增高而发生的心力衰竭。易患人群大多为老年患者、女性,心力衰竭的病因为高血压或既往有长期高血压史,部分患者可伴糖尿病、肥胖、房颤等。

诊断标准为:①有典型心力衰竭的症状和体征;②LVEF 正常或轻度下降(≥45%),且左心室不大;③有相关结构性心脏病存在的证据(如左心室肥厚、左心房扩大)和/或舒张功能不全;④超声心动图检查无心瓣膜病,并可排除心包疾病、肥厚型心肌病、限制型心肌病等。BNP和/或NT-proBNP 测定有参考价值,但尚有争论。

HF-pEF 的临床研究均未能证实对 HF-rEF 有效的药物如血管紧张素转化酶抑制剂、血管紧张素Ⅱ受体阻滞剂、β受体阻滞剂等可改善 HF-pEF 患者的预后和降低病死率。所以主要针对 HF-pEF 的症状、并存疾病及危险因素,采用综合性治疗。

(1)积极控制血压:降压药优选β受体阻滞剂、血管紧张素转化酶抑制剂或血管紧张素Ⅱ受体阻滞剂。目标血压宜低于单。

(2)纯高血压患者的标准,即收缩压<17.3/10.7 kPa(130/80 mmHg)。

(3)应用利尿剂:消除液体潴留和水肿十分重要,可缓解肺淤血,改善心功能。

(4)控制和治疗其他基础疾病和并发症。

(5)积极治疗糖尿病和控制血糖。肥胖者要减轻体重。控制慢性房颤的心室率,可使用β受体阻滞剂或非二氢吡啶类钙通道阻滞剂(地尔硫䓬或维拉帕米)。伴左心室肥厚者,为逆转左心室肥厚和改善左室舒张功能,可用血管紧张素转化酶抑制剂、血管紧张素Ⅱ受体阻滞剂、β受体阻滞剂等。不推荐使用地高辛。

6.血运重建治疗

由于心肌缺血可以损害心室的舒张功能,冠心病患者如有症状或证实存在心肌缺血,应作冠状动脉血运重建术。

CHF治疗的最终目标是缓解症状,预防发生慢性心力衰竭急性失代偿,减少再住院率,提高患者的生活质量,改善预后。现有的循证医学证据主要集中于 HF-rEF,老年心力衰竭及HF-pEF患者治疗相关循证证据较少。另外,CHF作为一个复杂的临床综合征,不同的病因、不同的疾病阶段、不同的个体、不同的年龄段,患者的诊断治疗不同。因此,在诊治过程中要更加强调疾病个体化诊治的特点,一定要以患者为中心,在循证医学证据和诊疗指南的原则指导下,根据患者个体化的病情与个体化的体质等因素,选择适合个体的诊治方案。

三、右心衰竭

(一)概念

右心衰竭是指因心血管系统任何结构或功能异常导致右心室充盈或射血功能受损的临床病理生理综合征。右心衰竭可单独存在,也可与左心衰竭并存。右心功能不全可表现为右心室收缩或舒张功能障碍。各种心血管疾病引起的左心衰竭均可发生右心衰竭,右心衰竭是左心衰竭不良预后的独立预测因素。右心衰竭病因(表 5-18)不同、个体遗传背景不同,预后存在差异。

表 5-18　右心衰竭常见病因

类别	病因
压力超负荷	左心衰竭
	肺动脉栓塞
	其他原因所致肺动脉高压
	肺动脉瓣、肺动脉狭窄
	解剖异常的右心室
容量超负荷	三尖瓣、肺动脉瓣反流
	房间隔缺损
	主动脉窦破入右房
	冠状动脉瘘
心肌缺血及梗死	右心室心肌梗死
心肌本身病变	致心律失常性右心室心肌病
	限制型心肌病
	脓血症
流入受限	三尖瓣狭窄
	上腔静脉狭窄
复杂先天性缺陷	埃布斯坦畸形
	法洛四联症
	大动脉转位
	右心室双出口合并二尖瓣闭锁
心包疾病	缩窄性心包炎

(二)急重症患者的临床表现/预警信号(征象)

急重症患者的临床表现主要是体循环静脉压升高及液体潴留所导致的症状。长期胃肠道淤血,可引起食欲缺乏、腹胀、恶心、呕吐、便秘及上腹疼痛症状;肾脏淤血引起肾功能减退,夜尿增多;肝淤血肿大,肝被膜被扩张,右上腹饱胀不适,肝区疼痛,长期肝淤血,可引起心源性肝硬化。液体潴留表现为外周水肿、腹水、全身性水肿。

劳力性呼吸困难也是常见的症状之一。继发于左心衰竭的右心衰竭患者,左心衰竭本身可导致劳力性呼吸困难。由于分流性先天性心脏病或肺部疾病所致的单纯性右心衰竭患者也可出现明显的呼吸困难。

(三)诊断检查

1.病史询问

应详细询问可能导致右心衰竭的病因。其中最重要的是存在左心衰竭、肺动脉高压(包括COPD 所致)、右室心肌病变[包括右心室梗死和致心律失常性右室心肌病(ARVC)等]、右侧瓣膜病变及某些先天性心脏病。

2.体格检查

(1)心脏体征:体征呈右心/全心扩大、相对性三尖瓣关闭不全杂音。有时可闻及右心第三心音。肺动脉高压时肺动脉瓣第二心音分裂、亢进。如果出现肺动脉反流,胸骨左缘可闻及低音调持续时间长短不一的递减型舒张期杂音。

(2)肝颈静脉回流征。

(3)淤血性肝大和压痛。

(4)水肿:首先出现在足、踝、胫骨前,向上延及全身,发展缓慢。晚期可出现全身性、对称性凹陷性水肿。①胸腔积液和腹水。②一般以双侧胸腔积液多见,常以右侧胸腔积液量较多。腹水多发生在病程晚期,多与心源性肝硬化有关。③其他如发绀、心包积液、脉压降低或奇脉等。

3.实验室检查及影像学检查

(1)常规检查:血常规、尿常规、血生化(电解质、肝肾功能)和心肌损伤标记物(CK、CK-MB、cTnI/cTnT)、BNP/NT-proBNP。

(2)心电图:根据右心衰竭病因的不同,心电图表现不完全相同。主要表现为窦性心动过速,Ⅲ、aVF、V_1～V_4 导联 T 波倒置,不完全或完全右束支传导阻滞,电轴右偏,右心肥厚,V_1 导联 Qr 波,Ⅰ、aVL 导联 S 波>0.15 mV,Ⅲ、aVF 导联 Q 波,顺钟向转位,肢体导联低电压,心房颤动,房性及室性期前收缩等心律失常。V_1 导联及右侧胸导联 R 波消失及 ST 段抬高提示右心室心肌梗死。

(3)胸部 X 线。与右心衰竭相关的胸部 X 线表现:右心室扩大,胸骨后间隙变小;右心房增大;下腔静脉扩张;胸腔或心包积液;还可有肺动脉高压的 X 线表现,如近端肺动脉扩张及远端分支纤细,肺动脉段凸出等。

(4)超声心动图:是筛查右心衰竭病因及评估右心功能的快速、有效的方法,可帮助诊断肺动脉高压、瓣膜病、先天性心脏病、左心疾病及心包疾病。与右心衰竭相关的超声心动图形态学表现包括右心室扩张及运动减弱、右心室肥厚、右心房扩大、室间隔矛盾运动、肺动脉扩张、深吸气时下腔静脉塌陷消失及心包积液。

(5)其他选择检查:放射性核素检查、CMR 检查、CT 血管造影、右心导管检查。

4.诊断

右心衰竭诊断标准如下：①存在可能导致右心衰竭的病因；②存在右心衰竭的症状和体征；③存在右心结构和/或功能异常和心腔内压力增高的客观证据。

（四）治疗流程

1.治疗原则

首先应考虑积极治疗导致右心衰竭的原发疾病，减轻右心的前、后负荷及增强心肌收缩力，维持窦性节律、房室正常顺序和间期及左心室、右心室收缩同步。

2.一般治疗

（1）去除诱发因素。

（2）氧疗：可以改善全身重要脏器的缺氧，降低肺动脉阻力，减轻心脏负荷。血氧饱和度低于90%的患者建议常规氧疗。肺心病患者动脉血氧分压小于 8.0 kPa(60 mmHg)时，每天要持续15 小时以上的低流量氧疗，维持动脉血氧分压在 8.0 kPa(60 mmHg)以上。

3.病因治疗

（1）左心衰竭合并右心衰竭：基本治疗原则可以遵循左心衰竭治疗的相关指南，但需要更加重视容量的平衡管理，保持恰当的前负荷是必要的。磷酸二酯酶 5 抑制剂可能有益，但缺少充分的临床证据，仅适用于平均肺动脉压>3.3 kPa(25 mmHg)。避免内皮素受体拮抗剂和类前列环素。

（2）动脉性肺动脉高压伴发右心衰竭。具体治疗如下：①对利尿效果不佳的患者，可以考虑短期应用正性肌力药物，如多巴酚丁胺 2~5 μg/(kg·min)，或磷酸二酯酶抑制剂米力农。②避免应用非选择性血管扩张剂，如硝普钠、硝酸酯类、肼屈嗪（肼苯哒嗪）、酚妥拉明。③选择性肺血管扩张剂的应用。应用肺动脉高压靶向治疗药物，如前列环素类药物、磷酸二酯酶 5 抑制剂及内皮素受体拮抗剂可改善患者运动耐量。

（3）急性肺血栓栓塞症：高危肺血栓栓塞症所致急性右心衰竭和低心排血量是死亡的主要原因，因此呼吸和循环支持治疗尤其重要。

（4）肺部疾病：各种类型的肺部疾病随着病情的进展均可通过缺氧、内皮损伤、局部血栓形成及炎症机制导致肺动脉高压，最后导致右心衰竭，即慢性肺源性心脏病。治疗包括①积极治疗原发病；②改善右心功能。使用利尿剂要谨慎，快速和大剂量弊多利少。此外，可采用合理的抗凝治疗。

（5）右心瓣膜病：常见引起右心衰竭的右心瓣膜病变类型为三尖瓣关闭不全、肺动脉瓣关闭不全和肺动脉瓣狭窄。治疗包括基础疾病的治疗；防止过度利尿造成的心排血量减少。

（6）急性右心室心肌梗死：积极行冠状动脉血运重建；慎用或避免使用利尿剂、血管扩张剂、吗啡；优化右心室前、后负荷；没有左心衰竭和肺水肿，首先扩容治疗，快速补液直至右心房压升高而心排血量不增加，或 PCWP≥2.4 kPa(18 mmHg)；扩容后仍有低血压者，建议使用正性肌力药物；对顽固性低血压者，IABP 可增加右冠状动脉灌注和改善右心室收缩功能。

（7）心肌病与右心衰竭：常见可累及右心系统并导致右心衰竭的心肌病主要包括 ARVC、致心律失常性右心室发育不良（ARVD）和限制型心肌病（RCM）。ARVC 治疗的主要目的是减少心律失常猝死的风险，其次是治疗心律失常和右心衰竭。ARVC 发生右心衰竭时应该遵循右心衰竭的一般治疗原则，如存在难治性心力衰竭和室性快速性心律失常，应考虑心脏移植。

（8）心脏起搏器和 ICD 植入引起的右心衰竭。机制为：①右心室心尖部起搏导致异常的激动顺序,心脏运动不同步。②由于右心室导线造成三尖瓣损伤,引起严重三尖瓣关闭不全,从而导致右心衰竭。右室心尖部起搏导致激动异常发生的右心衰竭,如药物治疗效果不佳,可行起搏器升级治疗,即 CRT。导线所致三尖瓣关闭不全的右心衰竭,其临床治疗目前尚无统一建议,应个体化。

(9)器械支持及心脏移植:IABP 可增加右心衰竭患者右冠状动脉血液灌注,减轻心肌缺血。对药物治疗无效的急性右心衰竭患者,右室/双室辅助装置可提供短期支持以缓解病情或作为移植手术治疗的桥梁。

(颜培娥)

第六章

呼吸系统危重症

第一节 重症肺炎

肺炎是指终末气道、肺泡和肺间质的炎症,可由病原微生物、理化因素、免疫损伤、过敏及药物所致。细菌性肺炎是最常见的肺炎,也是最常见的感染性疾病之一。

目前肺炎按患病环境分成社区获得性肺炎(community-acquired pneumonia,CAP)和医院获得性肺炎(hospital-acquired pneumonia,HAP),CAP 是指在医院外罹患的感染性肺实质炎症,包括具有明确潜伏期的病原体感染而在入院后平均潜伏期内发病的肺炎。HAP 亦称医院内肺炎(nosocomial pneumonia,NP),是指患者入院时不存在,也不处于潜伏期,而于入院 48 小时后在医院(包括老年护理院、康复院等)内发生的肺炎。HAP 还包括呼吸机相关性肺炎(ventilator associated pneumonia,VAP)和卫生保健相关性肺炎(healthcare associated pneumonia,HCAP)。CAP 和 HAP 年发病率分别约为12/1 000 人口和 5/1 000~10/1 000 住院患者,近年发病率有增加的趋势。肺炎病死率,门诊肺炎患者为1%~5%,住院患者平均为 12%,入住重症监护病房(ICU)者约 40%。发病率和病死率高的原因与社会人口老龄化、吸烟、伴有基础疾病和免疫功能低下有关,如慢性阻塞性肺病、心力衰竭、肿瘤、糖尿病、尿毒症、神经疾病、药瘾、嗜酒、艾滋病、久病体衰、大型手术、应用免疫抑制剂和器官移植等。此外,亦与病原体变迁、耐药菌增加、HAP 发病率增加、病原学诊断困难、不合理使用抗生素等有关。

重症肺炎至今仍无普遍认同的定义,需入住 ICU 者可认为是重症肺炎。目前一般认为,如果肺炎患者的病情严重到需要通气支持(急性呼吸衰竭、严重气体交换障碍伴高碳酸血症或持续低氧血症)、循环支持(血流动力学障碍、外周低灌注)及加强监护治疗(肺炎引起的脓毒症或基础疾病所致的其他器官功能障碍)时可称为重症肺炎。

一、病因和发病机制

正常的呼吸道免疫防御机制(支气管内黏液-纤毛运载系统、肺泡巨噬细胞等细胞防御的完整性等)使气管隆凸以下的呼吸道保持无菌。是否发生肺炎取决于两个因素:病原体和宿主因素。如果病原体数量多,毒力强和/或宿主呼吸道局部和全身免疫防御系统损害,即可发生肺炎。病原体可通过下列途径引起社区获得性肺炎:①空气吸入。②血行播散。③邻近感染部位蔓延。④上呼吸道定植菌的误吸。医院获得性肺炎还可通过误吸胃肠道的定植菌(胃食管反流)和通过人工气道吸入环境中的致病菌引起。病原体直接抵达下呼吸道后,滋生繁殖,引起肺泡毛细血管充血、水肿,肺泡内纤维蛋白渗出及细胞浸润。

二、诊断

(一)临床表现特点

1.社区获得性肺炎

(1)新近出现的咳嗽、咳痰或原有呼吸道疾病症状加重,并出现脓性痰,伴或不伴胸痛。

(2)发热。

(3)肺实变体征和/或闻及湿啰音。

(4)白细胞计数$>10 \times 10^9$/L 或$<4 \times 10^9$/L,伴或不伴细胞核左移。

(5)胸部 X 线检查显示片状、斑片状浸润性阴影或间质性改变,伴或不伴胸腔积液。

以上 1～4 项中任何 1 项加第 5 项,除外非感染性疾病可作出诊断。CAP 常见病原体为肺炎链球菌、支原体、衣原体、流感嗜血杆菌和呼吸病毒(甲、乙型流感病毒,腺病毒,呼吸道合胞病毒和副流感病毒)等。

2.医院获得性肺炎

住院患者 X 线检查出现新的或进展的肺部浸润影,加上下列 3 个临床症候中的 2 个或以上可以诊断为肺炎:①发热超过 38 ℃。②血白细胞计数增多或减少。③脓性气道分泌物。

HAP 的临床表现、实验室和影像学检查特异性低,应注意与肺不张、心力衰竭和肺水肿、基础疾病肺侵犯、药物性肺损伤、肺栓塞和急性呼吸窘迫综合征等相鉴别。无感染高危因素患者的常见病原体依次为肺炎链球菌、流感嗜血杆菌、金黄色葡萄球菌、大肠埃希菌、肺炎克雷伯杆菌等;有感染高危因素患者为金黄色葡萄球菌、铜绿假单胞菌、肠杆菌属、肺炎克雷伯杆菌等。

(二)重症肺炎的诊断标准

不同国家制定的重症肺炎的诊断标准有所不同,各有优缺点,但一般均注重对客观生命体征、肺部病变范围、器官灌注和氧合状态的评估,临床医师可根据具体情况选用。以下列出目前常用的几项诊断标准。

1.中华医学会呼吸病学分会的重症肺炎诊断标准

(1)意识障碍。

(2)呼吸频率≥30 次/分。

(3)$PaO_2 < 8.0$ kPa(60 mmHg)、氧合指数(PaO_2/FiO_2)<39.9 kPa(300 mmHg),需行机械通气治疗。

(4)动脉收缩压<12.0 kPa(90 mmHg)。

(5)并发脓毒性休克。

(6)X 线胸片显示双侧或多肺叶受累,或入院 48 小时内病变扩大≥50%。

(7)少尿:尿量<20 mL/h,或<80 mL/4 h,或急性肾衰竭需要透析治疗。

符合 1 项或以上者可诊断为重症肺炎。

2.美国感染病学会(IDSA)和美国胸科学会(ATS)修订的诊断标准

具有 1 项主要标准或 3 项或以上次要标准可认为是重症肺炎,需要入住 ICU。

(1)主要标准:①需要有创通气治疗。②脓毒性休克需要血管收缩剂。

(2)次要标准:①呼吸频率≥30 次/分。②$PaO_2/FiO_2 \leq 250$。③多叶肺浸润。④意识障

碍/定向障碍。⑤尿毒症(BUN≥7.14 mmol/L)。⑥白细胞减少(白细胞计数<4×10⁹/L)。⑦血小板减少(血小板计数<10×10⁹/L)。⑧低体温(<36 ℃)。⑨低血压,需要紧急的液体复苏。

说明:①其他指标也可认为是次要标准,包括低血糖(非糖尿病患者)、急性酒精中毒/酒精戒断、低钠血症、不能解释的代谢性酸中毒或乳酸升高、肝硬化等。②需要无创通气也可等同于次要标准的前2项。③白细胞减少仅由感染引起。

(三)严重度评价

评价肺炎病情的严重程度对于决定在门诊或入院治疗甚或ICU治疗至关重要。肺炎临床的严重性决定于3个主要因素:局部炎症程度,肺部炎症的播散和全身炎症反应。除此之外,患者如有下列其他危险因素会增加肺炎的严重度和死亡危险。

1.病史

年龄>65岁;存在基础疾病或相关因素,如慢性阻塞性肺疾病(COPD)、糖尿病、充血性心力衰竭、慢性肾功能不全、慢性肝病、一年内住过院、疑有误吸、神志异常、脾切除术后状态、长期嗜酒或营养不良。

2.体征

呼吸频率>30次/分;脉搏≥120次/分;血压<12.0/8.0 kPa(90/60 mmHg);体温≥40 ℃或≤35 ℃;意识障碍;存在肺外感染病灶,如败血症、脑膜炎。

3.实验室和影像学异常

白细胞计数>20×10⁹/L或<4×10⁹/L,或中性粒细胞计数<1×10⁹/L;呼吸空气时 PaO_2 <8.0 kPa(60 mmHg)、PaO_2/FiO_2<39.9 kPa(300 mmHg),或 $PaCO_2$>6.7 kPa(50 mmHg);血肌酐>106 μmol/L或BUN>7.1 mmol/L;血红蛋白含量<90 g/L或血细胞比容<30%;血浆清蛋白含量<25 g/L;败血症或弥散性血管内凝血(DIC)的证据,如血培养阳性、代谢性酸中毒、凝血酶原时间和部分凝血活酶时间延长、血小板减少;X线胸片病变累及一个肺叶以上、出现空洞、病灶迅速扩散或出现胸腔积液。

为使临床医师更精确地做出入院或门诊治疗的决策,近几年用评分方法作为定量的方法在临床上得到了广泛的应用。PORT(肺炎患者预后研究小组,pneumonia outcomes research team)评分系统(表6-1)是目前常用的评价社区获得性肺炎(community acquired pneumonia,CAP)严重度,以及判断是否必须住院的评价方法,其也可用于预测CAP患者的病死率。其预测死亡风险分级如下:1～2级,≤70分,病死率0.1%～0.6%;3级,71～90分,病死率0.9%;4级,91～130分,病死率9.3%;5级,>130分,病死率27.0%。PORT评分系统因可以避免过度评价肺炎的严重度而被推荐使用,即其可保证一些没必要住院的患者在院外治疗。

表 6-1 PORT 评分系统

患者特征	分值	患者特征	分值	患者特征	分值
年龄		脑血管疾病	10	实验室和放射学检查	
男性	−10	肾脏疾病	10	pH<7.35	30
女性	+10	体格检查		BUN>11 mmol/L	20
住护理院		神志改变	20	Na⁺<130 mmol/L	20
并存疾病		呼吸频率>30次/分	20	葡萄糖>14 mmol/L	10

患者特征	分值	患者特征	分值	患者特征	分值
肿瘤性疾病	30	收缩血压<12.0 kPa(90 mmHg)	20	血细胞比容<30%	10
肝脏疾病	20	体温<35 ℃或>40 ℃	15	PaO_2<8.0 kPa(60 mmHg)	10
充血性心力衰竭	10	脉率>12 次/分	10	胸腔积液	10

为避免评价 CAP 肺炎患者的严重度不足,可使用改良的 BTS 重症肺炎标准:呼吸频率≥30 次/分,舒张压≤8.0 kPa(60 mmHg),BUN>6.8 mmol/L,意识障碍。四个因素中存在两个可确定患者的死亡风险更高。此标准因简单易用,且能较准确地确定 CAP 的预后而被广泛应用。

临床肺部感染积分(clinical pulmonary infection score,CPIS)(表 6-2)则主要用于医院获得性肺炎(hospital acquired pneumonia,HAP)包括呼吸机相关性肺炎(ventilator-associated pneumonia,VAP)的诊断和严重度判断,也可用于监测治疗效果。此积分范围 0～12 分,积分 6 分时一般认为有肺炎。

表 6-2　临床肺部感染积分评分表

参数	标准	分值
	≥36.5 ℃,≤38.4 ℃	0
体温	38.5～38.9 ℃	1
	≥39 ℃,或≤36 ℃	2
	≥4.0,≤11.0	0
白细胞计数(×10⁹)	<4.0,>11.0	1
	杆状核白细胞	2
	<14＋吸引	0
气管分泌物	≥14＋吸引	1
	脓性分泌物	2
氧合指数(PaO_2/FiO_2)	>240 或急性呼吸窘迫综合征	0
	≤240	2
	无渗出	0
胸部 X 线	弥漫性渗出	1
	局部渗出	2
半定量气管吸出物培养	病原菌≤1＋或无生长	0
(0,1＋,2＋,3＋)	病原菌≥1＋	1
	革兰染色发现与培养相同的病原菌	2

三、治疗

(一)临床监测

1.体征监测

监测重症肺炎的体征是一项简单、易行和有效的方法,患者往往有呼吸频率和心率加快、发绀、肺部病变部位湿啰音等。目前多数指南都把呼吸频率加快(≥30 次/分)作为重症肺炎诊断的主要或次要标准。意识状态也是监测的重点,神志模糊、意识不清或昏迷提示重症肺炎可能性。

2.氧合状态和代谢监测

PaO_2、PaO_2/FiO_2、pH、混合静脉血氧分压、胃张力测定、血乳酸测定等都可对患者的氧合状态进行评估。单次的动脉血气分析一般仅反映患者瞬间的氧合情况;重症患者或有病情明显变化者应进行系列血气分析或持续动脉血气监测。

3.胸部影像学监测

重症肺炎患者应进行系列 X 线胸片监测,主要目的是及时了解患者的肺部病变是进展还是好转,是否合并有胸腔积液、气胸,是否发展为肺脓肿、急性呼吸窘迫综合征(acute respiratory distress syndrome,ARDS)等。检查的频度应根据患者的病情而定,如要了解病变短期内是否增大,一般每 48 小时进行一次检查评价;如患者临床情况突然恶化(呼吸窘迫、严重低氧血症等),在不能除外合并气胸或进展至 ARDS 时,应短期内复查;而当患者病情明显好转及稳定时,一般可 10~14 天后复查。

4.血流动力学监测

重症肺炎患者常伴有脓毒症,可引起血流动力学的改变,故应密切监测患者的血压和尿量。这 2 项指标监测比较简单、易行,且非常可靠,应作为常规监测的指标。中心静脉压的监测可用于指导临床补液量和补液速度。部分重症肺炎患者可并发中毒性心肌炎或 ARDS,如临床上难于区分时应考虑行漂浮导管检查。

5.器官功能监测

包括脑功能、心功能、肾功能、胃肠功能、血液系统功能等,进行相应的血液生化和功能检查。一旦发现异常,要积极处理,注意防止多器官功能障碍综合征(multiple organ dysfunction syndrome,MODS)的发生。

6.血液监测

包括外周血白细胞计数、C 反应蛋白、降钙素原、血培养等。

(二)抗生素治疗

经验性联合应用抗生素治疗重症肺炎的理论依据是联合应用能够覆盖可能的微生物并预防耐药的发生。对于铜绿假单胞菌肺炎,联用 β-内酰胺类和氨基糖苷类具有潜在的协同作用,优于单药治疗;然而氨基糖苷类抗生素的抗菌谱窄,毒性大,特别是对于老年患者,其肾损害的发生率比较高。临床应用氨基糖苷类时要注意其为浓度依赖性抗生素,一般要用足够剂量、提高峰药浓度以提高疗效,同时也应避免与毒性相关的谷浓度的升高。在监测药物的峰浓度时,庆大霉素和妥布霉素>7 μg/mL,或阿米卡星>28 μg/mL的效果较好。氨基糖苷类的另一个不足是对支气管分泌物的渗透性较差,仅能达到血药浓度的 40%。此外,肺炎患者的支气管分泌物 pH 较低,在这种环境下许多抗生素活性都降低。因此,有时联合应用氨基糖苷类抗生素并不能增加疗效,反而增加了肾毒性。

目前对于重症肺炎,抗生素的单药治疗也已得到临床医师的重视。新的头孢菌素、碳青霉烯类、其他 β-内酰胺类和氟喹诺酮类抗生素由于抗菌效力强、广谱,并且耐细菌 β-内酰胺酶,故可用于单药治疗。即使对于重症 HAP,只要不是耐多药的病原体,如铜绿假单胞菌、不动杆菌和耐甲氧西林金黄色葡萄球菌(MRSA)等,仍可考虑抗生素的单药治疗。对重症 VAP 有效的抗生素一般包括亚胺培南、美罗培南、头孢吡肟和哌拉西林/他唑巴坦。对于重症肺炎患者来说,临床上的初始治疗常联用多种抗生素,在获得细菌培养结果后,如果没有高度耐药的病原体就可以考虑转为针对性的单药治疗。

临床上一般认为不适合单药治疗的情况包括:①可能感染革兰阳性、革兰阴性菌和非典型病原体的重症 CAP。②怀疑铜绿假单胞菌或肺炎克雷伯杆菌的菌血症。③可能是金黄色葡萄球菌和铜绿假单胞菌感染的 HAP。三代头孢菌素不应用于单药治疗,因其在治疗中易诱导肠杆菌属细菌产生 β-内酰胺酶而导致耐药发生。

对于重症 VAP 患者,如果为高度耐药病原体所致的感染则联合治疗是必要的。目前有3种联合用药方案。①β-内酰胺类联合氨基糖苷类:在抗铜绿假单胞菌上有协同作用,但也应注意前面提到的氨基糖苷类的毒性作用。②2 个 β-内酰胺类联合使用:因这种用法会诱导出对两种药同时耐药的细菌,故虽然有过成功治疗的报道,仍不推荐使用。③β-内酰胺类联合氟喹诺酮类:虽然没有抗菌协同作用,但也没有潜在的拮抗作用;氟喹诺酮类对呼吸道分泌物穿透性很好,对其疗效有潜在的正面影响。

对于铜绿假单胞菌所致的重症肺炎,联合治疗往往是必要的。抗假单胞菌的 β-内酰胺类抗生素包括青霉素类的哌拉西林、阿洛西林、氨苄西林、替卡西林、阿莫西林;第三代头孢菌素类的头孢他啶、头孢哌酮;第四代头孢菌素类的头孢吡肟;碳青霉烯类的亚胺培南、美罗培南;单酰胺类的氨曲南(可用于青霉素类过敏的患者);β-内酰胺类/β-内酰胺酶抑制剂复合剂的替卡西林/克拉维酸钾、哌拉西林/他唑巴坦。其他的抗假单胞菌抗生素还有氟喹诺酮类和氨基糖苷类。

1.重症 CAP 的抗生素治疗

重症 CAP 患者的初始治疗应针对肺炎链球菌(包括耐药肺炎链球菌)、流感嗜血杆菌、军团菌和其他非典型病原体,某些有危险因素的患者还有可能为肠道革兰阴性菌属包括铜绿假单胞菌的感染。无铜绿假单胞菌感染危险因素的 CAP 患者可使用 β-内酰胺类联合大环内酯类或氟喹诺酮类(如左氧氟沙星、加替沙星、莫西沙星等)。因目前为止还没有确立单药治疗重症 CAP 的方法,所以很难确定其安全性、有效性(特别是并发脑膜炎的肺炎)或用药剂量。可用于重症 CAP 并经验性覆盖耐药肺炎链球菌的 β-内酰胺类抗生素有头孢曲松、头孢噻肟、亚胺培南、美罗培南、头孢吡肟、氨苄西林/舒巴坦或哌拉西林/他唑巴坦。目前高达 40% 的肺炎链球菌对青霉素或其他抗生素耐药,其机制不是 β-内酰胺酶介导而是青霉素结合蛋白的改变。虽然不少 β-内酰胺类和氟喹诺酮类抗生素对这些病原体有效,但对耐药肺炎链球菌肺炎并发脑膜炎的患者应使用万古霉素治疗。如果患者有假单胞菌感染的危险因素(如支气管扩张、长期使用抗生素、长期使用糖皮质激素)应联合使用抗假单胞菌抗生素并应覆盖非典型病原体,如环丙沙星加抗假单胞菌 β-内酰胺类,或抗假单胞菌 β-内酰胺类加氨基糖苷类加大环内酯类或氟喹诺酮类。

临床上选取任何治疗方案都应根据当地抗生素耐药的情况、流行病学和细菌培养及实验室结果进行调整。关于抗生素的治疗疗程目前也很少有资料可供参考,应考虑感染的严重程度,菌血症、多器官功能衰竭、持续性全身炎症反应和损伤等。一般来说,根据疾病的严重程度和宿主免疫抑制的状态,肺炎链球菌肺炎疗程为 7~10 天,军团菌肺炎的疗程需要 14~21 天。ICU 的大多数治疗都是通过静脉途径的,但近期的研究表明只要病情稳定、没有发热,即使危重患者3 天静脉给药后亦可转为口服治疗,即序贯或转换治疗。转换为口服治疗的药物可选择氟喹诺酮类,因其生物利用度高,口服治疗也可达到同静脉给药一样的血药浓度。

由于嗜肺军团菌在重症 CAP 的相对重要性,应特别注意其的治疗方案。虽然目前有很多体外有抗军团菌活性的药物,但在治疗效果上仍缺少前瞻性和随机对照研究的资料。回顾性的资料和长期临床经验支持使用红霉素 4 g/d 治疗住院的军团菌肺炎患者。多肺叶病变、器官功能衰竭或严重免疫抑制的患者,在治疗的前 3～5 天应加用利福平。其他大环内酯类(克拉霉素和阿奇霉素)也有效。除上述之外,可供选择的药物有氟喹诺酮类(环丙沙星、左氧氟沙星、加替沙星、莫西沙星)或多西环素。氟喹诺酮类在治疗军团菌肺炎的动物模型中特别有效。

2.重症 HAP 的抗生素治疗

HAP 应根据患者的情况和最可能的病原体而采取个体化治疗。对于早发的(住院 4 天内起病者)重症肺炎患者而没有特殊病原体感染危险因素者,应针对"常见病原体"治疗。这些病原体包括肺炎链球菌、流感嗜血杆菌、甲氧西林敏感的金黄色葡萄球菌和非耐药的革兰阴性细菌。抗生素可选择第二代、第三代、第四代头孢菌素、β-内酰胺类/β-内酰胺酶抑制剂复合剂、氟喹诺酮类或联用克林霉素和氨曲南。

对于任何时间起病、有特殊病原体感染危险因素的轻中症肺炎患者,有感染"常见病原体"和其他病原体危险者,应评估危险因素来指导治疗:如果有近期腹部手术或明确的误吸史,应注意厌氧菌,可在主要抗生素基础上加用克林霉素或单用 β-内酰胺类/β-内酰胺酶抑制剂复合剂;如果患者有昏迷或有头部创伤、肾衰竭或糖尿病史,应注意金黄色葡萄球菌感染,需针对性选择有效的抗生素;如果患者起病前使用过大剂量的糖皮质激素,或近期有抗生素使用史,或长期 ICU 住院史,即使患者的 HAP 并不严重,也应经验性治疗耐药病原体。治疗方法是联用两种抗假单胞菌抗生素,如果气管抽吸物革兰染色见阳性球菌,还需加用万古霉素(或可使用利奈唑胺或奎奴普丁/达福普汀)。所有的患者,特别是气管插管的 ICU 患者,经验性用药必须持续到痰培养结果出来之后。如果无铜绿假单胞菌或其他耐药革兰阴性细菌感染,则可根据药敏情况使用单一药物治疗。非耐药病原体的重症 HAP 患者可用任何以下单一药物治疗:亚胺培南、美罗培南、哌拉西林/他唑巴坦或头孢吡肟。

ICU 中 HAP 的治疗也应根据当地抗生素敏感情况,以及当地经验和对某些抗生素的偏爱而调整。每个 ICU 都有它自己的微生物药敏情况,而且这种情况随时间而变化,因而有必要经常更新经验用药的策略。经验用药中另一个需要考虑的是"抗生素轮换"策略,它是指标准经验治疗过程中有意更改抗生素,使细菌暴露于不同的抗生素从而减少抗生素耐药的选择性压力,达到减少耐药病原体感染发生率的目的。"抗生素轮换"策略目前仍在研究之中,还有不少问题未能明确,包括每个用药循环应该持续多久,应用什么药物进行循环,这种方法在内科和外科患者的治疗中有效性分别有多高,循环药物是否应该针对革兰阳性细菌同时也针对革兰阴性细菌等。

在某些患者中,雾化吸入这种局部治疗可用以弥补全身用药的不足。氨基糖苷类雾化吸入可能有一定的益处,但只用于革兰阴性细菌肺炎全身治疗无效者。多黏菌素雾化吸入也可用于耐药铜绿假单胞菌的感染。

对于初始经验治疗失败的患者,应该考虑其他感染性或非感染性的诊断,包括肺曲霉感染。对持续发热并有持续或进展性肺部浸润的患者,可经验性使用两性霉素 B。虽然传统上应使用开放肺活检来确定其最终诊断,但临床上是否活检仍应个体化。临床上还应注意其他的非感染性肺部浸润的可能性。

(三)支持治疗

支持治疗主要包括液体补充、血流动力学、通气和营养支持,起到稳定患者状态的作用,而更直接的治疗仍需要针对患者的基础病因。流行病学证据显示,营养不良影响肺炎的发病和危重患者的预后。同样,临床资料也支持肠内营养可以预防肺炎的发生,特别是对于创伤的患者。对于严重脓毒症和多器官功能衰竭的分解代谢旺盛的重症肺炎患者,在起病 48 小时后应开始经肠内途径进行营养支持,一般把导管插入到空肠进行喂养以避免误吸;如果使用胃内喂养,最好是维持患者半卧体位,以减少误吸的风险。

(四)胸部理疗

拍背、体位引流和振动可以促进黏痰排出的效果尚未被证实。胸部理疗广泛应用的局限在于:①其有效性未被证实,特别是不能减少患者的住院时间。②费用高,需要专人使用。③有时引起 PaO_2 的下降。目前的经验是胸部理疗对于脓痰过多(>30 mL/d)或严重呼吸肌疲劳不能有效咳嗽的患者是最为有用的,如对囊性纤维化、COPD 和支气管扩张的患者。

使用自动化病床的侧翻疗法,有时加以振动叩击,是一种有效地预防外科创伤及内科患者肺炎的方法,但其地位仍不确切。

(五)促进痰液排出

雾化和湿化可降低痰的黏度,因而可改善不能有效咳嗽患者的排痰,然而雾化产生的大多水蒸气都沉积在上呼吸道并引起咳嗽,一般并不影响痰的流体特性。目前很少有数据支持湿化能特异性地促进细菌清除或肺炎吸收的观点。乙酰半胱氨酸能破坏痰液的二硫键,有时也用于肺炎患者的治疗,但由于其刺激性,因而在临床应用上受到一定限制。痰中的 DNA 增加了痰液黏度,重组的 DNA 酶能裂解 DNA,已证实在囊性纤维化患者中有助于改善症状和肺功能,但对肺炎患者其价值尚未被证实。支气管舒张药也能促进黏液排出和纤毛运动频率,对 COPD 合并肺炎的患者有效。

(尹 彬)

第二节 重症哮喘

支气管哮喘(简称哮喘)是常见的慢性呼吸道疾病之一,近年来其患病率在全球范围内有逐年增加的趋势,参照全球哮喘防治创议(GINA)和我国版支气管哮喘防治指南,将定义重新修订为哮喘是由多种细胞包括气道的炎性细胞和结构细胞(如嗜酸性粒细胞、肥大细胞、T 淋巴细胞、中性粒细胞、平滑肌细胞、气道上皮细胞等)和细胞组分参与的气道慢性炎症性疾病。这种慢性炎症导致气道高反应性,通常出现广泛多变的可逆性气流受限,并引起反复发作性的喘息、气急、胸闷或咳嗽等症状,常在夜间和/或清晨发作、加剧,多数患者可自行缓解或经治疗缓解。如果哮喘急性发作,虽经积极吸入糖皮质激素($\leqslant 1\ 000\ \mu g/d$)和应用长效 β_2 受体激动药或茶碱类药物治疗数小时,病情不缓解或继续恶化;或哮喘呈暴发性发作,哮喘发作后短时间内即进入危重状态,则称为重症哮喘。如病情不能得到有效控制,可迅速发展为呼吸衰竭而危及生命,故需住院治疗。

一、病因和发病机制

(一)病因

哮喘的病因还不十分清楚,目前认为同时受遗传因素和环境因素的双重影响。

(二)发病机制

哮喘的发病机制不完全清楚,可能是免疫-炎症反应、神经机制和气道高反应性及其之间的相互作用。重症哮喘目前已经基本明确的发病因素主要有以下几种。

1.诱发因素的持续存在

诱发因素的持续存在使机体持续地产生抗原-抗体反应,发生气道炎症、气道高反应性和支气管痉挛,在此基础上,支气管黏膜充血水肿、大量黏液分泌并形成黏液栓,阻塞气道。

2.呼吸道感染

细菌、病毒及支原体等的感染可引起支气管黏膜充血肿胀及分泌物增加,加重气道阻塞;某些微生物及其代谢产物还可以作为抗原引起免疫-炎症反应,使气道高反应性加重。

3.糖皮质激素使用不当

长期使用糖皮质激素常常伴有下丘脑-垂体-肾上腺皮质轴功能抑制,突然减量或停用,可造成体内糖皮质激素水平的突然降低,造成哮喘的恶化。

4.脱水、痰液黏稠、电解质紊乱

哮喘急性发作时,呼吸道丢失水分增加、多汗造成机体脱水,痰液黏稠不易咳出而阻塞大小气道,加重呼吸困难,同时由于低氧血症可使无氧酵解增加,酸性代谢产物增加,合并代谢性酸中毒,使病情进一步加重。

5.心理因素

许多学者提出心理社会因素通过对中枢神经、内分泌和免疫系统的作用而导致哮喘发作,是使支气管哮喘发病率和死亡率升高的一个重要因素。

二、病理生理

重症哮喘的支气管黏膜充血水肿、分泌物增多甚至形成黏液栓及气道平滑肌的痉挛导致呼吸道阻力在吸气和呼气时均明显升高,小气道阻塞,肺泡过度充气,肺内残气量增加,加重吸气肌肉的负荷,降低肺的顺应性,内源性呼气末正压(PEEPi)增大,导致吸气功耗增大。小气道阻塞,肺泡过度充气,相应区域毛细血管的灌注减低,引起肺泡通气/血流(V/Q)比例的失调,患者常出现低氧血症,多数患者表现为过度通气,通常 $PaCO_2$ 降低,若 $PaCO_2$ 正常或升高,应警惕呼吸衰竭的可能性或是否已经发生了呼吸衰竭。重症哮喘患者,若气道阻塞不迅速解除,潮气量将进行性下降,最终将会发生呼吸衰竭。哮喘发作持续不缓解,也可能出现血液循环的紊乱。

三、临床表现

(一)症状

重症哮喘患者常出现极度严重的呼气性呼吸困难,被迫采取坐位或端坐呼吸,干咳或咳大量白色泡沫痰,不能讲话,紧张、焦虑、恐惧、大汗淋漓。

(二)体征

患者常出现呼吸浅快,呼吸频率>30 次/分,可有三凹征,呼气期两肺满布哮鸣音,也可哮鸣音不出现,即所谓的"寂静胸",心率增快(>120 次/分),可有血压下降,部分患者出现奇脉、胸腹反常运动、意识障碍,甚至昏迷。

四、实验室检查和其他检查

(一)痰液检查

哮喘患者痰涂片显微镜下可见到较多嗜酸性粒细胞、脱落的上皮细胞。

(二)呼吸功能检查

哮喘发作时,呼气流速指标均显著下降,第1秒用力呼气容积(FEV_1)、第1秒用力呼气容积占用力肺活量比值($FEV_1/FVC\%$,即1秒率)及呼气峰值流速(PEF)均减少。肺容量指标可见用力肺活量减少、残气量增加、功能残气量和肺总量增加,残气占肺总量百分比增高。大多数成人哮喘患者呼气峰值流速<50%预计值则提示重症发作,呼气峰值流速<33%预计值提示危重或致命性发作,需做血气分析检查以监测病情。

(三)血气分析

由于气道阻塞且通气分布不均,通气/血流比例失衡,大多数重症哮喘患者有低氧血症,PaO_2<8.0 kPa(60 mmHg),少数患者 PaO_2<6.0 kPa(45 mmHg),过度通气可使 $PaCO_2$ 降低,pH 上升,表现为呼吸性碱中毒;若病情进一步发展,气道阻塞严重,可有缺氧及二氧化碳潴留,$PaCO_2$ 上升,血 pH 下降,出现呼吸性酸中毒;若缺氧明显,可合并代谢性酸中毒。$PaCO_2$ 正常往往是哮喘恶化的指标,高碳酸血症是哮喘危重的表现,需给予足够的重视。

(四)胸部 X 线检查

早期哮喘发作时可见两肺透亮度增强,呈过度充气状态,并发呼吸道感染时可见肺纹理增加及炎性浸润阴影。重症哮喘要注意气胸、纵隔气肿及肺不张等并发症的存在。

(五)心电图检查

重症哮喘患者心电图常表现为窦性心动过速、电轴右偏,偶见肺性 P 波。

五、诊断

(一)哮喘的诊断标准

(1)反复发作喘息、气急、胸闷或咳嗽,多与接触变应原、冷空气、物理或化学性刺激及病毒性上呼吸道感染、运动等有关。

(2)发作时双肺可闻及散在或弥漫性、以呼气相为主的哮鸣音,呼气相延长。

(3)上述症状和体征可经治疗缓解或自行缓解。

(4)除外其他疾病所引起的喘息、气急、胸闷和咳嗽。

(5)临床表现不典型者(如无明显喘息或体征),应至少具备以下1项试验阳性:①支气管激发试验或运动激发试验阳性。②支气管舒张试验阳性,第1秒用力呼气容积增加≥12%,且第1秒用力呼气容积增加绝对值≥200 mL。③呼气峰值流速日内(或2周)变异率≥20%。

符合(1)～(4)条或(4)～(5)条者,可以诊断为哮喘。

(二)哮喘的分期及分级

根据临床表现,哮喘可分为急性发作期、慢性持续期和临床缓解期。急性发作是指喘息、气促、咳嗽、胸闷等症状突然发生,或原有症状急剧加重,常有呼吸困难,以呼气流量降低为其特征,常因接触变应原、刺激物或呼吸道感染诱发。哮喘急性发作时病情严重程度可分为轻度、中度、重度、危重四级(表6-3)。

表 6-3 哮喘急性发作时病情严重程度的分级

临床特点	轻度	中度	重度	危重
气短	步行、上楼时	稍事活动	休息时	
体位	可平卧	喜坐位	端坐呼吸	
谈话方式	连续成句	常有中断	仅能说出字和词	不能说话
精神状态	可有焦虑或尚安静	时有焦虑或烦躁	常有焦虑、烦躁	嗜睡、意识模糊
出汗	无	有	大汗淋漓	
呼吸频率(/min)	轻度增加	增加	>30	
辅助呼吸肌活动及三凹征	常无	可有	常有	胸腹矛盾运动
哮鸣音	散在,呼气末期	响亮、弥漫	响亮、弥漫	减弱,甚至消失
脉率(/min)	<100	100~120	>120	脉率变慢或不规则
奇脉(深吸气时收缩压下降,mmHg)	无,<10	可有,10~25	常有,>25	无
使用 β_2 受体激动药后呼气峰值流速占预计值或个人最佳值%	>80%	60%~80%	<60%或<100 L/min 或作用时间<2 小时	
PaO_2(吸空气,mmHg)	正常	≥60	<60	<60
$PaCO_2$(mmHg)	<45	≤45	>45	>45
SaO_2(吸空气,%)	>95	91~95	≤90	≤90
pH				降低

注:1 mmHg=0.133 kPa。

六、鉴别诊断

(一)左侧心力衰竭引起的喘息样呼吸困难

(1)患者多有高血压、冠状动脉粥样硬化性心脏病、风湿性心脏病和二尖瓣狭窄等病史和体征。

(2)阵发性咳嗽,咳大量粉红色泡沫痰,两肺可闻及广泛的湿啰音和哮鸣音,左心界扩大,心率增快,心尖部可闻及奔马律。

(3)胸部 X 线及心电图检查符合左心病变。

(4)鉴别困难时,可雾化吸入 β_2 受体激动药或静脉注射氨茶碱缓解症状后进一步检查,忌用肾上腺素或吗啡,以免造成危险。

(二)慢性阻塞性肺疾病

(1)中老年人多见,起病缓慢、病程较长,多有长期吸烟或接触有害气体的病史。

(2)慢性咳嗽、咳痰,晨间咳嗽明显,气短或呼吸困难逐渐加重。有肺气肿体征,两肺可闻及湿啰音。

(3)慢性阻塞性肺疾病急性加重期和哮喘区分有时十分困难,用支气管扩张药和口服或吸入激素做治疗性试验可能有所帮助。慢性阻塞性肺疾病也可与哮喘合并同时存在。

(三)上气道阻塞

(1)呼吸道异物者有异物吸入史。

(2)中央型支气管肺癌、气管支气管结核、复发性多软骨炎等气道疾病,多有相应的临床病史。

(3)上气道阻塞一般出现吸气性呼吸困难。

(4)胸部 X 线摄片、CT、痰液细胞学或支气管镜检查有助于诊断。

(5)平喘药物治疗效果不佳。

此外,应和变态反应性肺浸润、自发性气胸等相鉴别。

七、急诊处理

哮喘急性发作的治疗取决于发作的严重程度及对治疗的反应。对于具有哮喘相关死亡高危因素的患者,应给予高度重视。高危患者:①曾经有过气管插管和机械通气的濒于致死性哮喘的病史。②在过去 1 年中因为哮喘而住院或看急诊。③正在使用或最近刚刚停用口服糖皮质激素。④目前未使用吸入糖皮质激素。⑤过分依赖速效 β_2 受体激动药,特别是每月使用沙丁胺醇(或等效药物)超过 1 支的患者。⑥有心理疾病或社会心理问题,包括使用镇静药。⑦有对哮喘治疗不依从的历史。

(一)轻度和部分中度急性发作哮喘患者可在家庭中或社区中治疗

治疗措施主要为重复吸入速效 β_2 受体激动药,在第 1 小时每次吸入沙丁胺醇 $100\sim200~\mu g$ 或特布他林 $250\sim500~\mu g$,必要时每 20 分钟重复 1 次,随后根据治疗反应,轻度调整为 $3\sim4$ 小时再用 $2\sim4$ 喷,中度 $1\sim2$ 小时用 $6\sim10$ 喷。如果对吸入性 β_2 受体激动药反应良好(呼吸困难显著缓解,呼气峰值流速占预计值>80%或个人最佳值,且疗效维持 $3\sim4$ 小时),通常不需要使用其他药物。如果治疗反应不完全,尤其是在控制性治疗的基础上发生的急性发作,应尽早口服糖皮质激素(泼尼龙 $0.5\sim1.0$ mg/kg 或等效剂量的其他激素),必要时到医院就诊。

(二)部分中度和所有重度急性发作患者均应到医院治疗

1.联合雾化吸入 β_2 受体激动药和抗胆碱能药物

β_2 受体激动药通过对气道平滑肌和肥大细胞等细胞膜表面的 β_2 受体的作用,舒张气道平滑肌、减少肥大细胞脱颗粒和介质的释放等,缓解哮喘症状。重症哮喘时应重复使用速效 β_2 受体激动药,推荐初始治疗时连续雾化给药,随后根据需要间断给药(6 次/天)。雾化吸入抗胆碱药物,如溴化异丙托品(常用剂量为 $50\sim125~\mu g$,$3\sim4$ 次/天)、溴化氧托品等可阻断节后迷走神经传出支,通过降低迷走神经张力而舒张支气管,与 β_2 受体激动药联合使用具有协同、互补作用,能够取得更好的支气管舒张作用。

2.静脉使用糖皮质激素

糖皮质激素是最有效的控制气道炎症的药物,重度哮喘发作时应尽早静脉使用糖皮质激素,特别是对吸入速效 β_2 受体激动药初始治疗反应不完全或疗效不能维持者。如静脉及时给予琥珀酸氢化可的松($400\sim1~000$ mg/d)或甲泼尼龙($80\sim160$ mg/d),分次给药,待病情得到控制和缓解后,改为口服给药(如静脉使用激素 $2\sim3$ 天,继之以口服激素 $3\sim5$ 天),静脉给药和口服给药的序贯疗法有可能减少激素用量和不良反应。

3.静脉使用茶碱类药物

茶碱具有舒张支气管平滑肌作用,并具有强心、利尿、扩张冠状动脉、兴奋呼吸中枢和呼吸肌等作用。临床上在治疗重症哮喘时静脉使用茶碱作为症状缓解药,静脉注射氨茶碱[首次剂量为 $4\sim6$ mg/kg,注射速度不宜超过 0.25 mg/(kg·min),静脉滴注维持剂量为 $0.6\sim0.8$ mg/(kg·h)],茶碱可引起心律失常、血压下降,甚至死亡,其有效、安全的血药浓度范围应在 $6\sim15$ μg/mL,在有条件的情况下应监测其血药浓度,及时调整浓度和滴速。发热、妊娠、抗结核治疗可以降低茶碱的血药浓度;而肝疾病、充血性心力衰竭,以及合用西咪替丁(甲氰咪胍)、喹诺酮类、大环内酯类药物等可影响茶碱代谢而使其排泄减慢,增加茶碱的毒性作用,应引起重视,并酌情调整剂量。

4.静脉使用 β_2 受体激动药

平喘作用较为迅速,但因全身不良反应的发生率较高,国内较少使用。

5.氧疗

使 $SaO_2\geq90\%$,吸氧浓度一般 30% 左右,必要时增加至 50%,如有严重的呼吸性酸中毒和肺性脑病,吸氧浓度应控制在 30% 以下。

6.气管插管机械通气

重度和危重哮喘急性发作经过氧疗、全身应用糖皮质激素、β_2 受体激动药等治疗,临床症状和肺功能无改善,甚至继续恶化,应及时给予机械通气治疗,其指征主要包括意识改变、呼吸肌疲劳、$PaCO_2\geq6.0$ kPa(45 mmHg)等。可先采用经鼻(面)罩无创机械通气,若无效应及早行气管插管机械通气。哮喘急性发作机械通气需要较高的吸气压,可使用适当水平的呼气末正压治疗。如果需要过高的气道峰压和平台压才能维持正常通气容积,可试用允许性高碳酸血症通气策略以减少呼吸机相关肺损伤。

(尹 彬)

第三节 慢性支气管炎急性发作

一、概述

慢性支气管炎(简称慢支)是指气管、支气管黏膜及其周围组织的慢性非特异性炎症。临床上表现为因感染、过敏及其他理化因素刺激导致的咳嗽、咳痰、或伴有喘息的症状,以及反复发作的慢性过程。它是一种严重危害人民健康的常见病,尤以老年人多见。按病情进展分为 3 期:急性发作期、慢性迁延期、临床缓解期。

二、致病微生物

感染与慢支的发生、发展关系密切,但尚无足够证据说明感染是慢支的首发病因,一般认为感染是慢支加剧病变发展的重要因素。主要致病微生物为病毒和细菌。病毒包括鼻病毒、流感病毒、副流感病毒、腺病毒和呼吸道合胞病毒等。常见细菌有肺炎链球菌、流感嗜血杆菌、甲型链球菌和奈瑟菌。病毒感染所造成的呼吸道上皮损伤有利于细菌的继发感染,引起本病的发生和发作。慢性阻塞性肺疾病与慢性支气管炎密切相关,当慢性支气管炎患者出现不可逆的气流受限时可诊断为慢性阻塞性肺疾病。慢性阻塞性肺疾病急性加重期,轻度(不需住院)患者主要的致病菌为流感嗜血杆菌、肺炎链球菌、卡他莫拉菌、衣原体、病毒。中度至重度(需要住院)的患者,除上述致病菌外,常有肠杆菌属(肺炎克雷伯杆菌、大肠埃希菌、变形杆菌等)、铜绿假单胞菌。

三、临床表现

慢性支气管炎多见于中年以上,起病多潜隐缓慢,也有少数患者于急性上呼吸道感染后症状迁延不愈而起病。病程漫长,反复急性发作,逐渐加重。主要症状为慢性咳嗽、咳痰,部分患者可有喘息。长期、反复、逐渐加重的咳嗽是慢支的一个主要特点。疾病初起时咳嗽呈间歇性,尤其是清晨醒后较剧,随着病情发展早晚或整日均可有咳嗽。痰一般为白色黏液或浆液泡沫状痰,合并感染急性发作时,痰液转为黏液脓性或黄色脓痰,且咳嗽加重,痰量随之明显增多,偶带血。可有微热与全身不适。部分患者有支气管痉挛,可引起喘息,常伴哮鸣音,早期常无气短;反复发作,并发慢性阻塞性肺疾病时,可伴有轻重程度不等的气短。本病早期多无异常体征。在急性发作期多在背部及肺底部闻及散在干、湿啰音,咳嗽后可减少或消失,啰音多少和部位不固定。喘息性慢性支气管炎发作时可听到广泛的哮鸣音。并发肺气肿者可有肺气肿体征。出现气流受限而发生慢性阻塞性肺疾病者听诊呼气期延长,一般气道阻塞越严重,呼气期越长。

四、实验室及辅助检查

(一)X 线检查

早期往往阴性。随病变进展,支气管壁增厚,细支气管或肺泡间质炎性细胞浸润或纤维化,可见两肺纹理增粗,呈网状或条索状、斑点状阴影,或出现双轨影和袖套征,以双下肺野较明显。这些征象不是特异性的,且与临床症状不尽一致。并发肺气肿时,可见两肺透过度增加,两膈低平。

(二)呼吸功能检查

早期无异常。如有小气道阻塞时,最大呼气流速-容量曲线(MEFV 曲线)在 75% 和 50% 容量时流量明显降低,闭合气量和闭合容量明显增高。随病情进展,出现典型慢性阻塞性肺疾病、肺功能变化及弥散功能减低等。

(三)血液检查

慢支急性发作期可见白细胞计数及中性粒细胞增多。喘息型患者可见嗜酸性粒细胞增多。

(四)痰液检查

痰涂片及培养,可见肺炎链球菌、流感嗜血杆菌、甲型链球菌和奈瑟球菌等。近年来革兰阴性菌感染有明显增多趋势,特别是多见于院内感染的老年患者。痰涂片中可见大量中性粒细胞,喘息型者可见较多嗜酸性粒细胞。

五、诊断与鉴别诊断

(一)诊断依据

诊断主要依据病史和症状。根据咳嗽、咳痰或伴喘息,每年发病持续 3 个月并连续 2 年以上,排除其他心、肺疾病(如肺结核、尘肺、支气管哮喘、支气管扩张症、肺癌、肺脓肿、心功能不全等)之后,即可作出慢支诊断。如每年发病持续时间虽不足 3 个月,但有明确的客观检查依据(如 X 线检查)支持,亦可诊断。患者在 1 周内出现脓性或黏液脓性痰,痰量明显增加,或伴有发热、白细胞计数增高等炎症表现,可诊断慢支急性发作。

(二)鉴别诊断

1.支气管哮喘

常于早年突然发病(通常在儿童期),一般无慢性咳嗽、咳痰史,喘息呈发作性,发作时两肺满布哮鸣音,缓解期可毫无症状,常有个人或家族变应性疾病史。与单纯型慢支易于鉴别。但支气管哮喘在发展到具有不可逆性气道狭窄后难与喘息型慢支相鉴别,有人认为喘息型慢支就是慢支合并哮喘,二者无须再鉴别,且此二者治疗上有很多相同之处。咳嗽变异型支气管哮喘与慢支的鉴别点:前者多为阵发性干咳、无痰、夜间症状较重,X线胸片无异常改变,支气管激发试验阳性。

2.支气管扩张症(简称支扩)

湿性支扩也有慢性反复咳嗽、咳痰,但痰量常较慢支多,多为脓性痰,合并感染时可有发热、大量脓痰,常反复咯血。肺部听诊为与病灶位置相吻合的固定性粗湿啰音。病程长者可见消瘦、杵状指(趾)。严重者X线检查可见卷发状或蜂窝状病变,受累肺叶常见容积缩小,易合并肺炎,胸部高分辨率薄层CT多可以明确诊断。

3.肺结核

所有年龄均可发病,活动性肺结核患者多有发热、乏力、盗汗、消瘦、咯血、精神萎靡、食欲减退等结核中毒症状,支气管内膜结核表现为阵发性刺激性咳嗽,有时很难制止,常有哮鸣音,痰中带血,经痰结核菌检查及胸部影像学、支气管镜检查可明确诊断。

4.间质性肺疾病

该病临床表现无特异性,需详细询问病史和职业史,早期可只有咳嗽、咳痰,偶感气短。部分患者肺部听诊可闻及Velero啰音,出现杵状指,肺功能呈限制性通气功能障碍,动脉血氧分压降低;X线胸片和胸部CT可见间质性结节影和/或间质性网格影等,均有助于鉴别。

5.癌性淋巴管炎

肺癌起病隐袭,发病也多在中年以上,早期没有特异性临床表现,患者可有慢性吸烟史,可有吼哮样刺激性咳嗽,常持续咯血痰,色鲜红或带褐红色,典型影像学改变为串珠样。对已明确诊断为慢支的患者,如咳嗽性质发生改变,或胸部X线检查发现有块状阴影或结节状阴影,或经抗感染治疗后阴影未完全消散,应提高警惕,进一步行胸部CT、纤维支气管镜、痰脱落细胞学检查等明确。

6.充血性心力衰竭

患者多有器质性心脏病史,如冠心病、心肌病、心脏瓣膜病等,可表现为气急、咳嗽、咳痰、咯血,甚至发病甚急的喘息,伴咳粉红色泡沫状痰。听诊肺基底部可闻及细啰音,胸部X线片示心脏扩大、肺水肿,肺功能测定示限制性通气功能障碍。心脏超声左室射线分数减低及无其他原因解释的心房尿钠肽(BNP)升高可作为诊断依据。

六、治疗

(一)治疗原则

慢性支气管炎急性发作期主要以减少呼吸功、减轻气道炎症、降低下呼吸道细菌负荷和治疗可能伴随的低氧血症等措施解除症状,预防一过性肺功能损害加重,促进康复。

(1)伴痰量增加、脓性痰和气急加重等提示可能存在细菌感染的患者,可应用抗菌药物。

(2)应选用能覆盖流感嗜血杆菌、肺炎链球菌、卡他莫拉菌、肺炎支原体、肺炎衣原体及肺炎克雷伯菌等革兰阴性杆菌的抗菌药物。肺功能严重受损患者,应覆盖铜绿假单胞菌、鲍曼不动杆菌等非发酵菌,尤其是长期间断不规范应用抗菌药物患者。广谱、长期抗菌药物和糖皮质激素应用患者,应警惕曲霉菌感染。

(3)对疗效不佳的患者可根据痰液培养和药敏试验结果调整用药。

(4)轻症患者给予口服药,病情较重者可用注射剂。

(二)一般治疗

消除诱发因素,避免烟雾、粉尘及刺激性气体对气道的影响,吸烟者须戒烟,气候骤变及寒冷季节注意保暖,适当休息,清淡饮食,必要时吸氧,注意痰液引流,保持气道通畅等。

(三)药物治疗

急性发作期的治疗以控制感染、止咳祛痰、解痉平喘、雾化治疗等为主。

1.抗菌药物

抗生素的选择一般根据临床经验和本地区或本病区病原菌耐药性流行病学监测结果,同时积极进行痰病原菌培养和药敏试验。常用药物有青霉素类、大环内酯类、氟喹诺酮类和头孢菌素类等抗生素。见表6-4。

表6-4 慢性支气管炎急性发作的病原治疗

病原	宜选药物	可选药物	备注
流感嗜血杆菌	氨苄西林、阿莫西林	复方磺胺甲噁唑,第一、第二代口服头孢菌素,氟喹诺酮类	10%~40%菌株产酶
肺炎链球菌	青霉素	阿莫西林、氨苄西林	青霉素耐药率(中介及耐药)在10%~40%
青霉素敏感 青霉素中介及耐药	第三代头孢菌素	氟喹诺酮类	
卡他莫拉菌	复方磺胺甲噁唑,第一、第二代口服头孢菌素	氟喹诺酮类,阿莫西林、氨苄西林	约90%菌株产酶
肺炎支原体	大环内酯类	多西环素,氟喹诺酮类	
肺炎衣原体	大环内酯类	多西环素,氟喹诺酮类	
肺炎克雷伯菌等肠菌科细菌	第二代或第三代头孢菌素	氟喹诺酮类	

2.止咳祛痰药

对急性发作期患者在抗感染治疗的同时,可酌情选用溴己新、乙酰半胱氨酸、稀化黏素(桃金娘油)、盐酸氨溴索等。临床上经常使用复方止咳祛痰药,其成分不仅有止咳药、祛痰药,也适当加上支气管扩张剂或抗组胺药等,如复方甲氧那敏胶囊、复方可待因溶液、美敏伪麻溶液等。对于年老体弱无力咳痰或痰量多且黏稠者,应以祛痰为主,不宜选用强镇咳剂。

3.解痉平喘药

对于喘息型慢支者,常选用解痉平喘药,包括 β_2 受体激动剂(特布他林、沙丁胺醇、沙美特罗、福莫特罗)、抗胆碱能药物(异丙托溴铵、噻托溴铵)、茶碱类药物(氨茶碱、多索茶碱)。

4.雾化治疗

常选用祛痰药、支气管扩张药等进行雾化吸入治疗,以加强局部稀释痰液的作用。

(四)抗菌治疗评价与处理

经验性治疗 72 小时后应对病情和诊断进行评价。观察临床症状及体征并复查血常规、红细胞沉降率(ESR)、C 反应蛋白(CRP)等炎性指标,只要上述指标好转,无论痰细菌学检查结果如何,一般均应维持原治疗方案不变。如经验性治疗 72 小时后症状无改善或炎性指标无下降,则应对临床资料进行分析,调整治疗方案,并进行相应的检查以明确病原学诊断,必要时考虑采用侵入性检查手段。对于重症患者强调早期有效抗菌药物治疗,初始治疗方案应覆盖最常见的前 4 位病原菌。

七、注意事项

慢性支气管炎多见于中年以上患者,老年人居多,由于老年人组织器官呈生理性退行性变,免疫功能也见减退,一旦罹患感染,在应用抗菌药物时需注意以下事项。

(1)老年人肾功能呈生理性减退,按一般常用量接受主要经肾排出的抗菌药物时,由于药物自肾排出减少,导致在体内积蓄,血药浓度增高,容易有药物不良反应的发生。因此老年患者,尤其是高龄患者接受主要自肾排出的抗菌药物时,应按轻度肾功能减退情况减量给药,可用正常治疗量的 1/2～2/3 或根据肌酐清除率给药。青霉素类、头孢菌素类和其他 β-内酰胺类的大多数品种即属此类情况。

(2)老年患者宜选用毒性低并具杀菌作用的抗菌药物,青霉素类、头孢菌素类等 β-内酰胺类为常用药物,毒性大的氨基糖苷类、万古霉素、去甲万古霉素等药物应尽可能避免应用,有明确应用指征时在严密观察下慎用,同时应进行血药浓度监测,据此调整剂量,使给药方案个体化,以达到用药安全、有效的目的。

(3)抗菌治疗应规范,按每种药物的 PK/PD 特点并结合患者基础肝肾功能、合并用药情况制订合理用药方案,保证足剂量、足疗程用药。

(尹 彬)

第四节 慢性阻塞性肺疾病急性加重期

慢性阻塞性肺疾病(chronic obstructive pulmonary disease,COPD)是一种具有气流受限特征的肺部疾病,气流受限不完全可逆,呈进行性发展。COPD 急性发作是指患者咳嗽、咳痰、呼吸困难症状比平时加重或痰量增多,需要改变用药方案的情况。

一、病因

COPD 急性加重常见原因有支气管-肺部感染、大气污染、肺栓塞、肺不张、胸腔积液、气胸、左心功能不全等,另外还有 30% 左右无明显诱因。其中,支气管-肺部感染为最常见的诱因。50% 的 COPD 患者在稳定期下呼吸道就存在着细菌定植,并且这种细菌定植与急性加重有关。

二、病理生理

COPD 慢性炎症反应累及全肺:中央气道(内径＞2 mm)杯状细胞和鳞状细胞化生、黏液腺分泌增加、纤毛功能障碍;外周气道(内径<2 mm)管腔狭窄、气道阻力增大,造成患者呼气不畅、功能残气量增加;肺实质组织(呼吸性细支气管、肺泡、肺毛细血管)广泛破坏,肺弹性回缩力下降,呼出气流的驱动压降低,造成呼气气流缓慢。以上因素导致患者呼气受限,在呼气时间内肺内气体不能完全呼出,形成动态肺过度充气(dynamic pulmonary hyperinflation,DPH)。DPH时呼气末肺泡内残留的气体过多,呼气末肺泡内呈正压(内源性呼气末正压,intrinsic positive end-expiratory pressure,PEEPi)。患者必须产生足够的吸气压力以克服 PEEPi 才能使肺内压低于大气压而产生吸气气流,增大吸气负荷。另外肺容积增大造成胸廓过度扩张,并压迫膈肌使其处于低平位,造成曲率半径增大,膈肌收缩效率降低,促使辅助呼吸肌参与呼吸,容易发生疲劳,同时增加氧耗量。慢性阻塞性肺疾病急性加重(acute exacerbation of chronic obstructive pulmonary disease,AECOPD)时,以上呼吸力学异常进一步加重,氧耗量和呼吸负荷显著增加,超过呼吸肌自身的代偿能力,不能维持有效的肺泡通气,从而造成缺氧及高碳酸血症,发生呼吸衰竭。

三、诊断要点

(一)临床特点

(1)咳嗽、咳痰较稳定期加重,咳嗽频繁,痰量增多、痰液变得黏稠不易咳出、黄脓痰。

(2)呼吸困难,呼吸急促且伴有肺部哮鸣音增多,严重者可出现胸腹矛盾运动或三凹征。

(3)出现心功能不全表现,不能平卧,活动耐量较稳定期明显下降,心率增快,听诊可有心音明显低钝,或出现奔马律,部分患者还可出现血压下降。

(4)可有头痛、嗜睡、神志恍惚等不典型症状,提示患者可能出现Ⅱ型呼吸衰竭。

(5)平时服药剂量不能有效控制咳喘症状。

(二)实验室和辅助检查

1.肺功能测定

对 COPD 的诊断、严重度评价等有重要意义,适用于稳定期患者,大多数急性加重期患者常不能配合完成肺功能检查。

2.动脉血气分析

AECOPD 患者的重要评价指标,能指导合理氧疗和机械通气,需参考稳定期的水平。大多数患者表现为不同程度的Ⅱ型呼吸衰竭与呼吸性酸中毒,部分患者亦可出现Ⅰ型呼吸衰竭。

3.胸部影像学

X 线胸片或 CT 有助于发现 AECOPD 的诱因,以及与其他具有类似症状疾病的鉴别诊断。

4.其他检查

血常规红细胞计数及血细胞比容有助于了解有无红细胞增多症或出血,白细胞计数增高及中性粒细胞核左移提示气道感染,部分患者白细胞计数可无明显改变。ECG 对心律失常、心肌缺血及右心室肥厚的诊断有帮助。超声心动图有利于了解是否合并肺动脉高压或右心功能不全。严重 AECOPD 患者出现难治性低氧血症时,应考虑肺栓塞的可能性,血浆 D-二聚体检测在排除 AECOPD 合并肺栓塞时有重要作用,如临床上高度怀疑合并肺栓塞,应进一步行螺旋 CT 肺动脉造影。有脓性痰者,在给予抗生素治疗前应进行痰涂片及培养。

四、鉴别要点

(一)支气管哮喘

大多数哮喘患者气流受限具有明显可逆性,合理使用糖皮质激素、β_2受体激动剂等药物可以有效控制病情。当然部分哮喘患者随着病程延长,可出现较明显的气道重构,导致与COPD难以鉴别。

(二)心功能衰竭

心功能衰竭与COPD急性加重的原因相似,多种诱因如感染、肺栓塞等病因可导致心力衰竭,而此类患者往往心功能障碍表现较呼吸功能障碍明显,且部分患者并无COPD病史,详细询问病史及肺功能检查、血气分析等有助于鉴别诊断。

五、治疗要点

AECOPD的治疗目标是减少当前急性加重的临床表现和预防以后急性加重的发生。

(一)药物治疗

1.支气管扩张剂

通常在急性加重时优先选择单一吸入短效β_2受体激动剂,或短效β_2受体激动剂和短效抗胆碱能药物联合吸入,以尽快缓解症状。常用的药物有沙丁胺醇、特布他林与异丙托溴铵等,雾化吸入适合于较重的患者,可联合雾化吸入皮质激素布地奈德。对于应用短效支气管扩张剂效果不好的患者,可考虑静脉滴注茶碱类药物,但茶碱类药物血药浓度个体差异较大,治疗窗较窄,监测血清茶碱浓度对于评估疗效和避免不良反应的发生有一定意义。

2.全身糖皮质激素

对呼吸困难、喘息症状明显者,全身应用糖皮质激素可使症状缓解,病情改善,并能够缩短康复时间,降低早期复发的危险性。推荐口服泼尼松30~40 mg/d,使用10~14天,或者静脉给予甲泼尼龙40 mg,每天1次,3~5天后改为口服。延长给药时间或加大激素用量并不能增加疗效,反而会使不良反应增加。

3.抗生素

由于细菌感染是COPD急性加重的常见原因,故当患者出现呼吸困难加重,咳嗽伴有痰量增多及脓性痰,以及病情危重需要机械通气的患者,均应及时加用抗菌药物,对其预后至关重要。抗菌药物类型应根据患者临床情况、痰液性质、当地病原菌流行趋势及细菌耐药情况选用,除非病原菌明确,否则选择药物的抗菌谱不宜太窄。如对初始治疗方案反应欠佳,应及时根据痰培养及药敏试验结果调整抗生素。推荐治疗疗程为5~7天。

(二)呼吸支持治疗

1.氧疗

氧疗是AECOPD患者住院期间的重要治疗,氧疗原则为最低吸氧浓度维持最基本的氧合[$PaO_2 > 8.0$ kPa(60 mmHg)或$SaO_2 > 90\%$]。吸入氧浓度过高,可能发生潜在的二氧化碳潴留及呼吸性酸中毒。给氧途径包括鼻导管或文丘里面罩(高流量装置),其中文丘里面罩能更精确地调节吸入氧浓度。氧疗30~60分钟后应复查动脉血气,以确认氧合满意,且未引起二氧化碳潴留和/或呼吸性酸中毒。

2.机械通气

可根据病情需要给予无创或有创机械通气，一般首选无创性机械通气（NIPPV）。机械通气，无论是无创或有创都只是一种生命支持方式，在此条件下，通过药物治疗尽快消除 COPD 急性加重的原因，使急性呼吸衰竭得到逆转。

（1）无创正压通气（NIPPV）：AECOPD 患者应用 NIPPV 可增加潮气量，改善缺氧，提高 PaO_2，降低 $PaCO_2$，降低呼吸频率，减轻呼吸困难，从而减少气管插管和有创机械通气的使用，缩短住院天数，降低患者病死率。

NIPPV 的适应证（至少符合以下一项）：①呼吸性酸中毒，即动脉血 pH≤7.35 和/或 $PaCO_2$＞6.0 kPa(45 mmHg)，尤其是动脉血 pH 在 7.25～7.35，没有禁忌证，对于严重呼吸性酸中毒(pH＜7.25)可以在严密观察的前提下短时间(1～2 小时)试用，有改善者继续应用，无改善者及时改为有创通气。②严重呼吸困难合并临床症状，提示呼吸肌疲劳。③呼吸功增加，如应用辅助呼吸肌呼吸，出现胸腹矛盾运动，或者肋间隙肌群收缩。

NIPPV 的禁忌证（符合下列条件之一）：①呼吸抑制或停止。②心血管系统功能不稳定，如出现低血压、心律失常、心肌梗死等。③嗜睡、神志障碍及不合作者。④易误吸者（吞咽反射异常，严重上消化道出血）。⑤痰液黏稠或有大量气道分泌物，不易自行排出者。⑥近期曾行面部或胃食管手术者。⑦头面部外伤，固有的鼻咽部异常。⑧极度肥胖。⑨严重的胃肠胀气。

AECOPD 患者使用 NIPPV 要注意掌握合理的操作方法，提高患者依从性，避免管路漏气，从低压力开始逐渐增加辅助吸气压和采用有利于降低 $PaCO_2$ 的方法，从而提高 NIPPV 的效果。NIPPV 治疗 AECOPD 临床操作要点有以下几方面。①呼吸机的选择：要求能提供双水平正压通气(BiPAP)模式，提供的吸气相气道压力(IPAP)可达 2.0～3.0 kPa(20～30 cmH₂O)，能满足患者吸气需求的高流量气体(＞100 L/min)。②通气模式：BiPAP 和持续气道正压通气(CPAP)是常用的两种通气模式，前者最为常用，后者虽可降低吸气功耗，但改善通气作用有限，当存在高碳酸血症或呼吸困难不缓解时应使用 BiPAP。③参数调节：采取适应性调节方式，吸气相压力(IPAP)、呼气相压力(EPAP)均从较低水平开始，EPAP 从 0.2～0.4 kPa(2～4 cmH₂O)开始，IPAP 从 0.4～0.8 kPa(4～8 cmH₂O)开始，患者耐受后再逐渐上调，直至达到满意的通气和氧合水平。一般参数设置 IPAP 1.0～2.5 kPa(10～25 cmH₂O)，EPAP 2.5～0.5 kPa(3～5 cmH₂O)，吸气时间 0.8～1.2 秒，后备控制通气频率(T 模式)10～20 次/分。④应用过程中要注意观察患者的意识、配合能力、呼吸状态、咳痰能力和血流动力学状态等情况，若出现病情明显恶化应及时改为有创通气；初期应持续监测 SpO_2 以指导调节吸入氧浓度/流量，使 SpO_2 维持在 90% 左右；在 NIPPV 1～2 小时后进行血气分析是判断 NIPPV 疗效比较确切的指标，若血气无明显改善，需进一步调整参数或检查漏气情况，4～6 小时后再次复查血气，若仍无改善，则须考虑停止 NIPPV 并改用有创通气。

NIPPV 常见不良反应主要有胃肠胀气、误吸、口鼻咽干燥、鼻面部皮肤压伤、幽闭症及气压伤等，可采取相应的措施进行防治。

（2）有创正压通气（IPPV）：在积极药物和 NIPPV 治疗后，患者呼吸衰竭仍进行性恶化，出现危及生命的酸碱失衡和/或神志改变时宜用 IPPV 治疗。

IPPV 的应用指征：①不能耐受 NIPPV 或 NIPPV 治疗失败（或不适合 NIPPV）。②危及生命的低氧血症[PaO_2＜6.7 kPa(50 mmHg)或 PaO_2/FiO_2＜200]。③$PaCO_2$ 重度升高伴严重的呼吸性酸中毒(pH≤7.20)。④呼吸或心脏暂停。⑤严重的意识障碍（如昏睡、昏迷或谵妄）。

⑥严重的血流动力学不稳定,对液体疗法和血管活性药物无反应。⑦严重的呼吸窘迫症状(如呼吸频率>40次/分、矛盾呼吸等)或呼吸抑制(如呼吸频率<8次/分)。⑧气道分泌物多且存在引流障碍,气道保护功能丧失。

IPPV通气模式选择:常用的三种通气模式为辅助/控制通气(A/C)、同步间歇指令通气(SIMV)与PSV联合模式(SIMV+PSV)、压力支持通气(PSV)。在AECOPD患者通气早期,为了使呼吸肌得到良好的休息,使用控制通气较为合适,但需尽量减少控制通气时间,以避免大量镇静剂的使用和肺不张、通气/血流比例失调及呼吸肌失用性萎缩的发生。一旦患者自主呼吸恢复,宜尽早采用辅助通气模式,保留患者的自主呼吸,使患者的通气能力得到锻炼和恢复,为撤机做好准备。

IPPV通气参数的调节。①潮气量:定容型呼吸机可直接调节,定压型则通过通气压力间接调节。初始通气时,应给予较小的潮气量(如6～10 mL/kg)或较低的压力支持[如1.0～1.5 kPa(10～15 cmH_2O)]为宜,呼吸频率可稍快;待患者适应后,随着DPH的减轻逐渐改为深慢呼吸。原则上平台压不超过3.0 kPa(30 cmH_2O),气道峰压不超过4.0 kPa(40 cmH_2O),以避免气压伤的发生。②呼吸频率:需与潮气量配合保证基本的分钟通气量,但应注意过高的频率可能会加重DPH,一般为10～16次/分。③吸气流速:以保障合适的吸呼比为原则,一般选择较高的峰流速(如40～60 L/min),使吸呼比≤1:2,以延长呼气时间。若呼气时间过短,将导致呼气不足和DPH加重,流速波形一般选用递减波。④PEEP:因COPD患者广泛存在PEEPi,为减少因PEEPi所致吸气功耗增加和人机不协调情况,可常规加用一适度水平的外源性呼气末正压(PEEPe)。PEEPi可直接测量,PEEPi的70%～80%常作为PEEPe水平的选择标准,也可通过逐渐提高PEEPe水平,观察机械通气因变量的变化,确定最佳PEEPe水平。在定容型模式,增加PEEPe后气道峰压和平台压不变或略有降低,达一定水平后开始升高,则升高前的PEEPe为最佳PEEPe;在定压型模式,增加PEEPe后潮气量开始稳定或略有增加,达一定水平后潮气量开始减小,则减小前的PEEPe为最佳PEEPe。⑤FiO_2:通常情况下,AECOPD患者只需要低水平的吸氧浓度就能维持基本的氧合。若需要高水平氧浓度维持基本氧合,则提示存在并发症,如肺炎、肺不张、肺栓塞、心功能不全等。

需要注意的是,动脉血pH较PaCO_2的绝对水平对于通气量的调节更重要,应根据pH是否在正常水平判断通气量是否合适。部分COPD患者已存在较长时间的二氧化碳潴留,机体已逐渐适应高碳酸血症状态,并通过肾脏等的调节来维持正常或接近正常的pH,当使用较大通气量,二氧化碳迅速排出,PaCO_2迅速下降,形成碱中毒,其中脑脊液碱中毒的程度更严重,缓解的速度也更缓慢,对机体造成严重影响。因此,对于呼吸性酸中毒明显代偿或合并碱中毒的患者,应逐渐增加通气量,使PaCO_2逐渐下降,pH维持在正常或略高于正常的水平。另外,通气的最终目标不是使PaCO_2正常,而是达到或接近本次发病前的水平,基础PaCO_2水平较高者PaCO_2不必也不应降到正常生理范围,若通气过程中,强行使PaCO_2恢复正常,将导致通气量超过通气需求,从而抑制自主呼吸能力,一旦停机将导致呼吸肌疲劳、PaCO_2上升和呼吸性酸中毒;与碱中毒相反,此时脑脊液酸中毒更明显,导致呼吸驱动增强和呼吸困难,最终导致撤机困难和呼吸机依赖。

IPPV的撤离。当患者满足以下条件时,可考虑进行撤机。①呼吸衰竭的诱发因素得到有效控制。②神志清楚。③自主呼吸能力有所恢复。④通气及氧合功能良好:氧合指数PaO_2/FiO_2>33.3 kPa(250 mmHg),PEEP<0.8 kPa(8 cmH_2O),pH>7.35,PaCO_2达缓解期水平。⑤血流动力学稳定：无活动性心肌缺血，未使用升压药治疗或升压药剂量较小。当满足上述条件后，可逐渐降低部分通气支持模式的支持力度，直至过渡到完全自主呼吸。通常的部分通气支持模式有SIMV＋PSV 和 PSV 模式。在使用 SIMV＋PSV 模式撤机时，可逐渐降低 SIMV 的指令频率，当调至 2～4 次/分后不再下调，然后降低压力支持水平，直至能克服气管插管阻力的压力水平（5～7 cmH_2O），稳定 4～6 小时后可脱机。单独使用 PSV 模式撤机时，压力支持水平的调节可采取类似方法。自主呼吸试验（SBT）是指导撤机的常用方法，但对于部分 SBT 成功的 AECOPD 患者，尤其是长期机械通气患者，在拔管后 48 小时内仍需重新气管插管，故 SBT 仅作为 AECOPD 撤机前的参考。

撤机困难：部分 AECOPD 患者存在撤机困难，主要原因是呼吸泵功能和呼吸负荷之间不平衡，表现为撤机过程中呼吸肌肌力下降、中枢驱动增强、PEEPi 和气道阻力增加等，亦可由于营养不良、心功能不全和呼吸机依赖等因素所致，应积极寻找原因并进行相应处理。

（3）有创-无创序贯机械通气。接受 IPPV 的急性呼吸衰竭患者在初始阶段，通过建立人工气道，维持稳定的通气和有效的引流，当病情明显改善，尚未满足拔管和撤机的情况下，脱离 IPPV，提前改用 NIPPV，使呼吸道的创伤迅速恢复，减少并症的发生。国内外多项 RCT 证实其能显著提高 AECOPD 患者的撤机成功率，缩短 IPPV 和 ICU 住院时间，降低 VAP 发生率等。其成功实施在于以下几个方面。①对病情的正确评估：首先需具备 NIPPV 的基本条件，另外对于基础肺功能很差又需要较高呼吸支持水平患者不适合。②切换点的把握：AECOPD 多数是由于支气管-肺部感染引起，当患者建立有创人工气道有效引流痰液并合理应用抗生素后，在 IPPV 5～7 天支气管肺部感染多可得到控制，临床上表现为痰液减少、性状好转、体温下降、白细胞计数降低等，影像学上感染消退，这一肺部感染控制阶段称为"肺部感染控制窗"（pulmonary infection control window，PIC 窗）。出现 PIC 窗时，患者痰液引流已不是主要问题，而呼吸肌疲劳仍较明显，需要一定水平的通气支持，此时撤离 IPPV，继之 NIPPV，既可缓解呼吸肌疲劳，改善通气，又可有效减少 VAP 的发生，改善预后。③NIPPV 的规范操作：由于患者提前拔管后常合并较明显的呼吸肌疲劳和呼吸功能不全，往往需要较长时间使用 NIPPV，规范的操作能保证患者获得最佳的呼吸支持。

（三）其他治疗

在严密监测液体出入量和血电解质的情况下，适当补充液体和电解质，注意维持液体和电解质平衡；注意补充营养，对不能进食者需经胃肠补充要素饮食或给予静脉高营养；对卧床、红细胞增多症或脱水的患者，无论是否有血栓栓塞性疾病史，均需考虑使用肝素或低分子肝素，预防深静脉血栓形成和肺栓塞；注意痰液引流，采用物理方法排痰和应用化痰的药物，积极排痰治疗；识别并治疗冠心病、糖尿病、高血压等伴随疾病和其他并发症，如休克、弥散性血管内凝血、上消化道出血、胃肠功能不全等。

（尹 彬）

第五节　支气管扩张咯血

支气管扩张是咯血的常见病因之一，表现为反复咯血，主要病因是支气管-肺组织感染和支气管阻塞,按其咯血量将其分为少量咯血、中等量咯血和大咯血。通常大咯血是指 1 次咯血量超过 100 mL,或 24 小时内咯血量超过 600 mL 以上者。需要强调的是,对咯血患者病情严重程度的判断,不要过分拘泥于咯血量的多少,而应当结合患者的一般情况,包括营养状况、面色、脉搏、呼吸、血压及是否有发绀等,进行综合判断。

一、疾病特征

(一)一般临床表现

(1)患者幼年可有麻疹、百日咳、支气管肺炎、肺结核等病史,以后常有反复发作的呼吸道感染。

(2)咯血可长达数年或数十年,程度不等,从少量血痰到大量咯血不等,咯血量与病情严重程度有时不一致。有些患者平素无咳嗽、咳痰等呼吸道症状,以反复咯血为主要表现,称"干性支气管扩张"。

(3)反复发生感染可出现发热、胸痛、乏力、食欲缺乏、消瘦、贫血等。

(二)体征

早期或干性支气管扩张可无异常肺部体征。病变重或继发感染时常可闻及下胸部、背部固定而持久的局限性粗湿啰音,有时可闻及哮鸣音,咳嗽时可闻及干、湿啰音。部分患者伴有杵状指(趾)、肺气肿征。

二、诊疗常规

(一)诊断标准

(1)多在童年患肺炎、百日咳等肺部严重感染病史。

(2)慢性反复发作,病程长,主要症状是咳嗽、咳痰、咯血。

(3)反复肺部感染:特点为同一部位反复感染或迁延不愈。

(4)体征:病变局部可听到局限性粗、中湿啰音,咳嗽后可暂时减少或消失,部分患者有杵状指。

(5)胸部 X 线检查:胸部平片见肺纹理增粗,或粗乱肺纹理中见环状或条状透亮阴影,或呈卷发样阴影。支气管碘油造影可确诊,并能明确病变部位、范围、性质及严重程度。

(6)支气管造影、肺部 CT、纤维支气管镜检查:可出现相应改变。

(二)实验室及辅助检查

1.痰液

痰液收集于玻璃瓶中静置后分 4 层,上层为泡沫,下层为脓性成分,中层为浑浊黏液,底层为坏死组织沉淀物。通过痰涂片和培养,查找一般致病菌、结核菌、真菌、寄生虫卵及肿瘤细胞等。

2.胸部 X 线检查

轻症患者常无特殊发现,或仅有一侧或双侧下肺纹理局部增多增粗,排列紊乱现象。支气管柱状扩张典型的 X 线表现是轨道征,是增厚的支气管壁影;囊状扩张特征性改变为卷发样阴影,表现为粗乱肺纹理中有多个不规则的蜂窝状透亮阴影,感染时阴影内出现液平面。

3.CT 扫描

显示管壁增厚的柱状扩张或成串成簇的囊状改变,并能显示次级肺小叶为基本单位的肺内细微结构,目前已基本取代支气管造影。

4.纤维支气管镜

可发现部分患者的出血部位或阻塞原因。可取灌洗液做细菌学和细胞学检查。

5.数字减影血管造影(DSA)

可对支气管动脉和周围血管进行选择性血管造影,有指征时可进行动脉栓塞介入止血。

(三)生命指征评估

(1)评估感染症状和体征,观察体温变化。

(2)评估咯血量。

(3)评估意识、窒息先兆症状。

(4)观察止血措施的效果和不良反应。

(四)治疗

1.一般处理

(1)绝对卧床:使身体与床呈 40°~90°。大咯血时使患者侧卧位,保持健侧肺及气道通畅,维持氧供。

(2)高流量吸氧:用鼻导管保持 3~6 L/min 流速吸氧。

(3)镇静:患者常有恐惧、精神紧张,对无严重呼吸障碍者可适当给予镇静剂,2~3 次/天。严重者可用苯巴比妥口服或肌内注射,每次 0.1 g,必要时可重复。

(4)镇咳:原则上不用镇咳剂,但剧烈咳嗽可引发再次出血,因此必要时可口服镇咳剂。

(5)输血:持续大出血出现血容量不足者,应及时输血补充血容量。

2.大咯血急救

(1)药物止血。①垂体后叶素:可直接作用于血管平滑肌,具有强烈的血管收缩作用。具体用法为垂体后叶素 5~10 U 加入 5%葡萄糖液 20~40 mL,缓慢静脉注射(10~15 分钟注射完毕),或垂体后叶素 10~20 U 加入 5%葡萄糖液 250~500 mL,静脉滴注。必要时 6~8 小时重复 1 次。用药过程中,若患者出现头痛、面色苍白、出汗、心悸、胸闷、腹痛、便意及血压升高等不良反应,应注意减慢静脉注射或静脉滴注速度。对患有高血压、冠心病、动脉硬化、肺源性心脏病、心力衰竭及妊娠患者,均应慎用或不用垂体后叶素。②抗纤溶药物:均通过抑制纤维蛋白的溶解起到止血作用。具体用法为氨基己酸(EACA)6.0 g 加入 5%葡萄糖液 250 mL,静脉滴注,每天2 次,或氨甲苯酸(PAMBA)0.1~0.2 g 加入 5%葡萄糖液 20~40 mL 中,缓慢静脉注射,每天2 次,或氨甲苯酸 0.2 g 加入 5%葡萄糖液 250 mL 中,静脉滴注,每天 1~2 次。③其他:酚磺乙胺具有增强血小板功能和黏合力、减少血管渗透的作用,从而达到止血效果。具体用法为酚磺乙胺 0.25 g 加入 5%葡萄糖液 40 mL 中,静脉注射,每天 1~2 次;或酚磺乙胺 0.75 g 加入 5%葡萄糖液 500 mL 中,静脉滴注,每天 1 次。此外,止血药还包括血管扩张药(酚妥拉明、普鲁卡因)、减少毛细血管渗漏的卡巴克络、参与凝血酶原合成的维生素 K、对抗肝素的鱼精蛋白及中药云南白药和各种止血粉等。鉴于临床大咯血多是由于支气管或肺血管破裂所致,故上述药物一般只作为大咯血的辅助治疗药物。

(2)防治窒息:因咯血窒息是导致患者死亡的主要原因。重点是保持呼吸道通畅和纠正缺氧。如自主呼吸极弱或消失,行气管插管或机械通气。心脏骤停即行心肺复苏。

(3)介入治疗:用于药物不能控制、无手术指征的急性大咯血,如经纤维支气管镜局部止血、DSA 下支气管动脉栓塞止血。

3.控制感染

选择有效的抗生素是急性感染期的主要治疗措施,可根据痰菌培养及药敏选择敏感抗菌药物,在结果未回时尽可能根据症状、体征、痰液形状选择。轻症患者一般可选择口服药物,如阿莫西林、第三代头孢菌素,喹诺酮类。感染严重者应考虑静脉用药,若痰培养出现致病菌可根据药敏选择敏感抗菌药物。

4.保持引流通畅

以祛痰药稀释痰液,支气管扩张药促进排痰、体位引流清除排痰。祛痰药可选用溴己新、氨溴索等。支气管舒张药可用 β_2 受体激动剂或异丙托溴铵喷雾吸入,或者氨茶碱口服。如体位引流痰液仍难排出,可经纤维支气管镜吸痰,以及用生理盐水冲洗稀释痰液。

5.手术治疗

手术之前应对患者进行胸片、纤维支气管镜等检查,明确出血部位。同时应对患者的全身健康状况及心、肺功能有一个全面的评价。对无法接受心、肺功能测试的患者,应根据病史、体检等进行综合判断。

(1)手术适应证:①24 小时咯血量超过 1 500 mL,或 24 小时内 1 次咯血量达 500 mL,经内科治疗无止血趋势。②反复大咯血,有引起窒息先兆时。③支气管扩张一叶肺或一侧肺有明确的慢性不可逆性病变。

(2)手术禁忌证:①两肺广泛的弥漫性病变(如两肺广泛支气管扩张、多发性支气管肺囊肿等)。②全身情况差,心、肺功能代偿不全。③非原发性肺部病变引起的咯血。

(尹　彬)

第六节　肺血栓栓塞症

肺栓塞是以各种栓子阻塞肺动脉系统为其发病原因的一组疾病或临床综合征的总称。包括肺血栓栓塞症、脂肪栓塞综合征、羊水栓塞、空气栓塞等。肺血栓栓塞症是来自深静脉或右心的血栓堵塞了肺动脉及其分支所致疾病,以肺循环和呼吸功能障碍为其主要临床和病理生理特征。肺血栓栓塞症占肺栓塞的绝大部分,通常在临床上所说的肺栓塞即指肺血栓栓塞症。引起肺血栓栓塞症的血栓主要来源于深静脉血栓形成,肺血栓栓塞症常为深静脉血栓形成的并发症。肺血栓栓塞症与深静脉血栓形成是静脉血栓栓塞症的两种重要的临床表现形式。

肺血栓栓塞症一直是国内外医学界非常关注的医疗保健问题,在世界范围内发病率和病死率都很高,临床上漏诊与误诊情况严重。美国深静脉血栓形成的年发病率为 1.0%,而肺血栓栓塞症的年发病率为0.5%,未经治疗的肺血栓栓塞症病死率高达 26%～37%,而如果能够得到早期诊断和及时治疗,其病死率会明显下降。我国目前尚无肺血栓栓塞症发病的准确的流行病学资料。但据国内部分医院的初步统计和依临床经验估计,在我国肺血栓栓塞症绝非少见病,而且近年来其发病例数有增加趋势。

一、病因

肺血栓栓塞症的危险因素包括任何可以导致静脉血液淤滞、静脉内皮损伤和血液高凝状态的因素,即 Virchow 三要素。这些因素单独存在或者相互作用,对于深静脉血栓形成和肺血栓栓塞症的发生具有非常重要的意义。易发生 VTE 的危险因素包括原发性和继发性两类。

(一)原发性危险因素

由遗传变异引起,包括凝血、抗凝、纤溶在内的各种遗传性缺陷(表 6-5)。如 40 岁以下的年轻患者无明显诱因出现或反复发生 VTE,或呈家族遗传倾向,应考虑到有无易栓症的可能性。

表 6-5　引起肺血栓栓塞症的原发性危险因素

抗凝血酶缺乏
先天性异常纤维蛋白原血症
血栓调节因子异常
高同型半胱氨酸血症
抗心脂抗体综合征
纤溶酶原激活物抑制因子过量
凝血酶原 20210A 基因变异
ⅩⅡ因子缺乏
Ⅴ因子 Leiden 突变(活性蛋白 C 抵抗)
纤溶酶原缺乏
纤溶酶原不良血症
蛋白 S 缺乏
蛋白 C 缺乏

(二)继发性危险因素

由后天获得的多种病理生理异常所引起,包括骨折、创伤、手术、妊娠、产褥期、口服避孕药、激素替代治疗、恶性肿瘤和抗磷脂综合征等,其他重要的危险因素还包括神经系统病变或卒中后的肢体瘫痪、长期卧床、制动等。在临床上,可将上述危险因素按照强度分为高危、中危和低危因素(表 6-6)。

表 6-6　引起静脉血栓的危险因素

高危因素(OR 值＞10)
骨折(髋部或大腿)
髋或膝关节置换
大型普外科手术
大的创伤
脊髓损伤
中危因素(OR 值 2～9)
关节镜膝部手术
中心静脉置管
化疗
慢性心力衰竭或呼吸衰竭
雌激素替代治疗

高危因素(OR 值>10)
恶性肿瘤
口服避孕药
瘫痪
妊娠/产后
既往 VTE 病史
易栓倾向
低危因素(OR 值<2)
卧床>3 天
长时间旅行静坐不动(如长时间乘坐汽车或飞机旅行)
年龄
腔镜手术(如胆囊切除术)
肥胖
静脉曲张

即使积极地应用较完备的技术手段寻找危险因素,临床上仍有部分病例发病原因不明,称为特发性 VTE。这些患者可能存在某些潜在的异常病变(如恶性肿瘤)促进血栓的形成,应注意仔细筛查。

二、病理生理

肺血栓栓塞症发生后,一方面通过栓子的机械阻塞作用直接影响肺循环、体循环血流动力学状态和呼吸功能;另一方面,通过心脏和肺的反射效应及神经体液因素(包括栓塞后的炎症反应)等导致多种功能和代谢变化。以上机制的综合和相互作用加上栓子的大小和数量、多个栓子的递次栓塞间隔时间、是否同时存在其他心肺疾病等对肺血栓栓塞症的发病过程和病情的严重程度均有重要影响。

(一)急性肺血栓栓塞症后肺循环血流动力学变化

1.肺动脉高压

肺动脉的机械堵塞和神经-体液因素引起的肺血管痉挛是栓塞后形成肺动脉高压的基础。当肺血管床被堵塞 20%~30% 时,开始出现一定程度的肺动脉高压;随着肺血管床堵塞程度的加重,肺动脉压力会相应增加,当肺血管床堵塞达 75% 以上时,由于严重的肺动脉高压,可出现右心室功能衰竭甚至休克、猝死。同时,肺血栓栓塞症时受损的肺血管内皮细胞、血栓中活化的血小板及中性粒细胞等可以释放血栓素 A_2(TXA_2)、5-羟色胺、内皮素、血管紧张素 Ⅱ 等血管活性物质,这些物质可引起肺血管痉挛,加重肺动脉高压。

2.右心功能障碍

随着肺动脉高压的进展,右心室后负荷增加,导致右心室每搏做功增加,收缩末期压力升高。在栓塞早期,由于心肌收缩力和心率的代偿作用,并不导致心室舒张末期压力升高,不出现右心室扩张,维持血流动力学相对稳定。随着右心室后负荷的进一步增加,心率和心肌收缩力的代偿作用不足以维持有效的心排血量时,心室舒张末期压力开始显著升高,心排血量明显下降,右心室压升高,心房扩大,导致左心回心血量减少,体循环淤血,出现急性肺源性心脏病。

3.左心功能障碍

肺动脉堵塞后,经肺静脉回流至左心房的血液减少,左心室舒张末期充盈压下降,体循环压力趋于下降,通过兴奋交感神经使心率和心肌收缩力增加,以维持心排血量的相对稳定。当通过心率和心肌收缩力的改变不能代偿回心血量的继续下降时,心排血量明显减少,造成血压下降,内脏血管收缩,外周循环阻力增加,严重时出现休克症状。

上述病理生理改变的严重程度和发展速度受到以下因素影响:肺血管阻力升高的幅度、速度和患者基础心肺功能状态。如果肺血管阻力突然升高,且幅度越大时,右心功能损害就越严重,病情发展就越快;如果肺血管阻力极度升高,心脏射血功能接近丧失,会出现电机械分离现象,即心脏可以产生接近正常的电活动,但是心肌细胞的运动状态接近等长收缩,心室内压力虽可随心动周期而变化,却不能产生有效的肺循环血流,甚至可发生猝死。

(二)急性肺血栓栓塞症后呼吸功能的变化

栓塞部位肺血流减少或阻断,肺泡无效腔量增大;肺梗死、肺水肿、肺出血、肺萎陷和肺不张等因素均可导致通气/血流(V/Q)比例失调;支气管痉挛及过度通气等因素综合存在可产生气体交换障碍,从而发生低氧血症和代偿性过度通气(低碳酸血症)。

(三)急性肺血栓栓塞症的临床分型

按照肺血栓栓塞症后病理生理变化,可以将肺血栓栓塞症分为急性大面积肺血栓栓塞症和急性非大面积肺血栓栓塞症。

1.急性大面积肺血栓栓塞症

临床上以休克和低血压为主要表现,即体循环动脉收缩压小于 12.0 kPa(90 mmHg),或较基础值下降幅度不低于 5.3 kPa(40 mmHg),持续 15 分钟以上。须除外新发生的心律失常、低血容量或感染中毒症所致血压下降。

2.急性非大面积肺血栓栓塞症(non-massive PTE)

不符合以上大面积肺血栓栓塞症标准的肺血栓栓塞症。此型患者中,一部分人的超声心动图表现有右心功能障碍(right ventricular dysfunction,RVD)或临床上出现右心功能不全表现,归为次大面积肺血栓栓塞症(submassive PTE)亚型。

三、临床表现

肺血栓栓塞症的临床症状多不典型,表现谱广,从完全无症状到猝死,因而极易造成漏诊与误诊。肺栓塞规范化诊治方法的研究中,对 516 例肺血栓栓塞症患者的临床表现进行了分析,其各种临床症状及发生率见表 6-7。

表 6-7　中国 516 例急性 PET 患者的临床表现

症状	发生率(%)
呼吸困难	88.6
胸痛	59.9
心绞痛样胸痛	30.0
胸膜炎性胸痛	45.2
咳嗽	56.2

症状	发生率（%）
咯血	26.0
心悸	32.9
发热	24.0
晕厥	13.0
惊恐、濒死感	15.3

　　肺血栓栓塞症的体征亦无特异性，最常见的体征是呼吸急促，占 51.7%，可部分反映患者病情的严重程度；心动过速的发生率为 28.1%，主要是缺氧、肺循环阻力增高和右心功能不全等因素引起交感神经兴奋所致；由于严重的低氧血症和体循环淤血可出现周围型发绀。

　　呼吸系统的体征较少出现，25.4% 的患者存在细湿啰音，可能与炎症渗出或肺泡表面活性物质减少导致肺泡内液体量增加有关。另有 8.5% 的患者存在哮鸣音，程度一般较轻，有的局限于受累部位，也有的波及全肺。如合并胸腔积液，可出现胸膜炎的相应体征，如局部叩诊实音、胸膜摩擦感和摩擦音等。

　　41.9% 的患者在肺动脉瓣听诊区可闻及第二心音亢进。当存在右心室扩大时，可使三尖瓣瓣环扩张，造成三尖瓣相对关闭不全，出现收缩期反流。在胸骨左缘第四肋间可闻及三尖瓣收缩期反流性杂音，吸气时增强，发生率 7.8%。另有 20.2% 的患者可出现颈静脉充盈或怒张，为右心压力增高在体表的反映。如果患者病情危重，出现急性右心功能衰竭时，可出现肝大、肝颈反流征阳性、下肢水肿等表现。

四、诊断

(一)诊断策略

中华医学会呼吸病学分会在《肺血栓栓塞症的诊断与治疗指南（草案）》中提出的诊断步骤分为临床疑似诊断、确定诊断和危险因素的诊断 3 个步骤。

1.临床疑似诊断（疑诊）

对存在危险因素的病例，如果出现不明原因的呼吸困难、胸痛、晕厥和休克，或伴有单侧或双侧不对称性下肢肿胀、疼痛等对诊断具有重要的提示意义。心电图、X 线胸片、动脉血气分析等基本检查，有助于初步诊断，结合 D-二聚体检测，可以建立疑似病例诊断。超声检查对于提示肺血栓栓塞症诊断和排除其他疾病具有重要价值，若同时发现下肢深静脉血栓的证据则更增加诊断的可能性。

2.肺血栓栓塞症的确定诊断（确诊）

对于临床疑诊的患者应尽快合理安排进一步检查以明确肺血栓栓塞症诊断。如果没有影像学的客观证据，就不能诊断肺血栓栓塞症。肺血栓栓塞症的确定诊断主要依靠核素肺通气/灌注扫描、CTPA、MRPA 和肺动脉造影等临床影像学技术。如心脏超声发现右心或肺动脉内存在血栓征象，也可确定肺血栓栓塞症的诊断。

3.肺血栓栓塞症成因和易患因素的诊断（求因）

对于临床疑诊和已经确诊肺血栓栓塞症的患者，应注意寻找肺血栓栓塞症的成因和易患因素，并据以采取相应的治疗和预防措施。

(二)辅助检查及肺血栓栓塞症时的变化

1.动脉血气分析

常表现为低氧血症,低碳酸血症,肺泡-动脉血氧分压差$[P_{(A-a)}O_2]$增大,部分患者的血气结果可以正常。

2.心电图

心电图的改变取决于肺血栓栓塞症栓子的大小、堵塞后血流动力学变化及患者的基础心肺储备状况。当栓塞面积较小时,心电图表现可以正常或仅有窦性心动过速。而当出现急性右心室扩大时,在Ⅰ导联可出现S波,Ⅲ导联出现Q波,Ⅲ导联的T波倒置,即所谓的$S_IQ_{III}T_{III}$征。右心室扩大可以导致右心传导延迟,从而产生完全或不完全右束支传导阻滞。右心房扩大时,可出现肺型P波,在肺血栓栓塞症患者心电图演变过程中,出现肺型P波,时间仅为6小时。当出现肺动脉及右心压力升高时可出现$V_1 \sim V_4$的T波倒置和ST段异常,电轴右偏及顺钟向转位等。由于肺栓塞心电图的变化有时是非常短暂的,所需及时、动态观察心电图改变。

3.X线胸片

可显示肺动脉阻塞征(如区域性肺纹理变细、稀疏或消失),肺野透亮度增加;另可表现为右下肺动脉干增宽或伴截断征,肺动脉段膨隆及右心室扩大等肺动脉高压症及右心扩大征象;部分患者X线胸片可见肺野局部片状阴影,尖端指向肺门的楔形阴影,肺不张或膨胀不全等肺组织继发改变。有肺不张侧可见横膈抬高,有时合并少至中量胸腔积液。X线胸片对鉴别其他胸部疾病有重要帮助。

4.超声心动图

在提示诊断和除外其他心血管疾病方面有重要价值。对于严重的肺血栓栓塞症病例,可以发现右室壁局部运动幅度降低;右心室和/或右心房扩大;室间隔左移和运动异常;近端肺动脉扩张;三尖瓣反流速度增快;下腔静脉扩张,吸气时不萎陷。若在右心房或右心室发现血栓,同时患者临床表现符合肺血栓栓塞症,可以做出诊断。超声检查偶可因发现肺动脉近端的血栓而直接确定诊断。

5.血浆D-二聚体

酶联免疫吸附法(ELISA)是较为可靠的检测方法。急性肺血栓栓塞症时血浆D-二聚体升高,但D-二聚体升高对肺血栓栓塞症并无确诊的价值,因为在外伤、肿瘤、炎症、手术、心肌梗死、穿刺损伤甚至心理应激时血浆D-二聚体均可增高。

(三)确诊检查方法及影像学特点

1.核素肺灌注扫描

肺血栓栓塞症典型征象呈肺段或肺叶分布的肺灌注缺损。当肺核素显像正常时,可以可靠地排除肺血栓栓塞症。根据前瞻性诊断学研究(prospective investigation of pulmonary embolism diagnosis,PIOPED),将肺灌注显像的结果分为四类,正常或接近正常、低度可能性、中间可能性和高度可能性。高度可能时约90%患者有肺血栓栓塞症,对肺血栓栓塞症诊断的特异性为96%;低度和中间可能性诊断不能确诊肺血栓栓塞症,需做进一步检查;正常或接近正常时,如果临床征象不支持肺血栓栓塞症,则可以除外肺血栓栓塞症诊断。

2.CT肺动脉造影(CTPA)

PIOPED Ⅱ的结果显示,CTPA对肺血栓栓塞症诊断的敏感性为83%,特异性为96%,如果联合CT静脉造影(CTV)检查,则对肺血栓栓塞症诊断的敏感性可提高到90%。由于CTPA是无创性检查方法,且可以安排急诊检查,已在临床上广泛应用。肺血栓栓塞症的CT直接征象是各种形态的充盈缺损,间接征象包括病变部位肺组织有"马赛克"征、肺出血、肺梗死继发的肺炎改变等。

3.磁共振肺动脉造影(MRPA)

在大血管的肺血栓栓塞症,MRPA可以显示栓塞血管的近端扩张,血栓栓子表现为异常信号,但对外周的肺血栓栓塞症诊断价值有限。由于扫描速度较慢,故限制其临床应用。

4.肺动脉造影

敏感性和特异性达95%,是诊断肺血栓栓塞症的"金标准"。表现为栓塞血管腔内充盈缺损或完全阻塞,外周血管截断或枯枝现象。肺动脉造影为有创性检查,可并发血管损伤、出血、心律失常、咯血、心力衰竭等。致命性或严重并发症的发生率分别为0.1%和1.5%,应严格掌握其适应证。

(四)鉴别诊断

1.肺炎

有部分肺血栓栓塞症患者表现为咳嗽、咳少量白痰、低中度发热,同时有活动后气短,伴或不伴胸痛症状,化验血周围白细胞增多,X线胸片有肺部浸润阴影,往往被误诊为上呼吸道感染或肺炎,但经抗感染治疗效果不好,症状迁延甚至加重。肺炎多有明显的受寒病史,急性起病,表现为寒战高热,之后发生胸痛,咳嗽,咳痰,痰量较多,可伴口唇疱疹;查体肺部呼吸音减弱,有湿性啰音及肺实变体征,痰涂片及培养可发现致病菌及抗感染治疗有效有别于肺血栓栓塞症。

2.心绞痛

肺血栓栓塞症患者的主要症状为活动性呼吸困难,心电图可出现Ⅱ、Ⅲ、aVF导联ST段及T波改变,甚至广泛性T波倒置或胸前导联呈"冠状T波",同时存在胸痛、气短,疼痛可以向肩背部放射,容易被误诊为冠心病、心绞痛。需要注意询问患者有无高血压、冠心病病史,并注意检查有无下肢静脉血栓的征象。

3.支气管哮喘

急性肺血栓栓塞症发作时可表现为呼吸困难、发绀、两肺可闻及哮鸣音。支气管哮喘多有过敏史或慢性哮喘发作史,用支气管扩张药或糖皮质激素症状可缓解,病史和对治疗的反应有助于与肺血栓栓塞症鉴别。

4.血管神经性晕厥

部分肺血栓栓塞症患者以晕厥为首发症状,容易被误诊为血管神经性晕厥或其他原因所致晕厥而延误治疗,最常见的要与迷走反射性晕厥及心源性晕厥(如严重心律失常、肥厚型心肌病)相鉴别。

5.胸膜炎

肺血栓栓塞症患者尤其是周围型肺血栓栓塞症,病变可累及胸膜而产生胸腔积液,易被误诊为其他原因性胸膜炎,如结核性、感染性及肿瘤性胸膜炎。肺血栓栓塞症患者胸腔积液多为少量、1~2周自然吸收,常同时存在下肢深静脉血栓形成,呼吸困难,X线胸片有吸收较快的肺部浸润阴影,超声心动图呈一过性右心负荷增重表现,同时血气分析呈低氧血症、低碳酸血症等均可与其他原因性胸膜炎鉴别。

五、治疗

(一)一般治疗

胸痛严重者可以适当使用镇痛药物,但如果存在循环障碍,应避免应用具有血管扩张作用的阿片类制剂,如吗啡等;对于有焦虑和惊恐症状者应予安慰并可以适当使用镇静药;为预防肺内感染和治疗静脉炎可使用抗生素。存在发热、咳嗽等症状时可给予相应的对症治疗。

(二)呼吸循环支持治疗

1.呼吸支持治疗

对有低氧血症患者,可经鼻导管或面罩吸氧。吸氧后多数患者的血氧分压可以达到10.7 kPa(80 mmHg)以上,因而很少需要进行机械通气。当合并严重呼吸衰竭时可使用经鼻(面)罩无创性机械通气或经气管插管机械通气。但注意应避免气管切开,以免在抗凝或溶栓过程中发生局部不易控制的大出血。

2.循环支持治疗

针对急性循环衰竭的治疗方法主要有扩容、应用正性肌力药物和血管活性药物。急性肺血栓栓塞症时应用正性肌力药物可以使心排血量增加或体循环血压升高,同时也可增加右心室做功。临床上可以使用多巴胺、多巴酚丁胺和去甲肾上腺素治疗,三者通过不同的作用机制,可以达到升高血压、提高心排血量等作用。

(三)抗凝治疗

抗凝治疗能预防再次形成新的血栓,并通过内源性纤维蛋白溶解作用使已经存在的血栓缩小甚至溶解,但不能直接溶解已经存在的血栓。

抗凝治疗的适应证是不伴血流动力学障碍的急性肺血栓栓塞症和非近端肢体深静脉血栓形成;进行溶栓治疗的肺血栓栓塞症,溶栓治疗后仍需序贯抗凝治疗以巩固加强溶栓效果避免栓塞复发;对于临床高度疑诊肺血栓栓塞症者,如无抗凝治疗禁忌证,均应立即开始抗凝治疗,同时进行肺血栓栓塞症确诊检查。

抗凝治疗的主要禁忌证:活动性出血(肺梗死引起的咯血不在此范畴)、凝血机制障碍、严重的未控制的高血压、严重肝肾功能不全、近期手术史、妊娠头3个月及产前6周、亚急性细菌性心内膜炎、心包渗出、动脉瘤等。当确诊有急性肺血栓栓塞症时,上述情况大多属于相对禁忌证。

目前抗凝治疗的药物主要有普通肝素、低分子肝素和华法林。

1.普通肝素

用药原则应快速、足量和个体化。推荐采用持续静脉泵入法,首剂负荷量80 U/kg(或2 000～5 000 U静脉推注),继之以18 U/(kg·h)速度泵入,然后根据APTT调整肝素剂量(表6-8)。也可使用皮下注射的方法,一般先予静脉注射负荷量2 000～5 000 U,然后按250 U/kg剂量每12小时皮下注射1次。调节注射剂量使注射后6～8小时的APTT达到治疗水平。

表6-8 根据APTT监测结果调整静脉肝素用量的方法

APTT	初始剂量及调整剂量	下次APTT测定的间隔时间
治疗前测基础APTT	初始剂量:80 U/kg静脉推注,然后按18 U/(kg·h)静脉滴注	4～6
低于35秒(大于1.2倍正常值)	予80 U/kg静脉推注,然后增加静脉滴注剂量4 U/(kg·h)	6

续表

APTT	初始剂量及调整剂量	下次 APTT 测定的间隔时间
35~45 秒(1.2~1.5 倍正常值)	予 40 U/kg 静脉推注,然后增加静脉滴注剂量 4 U/(kg·h)	6
46~70 秒(1.5~2.3 倍正常值)	无须调整剂量	6
71~90 秒(2.3~3.0 倍正常值)	减少静脉滴注剂量 2 U/(kg·h)	6
超过 90 秒(大于 3 倍正常值)	停药 1 小时,然后减少剂量 3 U/(kg·h)后恢复静脉滴注	6

肝素抗凝治疗在 APTT 达到正常对照值的 1.5 倍时称为肝素的起效阈值。达到正常对照值1.5~2.5 倍时是肝素抗凝治疗的适当范围,若以减少出血危险为目的,将 APTT 维持在正常对照值1.5 倍的低限治疗范围,将使复发性 VET 的危险性增加。因此,调整肝素剂量应尽量在正常对照值的2.0 倍而不是1.5 倍,特别是在治疗的初期尤应注意。

溶栓治疗后,当 APTT 降至正常对照值的 2 倍时开始应用肝素抗凝,不需使用负荷剂量肝素。

肝素可能会引起血小板减少症(heparin-induced thrombocytopenia,HIT),在使用肝素的第3~5 天必须复查血小板计数。若较长时间使用肝素,尚应在第 7~10 天和第 14 天复查。HIT 很少出现于肝素治疗的2 周后。若出现血小板迅速或持续降低达 30% 以上。或血小板计数小于 100×10^9/L,应停用肝素。一般在停用肝素后 10 天内血小板开始逐渐恢复。

2.低分子肝素(LMWH)

LMWH 应根据体重给药,每天 1~2 次,皮下注射。对于大多数病例,按体重给药是有效的,不需监测 APTT 和调整剂量,但对过度肥胖者或孕妇宜监测血浆抗 Ⅹa 因子活性并据以调整剂量。

3.华法林

在肝素治疗的第 1 天应口服维生素 K 拮抗药华法林作为抗凝维持阶段的治疗。因华法林对已活化的凝血因子无效、起效慢,因此不适用于静脉血栓形成的急性期。初始剂量为3.0~5.0 mg/d。由于华法林需要数天才能发挥全部作用,因此与肝素需至少重叠应用 4~5 天,当连续两天测定的国际标准化比率(INR)达到 2.5(2.0~3.0)时,即可停止使用肝素/低分子肝素,单独口服华法林治疗。应根据 INR 或 PT 调节华法林的剂量。在达到治疗水平前,应每天测定 INR,其后 2 周每周监测 2~3 次,以后根据 INR 的稳定情况每周监测 1 次或更少。若行长期治疗,约每 4 周测定 INR 并调整华法林剂量 1 次。

口服抗凝药的疗程应根据肺血栓栓塞症的危险因素决定:低危人群指危险因素属一过性的(如手术创伤),在危险因素去除后继续抗凝 3 个月;中危人群指存在手术以外的危险因素或初次发病找不到明确的危险因素者,至少治疗 6 个月;高危人群指反复发生静脉血栓形成者或持续存在危险因素的患者,包括恶性肿瘤、易栓症、抗磷脂抗体综合征、慢性血栓栓塞性肺动脉高压者,应该长期甚至终身抗凝治疗,对放置下腔静脉滤器者终身抗凝。

(四)溶栓治疗

溶栓治疗主要适用于大面积肺血栓栓塞症病例。对于次大面积肺血栓栓塞症,若无禁忌证可以进行溶栓。

溶栓治疗的绝对禁忌证包括活动性内出血和近 2 个月内自发性颅内出血、颅内或脊柱创伤、手术。

相对禁忌证:10～14 天内的大手术、分娩、器官活检或不能压迫部位的血管穿刺;2 个月之内的缺血性卒中;10 天内的胃肠道出血;15 天内的严重创伤;1 个月内的神经外科或眼科手术;难以控制的重度高血压[收缩压大于 24.0 kPa(180 mmHg),舒张压大于 14.7 kPa(110 mmHg)];近期曾进行心肺复苏;血小板计数小于 100×10^9/L;妊娠;细菌性心内膜炎;严重的肝肾功能不全;糖尿病出血性视网膜病变;出血性疾病等。

对于大面积肺血栓栓塞症,因其对生命的威胁极大,上述绝对禁忌证亦应视为相对禁忌证。

溶栓治疗的时间窗为 14 天以内。临床研究表明,症状发生 14 天之内溶栓,其治疗效果好于 14 天以上者,而且溶栓开始时间越早治疗效果越好。

目前临床上用于肺血栓栓塞症溶栓治疗的药物主要有链激酶(SK)、尿激酶(UK)和重组组织型纤溶酶原激活剂(rt-PA)。

目前推荐短疗程治疗,我国的肺血栓栓塞症溶栓方案如下。①UK:负荷量 4 400 U/kg 静脉注射 10 分钟,继之以 2 200 U/(kg·h)持续静脉点滴 12 小时。另可考虑2 小时溶栓方案,即20 000 U/kg持续静脉点滴2 小时。②SK:负荷量 250 000 U 静脉注射 30 分钟,继之以1 000 000 U/h持续静脉点滴 24 小时。SK 具有抗原性,故用药前需肌内注射苯海拉明或地塞米松,以防止变态反应。也可使用 1 500 000 U 静脉点滴 2 小时。③rt-PA:50 mg 持续静脉滴注 2 小时。

出血是溶栓治疗的主要并发症,可以发生在溶栓治疗过程中,也可以发生在溶栓治疗结束之后。因此,治疗期间要严密观察患者神志改变、生命体征变化及脉搏血氧饱和度变化等,注意检查全身各部位包括皮下、消化道、牙龈、鼻腔等是否有出血征象,尤其需要注意曾经进行深部血管穿刺的部位是否有血肿形成。注意复查血常规、血小板计数,出现不明原因血红蛋白、红细胞下降时,要注意是否有出血并发症。溶栓药物治疗结束后每 2～4 小时测 1 次活化的部分凝血激酶时间(APTT),待其将至正常值的 2 倍以下时,开始使用肝素或 LWMH 抗凝治疗。

(五)介入治疗

介入治疗主要包括经导管吸栓碎栓术和下腔静脉滤器置入术。导管吸栓碎栓术的适应证为肺动脉主干或主要分支大面积肺血栓栓塞症并存在以下情况者:溶栓和抗凝治疗禁忌证;经溶栓或积极的内科治疗无效。

为防止下肢深静脉大块血栓再次脱落阻塞肺动脉,可于下腔静脉安装滤器。适用于下肢近端静脉血栓,而抗凝治疗禁忌或有出血并发症;经充分抗凝而仍反复发生肺血栓栓塞症;伴血流动力学变化的大面积肺血栓栓塞症;近端大块血栓溶栓治疗前;伴有肺动脉高压的慢性反复性肺血栓栓塞症;行肺动脉血栓切除术或肺动脉血栓内膜剥脱术的病例。

(六)手术治疗

适用于经积极的非手术治疗无效的紧急情况。适应证包括大面积肺血栓栓塞症,肺动脉主干或主要分支次全堵塞,不合并固定性肺动脉高压者(尽可能通过血管造影确诊);有溶栓禁忌者;经溶栓和其他积极的内科治疗无效者。

六、预防

主要的预防措施包括机械性预防和药物预防。机械性预防方法包括逐步加压弹力袜和间歇充气压缩泵,药物预防可以使用 LWMH、低剂量的普通肝素等。机械性预防方法主要用于有高出血风险的患者,也可用于与药物预防共同使用加强预防效果。不推荐单独使用阿司匹林作为静脉血栓的预防方法。

(尹　彬)

第七节 肺动脉高压

肺动脉高压(pulmonary hypertention,PH)是不同病因导致的,以肺动脉压力和肺血管阻力升高为特点的一组临床病理生理综合征,肺动脉高压可导致右心室负荷增加,最终右心衰竭。临床常见、多发且致残、致死率均很高。目前肺动脉高压的诊断标准采用美国国立卫生研究院规定的血流动力学标准,即右心导管测得的肺动脉平均压力在静息脉高压状态下≥3.3 kPa(25 mmHg),运动状态下≥4.0 kPa(30 mmHg)(高原地区除外)。

依据肺动脉高压的病理生理、临床表现及治疗策略的不同将肺动脉高压进行分类。最新的肺动脉高压的分类是意大利威尼斯举行的世界肺动脉高压大会上制定的(表6-9)。

表 6-9　肺动脉高压分类(2003 年,威尼斯)

1.动脉型肺动脉高压(pulmonary arterial hypertention,PAH)
(1)特发性肺动脉高压
(2)家族性肺动脉高压
(3)相关因素所致的肺动脉高压
结缔组织疾病
先天性体-肺分流
门静脉高压
HIV 感染
药物/毒素
其他:甲状腺疾病,戈谢病,糖原蓄积症,遗传性出血性毛细血管扩张症,血红蛋白病,脾切除术,骨髓增生异常
(4)肺静脉或毛细血管病变:肺静脉闭塞病、肺毛细血管瘤
(5)新生儿持续性肺动脉高压
2.左心疾病相关性肺动脉高压
(1)主要累及左心房或左心室性的心脏疾病
(2)二尖瓣或主动脉瓣瓣膜疾病
3.呼吸系统疾病和/或低氧血症均相关性肺动脉高压
(1)慢性阻塞性肺疾病
(2)间质性肺疾病
(3)睡眠呼吸障碍
(4)肺泡低通气综合征
(5)慢性高原病
(6)肺发育异常
4.慢性血栓和/或栓塞性肺动脉高压
(1)肺动脉近端血栓栓塞
(2)肺动脉远端血栓栓塞

续表

(3)非血栓性肺阻塞(肿瘤、寄生虫、异物)

5.混合性肺动脉高压

(1)结节病

(2)肺朗格汉斯细胞增生症

(3)淋巴管肌瘤病

(4)肺血管受压(淋巴结肿大,肿瘤,纤维素性纵隔炎)

一、特发性肺动脉高压

(一)定义

特发性肺动脉高压是指原因不明的肺血管阻力增加引起持续性肺动脉压力升高,肺动脉平均压力在静息状态下>3.3 kPa(25 mmHg),在运动状态下>4.0 kPa(30 mmHg),肺毛细血管楔压<2.0 kPa(15 mmHg),心排血量正常或降低,排除所有引起肺动脉高压的已知病因和相关因素所致。特发性肺动脉高压这个名词在威尼斯肺动脉高压会议上第一次提出。在此之前,特发性肺动脉高压曾与家族性肺动脉高压统称为原发性肺动脉高压。

(二)流行病学

目前国外的统计数据表明 PPH 的发病率为 15/100 万~35/100 万。90%以上的患者为 IPAH。IPAH 患者一般在出现症状后 2~3 年内死亡。老人及幼儿皆可发病,但是多见于中青年人,平均患病年龄为 36 岁,女性多发,女男发病比例为(2~3):1。易感因素包括药物因素、病毒感染和其他因素及遗传因素。

(三)病理与病理生理学

1.病理

主要累及肺动脉和右心,表现为右心室肥厚,右心房扩张。肺动脉主干扩张,周围肺小动脉稀疏。特征性的改变为肺小动脉内皮细胞、平滑肌细胞增生肥大,血管内膜纤维化增厚,中膜肥厚,管腔狭窄、闭塞、扭曲变形,呈丛样改变。

2.病理生理

其机制尚未完全清楚,目前认为与肺动脉内皮细胞功能失调(肺血管收缩和舒张功能异常、内皮细胞依赖性凝血和纤溶系统功能异常)、血管壁平滑肌细胞钾离子通道缺陷、肺动脉重构等多种因素引起血管收缩、血管重构和原位血栓形成有关。

(四)临床表现

1.症状

患者早期无明显症状。最常见的症状为劳力性呼吸困难,其他常见症状包括胸痛、咯血、晕厥、下肢水肿。约 10%的患者(几乎均为女性)呈现雷诺现象,提示预后较差。也可有声嘶。

2.体征

主要是肺动脉高压和右心功能不全的表现,具体表现取决于病情的严重程度。

(1)肺动脉高压的表现:最常见的是肺动脉瓣区第二心音亢进及时限不等的分裂,可闻及 Graham-Steell 杂音。

(2)右心室肥厚和右心功能不全的表现:右心室肥厚严重者在胸骨左缘可触及搏动。右心衰竭时可见颈静脉怒张、三尖瓣反流杂音、右心第四心音、肝大搏动、心包积液（32％的患者可发生）、腹水、双下肢水肿等体征。

（3）其他体征：①20％的患者可出现发绀。②低血压、脉压变小及肢体末端皮温降低。

（五）辅助检查

确诊特发性肺动脉高压必须要排除各种原因引起的已知病因和相关因素所致肺动脉高压。

实验室检查需进行自身抗体的检查、肝功能与肝炎病毒标志物、HIV 抗体、甲状腺功能检查、血气分析、凝血酶原时间与活动度及心电图、X 线胸片、超声心动图、肺功能测定、肺通气灌注扫描、肺部 CT、肺动脉造影术、多导睡眠监测以除外继发性因素引起。右心导管术是唯一准确测定肺血管血流动力学状态的方法，同时进行急性血管扩张试验能够估测肺血管反应性及药物的长期疗效。另外还有胸腔镜肺活检及基因诊断等方法。

（六）诊断及鉴别诊断

不仅要确定 IPAH 诊断、明确严重程度和预后，还应对 IPAH 进行功能分级和运动耐力判断，对血管扩张药的急性反应情况等进行评价，以指导治疗。

1.诊断

由于 IPAH 患者早期无特异的临床症状，诊断有时颇为困难。早期肺动脉压轻度升高时多无自觉症状，随病情进展出现运动后呼吸困难、疲乏、胸痛、昏厥、咯血、水肿等症状。本病体征主要是由于肺动脉高压，右心房、右心室肥厚进而右心衰竭引起。常见体征是颈静脉搏动，肺动脉瓣听诊区第二心音亢进、分裂，三尖瓣区反流性杂音，右心第四心音，肝大、腹水等。依靠右心导管及心血管造影检查确诊 IPAH。IPAH 诊断标准为肺动脉平均压在静息状态下≥3.3 kPa（25 mmHg），在活动状态下≥4.0 kPa（30 mmHg），而肺毛细血管压或左心房压力＜2.0 kPa（15 mmHg），心排血量正常或降低，并排除已知所有引起肺动脉压力升高的疾病。IPAH 确诊依靠右心导管及心血管造影检查。心导管检查不仅可以明确诊断，而且对估计预后有很大帮助。特发性肺动脉高压是一个排除性的诊断，要想确诊，必须将可能引起肺动脉高压的病因一一排除（图 6-1）。具体可参考肺动脉高压的鉴别诊断。

2.鉴别诊断

IPAH 是一个排除性的诊断，鉴别诊断很重要。主要是应与其他已知病因和相关因素所致肺动脉高压相鉴别。正确诊断 IPAH 必须首先熟悉可引起肺动脉高压的各种疾病的临床特点，掌握构成已知病因和相关因素所致肺动脉高压的疾病谱，熟悉肺动脉高压的病理生理，然后从病史采集、体格检查方面细致捕捉诊断线索，再合理安排实验室检查，一一排除。通过 X 线片、心电图、超声心动图、肺功能测定及放射性核素肺通气/灌注扫描，排除肺实质性疾病、肺静脉高压性疾病、先天性心脏病及肺栓塞。血清学检查可明确有无胶原血管性疾病及 HIV 感染。

3.病情评估

（1）肺动脉高压分级：见表 6-10。

（2）运动耐量评价：6 分钟步行试验简单易行，可用于肺动脉高压患者活动能力和预后的评价。

（3）急性血管扩张试验：检测患者对血管扩张药的急性反应情况。用于指导治疗，对 IPAH 患者进行血管扩张试验的首要目标是筛选可能对口服钙通道阻滞剂治疗有效的患者。血管扩张试验阳性标准为，应用血管扩张药物后肺动脉平均压下降≥1.3 kPa（10 mmHg），且肺动脉平均压绝对值≤5.3 kPa（40 mmHg），心排血量不变或升高。

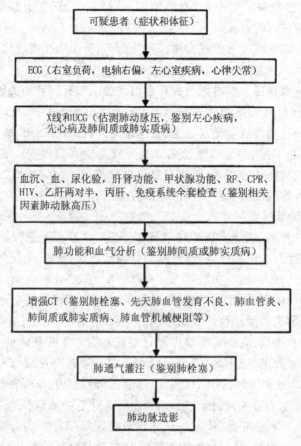

图 6-1　肺动脉高压诊断流程

表 6-10　WHO 对肺动脉高压患者的心功能分级

分级	描述
Ⅰ	日常体力活动不受限,一般体力活动不引起呼吸困难、乏力、胸痛或晕厥
Ⅱ	日常体力活动轻度受限,休息时无不适,但一般体力活动会引起呼吸困难、乏力、胸痛或晕厥
Ⅲ	日常体力活动明显受限,休息时无不适,但轻微体力活动就可引起呼吸困难、乏力、胸痛和晕厥
Ⅳ	不能进行体力活动,休息时就有呼吸困难、乏力,有右心衰竭表现

(七)治疗

治疗原则:由于 IPAH 是一种进展性疾病,目前还没有根治方法。治疗主要应针对血管收缩、血管重构、血栓形成及心功能不全等方面进行,旨在降低肺血管阻力和压力,改善心功能,增加心排血量,提高生活质量,改善症状及预后。

1.一般治疗

(1)健康教育:包括加强 IPAH 的宣传教育及生活指导以增强患者战胜疾病的信心,平衡膳食,合理运动等。

(2)吸氧:氧疗可用于预防和治疗低氧血症,IPAH 患者的动脉血氧饱和度宜长期维持在90%以上。但氧疗的长期效应尚需进一步研究评估。

（3）抗凝：口服抗凝药可提高 IPAH 患者的生存率。IPAH 患者应用华法林治疗时，INR 目标值为2.0～3.0。但是咯血或其他有出血倾向的患者应避免使用抗凝药。

2.针对肺动脉高压发病机制的药物治疗

确诊为 IPAH 后应对其进行功能分级和急性血管反应试验，根据功能分级和急性血管反应性试验制定肺动脉高压的阶梯治疗方案。急性血管反应试验阳性且心功能Ⅰ～Ⅱ级的患者可给予口服钙通道阻滞剂治疗。急性血管反应试验阴性且心功能Ⅱ级的患者可给予磷酸二酯酶5抑制药治疗；急性血管反应试验阴性且心功能Ⅲ级的患者给予磷酸二酯酶5抑制药、内皮素受体拮抗药或前列环素及其类似物；心功能Ⅳ级的患者应用前列环素及其类似物、磷酸二酯酶5抑制药或内皮素受体拮抗药，必要时予以联合治疗。如病情没有改善或恶化，考虑行外科手术治疗。

（1）钙通道阻滞剂：钙通道阻滞剂（CCBs）可用于治疗急性血管反应试验阳性且心功能Ⅰ～Ⅱ级的 IPAH 患者。CCBs 使肺动脉压下降，心排血量增加，肺血管阻力降低。心排血指数大于 $2.1 \ L/(min \cdot m^2)$ 和/或混合静脉血氧饱和度大于 63%、右心房压力低于 1.3 kPa（10 mmHg），而且对急性扩血管药物试验呈明显的阳性反应的患者，在密切监控下可开始用 CCBs 治疗，并应逐渐增加剂量至最大可耐受量且无不良反应表现。对于不满足上述标准的患者，不推荐使用 CCBs。最常用的 CCBs 包括地尔硫䓬、氨氯地平和长效硝苯地平。应避免选择有明显负性肌力作用的药物（如维拉帕米）。国内以应用地尔硫䓬和氨氯地平经验较多。应用 CCBs 需十分谨慎，从小剂量开始，逐渐摸索患者的耐受剂量，且要注意药物不良反应，主要不良反应包括低血压、急性肺水肿及负性肌力作用。

（2）前列环素及其类似物：前列环素是很强的肺血管舒张药和血小板凝集抑制药，还具有细胞保护和抗增殖的特性。在改善肺血管重塑方面，具有减轻内皮细胞损伤和减少血栓形成等作用。目前临床应用的前列环素制剂包括吸入制剂依洛前列环素、静脉用的依前列醇、皮下注射制剂曲前列环素、口服制剂贝前列环素。

依洛前列环素：依洛前列环素是一种更加稳定的前列环素类似物，可通过吸入方式给药。通过吸入方式给药不仅可充分扩张通气良好的肺血管，更好地改善通气/血流比值，而且可减少或避免全身不良反应，并发症也更少。治疗方法是每次雾化吸入 10～20 μg，每天吸入 6～9 次。主要不良反应是少数患者有呼吸道局部刺激症状等。已有大样本、随机双盲、安慰剂对照、对中心临床研究证实了依洛前列环素治疗心功能Ⅲ～Ⅳ级肺动脉高压患者的安全性和有效性。

其他前列环素类似物。①依前列醇：1995 年美国 FDA 已同意将该药物用于治疗 IPAH 的患者（NYHA 心功能分级为Ⅲ和Ⅳ级），是 FDA 批准第一种用于治疗 IPAH 的前列环素药物。依前列醇半衰期短，只有 1～2 分钟，故需连续静脉输入。主要不良反应有头痛、潮热、恶心、腹泻。其他的慢性不良反应包括血栓栓塞、体重减轻、肢体疼痛、胃痛和水肿，但大多数症状较轻，可以耐受。依前列醇必须通过输液泵持续静脉输注需要长期置入静脉导管，临床应用有很大不便，并增加了感染机会，在治疗过程中短暂的中断也会导致肺动脉压的反弹，且往往是致命的。②曲前列环素：皮下注射制剂，其半衰期比前列环素长，为2～4 小时。常见的不良反应是用药局部疼痛。美国 FDA 已批准将曲前列环素用于治疗按 NYHA 心功能分级为Ⅱ～Ⅳ级的肺动脉高压患者。③贝前列环素：口服制剂，贝前列环素在日本已用于治疗 IPAH。口服贝前列环素将可能成为临床表现更轻的肺动脉高压患者的一种治疗选择。

（3）内皮素受体拮抗药：内皮素-1是强烈的血管收缩药和血管平滑肌细胞增殖的刺激药，参与了肺动脉高压的形成。在肺动脉高压患者的血浆和肺组织中 ET-1 表达水平和浓度都升高。

波生坦是非选择性的 ET-A 和 ET-B 受体拮抗药,已有临床试验证实该药能改善 NYHA 心功能分级为 Ⅲ 和 Ⅳ 级的 IPAH 患者的运动能力和血流动力学指标。治疗方法是起始剂量每次62.5 mg,每天 2 次,治疗 4 周,第 5 周加量至 125 mg,每天 2 次。用药过程应严密监测患者的肝肾功能及其他不良反应。

(4)磷酸二酯酶 5 抑制药:磷酸二酯酶 5 抑制药(phospho diest erase inhibitors,PDEI)可抑制肺血管磷酸二酯酶 5 对环磷酸鸟苷(cyclic guanosine monophos phate,cGMP)的降解,提高cGMP 浓度,通过一氧化氮通路舒张肺动脉血管,降低肺动脉压力,改善重构。在国外包括美国FDA 批准上市治疗肺动脉高压的磷酸二酯酶 5 抑制药有西地那非。西地那非的推荐用量为每次 20～25 mg,每天 3 次,饭前30～60 分钟空腹服用。主要不良反应为头痛、面部潮红、消化不良、鼻塞、视觉异常等。

(5)一氧化氮:一氧化氮(nitric oxide,NO)由血管内皮细胞Ⅲ型一氧化氮合酶(nitric oxide synthase,NOS)分解精氨酸而生成,有舒张血管、抑制血管平滑肌增生和血小板黏附的重要生理作用。吸入一氧化氮已用于诊断性的急性肺血管扩张试验,也已用于治疗围术期的肺动脉高压,该方法治疗肺动脉高压选择性高,起效快,但应用于临床时最大缺点是不仅需要一个持续吸入的监测装置,而且吸入的一氧化氮氧化成二氧化氮还有潜在毒性。已发现通过外源给予 L-精氨酸可促进内源性一氧化氮的生成,目前国外已出现 L-精氨酸的片剂和针剂,临床试验研究尚在进行中。

3.心功能不全的治疗

IPAH 可引起右心室功能不全。然而,标准的治疗充血性心力衰竭的方法对严重肺动脉高压或右心室功能不全的患者却作用有限。

利尿药是治疗合并右心衰竭(如有外周水肿和/或腹水)IPAH 的适应证。一般认为应用利尿药使血容量维持在接近正常水平,谨慎限制水钠摄入对 IPAH 患者的长期治疗十分重要。但利尿药应慎重使用,以避免出现电解质平衡紊乱、心律失常、血容量不足。

洋地黄治疗能使 IPAH 患者循环中的去甲肾上腺素迅速减少,心排血量增加,但长期治疗的效果尚不肯定,可用于治疗难治性右心衰竭,右心功能障碍伴发房性心律失常或者右心功能障碍并发左心室功能衰竭的患者。应用过程中需密切监测患者的血药浓度,尤其对肾功能受损的患者更应警惕。

血管紧张素转化酶抑制药和血管紧张素受体拮抗药只推荐用于右心衰竭引起左心衰竭的患者,在多数肺动脉高压右心功能衰竭者不适用。

有研究表明,重症肺动脉高压患者改善心功能和微循环的血管活性药物首选多巴胺。

4.介入治疗

经皮球囊房间隔造口术(balloon atrial septostomy,BAS)是一种侵袭性的手术,是通过建立心房内缺损使产生心内从右到左的分流,达到减轻症状的目的。目前认为只适用于那些在接受最佳血管扩张药物治疗方案前提下仍出现发作性晕厥和/或有严重心力衰竭的患者。可作为肺移植治疗前的一种过渡治疗。

5.外科手术治疗

治疗肺动脉高压的新药开发及其令人乐观的初步临床结果,使得肺移植和心肺联合移植术仅在严重 IPAH 且内科治疗无效的患者中继续应用。

(八)预后

IPAH 进展迅速,若未及时诊断、积极干预,预后险恶。IPAH 是一种进行性血管病,晚期

IPAH 患者出现进行性右心功能障碍,血流动力学指标出现心排血量下降、右心房压力上升及右心室舒张末压力升高表现,最终导致心力衰竭和死亡。随着科学技术的发展,IPAH 患者的预后有望得到改善。

二、其他类型肺动脉高压

(一)家族性肺动脉高压

家族中有两个或两个以上成员患肺动脉高压,并除外其他引起肺动脉高压的原因时可诊断为家族性肺动脉高压(familial pulmonary arterial hypertension,FPAH)。据统计,PPH 中有 6%~10% 是家族性的。目前认为多数患者与由骨形成蛋白 II 型受体(BMPR-II)基因突变有关,以常染色体显性遗传,具有外显率不完全、女性发病率高和发病年龄变异的特点,大多数基因携带者并不发病。对怀疑有 FPAH 患者,应进行基因突变的遗传学筛查。治疗方法同 IPAH。

(二)结缔组织病相关性肺动脉高压

结缔组织病是引起肺动脉高压的常见原因之一。肺动脉高压可以继发于任何一种结缔组织病,总体发生率约 2%,但是不同结缔组织病合并肺动脉高压的发生率不同,以硬皮病、混合性结缔组织病、系统性红斑狼疮多见。结缔组织病相关性肺动脉高压的发病机制尚不十分清楚,可能与肺的雷诺现象(肺血管痉挛)、自身免疫因素、肺间质病变和血栓栓塞或原位血栓有关。患者有一些特殊表现,如雷诺现象和自身抗体阳性。结缔组织病合并肺动脉高压对患者基础疾病的预后有较大影响,常常提示预后差。应定期对结缔组织病患者进行心脏超声检查。肺 CT 检查有助于明确有无肺栓塞或肺间质病变的存在。要积极治疗原发病,根据病情使用皮质激素和免疫抑制药治疗结缔组织病。前列环素类、西地那非、波生坦等药物对肺动脉高压的治疗均有一定效果。长期预后不如 IPAH 患者。由于此类患者常合并多系统病变,并使用过免疫抑制药治疗,肺移植治疗要慎重。

(三)先天性体-肺循环分流疾病相关性肺动脉高压

当心脏和血管在胚胎发育时出现先天畸形和缺损,会发生体-肺循环分流,由于肺循环血容量增加、低氧血症、肺静脉回流受阻、肺血管收缩等因素导致肺动脉高压。疾病早中期以动力性因素为主,肺动脉高压可逆,晚期发展到肺血管结构重塑,肺动脉高压难以逆转。

各种不同体-肺循环分流先心病的临床表现不同,相应肺动脉高压出现的时间、轻重程度和进展速度也不同。根据病史、临床表现、心电图、胸部 X 线片和心脏超声检查,大部分患者可明确诊断,少数复杂的先心病患者需要做 CT、磁共振。心导管检查和心血管造影是评价体肺分流性肺动脉高压和血流动力学改变最准确的方法,并且也是原发疾病手术适应证选择的重要依据。早期治疗原发疾病先心病,避免肺动脉高压的发生是预防的关键。各种体-肺循环分流合并肺动脉高压的先心病患者,需要尽早外科手术和/或介入治疗以防止出现肺血管结构重塑。正确地评估患者的临床情况是决定治疗选择和预后的关键,一旦出现艾森曼格综合征就不能做原发先心病的矫正手术。此外,新型肺血管扩张药物前列环素类似物、磷酸二酯酶 5 抑制药、波生坦、一氧化氮对治疗先天性体—肺循环分流疾病相关性肺动脉高压有一定效果。此类患者的预后较 IPAH 好。

(四)门静脉高压相关性肺动脉高压

慢性肝病和肝硬化门静脉高压患者中肺动脉高压的发生率为 3%~5%。其发生机制可能是由于门静脉分流使肺循环血流增加和未经肝脏代谢的血管活性物质直接进入肺循环引起血管增殖、血管收缩、原位血栓形成，从而引起肺动脉高压。超声心动图是筛查的首选无创检查，但仅肺动脉平均压力增加而肺血管阻力正常，不能诊断门静脉高压相关性肺动脉高压（portopulmonary hypertension，POPH），右心导管检查是确诊的"金标准"。对于 POPH 患者行急性血管扩张试验推荐使用依洛前列环素或依前列醇。钙通道阻滞剂可以使门静脉高压恶化。由于 POPH 患者有出血倾向，抗凝药使用应权衡利弊。降低 POPH 肺动脉压力药物主要为前列环素类、西地那非，在肝损患者中应注意波生坦的肝毒性。POPH 预后较差。肝移植对 POPH 预后尚有争议。

（五）HIV 感染相关性肺动脉高压

HIV 感染是肺动脉高压的明确致病因素，肺动脉高压在 HIV 感染患者中的年发病率约0.1%，至少较普通人群高 500 倍。其发生机制可能是 HIV 通过逆转录病毒导致炎症因子和生长因子释放，诱导细胞增殖和内皮细胞损伤，引起肺动脉高压。HIV 感染相关性肺动脉高压（pulmonary arterial hypertension related to HIV infection，PAHRH）的病理改变和临床表现与IPAH 相似。PAHRH 的治疗包括抗反转录病毒治疗和对肺动脉高压的治疗。PAHRH 的预后比 IPAH 还差，HIV 感染者一旦出现肺动脉高压，肺动脉高压就成为其主要死亡原因。

（六）食欲抑制药物相关性肺动脉高压

食欲抑制药物中阿米雷司、芬氟拉明、右芬氟拉明可以明确导致肺动脉高压，苯丙胺类药物可能会导致肺动脉高压，且停药后很少逆转。食欲抑制药物引起肺动脉高压的机制可能与 5-羟色胺通道的影响有关，血游离增高的 5-羟色胺使肺血管收缩和肺血管平滑肌细胞增殖。食欲抑制药物相关性肺动脉高压在病理和临床与 IPAH 相似。

（七）甲状腺疾病相关性肺动脉高压

国外文献报道，IPAH 患者中各类甲状腺疾病的发病率高达 49%，其中合并甲状腺功能减退的发病率为 10%~24%，因此应对所有 IPAH 患者进行甲状腺功能指标的筛查。发病机制可能与自身免疫反应和高循环血流动力学状态导致肺血管内皮损伤及功能紊乱等因素有关。对此类患者不仅应针对甲状腺功能紊乱进行治疗，同时也应针对肺动脉高压进行治疗。

（八）肺静脉闭塞病和肺毛细血管瘤样增生症

这两种疾病是罕见的以肺动脉高压为表现的疾病，临床表现与 IPAH 相似。肺静脉闭塞病（pulmonary veno-occlusive disease，PVOD）主要影响肺毛细血管后静脉，病理表现为肺静脉内膜增厚、纤维化，严重的肺淤血和间质性纤维化形成的小病灶是其特征性改变。PVOD 的胸部CT 显示肺部出现磨玻璃样变，伴或不伴边界不清的结节影，叶间胸膜增厚，纵隔肺门淋巴结肿大，这些征象对于 IPAH 鉴别有特征意义。肺毛细血管瘤样增生症（pulmonary capillary hemangioma，PCH）病理表现为大量灶状增生的薄壁毛细血管浸润肺泡组织，累及胸膜、支气管和血管壁，有特征的 X 线表现是弥漫分布的网状结节影。这两种疾病的确诊很困难，需要开胸肺活检。它们的治疗与 IPAH 不同，使用扩张肺动脉的药物会加重肺动脉高压，甚至导致严重的肺水肿和死亡。这两种疾病的预后差，肺移植是唯一有效的治疗方法。

（九）左心疾病相关性肺动脉高压

各种左心疾病，如冠心病、心肌病、瓣膜病、缩窄性心包炎等会引起肺静脉压力增加，进而使肺动脉压力增高，又称肺静脉高压。肺静脉高压对呼吸功能的影响较明显，使肺的通气、换气、弥散功能下降。临床表现不仅有劳力性呼吸困难，而且有端坐呼吸和夜间阵发性呼吸困难。X 线胸片显示左心衰竭征象。超声心动图对原发疾病有确诊价值。治疗主要针对原发疾病，瓣膜病、心包疾病患者适时手术治疗。内科药物治疗减低心脏负荷、改善心功能。

(十)呼吸疾病和/或缺氧相关的肺动脉高压

患有各种慢性肺疾病的患者由于长期缺氧肺血管收缩、肺血管内皮功能失衡、肺血管结构破坏(管壁增厚)、血管内微小血栓形成及患者的遗传因素使之易发,这些最终造成各种慢性肺疾病的患者发生肺动脉高压。慢性肺部疾病引起的肺动脉高压有一些与其他类型肺动脉高压不同的特点:肺动脉高压的程度较轻,多为轻至中度增高,间质性肺病可为中度至重度增高;肺动脉高压的发展通常缓慢;在一些特殊情况下,如活动、肺部感染加重,肺动脉压力会突然增加;基础肺疾病好转后,肺动脉高压也会明显缓解。临床表现既有基础肺疾病又有肺动脉高压的症状和体征,肺部听诊有助于判断肺疾病的严重程度。肺功能检查和血气分析提示呼吸功能障碍和呼吸衰竭的类型和程度。肺动脉高压影响慢性肺疾病患者的预后。积极治疗基础肺疾病能够使肺动脉高压明显缓解,长程氧疗对降低肺动脉压力有益并能提高患者的生存率。新型肺血管扩张药对此类患者肺动脉高压的治疗价值有限。晚期患者可考虑肺移植。

(十一)慢性血栓栓塞性肺动脉高压

肺动脉及其分支的血栓不能溶解或反复发生血栓栓塞,血栓机化,肺动脉内膜慢性增厚,肺动脉血流受阻;未栓塞的肺血管在长期高血流量的切应力等流体力学因素的作用下,血管内皮损伤,肺血管重构;上述两方面的因素使肺血管阻力增加,导致肺动脉高压。由于非特异的症状和缺乏静脉血栓栓塞症的病史,其发生率和患病率尚无准确的数据。以往的尸检报道表明慢性血栓栓塞性肺动脉高压(chronic thromboembolism pulmonary hypertension,CTEPH)的总发生率为1%~3%,其中急性肺栓塞幸存者的发生率为0.1%~0.5%。临床表现缺乏特异性,易漏诊和误诊。渐进性劳力性呼吸困难是最常见症状。心电图、胸部 X 线片、血气分析、超声心动图是初筛检查,核素肺通气灌注显像、CT 肺动脉造影、右心导管和肺动脉造影可进一步明确诊断。核素肺通气灌注显像诊断亚段及以下的 CTEPH 有独到价值,但也可能低估血栓栓塞程度。多排螺旋 CT 与常规肺动脉造影相比,有较高的敏感性和特异性,但可能低估亚段及以下的 CTEPH。需要同时做下肢血管超声、下肢核素静脉显像确定有无下肢深静脉血栓形成。CTEPH 患者病死率很高,自然预后差,肺动脉平均压力>5.3 kPa(40 mmHg),病死率为70%;肺动脉平均压力>6.7 kPa(50 mmHg),病死率为 90%。传统的内科治疗手段,如利尿、强心和抗凝治疗及新型扩张肺动脉的药物对 CTEPH 有一定效果。肺动脉血管内球囊扩张及支架置入术对部分 CTEPH 患者也有一定效果。肺动脉血栓内膜剥脱术是治疗 CTEPH 的重要而有效方法,术后大多数患者肺动脉压力和肺血管阻力持续下降,心排血量和右心功能提高。手术死亡率为 5%~24%。对于不能做肺动脉血栓内膜剥脱术的患者,可考虑肺移植。

(李吉栋)

第八节 肺性脑病

一、诊疗流程

见图 6-2。

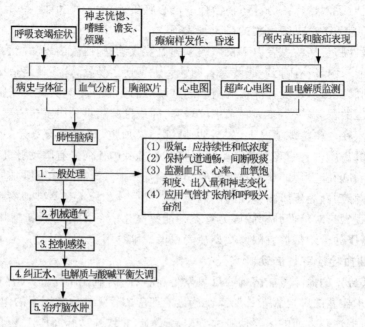

图 6-2　肺性脑病的诊疗流程

二、病因及发病机制

肺性脑病是以中枢神经系统障碍为主要表现的一种临床综合征,由呼吸衰竭发展到机体严重二氧化碳潴留和缺氧所引起。

肺性脑病通常由下述因素诱发。①急性呼吸道感染、严重支气管痉挛、呼吸道痰液阻塞等使肺通气及换气功能进一步减低。②治疗不当:镇静剂使用不当,如应用吗啡、苯巴比妥钠、氯丙嗪、异丙嗪、地西泮等引起呼吸中枢抑制;其次是供氧不当,如吸入高浓度氧,降低了颈动脉体对缺氧的敏感性,导致呼吸中枢抑制。③右心衰竭使脑血流减少和淤积,加重脑的二氧化碳潴留和缺氧。④其他:如利尿后、上消化道出血、休克等因素。

肺性脑病的发病机制。主要系由于高碳酸血症和低氧血症所引起的脑水肿之故。①高碳酸血症:一般认为肺性脑病的发生与否主要取决于 $PaCO_2$ 升高和 pH 降低的程度。当 $PaCO_2$ 显著升高超过8.0 kPa(60 mmHg),pH 低于 7.30 时即可使脑血管扩张充血,引起脑循环障碍,毛细血管通透性增加,因而发生细胞间质水肿为主的脑水肿;另外,肺性脑病的发生还取决于二氧化碳潴留速度的急缓和体内碱代偿能力的强弱。当二氧化碳急剧潴留时,因肾脏代偿作用尚未充分发挥,pH 可在数分钟内急剧下降,临床上即可出现一系列神经精神症状;如缓慢的二氧化碳潴留,由于肾脏的代偿作用可充分发挥,使 HCO_3^- 成比例增加,因而 pH 改变不大。尽管 $PaCO_2$ 已明显增高,但因 pH 无显著下降,神经精神症状则不一定出现。此外,肺性脑病的发生还与脑组织 pH 下降密切相关。脑内 pH 和 $PaCO_2$ 的高低,主要取决于 H^+ 和 HCO_3^- 通过血-脑屏障的速度和脑组织本身酸性代谢产物蓄积的程度。正常脑脊液的缓冲能力比血为低,故其 pH 亦较低(7.33~7.40),但脑内 $PaCO_2$ 却比血高 1.1 kPa(8 mmHg)。因此,当 $PaCO_2$ 升高后,由于碳酸酐酶的作用,脑内 pH 下降则更为明显,从而引起酸中毒。此时细胞内 K^+ 外移,而细胞外 Na^+、H^+ 则移入细胞内,便加重了细胞内酸中毒,引起细胞坏死和自溶。由于 Na^+ 进入细胞内,细胞内 Na^+ 含量增多,从而加重脑水肿的程度。②低氧血症:严重脑缺氧时,正常有氧代谢无法进行,血中乳酸堆积使 pH 下降。此外,脑内三磷酸腺苷(ATP)迅速耗竭,中枢神经失去能量供应,因而"钠泵"运转失灵。Na^+ 不能从细胞内外移,Cl^- 便进入膜内与 Na^+ 结合形成 $NaCl$,从而提高了膜内渗透压,水便进入细胞内,引起了以细胞内水肿为主的脑水肿。

三、临床表现及特征

(一)临床表现

除呼吸衰竭症状外,并有精神症状、体征,如神志恍惚、嗜睡、多言、谵妄、烦躁,四肢搐搦、癫痫样发作、扑翼样震颤、昏迷等;皮肤表现:血管扩张,多汗;眼部表现:眼球微突,球结膜充血、水肿,眼底静脉迂曲、扩张,视盘水肿;脑膜刺激征,颅内高压和脑疝表现。

(二)血气及电解质改变

$pH < 7.35$,$PaCO_2$ 升高 $> 8.6\ kPa(65\ mmHg)$,HCO_3^- 增高,血 K^+ 增高,血 Cl^- 下降。通常当 $PaCO_2 > 8.6\ kPa(65\ mmHg)$ 表现嗜睡,$> 10.0\ kPa(75\ mmHg)$ 表现恍惚,$> 12.6\ kPa(95\ mmHg)$ 表现昏迷,但可因个体反应不同表现有异,有的患者 $PaCO_2\ 13.3\ kPa(100\ mmHg)$ 而神志清醒,但也有的 $9.3\ kPa(70\ mmHg)$ 而出现肺性脑病征象,急性二氧化碳潴留,则症状明显。

四、诊断及鉴别诊断

根据存在有肺性脑病的诱发因素,再结合临床表现、血气及电解质改变,基层单位可依据 CO_2CP 增高,血 K^+ 增高,血 Cl^- 下降和结合临床表现作出诊断。

肺源性心脏病(简称肺心病)表现神经、精神症状,除肺脑外,尚有 $10\% \sim 37\%$ 的病例可因其他原因引起,如脑血管意外、糖尿病酮症酸中毒、低血糖昏迷、严重电解质紊乱(低 Cl^-、低 Na^+、低 K^+、低 Mg^{2+})、碱中毒、尿毒症、肝性脑病、感染中毒性脑病、DIC、药物等,临床上须注意鉴别。

五、急救处理

强调早期预防;早期诊断、早期治疗。一旦发现肺心病者有意识障碍的初兆,应立即采取措施,可使肺脑的发生率下降。强调综合性治疗,首要保证有充分通气量,包括有效控制呼吸道感染,防止痰液阻塞气道,应用支气管扩张剂、机械通气。适当吸氧使用利尿剂、脱水剂、呼吸兴奋剂、慎用镇静剂、及时治疗并发症、建立肺心病监护室,由专人负责观察、护理,可使肺性脑病的死亡率下降。

(一)吸氧

应持续性和低浓度($25\% \sim 30\%$)吸氧,流量 $1 \sim 2\ L/min$,疗效期望达到 $PaO_2\ 7.3 \sim 8.0\ kPa$($55 \sim 60\ mmHg$),$SaO_2 > 90\%$ 的安全水平。在供氧同时,积极控制感染,排痰,并使用气管扩张剂和呼吸兴奋剂,效果较好。吸氧方法,可用鼻导管、鼻塞,其效果大致相同,用 Ventimask 通气面罩,其优点是供氧浓度稳定,可按供氧流速 $2\ L/min$、$4\ L/min$、$8\ L/min$,分别达到氧浓度 24%、28%、34%。如经上述积极治疗,患者仍处于明显缺氧状态,究其原因,主要是通气道阻塞和肺泡弥散功能障碍,应考虑面罩、气管插管或气管切开和机械通气加压供氧。

(二)气管插管和气管切开

对嗜睡、昏迷、痰多而无力咳嗽,或有肺部感染而无力咳嗽患者,在经上述各项积极治疗 $1 \sim 6$ 天,血 $pH < 7.30$,$PaCO_2 > 9.3\ kPa(70\ mmHg)$,$PaO_2 < 6.7\ kPa(50\ mmHg)$ 者,应考虑气管插

管或切开。昏迷患者宜争取在 3 小时内执行。气管插管，操作简单方便，但只能停留 2～3 天，如改用低压气囊插管，则可放置较久，且清醒患者亦易耐受。气管切开，可减少解剖无效腔 100 mL，并有利于气管内滴药、吸痰和连接机械呼吸器，并可长期停留套管，但也带来术后护理和不能多次重复切开等问题。对肺功能严重受损，反复感染，反复发生肺脑者，宜长期保留气道内套管，可避免反复插管和切开。对气管插管或切开，吸痰、滴药等应注意无菌操作，每天淌入气管内的水分为 150～250 mL（每半小时约 4.5 mL），吸痰的口腔用管和气管内用管要分开，应多次更换消毒吸管，每次吸痰时不超过 15 秒。

(三)机械通气

使用机械通气，对肺性脑患者改善通气有十分重要的作用。对重症肺心患者，$PaCO_2$＞9.3 kPa(70 mmHg)，经一般治疗无效而神志清醒者，应及早用密封面罩连接呼吸器，加压同步通气，时间每口数次，每次 1～2 小时，可以预防肺性脑病的发生；对咳嗽、咳痰功能尚可，有自主呼吸的肺脑早期患者，亦可用上述方法进行机械通气，时间可按病情而定，此可使 PaO_2 增加，$PaCO_2$ 下降而可避免气管插管或切开。危重肺脑患者，痰阻气道和无效咳嗽者，宜行气管插管或切开，进行机械通气。国内多选用定容型呼吸器，此型能保证有效通气量；定时型和定压型则具有同步性能和雾化效果好的优点。肺心病患者通常有肺部感染和支气管痉挛，为保证有恒定的通气量，如选用定压型呼吸器，则宜将吸气相压力调高达 0.3～0.4 kPa(30～40 cmH_2O)。呼吸频率宜慢，以 14～16 次/分为宜，潮气量 10～12 mL/kg，吸呼比为 1:2～1:3，供氧浓度 25%～40%。一般选用间歇正压呼吸(IPPV)，可满足临床需要，对肺顺应性减低，肺泡萎陷患者，宜选用呼气终末正压呼吸(PEEP)，此可改善血流比例，减少肺内分流，提高 PaO_2，但可使气道内压上升，易致气胸和血压下降。

(四)呼吸兴奋剂

应用呼吸兴奋剂要达到较好的效果，则需要呼吸道保持通畅。反之，只兴奋呼吸肌，徒耗氧量。因此必须配合吸氧、应用抗生素、支气管扩张剂和积极排痰等措施。

(1)尼可刹米：为呼吸中枢兴奋剂，每 2～4 小时，静脉注射 0.25～0.375 g；重症患者用 5～10 支(每支 0.25～0.375 g)溶于 10%葡萄糖液 500 mL 中静脉滴注。

(2)山莨菪碱：兴奋颈化学感受器，反射性兴奋呼吸中枢，每支 3 mg，皮下或静脉注射，每 2～4 小时 1 次，可与尼可刹米交替应用。

(3)二甲弗林：为强大呼吸中枢兴奋剂，8～16 mg，肌内注射或静脉注射，可隔半小时再注射。

(4)呱醋甲酯：作用缓和，每次 20～40 mg，肌内注射或静脉注射。应用醒脑合剂治疗肺脑病者，有一定疗效。其成分为 10%葡萄糖 250～500 mL，加尼可刹米 3～5 支、氨茶碱 0.25～0.5 mg、地塞米松 5～10 mg，静脉滴注，每天 1～2 次，病情严重者，夜间加用 1 次，同时加大供氧量 2 L/min 以上。

(五)支气管解痉剂

使用最广泛的为交感胺类和茶碱类。β_2 受体兴奋剂有特布他林，每天 3 次，每次 2.5 mg，口服；0.25 mg，皮下注射；0.5 mg，雾化吸入。沙丁胺醇 2 mg，每天 3 次、口服；雾化吸入，每次喷射吸入 1～2 次，每次含药 0.1 mg。上述药物对支气管平滑肌松弛作用强，对心血管作用弱，但长期反复应用，可使席 β_2 受体处于兴奋状态，对外来或内生的肾上腺素能神经介质形成交叉抗药性而增加死亡率，故用药次数及剂量宜偏少。

茶碱类:氨茶碱 0.25 g,静脉缓注 15 分钟,或 0.5 g 加入 500 mL,静脉滴注,因茶碱的临床有效量和血中中毒浓度接近,有引起惊厥而死亡的报告,近来国外已采用监测茶碱血浓度法,保证安全使用。此外解痉药可选用地塞米松、氢化可的松等。

(六)抗生素

呼吸道感染是肺性脑病的主要诱因。感染的临床表现可为咳嗽、气喘、发绀加重,脓痰增多、肺部啰音出现或范围增多,周围血白细胞数增多或正常,核左移,发热或无热。致病菌多为肺炎链球菌、流感杆菌、甲型链球菌、金黄色葡萄球菌、铜绿假单胞菌、奈瑟菌、真菌。近年革兰阴性杆菌有增多趋势,特别是大肠埃希菌和铜绿假单胞菌。用药前宜常规做痰培养及药敏试验,作为以后选用药物的依据。

(七)纠正酸碱、电解质紊乱

(1)呼吸性酸中毒失代偿期:血 pH 下降 0.1,血 K^+ 增加 0.6 mmol/L(mEq/L)(0.4~1.2 mmol/L),此时宜重点治疗酸中毒,如 pH 恢复正常,血 K^+ 亦随之正常,一般不需要补碱,(除非 pH<7.20)。

(2)慢性呼吸性酸中毒代偿期:血 HCO_3^- 呈代偿性增加,致血 Cl^- 下降,血浆 Cl^- 进入细胞内和从尿中排出,血 Cl^- 减少,此时血 K^+ 虽在正常值内,亦宜口服氯化钾,预防低 K^+、低 Cl^- 血症。

(3)呼吸性酸中毒合并代谢性碱中毒:其诱因多为长期应用排 K^+、排 Cl^- 利尿剂或糖皮质激素,尿排 K^+ 增多,血 K^+ 下降,尿排 H^+ 增多,HCO_3^- 回收增多,致 pH 增高;或应用机械通气,$PaCO_2$ 过快而迅速下降,致使血 HCO_3^- 仍处于高水平值内。血气、电解质改变,pH≥7.40,$PaCO_2$ 增高,血 K^+、血 Cl^- 下降,血 HCO_3^- 明显增高,血 Ca^{2+} 下降。呼吸性酸中毒合并代谢性碱中毒的神态改变以兴奋型多见,当呼吸性酸中毒患者在治疗过程中,好转后又出现兴奋、手足搐搦,血 K^+、血 Cl^- 下降、血 HCO_3^- 显著增高(>45 mmol/L 或高于代偿预计值)符合呼吸性酸中毒合并代谢性碱中毒诊断,此时应补充 K^+、Cl^- 和/或 Ca^{2+},同时作诱因的处理。

(4)慢性呼吸性酸中毒合并代谢性酸中毒:通常呼吸性酸中毒时,血 HCO_3^- 是呈代偿性增加,反之,如发现 HCO_3^- 下降,血 K^+ 增高,pH 明显下降,则符合慢性呼吸性酸中毒合并代谢性酸中毒诊断,应作代谢性酸中毒相应检查;如 pH<7.20,应补碱。

(八)脑水肿的治疗

肺脑患者神志有进行性恶化、头痛、血压突然升高达 4.0 kPa(30 mmHg)、脉搏变慢、呼吸节律紊乱、眼球外突、眼球张力增加、球结膜充血和水肿、瞳孔缩小、扩大或一侧扩大等变化,宜及时使用利尿剂和脱水剂,如在出现脑疝后应用脱水剂,效果较差。应用利尿剂、脱水剂,宜采用轻度或中度脱水,以缓泻为主,在利尿出现后,宜及时补充氯化钾,每天 3 g,对低血 K^+ 患者,宜静脉补充,并注意其他电解质变化,及时纠正。控制水分输入量,一般 24 小时输入量为少于总尿量 500~1 000 mL。

1.渗透性脱水剂

(1)50%葡萄糖 50~100 mL,静脉推注,每 4~6 小时 1 次,高渗葡萄糖有利尿脱水作用,但可透过脑屏障,引起颅内压反跳回升现象,降压效果差,一般不单独应用,通常与甘露醇交替合用,安排在两次甘露醇之间应用。

(2)20%甘露醇(25%山梨醇),50~100 mL,每天 2~3 次,静脉注射,以小剂量使用为宜,尿量达到每天 700~1 000 mL 即可,常与皮质激素合用,如地塞米松 5~10 mg,每天 2 次。

2.利尿剂

呋塞米 20 mg 加于 50％葡萄糖 20 mL 中静脉注射,每天 1～2 次,或呋塞米 20 mg(或氢氯噻嗪)和氨苯蝶啶 50 mg,交替应用,可减少肾排 K^+ 量,避免低 K^+ 血症。

3.肾上腺皮质激素

有下述作用:①非特异性抗炎、抗气管痉挛,改善通气和换气功能。②降低毛细血管通透性,减轻脑水肿。③增加肾血流量和肾小球滤过率,促进利尿,作用持久,不引起颅内压反跳回升现象,通常与利尿剂共用治疗脑水肿。地塞米松 10 mg,每天 2～4 次,或氢化可的松 300～500 mg,每天静脉滴注 1 次。皮质激素宜短期内应用,在症状好转后减药或停药。如长期应用,注意可引起消化道出血、穿孔、感染扩散、电解质紊乱和代谢性碱中毒。应用时宜适当配用抗酸剂,如西咪替丁,每天 3 次,0.4 g,睡前服;雷尼替丁,150 mg,每天 2 次;或其他制酸剂。

4.低分子右旋糖苷

本品可扩张血容量,解除红细胞聚集,降低血液黏稠度,改善脑部血循环,有利尿脱水作用,减轻脑水肿。降低颅内压,对因缺氧和血液浓缩,引起弥散性血管内凝血,低分子右旋糖苷有疏通微循环作用。本品对肺性脑病,尤以对伴有明显继发性红细胞增多,红细胞数＞5×10^{12}/L(500 万/毫升)患者,有较好疗效。低分子右旋糖苷,每次 500 mL,静脉滴注,每天 1～2 次。

（李吉栋）

第九节　肺　不　张

一、定义

肺不张又称肺萎陷,是指全肺或部分肺呈收缩和无气状态。肺不张不是一个独立的疾病,而是支气管、肺、胸膜等疾病较常见的并发症之一。任何原因,凡是能引起气道阻塞、肺组织受压,以及肺表面活性物质减少,肺泡表面张力增高的疾病均可引起全肺或肺叶、肺段、亚肺段的肺组织含气量减少、体积缩小,形成肺不张。

二、病因和发病机制

(一)分类

肺不张有多种分类方法,按发病机制可分为阻塞性肺不张(又称吸收性肺不张)、压缩性肺不张、纤维性肺不张(又称瘢痕收缩性肺不张)、反射性肺不张及弥漫性肺泡不张(又称透明膜病);按病因可分为癌性肺不张、结核性肺不张、炎性肺不张、支气管异物所致的肺不张等;按发病时间大致可分为先天性和获得性肺不张;按发病年龄可分为儿童和成年人肺不张。此外,按肺解剖和 X 线检查形态学方法可分为一侧性全肺不张、大叶性肺不张、肺段性肺不张、小叶性肺不张、圆形肺不张、线形或盘形肺不张等。

(二)病因

1.阻塞性肺不张

(1)支气管腔内阻塞:成人急性或慢性肺不张的主要原因是支气管腔内阻塞,常见原因为肿瘤、支气管结核、黏液栓、肉芽肿、异物、支气管结石、支气管痉挛、支气管狭窄等。

（2）支气管外压性阻塞：肺癌、血管瘤、肿大的淋巴结（结核、结节病）等外源性因素可压迫支气管，造成支气管外压性狭窄或阻塞。

2.压缩性肺不张

压缩性肺不张指由于大量胸腔积液、腹水或高压性气胸等压迫引起肺组织膨胀不全，肺含气量减少。此型肺不张常属可逆性的，胸液短期内吸收，胸腔内气体被排除，肺即复张，反之，则形成不可逆性肺不张。

3.纤维性肺不张

纤维性肺不张主要指肺部病变好转、纤维瘢痕形成，作为继发性改变，肺组织膨胀不全。最常见的病因为纤维空洞性肺结核、硅沉着病、肺组织胞浆病等。肺囊样纤维化也可引起叶性或肺段性肺不张。

4.反射性肺不张

肺组织的膨胀与收缩是受迷走神经、肋间神经的支配的，当神经感受器受到剧烈刺激时，可反射性引起肺组织强烈收缩而导致肺不张。胸部外伤、膈神经损伤、胸膜受刺激也可引起肺不张。

5.肺泡性肺不张

各种原因引起的肺泡表面活性物质生成障碍，肺泡易于萎陷导致肺泡性肺不张，引起严重的不可逆的低氧血症。

（三）发病机制

正常情况下，肺组织是一个富有弹性的含气的器官，位于胸腔内，进行着一定容量与幅度的扩展与收缩交替的、有节律的呼吸运动。有效呼吸运动的进行依赖于以下几个条件：①健全的神经支配与调节。②健全的、顺应性良好的胸廓、膈肌与肺组织。③完整、密闭的胸膜腔。④通畅的呼吸道。⑤侧支通气系统。⑥肺泡表面活性物质。

一旦上述各因素发生障碍，就可能发生不同类型的肺不张，其中气道阻塞是最主要的原因。支气管阻塞后，其远端肺组织由于通气障碍发生一系列变化：肺泡内气体经肺泡毛细血管血液循环吸收，形成肺无气状态和肺组织收缩。在急性肺不张的早期阶段，受累肺区通气、血流比值下降，动脉氧分压（PaO_2）降低，毛细血管和组织缺氧导致液体渗漏和肺水肿，肺泡腔内充满分泌物和细胞成分，使不张的肺不能完全萎陷。虽然未受损害的周围肺组织膨胀可部分代偿肺体积的缩小，但在大面积肺不张时，还有横膈抬高，心脏和纵隔移向患侧，胸廓塌陷。

胸腔积液、气胸等外压性因素，使肺泡被动性萎陷，导致肺体积缩小。肺结核、真菌感染等慢性炎症及其他各种原因引起的纤维增生，都可由于瘢痕收缩导致外围肺组织萎陷。其他原因如肺泡表面活性物质减少所致的肺泡表面张力改变可引起局部或弥漫性微小肺不张，造成轻至重度气体交换障碍。

在肺不张发生的最初24小时或以后，由于缺氧导致的神经反射和介质调节，肺不张部位血管床收缩，通气/血流比值回升，PaO_2可有所改善。

肺组织长期萎陷者，由于肺泡壁持续缺氧，慢性肿胀，肺泡壁网硬蛋白、胶原纤维增生，支气管、血管周围结缔组织增生，胸膜亦有纤维组织增生，肺组织不再复张。

三、临床表现

肺不张的临床表现轻重不一，主要取决于原发病的性质与严重程度、肺不张发生的快慢、肺不张累及的范围及有无并发症等因素。缓慢发生的肺不张或小面积肺不张，无继发感染及其他并发症者，可无症状或症状轻微，如中央型肺癌、支气管结核、肿大的支气管旁淋巴结压迫所导致的肺不张。急性大范围的肺不张，可有胸闷、气急、口唇发绀、心跳过速等症状。当合并感染时，可引起患侧胸痛，突发呼吸困难和唇绀、咳嗽、喘鸣、脓痰、咯血、发热，甚至血压下降，有时出现休克。例如，大咯血时，可因凝血块阻塞引起一侧全肺或全叶肺不张，患者咯血可突然停止，出现胸闷、呼吸困难加重，大气道阻塞时可发生窒息，危及生命。异物误吸，重症患者的黏稠痰液及支气管淋巴瘘形成时，大量干酪样坏死物均可导致支气管阻塞而发生肺不张。此时常起病突然，呈急性经过。胸部体格检查除原发病的体征外，病变范围小或缓慢发病者，可无阳性体征。肺叶或全肺不张者，可见病变部位胸廓活动减弱或消失，气管和心脏移向患侧，叩诊呈浊音至实音，呼吸音减弱或消失。

四、实验室检查

（一）血液检查

肺不张的血液检验结果与引起肺不张的原因及病变肺组织的范围及是否存在并发症等因素有关。缓慢起病的肺不张，病变范围小，且无合并感染的患者，血常规检查可以完全正常。合并细菌感染者常有白细胞总数及中性粒细胞分类计数升高，中性粒细胞核左移。由肺结核及气管、支气管结核引起的肺不张，血沉常增快，血清结核抗体可呈阳性。由肺癌压迫或阻塞支气管引起的肺不张，血液肿瘤标志物浓度常升高。

（二）血气分析

肺不张患者血气分析结果与病变肺组织的范围及肺部基础疾病状态有关，青壮年无慢性疾病史者，肺功能代偿能力强，此时小范围的肺不张如肺段范围以内的肺不张患者，血气分析指标可以正常。病变肺组织范围较大的肺不张患者，常出现肺通气和换气功能异常，通常表现为限制性通气障碍，患者出现肺容量减少，肺顺应性下降，通气/血流比值异常，以及程度轻重不等的动静脉分流，低氧血症等。动脉血气分析出现 PaO_2 降低，如果病变范围大，亦可以出现 $PaCO_2$ 升高。如果患者合并慢性阻塞性肺病、肺结核、哮喘等基础疾病，则 PaO_2 降低，$PaCO_2$ 升高。

五、影像学表现

（一）X 线表现

肺不张的基本 X 线表现：患区透亮度降低，均匀性密度增高，不同程度的体积缩小；叶间裂向患区移位，局部支气管与血管纹理聚拢，肺门向不张的肺叶移位，纵隔、心脏、气管向患侧移位；横膈升高，胸廓缩小，肋间隙变窄。各叶肺不张的表现如下。

1.右上叶肺不张

表现为正位呈扇形或三角形致密影，其尖端指向肺门基底部与胸壁接触，个别萎缩程度较重者则完全紧贴纵隔呈纵隔肿瘤样改变。右上肺容积缩小可致胸廓下陷，肋间隙变窄，气管向右侧移位，肺门上提，右中下肺代偿性肺气肿。侧位片于气管前后出现边缘较清晰的扇形影。"横S征"为肺门区占位性病变引起右上叶肺不张时出现的水平裂移位征象。

2.左上叶肺不张

表现为后前位片上肺野内中带密度增高，而上肺野外带和下肺野相对较为透亮，为所谓"新月征"的X线征象。侧位片上整个斜裂向前移位并稍向前弯曲紧贴于胸骨后，形成"垂帘征"。下叶可出现代偿性肺气肿。

3.右中叶肺不张

表现为后前位胸片上心缘模糊,侧位片显示自后心缘向前胸壁走行的三角形或矩形阴影。

4.右下叶肺不张

后前位片示中下肺野近椎旁,自肺门向下呈三角形致密影,右肺门、右肺动脉、上叶支气管影随之下移,下腔静脉影消失,部分膈影消失,下叶不张时中叶代偿性膨胀可于膈上不张阴影内显示透亮区,称之为"膈上透亮区"。侧位片显示上斜裂向下,下斜裂向后移位,右肺门至后肋膈角间呈境界不清的三角形阴影。

5.左下叶肺不张

后前位片示尖端指向肺门、以膈面为基底的三角形致密影,由于左下叶体积缩小,此阴影可隐藏于心影后,即"心后三角征",易被忽略。此时降主动脉影常消失,左下叶体积缩小,心脏向左移位,致使心脏左缘平直,出现"平腰征"。同时左上纵隔呈现垂直的锐利边缘,将主动脉顶缘轮廓覆盖,称"主动脉结顶征"。此垂直线上界于或超过左锁骨水平,下端可连于左心缘。

弥漫性肺不张早期X线胸片常无阳性发现,随病情进展,逐渐发展为斑片状或弥漫性网状结节状阴影,并进一步发展为肺水肿样阴影,中晚期病例仅表现为双侧肺透亮度降低。圆形肺不张又称"褶皱肺",系较少见的外周型肺叶萎陷,X线胸片表现为肺部阴影呈圆形,直接位于胸膜下,与胸膜之间呈锐角形成特征性的彗星尾征,可能系进入肺不张区的受压血管和支气管影。

(二)胸部CT表现

与X线胸片相比,胸部CT可以准确地发现肺不张的部位和范围,能提高诊断可靠性,并且在鉴别肺不张的病因方面,胸部CT优于X线胸片。

(1)支气管腔内阻塞引起的肺不张在CT影像上能看到支气管影中断现象,由肺癌向支气管内生长导致的支气管阻塞,不仅具有肺不张的图像,还能显示肿块的部位、大小、生长方式,并通过注射造影剂的成像技术,比较前后CT值的变化初步鉴别肿块的良恶性,通过气道重建技术更能发现支气管狭窄部位、程度和范围。

(2)支气管外压性狭窄引起的肺不张通过CT检查能够鉴别压迫的原因是肿块压迫还是大量胸腔积液或气胸所致。

(3)由肺结核或慢性炎症引起的瘢痕收缩性肺不张,在胸部CT图像上能发现纤维条索性病灶的特征性阴影,以及结核病转归产生的钙化病灶。

六、支气管镜检查

支气管镜检查是肺不张病因诊断的一种重要手段。除右肺中叶不张外,引起各叶肺不张的病因以肿瘤占首位,其次为急慢性炎症和肺结核,其他少见病因有支气管异物、支气管结石、白血病肺浸润、良性肿瘤等。通过支气管镜检查,不仅可以直接观察各支气管黏膜状况、分泌物性状、有无新生物、溃疡、肉芽肿、瘢痕等,还可通过支气管镜进行细菌学、细胞学、免疫学等检查。

七、诊断及鉴别诊断

肺不张通常根据病史、临床表现、胸部X线摄片及CT检查作出诊断。肺不张是多种支气管、肺、胸膜疾病的并发症,病因学诊断尤为重要。临床上结核病、肿瘤、炎症是最常见的病因,治疗方案及预后均不同,鉴别诊断十分重要。

(一)结核性肺不张

在结核性肺不张中,支气管淋巴结结核是主要原因,尤其儿童支气管内径较细、分支角度较大也是重要的诱因。支气管结核也是导致肺不张的主要原因。支气管结核支气管镜下表现为支气管黏膜充血、水肿,分泌物增加,重者则糜烂、溃疡、肉芽组织增生,纤维瘢痕形成,支气管管腔狭窄或阻塞。当淋巴支气管瘘形成,干酪样坏死物排出过程中可阻塞管腔形成肺不张。发生咯血时,凝血块也可引起肺不张,如不及时咳出或清除,则可形成难以复张的肺不张。肺结核的纤维化等造成结核性肺硬变,可引起非阻塞性肺不张。

临床表现可有咳嗽、咳痰、咯血或痰血、胸痛及呼吸困难等,常伴有发热、盗汗、乏力等全身中毒症状。

X线胸片示肺不张体积缩小明显,尤其纤维收缩性肺不张其萎陷肺组织可明显缩小如带状;具有明显的胸膜肥厚粘连;其他肺野可见结核病灶;阻塞部位多发生在2～4级支气管;肺硬化为非阻塞性肺不张,常伴有支气管扩张和陈旧性空洞及支气管播散灶。

痰涂片可找到抗酸杆菌,痰培养结核分枝杆菌可生长。

支气管镜检查:结核性病变多数表现为炎症性改变或管壁浸润,病变区域支气管扭曲、转位,管腔也可以呈漏斗状狭窄或新生物样向支气管腔内突出。在直视下观察到支气管腔内的阻塞性病变后,常规活检可发现结核结节或呈慢性炎症,刷片、灌洗液可检出抗酸杆菌。

(二)癌性肺不张

多发生于中央型肺癌,尤其多发生于管内生长及沿管壁生长者。相应引流区域的肿大淋巴结的外在压迫也可引起管腔狭窄乃至阻塞。在支气管管腔完全阻塞发生肺不张前,首先是支气管狭窄,因活瓣机制而引起局限性阻塞性肺气肿及阻塞性肺炎,呈渐进性发展过程,此阶段易被患者和医师所忽视。

临床表现:其呼吸道症状比肺结核更明显,且呈进行性加重。癌肿造成较大支气管不同程度阻塞时,可出现胸闷、喘鸣、气促等症状。并发阻塞性肺炎或形成癌性空洞的病例,可有发热、脓痰。肺癌晚期可出现各种转移症状,并可呈现恶病质。

X线胸片示肺不张区域体积缩小常不显著,叶间裂移位幅度较小,甚至体积增大,叶间裂饱满,呈现"肺叶膨隆征""波浪征""横S征"。胸部CT在诊断肺癌方面优于X线胸片,并可通过增强扫描区分不张的肺组织与肿块病灶。

痰细胞学及细菌学检查对明确病因有重要意义。

支气管镜检查:镜下所见的肺癌组织学类型以鳞癌居多,病变外观常呈菜花样,突向管腔,表面常有灰白色坏死物覆盖。小细胞性肺癌也较常见,其病变大多沿支气管壁浸润性生长,支气管黏膜呈纵行皱襞,表面粗糙不平,或有颗粒状隆起。腺癌的外观与未分化癌难以区别。常规活检做细胞学、免疫学检查。

(三)急性炎症性肺不张

各种病原体所致的支气管肺部病变,如麻疹、百日咳、肺炎、支气管扩张等亦可引起肺不张。炎症导致支气管壁黏膜的炎性肿胀及炎性刺激,引起支气管痉挛。感染时,气道的分泌物增加,特别是浓稠的分泌物引流不畅,阻塞支气管腔引起支气管阻塞。同时,感染损伤导致肺泡表面张力的降低和丧失均可引起肺不张。

临床表现:起病急,通常有高热,胸部刺痛,随呼吸和咳嗽加剧。咳嗽,有铁锈色痰或脓痰。常伴有恶心、呕吐,全身不适和肌酸痛。肺部听诊可闻及啰音。抗感染治疗多有效。

血常规检查白细胞总数和中性粒细胞多有升高。

X 线胸片可显示为肺实变伴有不同程度的体积缩小,并伴有呼吸系急性感染的表现。

痰及经支气管镜采集标本可检出致病菌。

八、治疗

肺不张的治疗应根据导致肺不张的原因、气道阻塞的急缓程度及肺功能情况而定。急性肺不张,应积极消除病因。缓慢形成或存在时间较久的肺不张,即使气道阻塞解除,也难以复张。肺不张并发支气管扩张并有反复咯血或感染者,可做全肺或肺叶切除。确诊为肺不张的患者应采取使患侧处于最高位的体位,以利于体位引流;进行适当物理治疗;及鼓励患者翻身、咳嗽和深呼吸。如果肺不张发生于医院外及怀疑有感染,则开始时即应经验性给予广谱抗生素治疗。如系住院患者,且病情严重,则应根据该医院常见病原菌和药敏试验给予抗生素治疗。

由于血块或分泌物滞留所引起的肺不张,通常可借支气管镜清除黏液栓、凝血块,使不张的肺得以重新充气。如疑为异物吸入,应立即做支气管镜检查,而摘取异物可能需采用硬质支气管镜。

支气管结核、支气管淋巴结结核导致的肺不张,除全身抗结核治疗外,局部药物雾化吸入可促使支气管黏膜水肿消退、溃疡好转,争取早日复张,经支气管镜直接给药也常可取得明显疗效。如系瘢痕狭窄则创造条件手术治疗。因胸液或气胸、胸膜腔内压增高引起的压缩性肺不张,积极排液排气可复张。

癌性肺不张宜尽早手术治疗,如无手术条件,放疗及化疗后瘤体及相应引流区淋巴结缩小后,支气管引流改善可使肺复张。

九、预后

肺不张的转归取决于致病原因是否持续存在及所并发的感染。如果致病因素消除,气体重新进入病变部位,并发的感染消散,肺组织最终可恢复正常。如果致病因素持续存在且并发感染,则局部无气和无血流可导致纤维化和支气管扩张。

（李吉栋）

第十节　急性呼吸窘迫综合征

一、病因

临床上可将急性呼吸窘迫综合征(ARDS)相关危险因素分为 9 类,见表 6-11。其中部分诱因易持续存在或者很难控制,是引起治疗效果不好,甚至患者死亡的重要原因。严重感染、DIC、胰腺炎等是难治性 ARDS 的常见原因。

表 6-11　ARDS 的相关危险因素

1.感染	秋水仙碱
细菌(多为革兰阴性需氧菌和金黄色葡萄球菌)	三环类抗抑郁药
真菌和肺孢子菌	5.弥散性血管内凝血(DIC)
病毒	血栓性血小板减少性紫癜(TTP)
分枝杆菌	溶血性尿毒症综合征
立克次体	其他血管炎性综合征
2.误吸	热射病
胃酸	6.胰腺炎
溺水	7.吸入
碳氢化合物和腐蚀性液体	来自易燃物的烟雾
3.创伤(通常伴有休克或多次输血)	气体(NO_2、NH_3、Cl_2、镉、光气、氧气)
软组织撕裂	8.代谢性疾病
烧伤	酮症酸中毒
头部创伤	尿毒症
肺挫伤	9.其他
脂肪栓塞	羊水栓塞
4.药物和化学品	妊娠物滞留体内
阿片制剂	子痫
水杨酸盐	蛛网膜或颅内出血
百草枯(除草剂)	白细胞凝集反应
三聚乙醛(副醛,催眠药)	反复输血
氯乙基戊烯炔醇(镇静药)	心肺分流

二、发病机制

(一)炎症细胞、炎症介质及其作用

1.中性粒细胞

中性粒细胞是 ARDS 发病过程中重要的效应细胞,其在肺泡内大量募集是发病早期的组织学特征。中性粒细胞可通过许多机制介导肺损伤,包括释放活性氮、活性氧、细胞因子、生长因子等放大炎症反应。此外中性粒细胞还能大量释放蛋白水解酶,尤其是弹性蛋白酶,损伤肺组织。其他升高的蛋白酶包括胶原酶和明胶酶 A、B,同时也可检测到高水平的内源性金属酶抑制剂,如 TIMP,说明蛋白酶/抗蛋白酶平衡在中性粒细胞诱发的蛋白溶解性损伤中具有重要作用。

2.细胞因子

ARDS 患者体液中有多种细胞因子的水平升高,并有研究发现细胞因子之间的平衡是炎症反应程度和持续时间的决定因素。患者体内的细胞因子反应相当复杂,包括促炎因子、抗炎因子及促炎因子内源性抑制剂等相互作用。在 ARDS 患者 BALF 中,炎症因子如 IL-Iβ、TNF-α 在肺损伤发生前后均有升高,但相关的内源性抑制剂如 IL-Iβ 受体拮抗药及可溶性 TNF-α 受体升高更为显著,提示在 ARDS 发病早期既有显著的抗炎反应。

虽然一些临床研究提示 ARDS 患者 BALF 中细胞群 NF-κB 的活性升高,但是后者的活化水平似乎与 BALF 中性粒细胞数量、IL-8 水平及病死率等临床指标并无相关性。而另一项对 15 例败血症患者外周血单核细胞核提取物中 NF-κB 活性的研究表明,NF-κB 的结合活性与 APACHE-Ⅱ评分类似,可以作为评价 ARDS 预后的精确指标。虽然该试验结果提示总 NF-κB 活性水平可能是决定 ARDS 预后的指标,但仍需要大量的研究证实。

3.氧化/抗氧化平衡

ARDS 患者肺部的氧气和抗氧化反应严重失衡。正常情况下,活性氧、活性氮被复杂的抗氧化系统拮抗,如抗氧化酶(超氧化物歧化酶、过氧化氢酶)、低分子清除剂(维生素 E、维生素 C 和谷酰胺),清除或修复氧化损伤的分子(多种 DNA 的蛋白质分子)。研究发现,ARDS 患者体内氧化剂增加和抗氧化剂降低几乎同时发生。

内源性抗氧化剂水平改变会影响 ARDS 的患病风险,如慢性饮酒者在遭受刺激事件如严重创伤、胃内容物误吸后易诱发 ARDS。但易患 ARDS 风险增加的内在机制尚不明确。近来有研究报道慢性饮酒者 BALF 中谷胱甘肽水平约比健康正常人低 7 倍而氧化谷酰胺比例增高,提示体内抗氧化剂如谷胱甘肽水平发生改变的个体可能在特定临床条件下更易发生 ARDS。

4.凝血机制

ARDS 患者凝血因子异常导致凝血与抗凝失衡,最终造成肺泡内纤维蛋白沉积。ARDS 的高危人群及 ARDS 患者 BALF 中凝血活性增强,组织因子(外源性凝血途径中血栓形成的启动因子)水平显著升高。ARDS 发生 3 天后凝血活性达到高峰,之后开始下降,同时伴随抗凝活性下降。ARDS 患者 BALF 中促进纤维蛋白溶解的纤溶酶原抑制剂-1 水平降低。败血症患者中内源性抗凝剂如抗凝血酶Ⅲ和蛋白 C 含量降低,其低水平与较差的预后相关。

恢复凝血/抗凝平衡可能对 ARDS 有一定的治疗作用。给予严重败血症患者活化蛋白 C,其病死率从 30.8％下降至 24.7％,其主要不良反应是出血。活化蛋白 C 还能使 ARDS 患者血浆 IL-6 水平降低,说明它除了抗凝效果外还具有抗炎效应。但活性蛋白 C 是否对各种原因引起的 ARDS 均有效尚待进一步研究。

(二)肺泡毛细血管膜损害

1.肺毛细血管内皮细胞

肺毛细血管内皮细胞损伤是 ARDS 发病过程中的一个重要环节,对其超微结构的变化特征也早有研究。同时测量肺泡渗出液及血浆中的蛋白含量能够反映毛细血管通透性增高的程度,早期 ARDS 中水肿液/血浆蛋白比>0.75,相反压力性肺水肿患者的水肿液/血浆蛋白比<0.65。ARDS 患者肺毛细血管的通透性较压力性肺水肿患者高,并且上皮细胞间形成了可逆的细胞间隙。

2.肺泡上皮细胞

肺泡上皮细胞损伤在 ARDS 的形成过程中发挥了重要作用。正常肺组织中,肺泡上皮细胞是防止肺水肿的屏障。ARDS 发病早期,由于上皮细胞自身的受损、坏死及由其损伤造成的肺间质压力增高可破坏该屏障。肺泡Ⅱ型上皮细胞可产生合成表面活性物质的蛋白和脂质成分。ARDS 患者表面活性物质减少、成分改变及其功能抑制将导致肺泡萎陷及低氧血症。肺泡Ⅱ型上皮细胞的损伤造成表面活性物质生成减少及细胞代谢障碍。此外,肺泡渗出液中存在的蛋白酶和血浆蛋白通过破坏肺泡腔中的表面活性物质使其失活。

肺泡上皮细胞在肺水肿时有主动转运肺泡腔中水、盐的作用。肺泡Ⅱ型上皮细胞通过 Na^+

的主动运输来驱动液体的转运。大多数早期 ARDS 患者肺泡液体主动清除能力下降,且与预后呈负相关。在肺移植后肺再灌注损伤患者中也存在类似的现象。虽然 ARDS 患者肺泡液主动清除能力下降的确切机制尚不明了,但推测其可能与肺泡上皮细胞间紧密连接或肺泡Ⅱ型上皮细胞受损的程度有关。

三、诊断

1967 年 Ashbaugh 等首次报告 ARDS,1994 年北美呼吸病-欧洲危重病学会专家联席评审会议发表了 ARDS 的诊断标准(AECC 标准),但其可靠性和准确性备受争议。2012 年修订的 ARDS 诊断标准(柏林标准)将 ARDS 定义为:①7 天内起病,出现高危肺损伤、新发或加重的呼吸系统症状。②胸部 X 线片或 CT 示双肺透亮度下降且难以完全由胸腔积液、肺(叶)不张或结节解释。③肺水肿原因难以完全由心力衰竭或容量过负荷来解释,如果不存在危险因素,则需要进行客观评估(如超声心动图),以排除静水压增高型水肿。④依据至少 0.49 kPa(50 mmHg)呼气末正压机械通气(positive end expiratory pressure,PEEP)下的氧合指数对 ARDS 进行分级,即轻度(氧合指数为 200~300)、中度(氧合指数为 100~200)和重度(氧合指数为≤100)。

中华医学会呼吸病分会也提出了类似的急性肺损伤(ALI)/ARDS 的诊断标准(草案)。

(1)有发病的高危因素。

(2)急性起病、呼吸频数和/或呼吸窘迫。

(3)低氧血症,ALI 时动脉血氧分压(PaO_2)/吸氧浓度(FiO_2)≤40.0 kPa(300 mmHg);ARDS 时 PaO_2/FiO_2≤26.7 kPa(200 mmHg)。

(4)胸部 X 线检查两肺浸润阴影。

(5)肺毛细血管楔压(PCWP)≤2.4 kPa(18 mmHg)或临床上能除外心源性肺水肿。

凡符合以上五项可以诊断为 ALI 或 ARDS。

四、治疗的基本原则

ARDS 治疗的关键在于控制原发病及其病因,如处理各种创伤,尽早找到感染灶,针对病原菌应用敏感的抗生素,制止严重反应进一步对肺的损伤;更紧迫的是要及时改善患者的严重缺氧,避免发生或加重多脏器功能损害。

五、治疗策略

(一)原发病治疗

全身性感染、创伤、休克、烧伤、急性重症胰腺炎等是导致 ALI/ARDS 的常见病因。严重感染患者有 25%～50% 发生 ALI/ARDS,而且在感染、创伤等导致的多器官功能障碍综合征(MODS)中,肺往往也是最早发生衰竭的器官。目前认为,感染、创伤后的全身炎症反应是导致 ARDS 的根本原因。控制原发病,遏制其诱导的全身失控性炎症反应,是预防和治疗ALI/ARDS 的必要措施。

推荐意见 1:积极控制原发病是遏制 ALI/ARDS 发展的必要措施(推荐级别:E 级)。

(二)呼吸支持治疗

1.氧疗

ALI/ARDS 患者吸氧治疗的目的是改善低氧血症,使动脉血氧分压(PaO_2)达到 8.0～

10.7 kPa(60～80 mmHg)。可根据低氧血症改善的程度和治疗反应调整氧疗方式,首先使用鼻导管,当需要较高的吸氧浓度时,可采用可调节吸氧浓度的文丘里面罩或带贮氧袋的非重吸式氧气面罩。ARDS 患者往往低氧血症严重,大多数患者一旦诊断明确,常规的氧疗常常难以奏效,机械通气仍然是最主要的呼吸支持手段。

推荐意见 2:氧疗是纠正 ALI/ARDS 患者低氧血症的基本手段(推荐级别:E 级)。

2.无创机械通气

无创机械通气(NIV)可以避免气管插管和气管切开引起的并发症,近年来得到了广泛的推广应用。尽管随机对照试验(RCT)证实 NIV 治疗 COPD 和心源性肺水肿导致的急性呼吸衰竭的疗效肯定,但是 NIV 在急性低氧性呼吸衰竭中的应用却存在很多争议。迄今为止,尚无足够的资料显示 NIV 可以作为 ALI/ARDS 导致的急性低氧性呼吸衰竭的常规治疗方法。

不同研究中 NIV 对急性低氧性呼吸衰竭的治疗效果差异较大,可能与导致低氧性呼吸衰竭的病因不同有关。一项荟萃分析显示,在不包括 COPD 和心源性肺水肿的急性低氧性呼吸衰竭患者中,与标准氧疗相比,NIV 可明显降低气管插管率,并有降低 ICU 住院时间及住院病死率的趋势。但分层分析显示 NIV 对 ALI/ARDS 的疗效并不明确。最近 NIV 治疗 54 例 ALI/ARDS 患者的临床研究显示,70%的患者应用 NIV 治疗无效。逐步回归分析显示,休克、严重低氧血症和代谢性酸中毒是 ARDS 患者 NIV 治疗失败的预测指标。一项 RCT 研究显示,与标准氧疗比较,NIV 虽然在应用第 1 小时明显改善 ALI/ARDS 患者的氧合,但不能降低气管插管率,也不改善患者预后。可见,ALI/ARDS 患者应慎用 NIV。

推荐意见 3:预计病情能够短期缓解的早期 ALI/ARDS 患者可考虑应用无创机械通气(推荐级别:C 级)。

推荐意见 4:合并免疫功能低下的 ALI/ARDS 患者早期可首先试用无创机械通气(推荐级别:C 级)。

推荐意见 5:应用无创机械通气治疗 ALI/ARDS 应严密监测患者的生命体征及治疗反应。神志不清、休克、气道自洁能力障碍的 ALI/ARDS 患者不宜应用无创机械通气(推荐级别:C 级)。

3.有创机械通气

(1)机械通气的时机选择:ARDS 患者经高浓度吸氧仍不能改善低氧血症时,应气管插管进行有创机械通气。ARDS 患者呼吸功明显增加,表现为严重的呼吸困难,早期气管插管机械通气可降低呼吸功,改善呼吸困难。虽然目前缺乏 RCT 研究评估早期气管插管对 ARDS 的治疗意义,但一般认为,气管插管和有创机械通气能更有效地改善低氧血症,降低呼吸功,缓解呼吸窘迫,并能够更有效地改善全身缺氧,防止肺外器官功能损害。

推荐意见 6:ARDS 患者应积极进行机械通气治疗(推荐级别:E 级)。

(2)肺保护性通气:由于 ARDS 患者大量肺泡塌陷,肺容积明显减少,常规或大潮气量通气易导致肺泡过度膨胀和气道平台压过高,加重肺及肺外器官的损伤。

推荐意见 7:对 ARDS 患者实施机械通气时应采用肺保护性通气策略,气道平台压不应超过 $30～35$ cmH$_2$O(推荐级别:B 级)。

(3)肺复张:充分复张 ARDS 塌陷肺泡是纠正低氧血症和保证 PEEP 效应的重要手段。为限制气道平台压而被迫采取的小潮气量通气往往不利于 ARDS 塌陷肺泡的膨胀,而 PEEP 维持肺复张的效应依赖于吸气期肺泡的膨胀程度。目前临床常用的肺复张手法包括控制性肺膨胀、PEEP 递增法及压力控制法(PCV 法)。其中实施控制性肺膨胀采用恒压通气方式,推荐吸气压为 3.0～4.4 kPa(30～45 cmH$_2$O)，持续时间为30～40 秒。

推荐意见 8:可采用肺复张手法促进 ARDS 患者的塌陷肺泡复张,改善氧合(推荐级别:E 级)。

(4)PEEP 的选择:ARDS 广泛肺泡塌陷不但可导致顽固的低氧血症,而且部分可复张的肺泡周期性塌陷开放而产生剪切力,会导致或加重呼吸机相关性肺损伤。充分复张塌陷肺泡后应用适当水平的 PEEP 防止呼气末肺泡塌陷,改善低氧血症,并避免剪切力,防治呼吸机相关性肺损伤。因此,ARDS 应采用能防止肺泡塌陷的最低 PEEP。

推荐意见 9:应使用能防止肺泡塌陷的最低 PEEP,有条件的情况下,应根据静态 P-V 曲线低位转折点压力＋0.2 kPa(＋2 cmH$_2$O)来确定 PEEP(推荐级别:C 级)。

(5)自主呼吸:自主呼吸过程中膈肌主动收缩可增加 ARDS 患者肺重力依赖区的通气,改善通气血流比例失调,改善氧合。一项前瞻对照研究显示,与控制通气相比,保留自主呼吸的患者镇静剂使用量、机械通气时间和 ICU 住院时间均明显减少。因此,在循环功能稳定、人机协调性较好的情况下,ARDS 患者机械通气时有必要保留自主呼吸。

推荐意见 10:ARDS 患者机械通气时应尽量保留自主呼吸(推荐级别:C 级)。

(6)半卧位:ARDS 患者合并 VAP 往往使肺损伤进一步恶化,预防 VAP 具有重要的临床意义。机械通气患者平卧位易发生 VAP。研究表明,由于气管插管或气管切开导致声门的关闭功能丧失,机械通气患者胃肠内容物易反流误吸进入下呼吸道,导致 VAP。＜30°的平卧位是院内获得性肺炎的独立危险因素。

推荐意见 11:若无禁忌证,机械通气的 ARDS 患者应采用30°～45°半卧位(推荐级别:B 级)。

(7)俯卧位通气:俯卧位通气通过降低胸腔内压力梯度、促进分泌物引流和促进肺内液体移动,明显改善氧合。

推荐意见 12:常规机械通气治疗无效的重度 ARDS 患者,若无禁忌证,可考虑采用俯卧位通气(推荐级别:D 级)。

(8)镇静镇痛与肌松:机械通气患者应考虑使用镇静镇痛剂,以缓解焦虑、躁动、疼痛,减少过度的氧耗。合适的镇静状态、适当的镇痛是保证患者安全和舒适的基本环节。

推荐意见 13:对机械通气的 ARDS 患者,应制订镇静方案(镇静目标和评估)(推荐级别:B 级)。

推荐意见 14:对机械通气的 ARDS 患者,不推荐常规使用肌松剂(推荐级别:E 级)。

4.液体通气

部分液体通气是在常规机械通气的基础上经气管插管向肺内注入相当于功能残气量的全氟碳化合物,以降低肺泡表面张力,促进肺重力依赖区塌陷肺泡复张。

5.体外膜氧合技术(ECMO)

建立体外循环后可减轻肺负担,有利于肺功能恢复。

(三)ALI/ARDS 药物治疗

1.液体管理

高通透性肺水肿是 ALI/ARDS 的病理生理特征,肺水肿的程度与 ALI/ARDS 的预后呈正相关。因此,通过积极的液体管理,改善 ALI/ARDS 患者的肺水肿具有重要的临床意义。

研究显示,液体负平衡与感染性休克患者病死率的降低显著相关,且对于创伤导致的 ALI/ARDS患者,液体正平衡使患者的病死率明显增加。应用利尿药减轻肺水肿可能改善肺部病理情况,缩短机械通气时间,进而减少呼吸机相关性肺炎等并发症的发生。但是利尿减轻肺水肿的过程可能会导致心排血量下降,器官灌注不足。因此,ALI/ARDS 患者的液体管理必须考虑两者的平衡,必须在保证脏器灌注的前提下进行。

推荐意见 15:在保证组织器官灌注的前提下,应实施限制性的液体管理,有助于改善 ALI/ARDS患者的氧合和肺损伤(推荐级别:B 级)。

推荐意见 16:存在低蛋白血症的 ARDS 患者,可通过补充清蛋白等胶体溶液和应用利尿药,有助于实现液体负平衡,并改善氧合(推荐级别:C 级)。

2.糖皮质激素

全身和局部的炎症反应是 ALI/ARDS 发生和发展的重要机制,研究显示血浆和肺泡灌洗液中的炎症因子浓度升高与 ARDS 的病死率呈正相关。长期以来,大量的研究试图应用糖皮质激素控制炎症反应,预防和治疗 ARDS。早期的三项多中心 RCT 研究观察了大剂量糖皮质激素对 ARDS 的预防和早期治疗作用,结果糖皮质激素既不能预防 ARDS 的发生,对早期 ARDS 也没有治疗作用。但对于变应原因导致的 ARDS 患者,早期应用糖皮质激素经验性治疗可能有效。此外感染性休克并发 ARDS 的患者,如合并有肾上腺皮质功能不全,可考虑应用替代剂量的糖皮质激素。

推荐意见 17:不推荐常规应用糖皮质激素预防和治疗 ARDS(推荐级别:B 级)。

3.一氧化氮(NO)吸入

NO 吸入可选择性地扩张肺血管,而且 NO 分布于肺内通气良好的区域,可扩张该区域的肺血管,显著降低肺动脉压,减少肺内分流,改善通气血流比例失调,并且可减少肺水肿形成。临床研究显示,NO 吸入可使约 60% 的 ARDS 患者氧合改善,同时肺动脉压、肺内分流明显下降,但对平均动脉压和心排血量无明显影响。但是氧合改善效果也仅限于开始 NO 吸入治疗的 24～48 小时内。两个 RCT 研究证实 NO 吸入并不能改善 ARDS 的病死率。因此,吸入 NO 不宜作为 ARDS 的常规治疗手段,仅在一般治疗无效的严重低氧血症时可考虑应用。

推荐意见 18:不推荐吸入 NO 作为 ARDS 的常规治疗(推荐级别:A 级)。

4.肺泡表面活性物质

ARDS 患者存在肺泡表面活性物质减少或功能丧失,易引起肺泡塌陷。肺泡表面活性物质能降低肺泡表面张力,减轻肺炎症反应,阻止氧自由基对细胞膜的氧化损伤。目前肺泡表面活性物质的应用仍存在许多尚未解决的问题,如最佳用药剂量、具体给药时间、给药间隔和药物来源等。因此,尽管早期补充肺表面活性物质有助于改善氧合,还不能将其作为 ARDS 的常规治疗手段。有必要进一步研究,明确其对 ARDS 预后的影响。

5.前列腺素 E_1

前列腺素 E_1(PGE$_1$)不仅是血管活性药物,还具有免疫调节作用,可抑制巨噬细胞和中性粒细胞的活性,发挥抗炎作用。但是 PGE$_1$ 没有组织特异性,静脉注射 PGE$_1$ 会引起全身血管舒张,导致低血压。静脉注射 PGE$_1$ 用于治疗 ALI/ARDS 目前已经完成了多个 RCT 研究,但无论是持续静脉注射 PGE$_1$,还是间断静脉注射脂质体 PGE$_1$,与安慰剂组相比,PGE$_1$ 组在 28 天的病死率、机械通气时间和氧合等方面并无益处。有研究报道吸入型 PGE$_1$ 可以改善氧合,但这需要进一步的 RCT 来研究证实。因此,只有在ALI/ARDS患者低氧血症难以纠正时,可以考虑吸入 PGE$_1$ 治疗。

6.N-乙酰半胱氨酸和丙半胱氨酸

抗氧化剂 N-乙酰半胱氨酸(NAC)和丙半胱氨酸通过提供合成谷胱甘肽(GSH)的前体物质半胱氨酸,提高细胞内 GSH 水平,依靠 GSH 氧化还原反应来清除体内氧自由基,从而减轻肺损伤。静脉注射 NAC 对 ALI 患者可以显著改善全身氧合和缩短机械通气时间。而近期在 ARDS 患者中进行的 Ⅱ 临床试验证实，NAC 有缩短肺损伤病程和阻止肺外器官衰竭的趋势，不能减少机械通气时间和降低病死率。丙半胱氨酸的 Ⅱ、Ⅲ 期临床试验也证实不能改善 ARDS 患者预后。因此，尚无足够证据支持 NAC 等抗氧化剂用于治疗 ARDS。

7.环氧化酶抑制剂

布洛芬等环氧化酶抑制剂可抑制 ALI/ARDS 患者血栓素 A_2 的合成，对炎症反应有强烈的抑制作用。小规模临床研究发现布洛芬可改善全身性感染患者的氧合与呼吸力学。对严重感染的临床研究也发现布洛芬可以降低体温、减慢心率和减轻酸中毒，但是亚组分析（ARDS 患者 130 例）显示，布洛芬既不能降低危重 ARDS 患者的患病率，也不能改善 ARDS 患者的 30 天生存率。因此，布洛芬等环氧化酶抑制剂尚不能用于 ALI/ARDS 的常规治疗。

8.细胞因子单克隆抗体或拮抗药

炎症性细胞因子在 ALI/ARDS 发病中具有重要作用。动物试验应用单克隆抗体或拮抗药中和肿瘤坏死因子（TNF）、白细胞介素（IL）-1 和 IL-8 等细胞因子可明显减轻肺损伤，但多数临床试验获得阴性结果。细胞因子单克隆抗体或拮抗药是否能够用于 ALI/ARDS 的治疗，目前尚缺乏临床研究证据。因此，不推荐抗细胞因子单克隆抗体或拮抗药用于 ARDS 治疗。

9.己酮可可碱及其衍化物利索茶碱

己酮可可碱及其衍化物利索茶碱均可抑制中性粒细胞的趋化和激活，减少促炎因子 TNFA、IL-1 和 IL-6 等释放，利索茶碱还可抑制氧自由基释放。但目前尚无 RCT 试验证实己酮可可碱对 ALI/ARDS 的疗效。因此，己酮可可碱或利索茶碱不推荐用于 ARDS 的治疗。

10.重组人活化蛋白 C

重组人活化蛋白 C（rhAPC）具有抗血栓、抗炎和纤溶特性，已被试用于治疗严重感染。Ⅲ期临床试验证实，持续静脉注射 rhAPC $24~\mu g/(kg \cdot h) \times 96$ 小时可以显著改善重度严重感染患者（APACHE Ⅱ＞25）的预后。基于 ARDS 的本质是全身性炎症反应，且凝血功能障碍在 ARDS 发生中具有重要地位，rhAPC 有可能成为 ARDS 的治疗手段。但目前尚无证据表明 rhAPC 可用于 ARDS 治疗，当然在严重感染导致的重度 ARDS 患者，如果没有禁忌证，可考虑应用 rhAPC。rhAPC 高昂的治疗费用也限制了它的临床应用。

11.酮康唑

酮康唑是一种抗真菌药，但可抑制白三烯和血栓素 A_2 合成，同时还可抑制肺泡巨噬细胞释放促炎因子，有可能用于 ARDS 的治疗。但是目前没有证据支持酮康唑可用于 ARDS 的常规治疗，同时为避免耐药，对于酮康唑的预防性应用也应慎重。

12.鱼油

鱼油富含 ω-3 脂肪酸，如二十二碳六烯酸（DHA）、二十碳五烯酸（EPA）等，也具有免疫调节作用，可抑制二十烷花生酸样促炎因子释放，并促进 PGE_1 生成。研究显示，通过肠道为 ARDS 患者补充 EPA、γ-亚油酸和抗氧化剂，可使患者肺泡灌洗液内中性粒细胞减少，IL-8 释放受到抑制，病死率降低。对机械通气的 ALI 患者的研究也显示，肠内补充 EPA 和 γ-亚油酸可以显著改善氧合和肺顺应性，明显缩短机械通气时间，但对生存率没有影响。

推荐意见 19：补充 EPA 和 γ-亚油酸有助于改善 ALI/ARDS 患者氧合，缩短机械通气时间（推荐级别：C 级）。

（方祥龙）

第十一节 急性呼吸衰竭

一、病因和发病机制

急性呼吸衰竭(acute respiratory failure,ARF)简称急性呼吸衰竭,是指患者既往无呼吸系统疾病,由于突发因素,在数秒或数小时内迅速发生呼吸抑制或呼吸功能突然衰竭,在海平面大气压、静息状态下呼吸空气时,由于通气和/或换气功能障碍,导致缺氧伴或不伴二氧化碳潴留,产生一系列病理生理改变的紧急综合征。

病情危重时,因机体难以得到代偿,如不及时诊断,尽早抢救,会发生多器官功能损害,乃至危及生命。必须注意在实际临床工作中,经常会遇到在慢性呼吸衰竭的基础上,由于某些诱发因素而发生急性呼吸衰竭。

(一)急性呼吸衰竭分类

一般呼吸衰竭分为通气和换气功能衰竭 2 类,亦有人分为 3 类,即再加上一个混合型呼吸衰竭。其标准如下。

换气功能衰竭(Ⅰ型呼吸衰竭)以低氧血症为主,$PaO_2 < 8.0$ kPa(60 mmHg),$PaCO_2 < 6.7$ kPa(50 mmHg),$P_{(A-a)}O_2 > 3.3$ kPa(25 mmHg),$PaO_2/PaO_2 < 0.6$。

通气功能衰竭(Ⅱ型呼吸衰竭)以高碳酸血症为主,$PaCO_2 > 6.7$ kPa(50 mmHg),PaO_2 正常,$P_{(A-a)}O_2 < 3.3$ kPa(25 mmHg),$PaO_2/PaO_2 > 0.6$。

混合性呼吸衰竭(Ⅲ型呼吸衰竭):$PaCO_2 < 8.0$ kPa(60 mmHg),$PaCO_2 > 6.7$ kPa(50 mmHg),$P_{(A-a)}O_2 > 3.3$ kPa(25 mmHg)。

急性肺损伤和急性呼吸窘迫综合征属于Ⅰ型呼吸衰竭。

(二)急性呼吸衰竭的病因

可以引起急性呼吸衰竭的疾病很多,多数是呼吸系统的疾病。

1.各种导致气道阻塞的疾病

急性病毒或细菌性感染,或烧伤等物理化学性因子所引起的黏膜充血、水肿,造成上气道(指隆突以上至鼻的呼吸道)急性梗阻。异物阻塞也可以引起急性呼吸衰竭。

2.引起肺实质病变的疾病

感染性因子引起的肺炎为此类常见疾病,误吸胃内容物,淹溺或化学毒性物质及某些药物、高浓度长时间吸氧也可引起吸入性肺损伤而发生急性呼吸衰竭。

3.肺水肿

(1)各种严重心脏病、心力衰竭引起的心源性肺水肿。

(2)非心源性肺水肿,有人称为通透性肺水肿,如急性高山病、复张性肺水肿。急性呼吸窘迫综合征(ARDS)为此种肺水肿的代表。此类疾病可造成严重低氧血症。

4.肺血管疾病

肺血栓栓塞是可引起急性呼吸衰竭的一种重要病因,还包括脂肪栓塞、气体栓塞等。

239

5.胸部疾病

如胸壁外伤、连枷胸、自发性气胸或创伤性气胸、大量胸腔积液等影响胸廓运动,从而导致通气减少或吸入气体分布不均,均有可能引起急性呼吸衰竭。

6.脑损伤

镇静药和对脑有毒性的药物、电解质平衡紊乱及酸、碱中毒、脑和脑膜感染、脑肿瘤、脑外伤等均可导致急性呼吸衰竭。

7.神经肌肉系统疾病

即便是气体交换的肺本身并无病变,因神经或肌肉系统疾病造成肺泡通气不足也可发生呼吸衰竭。如安眠药物或一氧化碳、有机磷等中毒,颈椎骨折损伤脊髓等直接或间接抑制呼吸中枢。也可因多发性神经炎、脊髓灰质炎等周围神经性病变,多发性肌炎、重症肌无力等肌肉系统疾病,造成肺泡通气不足而呼吸衰竭。

8.睡眠呼吸障碍

睡眠呼吸障碍表现为睡眠中呼吸暂停,频繁发生并且暂停时间显著延长,可引起肺泡通气量降低,导致缺氧和二氧化碳潴留。

二、病理生理

(一)肺泡通气不足

正常成人在静息时有效通气量约为 4 L/min,若单位时间内到达肺泡的新鲜空气量减少到正常值以下,则为肺泡通气不足。

由于每分钟肺泡通气量(VA)的下降,引起缺氧和二氧化碳潴留,PaO_2 下降,$PaCO_2$ 升高。同时,根据肺泡气公式:$PaO_2=(PB-PH_2O) \cdot FiO_2-PaCO_2/R$($PaO_2$,PB 和 PH_2O 分别表示肺泡气氧分压、大气压和水蒸气压力,FiO_2 代表吸入气氧浓度,R 代表呼吸商),由已测得的 $PaCO_2$ 值,就可推算出理论的肺泡气氧分压理论值。如 $PaCO_2$ 为 9.3 kPa(70 mmHg),PB 为 101.1 kPa(760 mmHg),37 ℃时 PH_2O 为6.3 kPa(47 mmHg),R 一般为 0.8,则 PaO_2 理论值为 7.2 kPa(54 mmHg)。假若 $PaCO_2$ 的升高单纯因 VA 下降引起,不存在影响气体交换肺实质病变的因素,则说明肺泡气与动脉血的氧分压差$[P_{(A-a)}O_2]$应该在正常范围,一般为 0.4~0.7 kPa(3~5 mmHg),均在 1.3 kPa(10 mmHg)以内。所以,当 $PaCO_2$ 为9.3 kPa(70 mmHg)时,PaO_2 为 7.2 kPa(54 mmHg),动脉血氧分压应当在 6.7 kPa(50 mmHg)左右,则为高碳酸血症型的呼吸衰竭。

通气功能障碍分为阻塞性和限制性功能障碍。阻塞性通气功能障碍多由气道炎症、黏膜充血水肿等因素引起的气道狭窄导致。由于气道阻力与管径大小呈负相关,故管径越小,阻力越大,肺泡通气量越小,此为阻塞性通气功能障碍缺氧和二氧化碳潴留的主要机制。而限制性通气功能障碍主要机制则是胸廓或肺的顺应性降低导致的肺泡通气量不足,进而导致缺氧或合并二氧化碳潴留。

(二)通气/血流灌流(V/Q)失调

肺泡的通气与其灌注周围的毛细血管血流的比例必须协调,才能保证有效的气体交换。正常肺泡每分通气量为 4 L,肺毛细血管血流量是 5 L,两者之比是 0.8。如肺泡通气量与血流量的比率>0.8,示肺泡灌注不足,形成无效腔,此种无效腔效应多见于肺泡通气功能正常或增加,而肺血流减少的疾病(如换气功能障碍或肺血管疾病等),临床以缺氧为主。肺泡通气量与血流量的比率<0.8,使肺动脉的混合静脉血未经充分氧合进入肺静脉,则形成肺内静脉样分流,多见于通气功能障碍,肺泡通气不足,临床以缺氧或伴二氧化碳潴留为主。通气/血流比例失调,是引起低氧血症最常见的病理生理学改变。

(三)肺内分流量增加(右到左的肺内分流)

在肺部疾病如肺水肿、急性呼吸窘迫综合征(ARDS)中,肺泡无气所致肺毛细血管混合静脉血未经气体交换,流入肺静脉引起右至左的分流增加。动-静脉分流使静脉血失去在肺泡内进行气体交换的机会,故 PaO_2 可明显降低,但不伴有 $PaCO_2$ 的升高,甚至因过度通气反而降低,至病程晚期才出现二氧化碳蓄积。另外用提高吸入氧气浓度的办法(氧疗)不能有效地纠正此种低氧血症。

(四)弥散功能障碍

肺在肺泡-毛细血管膜完成气体交换。它由六层组织构成,由内向外依次为:肺泡表面活性物质、肺泡上皮细胞、肺泡上皮细胞基膜、肺间质、毛细血管内皮细胞基膜和毛细血管内皮细胞。弥散面积减少(肺气肿、肺实变、肺不张)和弥散膜增厚(肺间质纤维化、肺水肿)是引起弥散量降低的最常见原因。因氧的弥散能力仅为二氧化碳的 1/20,故弥散功能障碍只产生单纯缺氧。由于正常人肺泡毛细血管膜的面积大约为 70 m^2,相当于人体表面积的 40 倍,故人体弥散功能的储备巨大,虽是发生呼吸衰竭病理生理改变的原因之一,但常需与其他 3 种主要的病理生理学变化同时发生、参与作用使低氧血症出现。吸氧可使 PaO_2 升高,提高肺泡膜两侧的氧分压时,弥散量随之增加,可以改善低氧血症。

(五)氧耗量增加

氧耗量增加是加重缺氧的原因之一,发热、寒战、呼吸困难和抽搐均将增加氧耗量。寒战耗氧量可达 500 mL,健康者耗氧量为 250 mL/min。氧耗量增加,肺泡氧分压下降,健康者借助增加肺泡通气量代偿缺氧。氧耗量增加的通气功能障碍患者,肺泡氧分压得不到提高,故缺氧也难以缓解。

总之,不同的疾病发生呼吸衰竭的途径不全相同,经常是一种以上的病理生理学改变的综合作用。

(六)缺氧、二氧化碳潴留对机体的影响

1.对中枢神经的影响

脑组织耗氧量占全身耗量的 1/5～1/4。中枢皮质神经元细胞对缺氧最为敏感,缺氧程度和发生的急缓对中枢神经的影响也不同。如突然中断供氧,改吸纯氮 20 秒可出现深昏迷和全身抽搐。逐渐降低吸氧的浓度,症状出现缓慢,轻度缺氧可引起注意力不集中、智力减退、定向障碍;随缺氧加重,PaO_2 低于 6.7 kPa(50 mmHg)可致烦躁不安、意识恍惚、谵妄;低于 4.0 kPa(30 mmHg)时,会使意识消失、昏迷;低于 2.7 kPa(20 mmHg)则会发生不可逆转的脑细胞损伤。

二氧化碳潴留使脑脊液氢离子浓度增加,影响脑细胞代谢,降低脑细胞兴奋性,抑制皮质活动;随着二氧化碳的增加,对皮质下层刺激加强,引起皮质兴奋;若二氧化碳继续升高,皮质下层受抑制,使中枢神经处于麻醉状态。在出现麻醉前的患者,往往有失眠、精神兴奋、烦躁不安的先兆兴奋症状。

缺氧和二氧化碳潴留均会使脑血管扩张,血流阻力减小,血流量增加以代偿之。严重缺氧会发生脑细胞内水肿,血管通透性增加,引起脑间质水肿,导致颅内压增高,挤压脑组织,压迫血管,进而加重脑组织缺氧,形成恶性循环。

2.对心脏、循环的影响

缺氧可刺激心脏,使心率加快和心搏量增加,血压上升。冠状动脉血流量在缺氧时明显增加,心脏的血流量远超过脑和其他脏器。心肌对缺氧非常敏感,早期轻度缺氧即在心电图上有变化,急性严重缺氧可导致心室颤动或心脏骤停。缺氧和二氧化碳潴留均能引起肺动脉小血管收缩而增加肺循环阻力,导致肺动脉高压和增加右心负荷。

吸入气中二氧化碳浓度增加,可使心率加快,心搏量增加,使脑、冠状血管舒张,皮下浅表毛细血管和静脉扩张,而使脾和肌肉的血管收缩,再加心搏量增加,故血压仍升高。

3.对呼吸影响

缺氧对呼吸的影响远较二氧化碳潴留的影响为小。缺氧主要通过颈动脉窦和主动脉体化学感受器的反射作用刺激通气,如缺氧程度逐渐加重,这种反射迟钝。

二氧化碳是强有力的呼吸中枢兴奋剂,吸入二氧化碳浓度增加,通气量成倍增加,急性二氧化碳潴留出现深大快速的呼吸;但当吸入二氧化碳浓度超过12%时,通气量不再增加,呼吸中枢处于被抑制状态。而慢性高碳酸血症,并无通气量相应增加,反而有所下降,这与呼吸中枢反应性迟钝;通过肾脏对碳酸氢盐再吸收和 H^+ 排出,使血 pH 无明显下降;还与患者气道阻力增加、肺组织损害严重、胸廓运动的通气功能减退有关。

4.对肝、肾和造血系统的影响

缺氧可直接或间接损害肝功能使谷丙转氨酶上升,但随着缺氧的纠正,肝功能逐渐恢复正常。动脉血氧降低时,肾血流量、肾小球滤过量、尿排出量和钠的排出量均有增加;但当 PaO_2 <5.3 kPa(40 mmHg)时,肾血流量减少,肾功能受到抑制。

组织低氧分压可增加红细胞生成素促使红细胞增生。肾脏和肝脏产生一种酶,将血液中非活性红细胞生成素的前身物质激活成生成素,刺激骨髓引起继发性红细胞增多。有利于增加血液携氧量,但亦增加血液黏稠度,加重肺循环和右心负担。

轻度二氧化碳潴留会扩张肾血管,增加肾血流量,尿量增加;当 $PaCO_2$ 超过 8.7 kPa(65 mmHg),血 pH 明显下降,则肾血管痉挛,血流减少,HCO_3^- 和 Na^+ 再吸收增加,尿量减少。

5.对酸碱平衡和电解质的影响

严重缺氧可抑制细胞能量代谢的中间过程,如三羧酸循环、氧化磷酸化作用和有关酶的活动。这不但降低产生能量效率,还因产生乳酸和无机磷引起代谢性酸中毒。由于能量不足,体内离子转运的钠泵遭损害,使细胞内钾离子转移至血液,而 Na^+ 和 H^+ 进入细胞内,造成细胞内酸中毒和高钾血症。代谢性酸中毒产生的固定酸与缓冲系统中碳酸氢盐起作用,产生碳酸,使组织二氧化碳分压增高。

pH 取决于碳酸氢盐与碳酸的比值,前者靠肾脏调节(1~3 天),而碳酸调节靠肺(数小时)。健康人每天由肺排出碳酸达 15 000 mmol 之多,故急性呼吸衰竭二氧化碳潴留对 pH 影响十分迅速,往往与代谢性酸中毒同时存在时,因严重酸中毒引起血压下降,心律失常,乃至心脏停搏。而慢性呼吸衰竭因二氧化碳潴留发展缓慢,肾碳酸氢根排出减少,不致使 pH 明显降低。因血中主要阴离子 HCO_3^- 和 Cl^- 之和为一常数,当 HCO_3^- 增加,则 Cl^- 相应降低,产生低氯血症。

三、临床表现

因低氧血症和高碳酸血症所引起的症状和体征是急性呼吸衰竭时最主要的临床表现。由于造成呼吸衰竭的基础病因不同,各种基础疾病的临床表现自然十分重要,需要注意。

(一)呼吸困难

呼吸困难是呼吸衰竭最早出现的症状。可表现为频率、节律和幅度的改变。早期表现为呼吸困难,呼吸频率可增加,深大呼吸、鼻翼翕动,进而辅助呼吸肌肉运动增强,呼吸节律紊乱,失去正常规则的节律。呼吸频率增加(30～40 次/分)。中枢性呼吸衰竭,可使呼吸频率改变,如潮式呼吸、比奥呼吸等。

(二)低氧血症

当动脉血氧饱和度低于 90%,PaO_2 低于 6.7 kPa(50 mmHg)时,可在口唇或指甲出现发绀,这是缺氧的典型表现。但患者的发绀程度与体内血红蛋白含量、皮肤色素和心脏功能相关,所以发绀是一项可靠但不特异的诊断体征。因神经与心肌组织对缺氧均十分敏感,在机体出现低氧血症时常出现中枢神经系统和心血管系统功能异常的临床征象。如判断力障碍、运动功能失常、烦躁不安等中枢神经系统症状。缺氧严重时,可表现为谵妄、癫痫样抽搐、意志丧失,以致昏迷、死亡。肺泡缺氧时,肺血管收缩,肺动脉压升高,使肺循环阻力增加,右心负荷增加,乃是低氧血症时血流动力学的一项重要变化。在心血管方面常表现为心率增快、血压升高。缺氧严重时则可出现各种类型的心律失常,进而心率减慢,周围循环衰竭,甚至心搏停止。

(三)高碳酸血症

由于急性呼吸衰竭时,二氧化碳蓄积进展很快,因此产生严重的中枢神经系统和心血管功能障碍。高碳酸血症出现中枢抑制之前的兴奋状态,如失眠,躁动,但禁忌给予镇静或安眠药。严重者可出现肺性脑病("二氧化碳麻醉"),临床表现为头痛、反应迟钝、嗜睡,以至神志不清、昏迷。急性高碳酸血症主要通过降低脑脊液 pH 而抑制中枢神经系统的活动。扑翼样震颤也是二氧化碳蓄积的一项体征。二氧化碳蓄积引起的心血管系统的临床表现因血管扩张或收缩程度而异。如多汗、球结膜充血水肿、颈静脉充盈、周围血压下降等。

(四)其他重要脏器的功能障碍

严重的缺氧和二氧化碳蓄积损伤肝、肾功能,出现血清转氨酶增高,碳酸酐酶活性增加,胃壁细胞分泌增多,出现消化道溃疡、出血。当 $PaO_2 < 5.3$ kPa(40 mmHg)时,肾血流减少,肾功能抑制,尿中可出现蛋白、血细胞或管型,血液中尿素氮、肌酐含量增高。

(五)水、电解质和酸碱平衡的失调

严重低氧血症和高碳酸血症常有酸碱平衡的失调,如缺氧而通气过度可发生急性呼吸性碱中毒;急性二氧化碳潴留可表现为呼吸性酸中毒。严重缺氧时无氧代谢引起乳酸堆积,肾脏功能障碍使酸性物质不能排出体外,二者均可导致代谢性酸中毒。代谢性和呼吸性酸碱失衡又可同时存在,表现为混合性酸碱失衡。

酸碱平衡失调的同时,将会发生体液和电解质的代谢障碍。酸中毒时钾从细胞内逸出,导致高血钾,pH 每降低 0.1 血清钾大约升高 0.7 mmol/L。酸中毒时发生高血钾,如同时伴有肾衰(代谢性酸中毒),易发生致命性高血钾症。在诊断和处理急性呼吸衰竭时均应予以足够的重视。

又如当测得的 PaO_2 的下降明显超过理论上因肺泡通气不足所引起的结果时,则应考虑存着除肺泡通气不足以外的其他病理生理学变化,因在实际临床工作中,单纯因肺泡通气不足引起呼吸衰竭并不多见。

四、诊断

一般说来,根据急慢性呼吸衰竭基础病史,如胸部外伤或手术后、严重肺部感染或重症革兰

阴性杆菌败血症等,结合其呼吸、循环和中枢神经系统的有关体征,及时做出呼吸衰竭的诊断是可能的。但对某些急性呼吸衰竭早期的患者或缺氧、二氧化碳蓄积程度不十分严重时,单依据上述临床表现做出诊断有一定困难。动脉血气分析的结果直接提供动脉血氧和二氧化碳分压水平,可作为诊断呼吸衰竭的直接依据。而且,它还有助于我们了解呼吸衰竭的性质和程度,指导氧疗,呼吸兴奋剂和机械通气的参数调节,以及纠正电解质、酸碱平衡失调有重要价值故血气分析在呼吸衰竭诊断和治疗上具有重要地位。

急性呼吸衰竭患者,只要动脉血气证实 $PaO_2 < 8.0$ kPa(60 mmHg),常伴 $PaCO_2$ 正常或 <4.7 kPa(35 mmHg),则诊断为 Ⅰ 型呼吸衰竭,若伴 $PaCO_2 > 6.7$ kPa(50 mmHg),即可诊断为 Ⅱ 型呼吸衰竭。若缺氧程度超过肺泡通气不足所致的高碳酸血症,则诊断为混合型或 Ⅲ 型呼吸衰竭。

应当强调的是不但要诊断呼吸衰竭的存在与否,尚需要判断呼吸衰竭的性质,是急性呼吸衰竭还是慢性呼吸衰竭基础上的急性加重,更应当判别产生呼吸衰竭的病理生理学过程,明确为 Ⅰ 型或 Ⅱ 型呼吸衰竭,以利采取恰当的抢救措施。

此外还应注意在诊治过程中,应当尽快去除产生呼吸衰竭的基础病因,否则患者经氧疗或机械通气后因得到足够的通气量维持氧和二氧化碳分压在相对正常的水平后可再次发生呼吸衰竭。

五、治疗

急性呼吸衰竭是需要抢救的急症。对它的处理要求迅速、果断。数小时或更短时间的犹豫、观望或拖延,可以造成脑、肾、心、肝等重要脏器因严重缺氧发生不可逆性的损害。同时及时、合宜的抢救和处置才有可能为祛除或治疗诱发呼吸衰竭的基础病因争取到必要的时间。治疗措施集中于立即纠正低氧血症,急诊插管或辅助通气、足够的循环支持。

(一)氧疗

通过鼻导管或面罩吸氧,提高肺泡氧分压,增加肺泡膜两侧氧分压差,增加氧弥散能力,以提高动脉氧分压和血氧饱和度,是纠正低氧血症的一种有效措施。氧疗作为一种治疗手段使用时,要选择适宜的吸入氧流量,应以脉搏血氧饱和度>90%为标准,并了解机体对氧的摄取与代谢及它在体内的分布,注意可能产生的氧毒性作用。

由于高浓度($FiO_2 > 21\%$)氧的吸入可以使肺泡气氧分压提高。若因 PaO_2 降低造成低氧血症或主因通气/血流失调引起的 PaO_2 下降,氧疗可以改善。氧疗可以治疗低氧血症,降低呼吸功和减少心血管系统低氧血症。

根据肺泡通气和 PaO_2 的关系曲线,在低肺泡通气量时,吸入低浓度的氧气,即可显著提高 PaO_2,纠正缺氧。所以通气与血流比例失调的患者吸低浓度氧气就能纠正缺氧。

弥散功能障碍患者,因二氧化碳的弥散能力为氧的弥散能力 20 倍,需要更大的肺泡膜分压差才足以增强氧的弥散能力,所以应吸入更高浓度的氧(>35%)才能改善缺氧。

由肺内静脉分流增加的疾病导致的缺氧,因肺泡内充满水肿液,肺萎陷,尤在肺炎症血流增多的患者,肺内分流更多,所以需要增加外源性呼气末正压(PEEP),才可使萎陷肺泡复张,增加功能残气量和气体交换面积,提高 PaO_2、SaO_2,改善低氧血症。

(二)保持呼吸道通畅

进行各种呼吸支持治疗的首要条件是通畅呼吸道。呼吸道黏膜水肿、充血,以及胃内容物误吸或异物吸入都可使呼吸道梗阻。保证呼吸道的畅通才能保证正常通气,所以是急性呼吸衰竭处理的第一步。

1.开放呼吸道

首先要注意清除口咽部分泌物或胃内反流物,预防呕吐物反流至气管,使呼吸衰竭加重。口咽部护理和鼓励患者咳痰很重要,可用多孔导管经鼻孔或经口腔负压吸引法,清除口咽部潴留物。吸引前短时间给患者吸高浓度氧,吸引后立即重新通气。无论是直接吸引或是经人工气道吸引均需注意操作技术,管径应适当选择,尽量避免损伤气管黏膜,在气道内一次负压吸引时间不宜超过 15 秒,以免引起低氧血症、心律失常或肺不张等因负压吸引造成的并发症。此法亦能刺激咳嗽,有利于气道内痰液的咳出。对于痰多、黏稠难咳出者,要经常鼓励患者咳痰。多翻身拍背,协助痰液排出;给予祛痰药使痰液稀释。对于有严重排痰障碍者可考虑用纤支镜吸痰。同时应重视无菌操作,使用一次性吸引管,或更换灭菌后的吸引管。吸痰时可同时作深部痰培养以分离病原菌。

2.建立人工气道

当以上措施仍不能使呼吸道通畅时,则需建立人工气道。所谓人工气道就是进行气管插管,于是吸入气体就可通过导管直接抵达下呼吸道,进入肺泡。其目的是为了解除上呼吸道梗阻,保护无正常咽喉反射患者不致误吸,和进行充分有效的气管内吸引,以及为了提供机械通气时必要的通道。临床上常用的人工气道为气管插管和气管造口术后置入气管导管两种。

气管插管有经口和经鼻插管两种。前者借喉镜直视下经声门插入气管,容易成功,较为安全。后者分盲插或借喉镜、纤维支气管镜等的帮助,经鼻沿后鼻道插入气管。与经口插管比较需要一定的技巧,但经鼻插管容易固定,负压吸引较为满意,与机械通气等装置衔接比较可靠,给患者带来的不适也较经口者轻,神志清醒患者常也能耐受。唯需注意勿压伤鼻翼组织或堵塞咽鼓管、鼻窦开口等,造成急性中耳炎或鼻窦炎等并发症。

近年来,已有许多组织相容性较理想的高分子材料制成的导管与插管,为密封气道用的气囊也有低压、大容量的气囊问世,鼻插管可保留的时间也在延长。具体对人工气道方法的选择,各单位常有不同意见,应当根据病情的需要,手术医师和护理条件的可能,以及人工气道的材料性能来考虑。肯定在 3 天(72 小时)以内可以拔管时,应选用鼻或口插管,需要超过 3 周时当行气管造口置入气管导管,3~21 天的情况则当酌情灵活掌握。

使用人工气道后,气道的正常防御机制被破坏,细菌可直接进入下呼吸道;声门由于插管或因气流根本不通过声门而影响咳嗽动作的完成,不能正常排痰,必须依赖气管负压吸引来清除气道内的分泌物;由于不能发音,失去语言交流的功能,影响患者的心理精神状态;再加上人工气道本身存在着可能发生的并发症。因此人工气道的建立常是抢救急性呼吸衰竭所不可少的,但必须充分认识其弊端,慎重选择,尽力避免可能的并发症,及时撤管。

3.气道湿化

无论是经过患者自身气道或通过人工气道进行氧化治疗或机械通气,均必须充分注意到呼吸道黏膜的湿化。因为过分干燥的气体长期吸入将损伤呼吸道上皮细胞和支气管表面的黏液层,使黏膜纤毛清除能力下降,痰液不易咳出,肺不张,容易发生呼吸道或肺部感染。

保证患者足够液体摄入是保持呼吸道湿化最有效的措施。目前已有多种提供气道湿化用的温化器或雾化器装置,可以直接使用或与机械通气机连接应用。

湿化是否充分最好的标志,就是观察痰液是否容易咳出或吸出。应用湿化装置后应当记录每天通过湿化器消耗的液体量,以免湿化过量。

(三)改善二氧化碳的潴留

高碳酸血症主要是由于肺泡通气不足引起,只有增加通气量才能更好地排出二氧化碳,改善高碳酸血症。现多采用呼吸兴奋剂和机械通气支持,以改善通气功能。

1.呼吸兴奋剂的合理应用

呼吸兴奋剂能刺激呼吸中枢或周围化学感受器,增强呼吸驱动、呼吸频率,潮气量,改善通气,同时氧耗量和二氧化碳的产出也随之增加。故临床上应用呼吸兴奋剂时要严格掌握适应证。

常用的药物有尼可刹米和洛贝林,用量过大可引起不良反应,近年来在西方国家几乎被淘汰。取而代之的有多沙普仑,对末梢化学感受器和延脑呼吸中枢均有作用,增加呼吸驱动和通气,对原发性肺泡低通气、肥胖低通气综合征有良好疗效,可防止 COPD 呼吸衰竭氧疗不当所致的二氧化碳麻醉。其治疗量和中毒量有较大差距故安全性大,一般用 0.5～2 mg/kg 静脉滴注,开始滴速1.5 mg/min,以后酌情加快,其可致心律失常,长期用有肝毒性及并发消化性溃疡。都可喜通过刺激颈动脉体和主动脉体的化学感受器兴奋呼吸,无中枢兴奋作用,对肺泡通气不良部位的血流重新分配而改善 PaO_2,都可喜不用于哺乳、孕妇和严重肝病,也不主张长期应用以防止发生外周神经病变。

COPD 并意识障碍的呼吸衰竭患者 临床常见大多数 COPD 患者的呼吸衰竭与意识障碍程度呈正相关,患者意识障碍后自主翻身、咳痰动作、对呼吸兴奋剂的反应均迟钝,并易于吸入感染,对此种病情,可明显改善通气外,并有改善中枢神经兴奋和神志作用,因而患者的防御功能增强,呼吸衰竭的病情亦随之好转。

间质性肺疾病、肺水肿、ARDS 等疾病 无气道阻塞但有呼吸中枢驱动增强,这种患者 PaO_2、$PaCO_2$ 常均降低,由于患者呼吸功能已增强,故无应用呼吸兴奋剂的指征,且呼吸兴奋剂可加重呼吸性碱中毒的程度而影响组织获氧,故主要应给予氧疗。

COPD 并膈肌疲劳、无心功能不全、无心律失常,心率≤100 次/分的呼吸衰竭 可选用氨茶碱,其有舒张支气管、改善小气道通气、减少闭合气量、抑制炎性介质、增强膈肌、提高潮气量的作用,已观察到血药浓度达 13 mg/L 时对膈神经刺激则膈肌力量明显增强,且可加速膈肌疲劳的恢复。以上的茶碱综合作用使呼吸功减少、呼吸困难程度减轻,同时由于呼吸肌能力的提高对咳嗽、排痰等气道清除功能加强,还有助于药物吸入治疗,以及对呼吸机撤离的辅助作用;剂量以 5 mg/kg于 30 分钟静脉滴注使达有效血浓度,继以 0.5～0.6 mg/(kg·h)静脉滴注维持有效剂量,在应用中注意对心率、心律的影响,及时酌情减量和停用。

COPD、肺心病呼吸衰竭合并左心功能不全、肺水肿的患者,应先用强心利尿剂使肺水肿消退以改善肺顺应性,用抗生素控制感染以改善气道阻力,再使用呼吸兴奋剂才可取得改善呼吸功能的较好疗效。否则,呼吸兴奋剂虽可兴奋呼吸,但增加 PaO_2 有限,且呼吸功耗氧和生成二氧化碳量增多,反使呼吸衰竭加重。此种患者亦应不用增加心率和影响心律的茶碱类和较大剂量的都可喜,小剂量都可喜(<1.5 mg/kg)静脉滴注后即可达血药峰值,增强通气不好部位的缺氧性肺血管收缩,和增加通气好的部位肺血流,从而改善换气使 PaO_2 增高,且此种剂量很少发生不良反应,但剂量大于 1.5 mg/kg 可致全部肺血管收缩,且使肺动脉压增高、右心负荷增大。

不宜使用呼吸兴奋剂的情况。①使用肌肉松弛剂维持机械通气者:如破伤风肌强直时、有意识打掉自主呼吸者。②周围性呼吸肌麻痹者:多发性神经根神经炎、严重重症肌无力、高颈髓损伤所致呼吸肌无力、全脊髓麻痹等。③自主呼吸频率>20 次/分,而潮气量不足者:呼吸频率能够增快,说明呼吸中枢对缺氧或二氧化碳潴留的反应性较强,若使用呼吸兴奋剂不但效果不佳,而且加速呼吸肌疲劳。④中枢性呼吸衰竭的早期:如安眠药中毒早期。⑤患者精神兴奋、癫痫频发者。⑥呼吸兴奋剂慎用于缺血性心脏病、哮喘状态、严重高血压及甲亢患者。

2.机械通气

符合下述条件应实施机械通气:①经积极治疗后病情仍继续恶化。②意识障碍。③呼吸形式严重异常,如呼吸频率>40 次/分或<6 次/分,或呼吸节律异常,或自主呼吸微弱或消失。④血气分析提示严重通气和/或氧合障碍:PaO_2<6.7 kPa(50 mmHg),尤其是充分氧疗后仍<6.7 kPa(50 mmHg)。⑤$PaCO_2$ 进行性升高,pH 动态下降。

机械通气初始阶段,可给高 FiO_2(100%)以迅速纠正严重缺氧,然后依据目标 PaO_2、PEEP水平、平均动脉压水平和血流动力学状态,酌情降低 FiO_2 至 50% 以下。设法维持 SaO_2>90%,若不能达到上述目标,即可加用 PEEP、增加平均气道压,应用镇静剂或肌松剂。若适当 PEEP和平均动脉压可以使SaO_2>90%,应保持最低的 FiO_2。

正压通气相关的并发症包括呼吸机相关肺损伤、呼吸机相关肺炎、氧中毒和呼吸机相关的膈肌功能不全。

(四)抗感染治疗

呼吸道感染是呼吸衰竭最常见的诱因。建立人工气道机械通气和免疫功能低下的患者易反复发生感染。如呼吸道分泌物引流通畅,可根据痰细菌培养和药物敏感试验结果,选择有效的抗生素进行治疗。

(五)营养支持

呼吸衰竭患者因摄入能量不足、呼吸做功增加、发热等因素,机体处于负代谢,出现低蛋白血症,降低机体的免疫功能,使感染不宜控制,呼吸肌易疲劳不易恢复。可常规给予高蛋白、高脂肪和低碳水化合物,以及多种维生素和微量元素,必要时静脉内高营养治疗。

(吴会平)

第十二节 慢性呼吸衰竭

一、病因

慢性呼吸衰竭最常见的病因是支气管、肺疾病,如 COPD、重症肺结核、肺间质纤维化等,此外还有胸廓、神经-肌肉病变及肺血管疾病,如胸廓、脊椎畸形,广泛胸膜肥厚粘连、肺血管炎等。

二、发病机制和病理生理

(一)缺氧和二氧化碳潴留的发生机制

1.肺通气不足

在 COPD 时,细支气管慢性炎症所致管腔狭窄的基础上,感染使气道炎性分泌物增多,阻塞呼吸道造成阻塞性通气不足,肺泡通气量减少,肺泡氧分压下降,二氧化碳排出障碍,最终导致PaO_2 下降,$PaCO_2$ 升高。

2.通气/血流比例失调

正常情况下肺泡通气量为 4 L/min,肺血流量 5 L/min,通气/血流比值为 0.8。病理状态下,如慢性阻塞性肺气肿,由于肺内病变分布不均,有些区域有通气,但无血流或血流量不足,使通气/血流>0.8,吸入的气体不能与血液进行有效的交换,形成无效腔效应。在另一部分区域,虽有血流灌注,但因气道阻塞,肺泡通气不足,使通气/血流<0.8,静脉血不能充分氧合,形成动脉-静脉样分流。通气/血流比例失调的结果主要是缺氧,而不伴二氧化碳潴留。

3.弥散障碍

由于氧和二氧化碳通透肺泡膜的能力相差很大,氧的弥散力仅为二氧化碳的1/20。病理状态下,弥散障碍主要影响氧交换产生以缺氧为主的呼吸衰竭。

4.氧耗量增加

发热、寒战、呼吸困难和抽搐等均增加氧耗,正常人此时借助增加通气量以防止缺氧的发生。而 COPD 患者在通气功能障碍基础上,如出现氧耗量增加的因素时,则可出现严重的缺氧。

(二)缺氧对机体的影响

1.对中枢神经系统的影响

缺氧对中枢神经系统影响的程度随缺氧的程度和急缓而不同。轻度缺氧仅有注意力不集中、智力减退、定向力障碍等。随着缺氧的加重可出现烦躁不安、神志恍惚、谵妄,甚至昏迷。各部分脑组织对缺氧的敏感性不一样,以皮质神经元最为敏感,因此临床上缺氧的最早期表现是精神症状。严重缺氧可使血管通透性增加,引起脑间质和脑细胞水肿,颅内压急剧升高,进而加重脑组织缺氧,形成恶性循环。

2.对心脏、循环的影响

缺氧可使心率增加、血压升高、冠状动脉血流量增加以维持心肌活动所必需的氧。心肌对缺氧十分敏感,早期轻度缺氧心电图即有变化,急性严重缺氧可导致心室颤动或心搏骤停。长期慢性缺氧可使心肌纤维化、硬化。肺小动脉可因缺氧收缩而增加肺循环阻力,引起肺动脉高压、右心肥厚,最终导致肺源性心脏病、右心衰竭。

3.对呼吸的影响

轻度缺氧可通过颈动脉窦和主动脉体化学感受器的反射作用刺激通气。但缺氧程度缓慢加重时,这种反射变得迟钝。

4.缺氧对肝、肾功能和造血系统的影响

缺氧直接或间接损害肝细胞,使丙氨酸氨基转移酶升高,缺氧纠正后肝功能可恢复正常。缺氧可使肾血流量减少,肾功能受到抑制。慢性缺氧可引起继发性红细胞增多,有利于增加血液携氧量的同时,亦增加了血液黏稠度,甚至可加重肺循环阻力和右心负荷。

5.对细胞代谢、酸碱平衡和电解质的影响

严重缺氧使细胞能量代谢的中间过程受到抑制,同时产生大量乳酸和无机磷的积蓄引起代谢性酸中毒。因能量的不足,体内离子转运钠泵受到损害,使钾离子由细胞内转移到血液和组织间液,钠和氢离子进入细胞内,造成细胞内酸中毒及高钾血症。

(三)二氧化碳潴留对人体的影响

1.对中枢神经的影响

轻度二氧化碳潴留,可间接兴奋皮质,引起失眠、精神兴奋、烦躁不安等兴奋症状;随着二氧化碳潴留的加重,皮质下层受到抑制,使中枢神经处于麻醉状态,表现为嗜睡、昏睡,甚至昏迷。

二氧化碳潴留可扩张脑血管,严重时引起脑水肿。

2.对心脏和循环的影响

二氧化碳潴留可使心率加快,心排血量增加,脑血管、冠状动脉、皮下浅表毛细血管及静脉扩张,而部分内脏血管收缩,早期引起血压升高,严重时导致血压下降。

3.对呼吸的影响

二氧化碳是强有力的呼吸中枢兴奋剂,随着吸入二氧化碳浓度的增加,通气量逐渐增加。但当其浓度持续升高至12%时通气量不再增加,呼吸中枢处于抑制状态。临床上Ⅱ型呼吸衰竭患者并无通气量的增加原因在于存在气道阻力增高、肺组织严重损害和胸廓运动受限等多种因素。

4.对肾脏的影响

轻度二氧化碳潴留可使肾血管扩张,肾血流量增加,尿量增加。严重二氧化碳潴留时,由于pH的下降,使肾血管痉挛,血流量减少,尿量随之减少。

5.对酸碱平衡的影响

二氧化碳潴留可导致呼吸性酸中毒,血 pH 取决于碳酸氢盐和碳酸的比值,碳酸排出量的调节靠呼吸,故呼吸在维持酸碱平衡中起着十分重要的作用。慢性呼吸衰竭二氧化碳潴留发展较慢,由于肾脏的调节使血 pH 维持正常称为代偿性呼吸性酸中毒。急性呼吸衰竭或慢性呼吸衰竭的失代偿期,肾脏尚未发生代偿或代偿不完全,使 pH 下降称为失代偿性呼吸性酸中毒。若同时有缺氧、摄入不足、感染性休克和肾功能不全等因素使酸性代谢产物增加,pH 下降,则与代谢性酸中毒同时存在,即呼吸性酸中毒合并代谢性酸中毒。如在呼吸性酸中毒的基础上大量应用利尿剂,而氯化钾补充不足,则导致低钾低氯性碱中毒,即呼吸性酸中毒合并代谢性碱中毒,此型在呼吸衰竭中很常见。

三、临床表现

除引起慢性呼吸衰竭原发病的症状体征外,主要是缺氧和二氧化碳潴留引起的呼吸衰竭和多脏器功能紊乱的表现。

(一)呼吸困难

呼吸困难是临床最早出现的症状,主要表现在呼吸节律、频率和幅度的改变。COPD 所致的呼吸衰竭,开始只表现为呼吸费力伴呼气延长,严重时则为浅快呼吸,因辅助呼吸肌的参与可表现为点头或提肩样呼吸。并发肺性脑病,二氧化碳麻醉时,则出现呼吸浅表、缓慢,甚至呼吸停止。

(二)发绀

发绀是缺氧的典型症状。由于缺氧使血红蛋白不能充分氧合,当动脉血氧饱和度<90%时,可在口唇、指端、耳垂、口腔黏膜等血流量较大的部位出现发绀。但因发绀主要取决于血液中还原血红蛋白的含量,故贫血患者即使血氧饱和度明显降低,也可无发绀表现,而 COPD 患者由于继发红细胞增多,即使血氧饱和度轻度减低也会有发绀出现。此外发绀还受皮肤色素及心功能的影响。

(三)神经精神症状

缺氧和二氧化碳潴留均可引起精神症状。但因缺氧及二氧化碳潴留的程度、发生急缓及机体代偿能力的不同而表现不同。慢性缺氧多表现为记忆力减退,智力或定向力的障碍。急性严重缺氧可出现精神错乱、躁狂、昏迷、抽搐等症状。轻度二氧化碳潴留可表现为兴奋症状,如失眠、烦躁、夜间失眠而白天嗜睡,即昼睡夜醒;严重二氧化碳潴留可导致肺性脑病的发生,表现为神志淡漠、肌肉震颤、抽搐、昏睡,甚至昏迷。肺性脑病是典型二氧化碳潴留的表现,在肺性脑病前期,即发生二氧化碳麻醉状态之前,切忌使用镇静、催眠药,以免加重二氧化碳潴留,诱发肺性脑病。

(四)血液循环系统

严重缺氧、酸中毒可引起心律失常、心肌损害、周围循环衰竭、血压下降。二氧化碳潴留可使外周浅表静脉充盈、皮肤红润、潮湿、多汗、血压升高,因脑血管扩张可产生搏动性头痛。COPD因长期缺氧、二氧化碳潴留,可导致肺动脉高压、右心衰竭。严重缺氧可导致循环淤滞,诱发弥散性血管内凝血(DIC)。

(五)消化和泌尿系统

由于缺氧使胃肠道黏膜充血水肿、糜烂渗血,严重者可发生应激性溃疡引起上消化道出血。严重呼吸衰竭可引起肝、肾功能异常,出现丙氨酸氨基转移酶、血尿素氮升高。

四、诊断

根据患者有慢性肺部疾病史或其他导致呼吸功能障碍的疾病,如 COPD、严重肺结核等,新近呼吸道感染史及缺氧、二氧化碳潴留的临床表现,结合动脉血气分析,不难做出诊断。

血气分析在呼吸衰竭的诊断及治疗中是必不可少的检查项目,不仅可以明确呼吸衰竭的诊断,并有助于了解呼吸衰竭的性质、程度,判断治疗效果,对指导氧疗、机械通气各种参数的调节,纠正酸碱失衡和电解质紊乱均有重要意义。常用血气分析指标如下。

(一)动脉血氧分压(PaO_2)

PaO_2 是物理溶解于血液中的氧分子所产生的分压力,是决定血氧饱和度的重要因素,反映机体氧合状态的重要指标。正常值为 $12.7\sim13.3$ kPa($95\sim100$ mmHg)。随着年龄增长 PaO_2 逐渐降低。当 $PaO_2<8.0$ kPa(60 mmHg)可诊断为呼吸衰竭。

(二)动脉血氧饱和度(SaO_2)

SaO_2 是动脉血中血红蛋白实际结合的氧量与所能结合的最大氧量之比,即血红蛋白含氧的百分数,正常值为 $96\%\pm3\%$。SaO_2 作为缺氧指标不如 PaO_2 灵敏。

(三)pH

pH 是反映体液氢离子浓度的指标。动脉血 pH 是酸碱平衡中最重要的指标,它可反映血液的酸碱度,正常值为 $7.35\sim7.45$。pH 低于 7.35 为失代偿性酸中毒,大于 7.45 为失代偿性碱中毒。但 pH 的异常并不能说明酸碱失衡的性质,即是代谢性还是呼吸性;pH 在正常范围,不能说明没有酸碱失衡。

(四)动脉血二氧化碳分压($PaCO_2$)

动脉血 $PaCO_2$ 是物理溶解于血液中的二氧化碳气体的分压力。它是判断呼吸性酸碱失衡的重要指标,亦是衡量肺泡通气的可靠指标。正常值为 $4.7\sim6.0$ kPa($35\sim45$ mmHg),平均 5.3 kPa(40 mmHg)。$PaCO_2>6.0$ kPa(45 mmHg),提示通气不足。如是原发性的,为呼吸性酸中毒;如是继发性的,可以是由于代偿代谢性碱中毒而引起的改变。如 $PaCO_2<4.7$ kPa(35 mmHg),提示通气过度,可以是原发性呼吸性碱中毒,也可以是为了代偿代谢性酸中毒而引起的继发性改变。当 $PaCO_2>6.7$ kPa(50 mmHg)时,可结合 $PaO_2<8.0$ kPa(60 mmHg)诊断为呼吸衰竭(II型呼吸衰竭)。

(五)碳酸氢离子(HCO₃⁻)

HCO₃⁻是反映代谢方面的指标,但也受呼吸因素的影响,$PaCO_2$增加时HCO₃⁻也略有增加。正常值22~27 mmol/L,平均值24 mmol/L。

(六)剩余碱(BE)

只反映代谢的改变,不受呼吸因素影响。正常值为−3~+3 mmol/L。血液偏碱时为正值,偏酸时为负值,BE>+3 mmol/L为代谢性碱中毒,BE<−3 mmol/L为代谢性酸中毒。

(七)缓冲碱(BB)

指1 L全血(以BBb表示)或1 L血浆(以BBp表示)中所有具缓冲作用的阴离子总和,正常值:42(40~44) mmol/L。

五、治疗

(一)保持气道通畅

保持气道通畅是纠正呼吸衰竭的重要措施。

1.清除气道分泌物

鼓励患者咳嗽,对于无力咳痰或意识障碍者应加强呼吸道护理,帮助翻身拍背。

2.稀释痰液、化痰祛痰

痰液黏稠不易咳出者给予口服化痰祛痰药(如羧甲司坦片1.0每天三次或盐酸氨溴索15 mg,必要时用)或雾化吸入药物治疗。

3.解痉平喘

对有气道痉挛者,可雾化吸入β_2受体激动剂或溴化异丙托品,口服氨茶碱(或静脉滴注)、沙丁胺醇、特布他林等。

4.建立人工气道

经以上处理无效或病情危重者,应采用气管插管或气管切开,并给予机械通气辅助呼吸。机械通气的适应证:①意识障碍,呼吸不规则。②气道分泌物多而黏稠,不易排出。③严重低氧血症和/或二氧化碳潴留,危及生命[如$PaO_2 \leqslant 6.0$ kPa(45 mmHg),$PaCO_2 \geqslant 9.3$ kPa(70 mmHg)]。④合并多器官功能障碍。在机械通气治疗过程中应密切观察病情,监测血压、心率,加强护理,随时吸痰,根据血气分析结果随时调整呼吸机治疗参数,预防并发症的发生。

(二)氧疗

吸氧是治疗呼吸衰竭必需的措施。

1.吸氧浓度

对于Ⅰ型呼吸衰竭,以缺氧为主,不伴有二氧化碳潴留,应吸入较高浓度(>35%)的氧,使PaO_2提高到8.0 kPa(60 mmHg)或SaO_2在90%以上。对于既有缺氧又有二氧化碳潴留的Ⅱ型呼吸衰竭,则应持续低浓度吸氧(小于35%)。因慢性呼吸衰竭失代偿者缺氧伴二氧化碳潴留是通气不足造成的,由于二氧化碳潴留,其呼吸中枢化学感受器对二氧化碳反应性差,呼吸的维持主要靠低氧血症对颈动脉窦、主动脉体化学感受器的驱动作用。若吸入高浓度氧,首先PaO_2迅速上升,使外周化学感受器丧失低氧血症的刺激,解除了低氧性呼吸驱动从而抑制呼吸中枢。患者的呼吸变浅变慢,$PaCO_2$随之上升,严重时可陷入二氧化碳麻醉状态。

2.吸氧的装置

一般使用双腔鼻管、鼻导管或鼻塞吸氧,吸氧浓度%=21+4×吸入氧流量(L/min)。对于慢性Ⅱ型呼吸衰竭患者,长期家庭氧疗(1~2 L/min,每天 16 小时以上),有利于降低肺动脉压,改善呼吸困难和睡眠,增强活动能力和耐力,提高生活质量,延长患者的寿命。

(三)增加通气量、减少二氧化碳潴留

除治疗原发病、积极控制感染、通畅气道等治疗外,增加肺泡通气量是有效排出二氧化碳的关键。根据患者的具体情况,若有明显嗜睡,可给予呼吸兴奋剂,常用药物有尼可刹米与洛贝林[如 5%或 10%葡萄糖液 300 mL+尼可刹米 0.375×(3~5)支,静脉滴注,每天 1~2 次]。通过刺激呼吸中枢和外周化学感受器,增加呼吸频率和潮气量以改善通气。需注意必须在气道通畅的基础上应用,且患者的呼吸肌功能基本正常,否则治疗无效并可增加氧耗量和呼吸功,对脑缺氧、脑水肿、有频繁抽搐者慎用。主要适用于以中枢抑制为主、通气量不足引起的呼吸衰竭,对以肺炎、弥散性肺病变等以肺换气障碍为主的呼吸衰竭患者不宜应用。近年来尼可刹米与洛贝林这两种药物在西方国家几乎被多沙普仑取代,此药对镇静催眠药过量引起的呼吸抑制和 COPD 并发急性呼吸衰竭有显著的呼吸兴奋作用,对于慢性呼吸衰竭患者可口服呼吸兴奋剂,都可喜 50~100 mg,每天 2 次,该药通过刺激颈动脉体和主动脉体的化学感受器而兴奋呼吸中枢,从而增加通气量。

(四)水电解质紊乱和酸碱失衡的处理

多种因素均可导致慢性呼吸衰竭患者发生水、电解质紊乱和酸碱失衡。

(1)应根据患者心功能状态酌情补液。

(2)未经治疗的慢性呼吸衰竭失代偿的患者,常表现为单纯性呼酸或呼酸合并代谢性酸中毒,此时治疗的关键是改善通气,增加通气量,促进二氧化碳的排出,同时积极治疗代酸的病因,补碱不必太积极。如 pH 过低,可适当补碱,先一次给予 5%碳酸氢钠 100~150 mL 静脉滴注,使 pH 升至 7.25 左右即可。因补碱过量有可能加重二氧化碳潴留。

(3)如经利尿剂、糖皮质激素等药物治疗,又未及时补钾、补氯,则易发生呼酸合并代谢性碱中毒,此时除积极改善通气外,应注意补氯化钾,必要时(血 pH 明显增高)可补盐酸精氨酸(10%葡萄糖液 500 mL+盐酸精氨酸 10~20 g),并根据血气分析结果决定是否重复应用。

(五)治疗原发病

呼吸道感染是呼吸衰竭最常见的诱因,故病因治疗首先是根据敏感致病菌选用有效抗生素,积极控制感染。

六、预防

首先应加强慢性胸肺疾病的防治,防止肺功能逐渐恶化和呼吸衰竭的发生。已有慢性呼吸衰竭的患者应注意预防呼吸道感染。

七、预后

取决于慢性呼吸衰竭患者原发病的严重程度及肺功能状态。

(刘世盛)

第七章

消化系统危重症

第一节　消化性溃疡急性穿孔

急性穿孔是胃、十二指肠溃疡的严重并发症,也是外科常见的急腹症之一。起病急、病情重、变化快是其特点,常需紧急处理,若诊治不当,可危及患者生命。

一、流行病学调查

近几十年来,胃、十二指肠溃疡的发生率下降,住院治疗的胃、十二指肠溃疡患者数量明显减少,特别是胃、十二指肠溃疡的选择性手术治疗数量尤为减少,但溃疡的急性并发症(穿孔、出血和梗阻)的发生率和需要手术率近 20 年并无明显改变。

溃疡穿孔每年的发病率为 0.7/万～1/万;穿孔病住院患者占溃疡病住院患者的 7%;穿孔多发生在 30～60 岁人群,占 75%。约 2% 的十二指肠溃疡患者中穿孔为首发症状。估计在诊断十二指肠溃疡后,在第 1 个 10 年中,每年约 0.3% 的患者发生穿孔。十二指肠溃疡穿孔多位于前壁,"前壁溃疡穿孔,后壁溃疡出血"。胃溃疡急性穿孔大多发生在近幽门的胃前壁,偏小弯侧,胃溃疡的穿孔一般较十二指肠溃疡略大。

二、病因及发病机制

胃、十二指肠溃疡穿孔发生在慢性溃疡的基础上,患者有长期溃疡病史,但在少数情况下,急性溃疡也可以发生穿孔。下列因素可促进穿孔的发生。

(1)精神过度紧张或劳累,增加迷走神经兴奋程度,溃疡加重而穿孔。

(2)饮食过量,胃内压力增加,使溃疡穿孔。

(3)应用非甾体抗炎药和十二指肠溃疡、胃溃疡的穿孔密切相关,现在研究显示,治疗患者时应用这类药物是主要的促进因素。

(4)免疫抑制,尤其在器官移植患者中应用激素治疗。

(5)其他因素包括患者年龄增加、慢性阻塞性肺疾病、创伤、大面积烧伤和多器官功能障碍。

三、病理生理

急性穿孔后,有强烈刺激性的胃酸、胆汁、胰液等消化液和食物溢入腹腔,引起化学性腹膜炎,导致剧烈的腹痛和大量腹腔渗出液,甚至可致血容量下降,低血容量性休克。6～8 小时后,细菌开始繁殖,并逐渐转变为化脓性腹膜炎,病原菌以大肠埃希菌及链球菌多见。在强烈的化学刺激,细胞外液丢失的基础上,大量毒素被吸收,可导致感染中毒性休克的发生。胃、十二指肠后壁溃疡可穿透全层,并与周围组织包裹,形成慢性穿透性溃疡。

四、临床表现

(一)症状

患者以往多有溃疡病症状或肯定溃疡病史,而且近期常有溃疡病活动的症状。可在饮食不当后或在清晨空腹时发作。典型的溃疡急性穿孔表现为骤发腹痛,十分剧烈,如刀割或烧灼样,为持续性,但也可有阵发加重。由于腹痛发作突然而猛烈,患者甚至有一时性昏厥感。疼痛初起部位多在上腹或心窝部,迅即延及全腹面,以上腹为重。由于腹后壁及膈肌腹膜受到刺激,有时可引起肩部或肩胛部牵涉性疼痛,可有恶心感及反射性呕吐,但一般不重。

(二)体征

患者仰卧拒动,急性痛苦病容,由于腹痛严重而致面色苍白、四肢凉、出冷汗、脉率快、呼吸浅。腹式呼吸因腹肌紧张而消失。在发病初期,血压仍正常,腹部有明显腹膜炎体征,全腹压痛明显,上腹更重,腹肌高度强直,即所谓板样强直。肠鸣音消失。如腹腔内有较多游离气体,则叩诊时肝浊音界不清楚或消失。随着腹腔内细菌感染的发展,患者的体温、脉搏、血压、血常规等周身感染中毒症状及肠麻痹、腹胀、腹水等腹膜炎症也越来越重。

溃疡穿孔后,临床表现的轻重与漏出至游离腹腔内的胃肠内容物的量有直接关系,亦即与穿孔的大小,穿孔时胃内容物的多少(空腹或饱餐后)及孔洞是否很快被邻近器官或组织粘连堵塞等因素有关。穿孔小或漏出的胃肠内容物少或孔洞很快即被堵塞,则漏出的胃肠液可限于上腹,或顺小肠系膜根部及升结肠旁沟流至右下腹,腹痛程度可以较轻,腹膜刺激征也限于上腹及右侧腹部。

五、辅助检查

如考虑为穿孔,应做必要的实验室检查,检查项目包括血常规、血清电解质和淀粉酶,穿孔时间较长的需检查肾功能、血清肌酐、肺功能并进行动脉血气分析、监测酸碱平衡。常见白细胞升高及核左移,但在免疫抑制和老年患者中有时没有。血清淀粉酶一般是正常的,但有时升高,通常小于正常的 3 倍。肝功能一般是正常的。除非就诊延迟,血清电解质和肾功能是正常的。

胸部 X 线片和立位及卧位腹部 X 线片是必需的。约70%的患者有腹腔游离气体,因此无游离气体的不能排除穿孔。当疑为穿孔但无气腹者,可做水溶性造影剂上消化道造影检查,确立诊断腹膜炎体征者,这种 X 线造影是不需要的。

诊断性腹腔穿刺在部分患者是有意义的,若抽出液中含有胆汁或食物残渣常提示有消化道穿孔。

六、诊断及鉴别诊断

(一)诊断标准

胃、十二指肠溃疡急性穿孔后表现为急剧上腹痛,并迅速扩展为全腹痛,伴有显著的腹膜刺激征,结合 X 线检查发现腹部膈下游离气体,诊断性腹腔穿刺抽出液含有胆汁或食物残渣等特点,正确诊断一般不困难。在既往无典型溃疡病者,位于十二指肠及幽门后壁的溃疡小穿孔,胃后壁溃疡向小网膜腔内穿孔,老年体弱反应性差者的溃疡穿孔及空腹时发生的小穿孔等情况下,症状、体征不太典型,较难诊断。另需注意的是,X线检查未发现膈下游离气体并不能排除溃疡穿孔的可能,因约有20%的患者穿孔后可以无气腹表现。

(二)鉴别诊断

1.急性胰腺炎

溃疡急性穿孔和急性胰腺炎都是上腹部突然受到强烈化学性刺激而引起的急腹症,因而在临床表现上有很多相似之处,在鉴别诊断上可能造成困难。急性胰腺炎的腹痛发作虽然也较突然,但多不如溃疡穿孔者急骤,腹痛开始时有由轻而重的过程,疼痛部位趋向于上腹偏左及背部,腹肌紧张程度也略轻。血清及腹腔渗液的淀粉酶含量在溃疡穿孔时可以有所增高,但其增高的数值尚不足以诊断。急性胰腺炎X线检查无膈下游离气体,B超及CT提示胰腺肿胀。

2.胆石症、急性胆囊炎

胆绞痛发作以阵发性为主,压痛较局限于右上腹,而且压痛程度也较轻,腹肌紧张远不如溃疡穿孔者显著。腹膜炎体征多局限在右上腹,有时可触及肿大的胆囊,Murphy征阳性,X线检查无膈下游离气体,B超提示有胆囊结石,胆囊炎,如血清胆红素有增高,则可明确诊断。

3.急性阑尾炎

溃疡穿孔后胃、十二指肠内容物可顺升结肠旁沟或小肠系膜根部流至右下腹,引起右下腹腹膜炎症状和体征,易被误诊为急性阑尾炎穿孔。仔细询问病史当能发现急性阑尾炎开始发病时的上腹痛一般不十分剧烈,阑尾穿孔时腹痛的加重也不以上腹为主,腹膜炎体征则右下腹较上腹明显。

4.胃癌穿孔

胃癌急性穿孔所引起的腹内病理变化与溃疡穿孔相同,因而症状和体征也相似,术前难以鉴别。老年患者,特别是无溃疡病既往史而近期内有胃部不适或消化不良及消瘦、体力差等症状者,当出现溃疡急性穿孔的症状和体征时,应考虑到胃肠穿孔的可能。

七、治疗

对胃、十二指肠溃疡急性穿孔的治疗原则首先是终止胃肠内容物继续漏入腹腔,使急性腹膜炎好转,以挽救患者的生命。经常述及的3个高危因素:①术前存在休克。②穿孔时间超过24小时。③伴随严重内科疾病。这3类患者病死率高,可达5%～20%;而无上述高危因素者病死率<1%。故对此三类患者的处理更要积极、慎重。具体治疗方法有3种,即非手术治疗、手术修补穿孔及急症胃部分切除和迷走神经切断术,现在认为后者(胃部分切除术和迷走神经切断术)不是溃疡病的合理手术方式,已很少采用。术式选择主要依赖于患者一般状况、术中所见、局部解剖和穿孔损伤的严重程度。

(一)非手术治疗

近年来,特别是在我国,对溃疡急性穿孔采用非手术治疗累积了丰富经验,大量临床实践经验表明,连续胃肠吸引减压可以防止胃肠内容物继续漏向腹腔,有利于穿孔自行闭合及急性腹膜炎好转,从而使患者免遭手术痛苦。其病死率与手术缝合穿孔者无显著差别。为了能够得到满意的吸引减压,鼻胃管在胃内的位置要恰当,应处于最低位。非手术疗法的缺点是不能去除已漏入腹腔内的污染物,因此只适用于腹腔污染较轻的患者。其适应证如下。

(1)患者无明显中毒症状,急性腹膜炎体征较轻,或范围较局限,或已趋向好转,表明漏出的胃肠内容物较少,穿孔已趋于自行闭合。

(2)穿孔是在空腹情况下发生的,估计漏至腹腔内的胃肠内容物有限。

(3)溃疡病本身不是根治性治疗的适应证。

(4)有较重的心肺等重要脏器并存病,致使麻醉及手术有较大风险。但在 70 岁以上、诊断不能肯定、应用类固醇激素和正在进行溃疡治疗的患者,不能采取非手术治疗方法。

因为手术治疗的效果确切,非手术治疗的风险并不低(腹内感染、脓毒症等),一般认为非手术治疗要极慎重。在非手术治疗期间,需动态观察患者的全身情况和腹部体征,若病情无好转或有所加重,即需及时改用手术治疗。

(二)手术治疗

手术治疗包括单纯穿孔缝合术和确定性溃疡手术。

1.单纯穿孔缝合术

单纯穿孔缝合术是目前治疗溃疡病穿孔主要的手术方式。只要闭合穿孔不致引起胃出口梗阻,就应首先考虑。缝闭瘘口、中止胃肠内容物继续外漏后,彻底清除腹腔内的污染物及渗出液。术后须经过一时期内科治疗,溃疡可以愈合。缝合术的优点是操作简便,手术时间短,安全性高,一般认为,以下为单纯穿孔缝合术的适应证。穿孔时间超过 8 小时,腹腔内感染及炎症水肿较重,有大量脓性渗出液;以往无溃疡病史或有溃疡病史未经正规内科治疗,无出血、梗阻并发症,特别是十二指肠溃疡;有其他系统器质性疾病而不能耐受彻底性溃疡手术。单纯穿孔缝合术通常采用经腹手术,穿孔以丝线间断横向缝合,再用大网膜覆盖,或以网膜补片修补;也可经腹腔镜行穿孔缝合大网膜覆盖修补。一定吸净腹腔内渗液,特别是膈下及盆腔内。吸除干净后,腹腔引流并非必须。对所有的胃溃疡穿孔患者,需做活检或术中快速病理学检查,若为恶性,应行根治性手术。单纯溃疡穿孔缝合术后仍需内科治疗,幽门螺杆菌感染者需根除幽门螺杆菌,以减少复发的机会,部分患者因溃疡未愈合仍需行彻底性溃疡手术。

利用腹腔镜技术缝合十二指肠溃疡穿孔为 Nathanson 等于 1990 年首先报道。后来 Mouret 等描述一种无缝合穿孔修补技术:以大网膜片和纤维蛋白胶封闭穿孔。以后相继报道了明胶海绵填塞、胃镜引导下肝圆韧带填塞等技术。无缝合技术效果不确切,其术后再漏的机会很大(10%左右),尤其在穿孔>5 mm者,因此应用要慎重。缝合技术有单纯穿孔缝合、缝合加大网膜补片加强和以大网膜补片缝合修补等。虽然腔镜手术具有微创特点,而且据报道术后切口的感染发生率较开腹手术低,但并未被广大外科医师普遍接受,原因是手术效果与开腹手术比较仍有争议,术后发生再漏需要手术处理者不少见,手术时间较长和花费高。以下情况不宜选择腹腔镜手术:①存在前述高危因素(术前存在休克、穿孔时间>24 小时和伴随内科疾病)。②有其他溃疡并发症如出血和梗阻。③较大的穿孔(>10 mm)。④腹腔镜实施技术上有困难(上腹部手术史等)。

2.部分胃切除和迷走神经切断术

随着对溃疡病病因学的深入理解和内科治疗的良好效果,以往所谓的"确定"性手术方法——部分胃切除和迷走神经切断手术已经很少采用。尤其在急性穿孔有腹膜炎的情况下进行手术,其风险显然较穿孔修补术为大,因此需要严格掌握适应证。仅在以下情况时考虑所谓"确定性"手术。

(1)需切除溃疡本身以治愈疾病。如急性穿孔并发出血;已有幽门瘢痕性狭窄等,在切除溃疡时可根据情况考虑做胃部分切除手术。

（2）较大的胃溃疡穿孔，有癌可能，做胃部分切除。

（3）幽门螺杆菌感染阴性、联合药物治疗无效或胃溃疡复发时，仍有做迷走神经切断术的报道。

（陈　玲）

第二节　急性上消化道出血

一、概论

急性上消化道出血是指屈氏韧带以上的食管、胃、十二指肠和胰管、胆管病变引起的急性出血，胃空肠吻合术后吻合口附近的空肠上段病变所致出血也属这一范围。临床表现为呕血、黑便、血便等。当出血量在短时间内超过 1 000 mL 或超过循环血量的 20％时，可引起周围循环障碍，严重者可危及生命。

（一）病因

上消化道疾病和全身性疾病均可引起上消化道出血，临床上最常见的病因是消化性溃疡、食管胃底静脉曲张破裂、急性胃黏膜损害及胃癌。糜烂性食管炎、食管贲门黏膜撕裂综合征引起的出血也不少见。

1.食管疾病

食管静脉曲张、食管贲门黏膜撕裂综合症（Mallory-Weiss 综合征）、糜烂性食管炎、食管癌。

2.胃部疾病

胃溃疡、急性胃黏膜损害、胃底静脉曲张、门静脉高压性胃黏膜损害、胃癌、胃息肉。

3.十二指肠疾病

溃疡、十二指肠炎、憩室。

4.邻近器官疾病

胆管出血（胆石症、肝胆肿瘤等）、胰腺疾病（假性囊肿、胰腺癌等）、主动脉瘤破裂入上消化道。

5.全身性疾病

血液病（白血病、血小板减少性紫癜等）、尿毒症、血管性疾病（遗传性出血性毛细血管扩张症等）。

（二）诊断

1.临床表现特点

（1）呕血与黑便：是上消化道出血的直接证据。幽门以上出血且出血量大者常表现为呕血。呕出鲜红色血液或血块者表明出血量大、速度快，血液在胃内停留时间短。若出血速度较慢，血液在胃内经胃酸作用后变性，则呕吐物可呈咖啡样。幽门以下出血表现为黑便，但如出血量大而迅速，幽门以下出血也可以反流到胃腔而引起恶心、呕吐，表现为呕血。黑便的颜色取决于出血的速度与肠道蠕动的快慢。粪便在肠道内停留的时间短，可排出暗红色的粪便。反之，空肠、回肠，甚至右半结肠出血，如在肠道中停留时间长，也可表现为黑便。

(2)失血性外周循环衰竭:急性外周循环衰竭是急性失血的后果,其程度的轻重与出血量及速度有关。少量出血可因机体的代偿机制而不出现临床症状。中等量以上出血常表现为头晕、心悸、口渴、冷汗、烦躁及昏厥。体检可发现面色苍白、皮肤湿冷、心率加快、血压下降。大量出血者可在黑便排出前出现晕厥与休克,应与其他原因引起的休克鉴别。老年人大量出血可引起心、脑方面的并发症,应引起重视。

(3)氮质血症:上消化道出血后常出现血中尿素氮浓度升高,24～28小时达高峰,一般不超过14.3 mmol/L,3～4天降至正常。若出血前肾功能正常,出血后尿素氮浓度持续升高或下降后又再升高,应警惕继续出血或止血后再出血的可能。

(4)发热:上消化道出血后,多数患者在24小时内出现低热,但一般不超过38 ℃,持续3～5天降至正常。引起发热的原因尚不清楚,可能与出血后循环血容量减少,周围循环障碍,导致体温调节中枢的功能紊乱,再加以贫血的影响等因素有关。

2.实验室及其他辅助检查特点

(1)血常规:红细胞及血红蛋白在急性出血后3～4小时开始下降,血细胞比容也下降。白细胞稍有反应性升高。

(2)隐血试验:呕吐物或黑便隐血反应呈强阳性。

(3)血尿素氮:出血后数小时内开始升高,24～28小时达高峰,3～4天降至正常。

3.诊断与鉴别诊断

根据呕血、黑便和血容量不足的临床表现,以及呕吐物、黑便隐血反应呈强阳性,红细胞计数和血红蛋白浓度下降的实验室证据,可做出消化道出血的诊断。下面几点在临床工作中值得注意。

(1)上消化道出血的早期识别:呕血及黑便是上消化道出血的特征性表现,但应注意部分患者在呕血及黑便前即出现急性周围循环衰竭的征象,应与其他原因引起的休克或内出血鉴别。及时进行直肠指检可较早发现尚未排出体外的血液,有助于早期诊断。

呕血和黑便应和鼻出血、拔牙或扁桃体切除术后吞下血液鉴别,通过询问发病过程与手术史不难加以排除。进食动物血液、口服铁剂、铋剂及某些中药,也可引起黑色粪便,但均无血容量不足的表现与红细胞、血红蛋白降低的证据,可以借此加以区别。呕血有时尚需与咯血鉴别,支持咯血的要点是:①患者有肺结核、支气管扩张、肺癌、二尖瓣狭窄等病史。②出血方式为咯出,咯出物呈鲜红色,有气泡与痰液,呈碱性。③咯血前有咳嗽、喉痒、胸闷、气促等呼吸道症状。④咯血后通常不伴黑便,但仍有血丝痰。⑤胸部X线片通常可发现肺部病灶。

(2)出血严重程度的估计:由于出血大部分积存于胃肠道,单凭呕出或排出量估计实际出血量是不准确的。根据临床实践经验,下列指标有助于估计出血量。出血量每天超过5 mL时,粪便隐血试验则可呈阳性;当出血量超过60 mL,可表现为黑便;呕血则表示出血量较大或出血速度快。若出血量在500 mL以内,由于周围血管及内脏血管的代偿性收缩,可使重要器官获得足够的血液供应,因而症状轻微或者不引起症状。若出血量超过500 mL,可出现全身症状,如头晕、心悸、乏力、出冷汗等。若短时间内出血量＞1 000 mL,或达全身血容量的20％时,可出现循环衰竭表现,如四肢厥冷、少尿、晕厥等,此时收缩压可＜12.0 kPa(90 mmHg)或较基础血压下降25％,心率＞120次/分,血红蛋白＜70 g/L。事实上,当患者体位改变时出现血压下降及心率加快,说明患者血容量明显不足、出血量较大。因此,仔细测量患者卧位与直立位的血压与心率,对估计出血量很有帮助。另外,应注意不同年龄与体质的患者对出血后血容量不足的代偿功能相差很大,因而相同出血量在不同患者引起的症状也有很大差别。

(3)出血是否停止的判断:上消化道出血经过恰当的治疗,可于短时间内停止出血。但由于肠道内积血需经数天(约3天)才能排尽,因此不能以黑便作为判断继续出血的指征。临床上出现以下情况应考虑继续出血的可能。①反复呕血,或黑便次数增多,粪质转为稀烂或暗红。②周围循环衰竭经积极补液输血后未见明显改善。③红细胞计数、血红蛋白测定与血细胞比容继续下降,网织红细胞持续增高。④在补液与尿量足够的情况下,血尿素氮持续或再次增高。

一般来讲,一次出血后48小时以上未再出血,再出血的可能性较小。而过去有多次出血史,本次出血量大或伴呕血,24小时内反复大出血,出血原因为食管胃底静脉曲张破裂、有高血压病史或有明显动脉硬化者,再出血的可能性较大。

(4)出血的病因诊断:过去病史、症状与体征可为出血的病因诊断提供重要线索,但确诊出血原因与部位需靠器械检查。①内镜检查。是诊断上消化道出血最常用与准确的方法。出血后24～48小时的紧急内镜检查价值更大,可发现十二指肠降部以上的出血灶,尤其对急性胃黏膜损害的诊断更具意义,因为该类损害可在几日内愈合而不留下痕迹。有报道,紧急内镜检查可发现约90%的出血原因。在紧急内镜检查前需先补充血容量,纠正休克。一般认为患者收缩压＞12.0 kPa(90 mmHg)、心率＜110次/分、血红蛋白浓度≥70 g/L时,进行内镜检查较为安全。若有活动性出血,内镜检查前应先插鼻胃管,抽吸胃内积血,并用生理盐水灌洗至抽吸物清亮,然后拔管行胃镜检查,以免积血影响观察。②X线钡餐检查。上消化道出血患者何时行钡餐检查较合适,各家有争论。早期活动性出血期间胃内积血或血块影响观察,且患者处于危急状态,需要进行输血、补液等抢救措施而难以配合检查。早期行X线钡餐检查还有引起再出血之虞,因此目前主张X线钡餐检查最好的出血停止和病情稳定数天后进行。③选择性腹腔动脉造影。若上述检查未能发现出血部位与原因,可行选择性肠系膜上动脉造影。若有活动性出血,且出血速度＞0.5 mL/min时,可发现出血病灶。可同时行栓塞治疗而达到止血的目的。④胶囊内镜。用于常规胃、肠镜检查无法找到出血灶的原因未明消化道出血患者,是近年来主要用于小肠疾病检查的新技术。国内外已有较多胶囊内镜用于不明原因消化道出血检查的报道,病灶检出率在50%～75%,显性出血者病变检出率高于隐性出血者。胶囊内镜检查的优点是无创、患者容易接受,可提示活动性出血的部位。缺点是胶囊内镜不能操控,对病灶的暴露有时不理想,也不能取病理活检。⑤小肠镜。推进式小肠镜可窥见Treitz韧带远端约100 cm的空肠,对不明原因消化道出血的病因诊断率可达40%～65%。该检查需用专用外套管,患者较痛苦,有一定的并发症发生率。近年应用于临床的双气囊小肠镜可检查全小肠,大大提高了不明原因消化道出血的病因诊断率。据国内外报道双气囊全小肠镜对不明原因消化道出血的病因诊断率在60%～77%。双气囊全小肠镜的优势在于能够对可疑病灶进行仔细观察、取活检,且可进行内镜下止血治疗,如氩离子凝固术、注射止血术或息肉切除术等。对原因未明的消化道出血患者有条件的医院应尽早行全小肠镜检查。⑥放射性核素^{99m}Tc。标记红细胞扫描注射^{99m}Tc标记红细胞后,连续扫描10～60分钟,如发现腹腔内异常放射性浓聚区则视为阳性。可依据放射性浓聚区所在部位及其在胃肠道的移动来判断消化道出血的可能部位,适用于怀疑小肠出血的患者,也可作为选择性腹腔动脉造影的初筛方法,为选择性动脉造影提供依据。

(三)治疗

上消化道出血病情急,变化快,严重时可危及患者生命,应采取积极措施进行抢救。这里叙述各种病因引起的上消化道出血的治疗的共同原则。

1.抗休克

上消化道出血的初步诊断一经确立,则抗休克、迅速补充血容量应放在一切医疗措施的首位,不应忙于进行各种检查。可选用生理盐水、林格液、右旋糖酐或其他血浆代用品。出血量较大者,特别是出现循环衰竭者,应尽快输入足量同型浓缩红细胞或全血。出现下列情况时有紧急输血指征:①患者改变体位时出现晕厥。②收缩压<12.0 kPa(90 mmHg)。③血红蛋白浓度<70 g/L。对于肝硬化食管胃底静脉曲张破裂出血者应尽量输入新鲜血,且输血量适中,以免门静脉压力增高导致再出血。

2.迅速提高胃内酸碱度

当胃内 pH 提高至 5 时,胃内胃蛋白酶原的激活明显减少,活性降低。而 pH 升高至 7 时,则胃内的消化酶活性基本消失,对出血部位凝血块的消化作用消失,起到协助止血的作用。自身消化作用的减弱或消失,对溃疡或破损部位的修复也起促进作用,有利于出血病灶的愈合。

3.止血

根据不同的病因与具体情况,因地制宜选用最有效的止血措施。

4.监护

严密监测病情变化,患者应卧床休息,保持安静,保持呼吸道通畅,避免呕血时血阻塞呼吸道而引起窒息。严密监测患者的生命体征,如血压、脉搏、呼吸、尿量及神志变化。观察呕血及黑便情况,定期复查红细胞数、血红蛋白浓度、血细胞比容。必要时行中心静脉压测定。对老年患者根据具体情况进行心电监护。

留置鼻胃管可根据抽吸物颜色监测胃内出血情况,也可通过胃管注入局部止血药物,有助于止血。

二、消化性溃疡出血

胃及十二指肠溃疡出血占全部上消化道出血病因的 50% 左右。

(一)诊断

(1)根据本病的慢性过程、周期性发作及节律性上腹痛,一般可做出初步诊断。出血前上腹部疼痛常加重,出血后可减轻或缓解。应注意约 15% 的患者可无上腹痛病史,而以上消化道出血为首发症状。也有部分患者虽有上腹部疼痛症状,但规律性并不明显。

(2)胃镜检查常可发现溃疡灶。对无明显病史、诊断疑难或有助于治疗时,应争取行紧急胃镜检查。若有胃镜检查禁忌证或无条件行胃镜检查,可于出血停止后数天行 X 线钡餐检查。

(二)治疗

治疗原则与上述相同。一般少量出血经适当内科治疗后可于短期内止血,大量出血则应引起高度重视,宜采取综合治疗措施。

1.饮食

目前不主张过分严格的禁食。若患者无呕血或明显活动性出血的征象,可予流质饮食,并逐渐过渡到半流质饮食。但若患者有频繁呕血或解稀烂黑便,甚至暗红色血便,则主张暂时禁食,直至活动性出血停止才予进食。

2.提高胃内 pH 的措施

主要措施是静脉内使用抑制胃酸分泌的药物。静脉使用质子泵抑制剂如奥美拉唑首剂 80 mg,然后每 12 小时 40 mg 维持。国外有报道首剂注射 80 mg 后以每小时 8 mg 的速度持续静脉滴注,认为可稳定提高胃内 pH,提高止血效果。当活动性出血停止后,可改口服治疗。

3.内镜下止血

内镜下止血是溃疡出血止血的首选方法,疗效肯定。常用方法包括注射疗法,在出血部位附近注射1∶10 000肾上腺素溶液,热凝固方法(电极、热探头、氩离子凝固术等)。目前主张首选热凝固疗法或联合治疗,即注射疗法加热凝固方法,或止血类加注射疗法。可根据条件及医师经验选用。

4.手术治疗

经积极内科治疗仍有活动性出血者,应及时邀请外科医师会诊。手术治疗仍是消化性溃疡出血治疗的有效手段,其指征为:①严重出血经内科积极治疗仍不止血,血压难以维持正常,或血压虽已正常,但又再次大出血的。②以往曾有多次严重出血,间隔时间较短后又再次出血的。③合并幽门梗阻、穿孔,或疑有癌患者。

三、食管胃底静脉曲张破裂出血

食管胃底静脉曲张破裂出血为上消化道出血常见病因,出血量往往较大,病情凶险,病死率较高。

(一)诊断

(1)起病急,出血量往往较大,常有呕血。

(2)有慢性肝病史。若发现黄疸、蜘蛛痣、肝掌、腹壁静脉曲张、脾大、腹水等有助于诊断。

(3)实验室检查可发现肝功能异常,特别是白/球蛋白比例倒置、凝血酶原时间延长、血清胆红素增高。血常规检查有红细胞、白细胞及血小板计数减少等脾功能亢进表现。

(4)胃镜检查或食管吞钡检查发现食管静脉曲张。

值得注意的是,有不少的肝硬化消化道出血原因不是食管胃底静脉曲张破裂出血所致,而是急性胃黏膜糜烂或消化性溃疡。急诊胃镜检查对出血原因部位的诊断具有重要意义。

(二)治疗

除按前述紧急治疗、输液及输血抗休克、使用抑制胃酸分泌药物外,下列方法可根据具体情况选用。

1.药物治疗

药物治疗是各种止血治疗措施的基础,在建立静脉通路后即可使用,为后续的各种治疗措施创造条件。

(1)生长抑素及其类似品:可降低门静脉压力。国内外临床试验表明,该类药物对控制食管胃底曲张静脉出血有效,止血有效率为70%～90%,与气囊压迫相似。目前供应临床使用的有14肽生长抑素,用法是首剂250 μg 静脉注射,继而3 mg 加入5%葡萄糖液500 mL 中,250 μg/h 连续静脉滴注,连用3～5天。因该药半减期短,若输液中断超过3分钟,需追加250 μg 静脉注射,以维持有效的血药浓度。奥曲肽是一种合成的8肽生长抑素类似物,具有与14肽相似的生物学活性,半减期较长。其用法是奥曲肽首剂100 μg 静脉注射,继而600 μg,加入5%葡萄糖液500 mL 中,以25～50 μg/h 速度静脉滴注,连用3～5天。生长抑素治疗食管静脉曲张破裂出血止血率与气囊压迫相似,其最大的优点是无明显的不良反应。在硬化治疗前使用有利于减少活动性出血,使视野清晰,便于治疗。硬化治疗后再静脉滴注一段时间可减少再出血的机会。

(2)血管升压素:作用机制是通过对内脏血管的收缩作用,减少门静脉血流量,降低门静脉及其侧支的压力,从而控制食管、胃底静脉曲张破裂出血。目前推荐的疗法是 0.2 U/min,持续静脉滴注,视治疗反应,可逐渐增加剂量,至 0.4 U/min。如出血得到控制,应继续用药 8～12 小时,然后停药。如果治疗 4～6 小时后仍不能控制出血,或出血一度中止而后又复发,应及时改用其他疗法。由于血管升压素具有收缩全身血管的作用,其不良反应包括血压升高、心动过缓、心律失常、心绞痛、心肌梗死、缺血性腹痛等。

目前主张在使用血管升压素同时使用硝酸甘油,以减少前者引起的全身不良反应,取得良好效果,尤以有冠心病、高血压病史者效果更好。具体用法是在应用血管升压素后,舌下含服硝酸甘油 0.6 mg,每 30 分钟 1 次。也有主张使用硝酸甘油 40～400 μg/min 静脉滴注,根据患者血压调整剂量。

2.内镜治疗

(1)硬化栓塞疗法(EVS):在有条件的医疗单位,EVS 为当今控制食管静脉曲张破裂出血的首选疗法。多数报道 EVS 紧急止血成功率超过 90%,EVS 治疗组出血致死率较其他疗法明显降低。

适应证:一般来说,不论什么原因引起的食管静脉曲张破裂出血,均可考虑行 EVS,下列情况更是 EVS 的指征。重度肝功能不全、储备功能低下如 Child C 级、低血浆蛋白质、血清胆红素升高的病例;合并有心、肺、脑、肾等重要器官疾病而不宜手术者;合有预后不良或无法切除之恶性肿瘤者,尤以肝癌为常见;已行手术治疗而再度出血,不可再次手术治疗,而常规治疗无效者;经保守治疗(包括三腔二囊管压迫)无效者。

禁忌证:有效血容量不足,血循环状态尚不稳定者;正在不断大量呕血者,因为行 EVS 可造成呼吸道误吸,加上视野不清也无法进行治疗操作;已濒临呼吸衰竭者,由于插管可加重呼吸困难,甚至呼吸停止;肝性脑病或其他原因意识不清无法合作者;严重心律失常或新近发生心肌梗死者;出血倾向严重,虽然内科纠正治疗,但仍远未接近正常者;长期用三腔二囊管压迫,可能造成较广泛的溃疡及坏死者,EVS 疗效常不满意。

硬化剂的选择:常用的硬化剂有下列几种。乙氧硬化醇(AS)主要成分为表面麻醉剂聚多卡醇与乙醇;AS 的特点是对组织损伤作用小,有较强的致组织纤维作用,黏度低,可用较细的注射针注入,是一种比较安全的硬化剂;AS 可用于血管旁与血管内注射,血管旁每点 2～3 mL,每条静脉内 4～5 mL,每次总量不超过 30 mL;乙醇胺油酸酯(EO)以血管内注射为主,因可引起较明显的组织损害,每条静脉内不超过 5 mL,血管旁每点不超过 3 mL,每次总量不超过 20 mL;十四羟基硫酸钠(TSS)据报道硬化作用较强,止血效果好,用于血管内注射;纯乙醇以血管内注射为主,每条静脉不超过 1 mL,血管外每点不超过 0.6 mL;鱼肝油酸钠以血管内注射为主,每条静脉 2～5 mL,总量不超过 20 mL。

术前准备:补充血容量,纠正休克;配血备用;带静脉补液进入操作室;注射针充分消毒,检查内镜、注射针、吸引器性能良好;最好使用药物先控制出血,使视野清晰,便于选择注射点。

操作方法:按常规插入胃镜,观察曲张静脉情况,确定注射部位。在齿状线上 2～3 cm 穿刺出血征象和出血最明显的血管,注入适量(根据不同硬化剂决定注射量)硬化剂。每次可同时注射 1～3 条血管,但应在不同平面注射(相隔 3 cm),以免引起术后吞咽困难。也有人同时在出血静脉或曲张最明显的静脉旁注射硬化剂,以达到直接压迫作用,继而化学性炎症、血管旁纤维结缔组织增生,使曲张静脉硬化。每次静脉注射完毕后退出注射针,用附在镜身弯曲部的止血气囊或直接用镜头压迫穿刺点 1 分钟,以达到止血的目的。若有渗血,可局部喷洒凝血酶或 25%孟氏液,仔细观察无活动性出血后出镜。

术后治疗:术后应继续卧床休息,密切注意出血情况,监测血压等生命指征,禁食24小时,补液,酌情使用抗生素,根据病情继续使用降低门静脉压力的药物。首次治疗止血成功后,应在1～2周后进行重复治疗,直至曲张静脉完全消失或只留白色硬索状血管,多数病例施行3～5次治疗后可达到此目的。

并发症:出血,在穿刺部位出现渗血或喷血,可在出血处再补注1～2针,可达到止血作用;胸痛、胸腔积液和发热,可能与硬化剂引起曲张静脉周围炎症、管溃疡、纵隔炎、胸膜炎的发生有关;食管溃疡和狭窄;胃溃疡及出血性胃炎,可能与EVS后胃血流淤滞加重、应激、从穿刺点溢出的硬化剂对胃黏膜的直接损害有关。

(2)食管静脉曲张套扎术(EVL):适应证、禁忌证与EVS大致相同。其操作要点是在内镜直视下把曲张静脉用负压吸引入附加在内镜前端特制的内套管中,然后通过牵拉引线,使内套管沿外套管回缩,把原放置在内套管上的特制橡皮圈套入已被吸入内套管内的静脉上,阻断曲张静脉的血流,起到与硬化剂栓塞相同的效果。每次可套扎5～10个部位。和EVS相比,两者止血率相近,可达90%左右。其优点是EVL不引起注射部位出血和系统并发症,值得进一步推广。

3.三腔二囊管

三腔二囊管压迫是传统的有效止血方法,其止血成功率在44%～90%,由于存在一定的并发症,目前大医院已较少使用。主要用于药物效果不佳,暂时无法进行内镜治疗者,也适用于基层单位不具备内镜治疗的技术或条件者。

(1)插管前准备:①向患者说明插管的必要性与重要性,取得其合作。②仔细检查三腔管各通道是否通畅,气囊充气后作水下检查有无漏气,同时测量气囊充气量,一般胃囊注气200～300 mL[用血压计测定内压,以5.3～6.7 kPa(40～50 mmHg)为宜],食管囊注气150～200 mL[压力以4.0～5.3 kPa(30～40 mmHg)为宜],同时要求注气后气囊膨胀均匀,大小、张力适中,并做好各管刻度标记。③插管时若患者能忍受,最好不用咽部麻醉剂,以保存喉头反射,防止吸入性肺炎。

(2)正确的气囊压迫:插管前先测知胃囊上端至管前端的距离,然后将气囊完全抽空,气囊与导管均外涂液状石蜡,通过鼻孔或口腔缓缓插入。当至50～60 cm刻度时,套上50 mL注射器从胃管作回抽。如抽出血性液体,表示已到达胃腔,并有活动性出血。先将胃内积血抽空,用生理盐水冲洗。然后用注射器注气,将胃气囊充气200～300 mL,再将管轻轻提拉,直到感到管子有弹性阻力时,表示胃气囊已压于胃底贲门部,此时可用宽胶布将管子固定于上唇一侧,并用滑车加重量500 g(如500 mL生理盐水瓶加水250 mL)牵引止血。定时抽吸胃管,若不再抽出血性液体,说明压迫有效,此时可继续观察,不用再向食管囊注气。否则应向食管囊充气150～200 mL,使压力维持在4.0～5.3 kPa(30～40 mmHg),压迫出血的食管曲张静脉。

(3)气囊压迫时间:第一个24小时可持续压迫,定时监测气囊压力,及时补充气体。每1～2小时从胃管抽吸胃内容物,观察出血情况,并可同时监测胃内pH。压迫24小时后每间隔6小时放气1次,放气前宜让患者吞入液状石蜡15 mL,润滑食管黏膜,以防止囊壁与黏膜黏附。先解除牵拉的重力,抽出食管囊气体,再放胃囊气体,也有人主张可不放胃囊气体,只需把三腔管向胃腔内推入少许则可解除胃底黏膜压迫。每次放气观察15～30分钟后再注气压迫。间歇放气的目的在于改善局部血循环,避免发生黏膜坏死糜烂。出血停止24小时后可完全放气,但仍将三腔管保留于胃内,再观察24小时,如仍无再出血方可拔出。一般三腔二囊管放置时间以不超过72小时为宜,也有报告长达7天而未见黏膜糜烂者。

(4)拔管前后注意事项:拔管前先给患者服用液状石蜡 15～30 mL,然后抽空 2 个气囊中的气体,慢慢拔出三腔二囊管。拔管后仍需禁食 1 天,然后给予温流质饮食,视具体情况再逐渐过渡到半流质和软食。

三腔二囊管如使用不当,可出现以下并发症:①曲张静脉糜烂破裂。②气囊脱出阻塞呼吸道引起窒息。③胃气囊进入食管导致食管破裂。④食管和/或胃底黏膜因受压发生糜烂。⑤呕吐反流引起吸入性肺炎。⑥气囊漏气使止血失败,若不注意观察可继续出血引起休克。

4.经皮经颈静脉肝穿刺肝内门体分流术(TIPS)

TIPS 是影像学 X 线监视下的介入治疗技术。通过颈静脉插管到达肝静脉,用特制穿刺针穿过肝实质,进入门静脉。放置导线后反复扩张,最后在这个人工隧道内置入 1 个可扩张的金属支架,建立人工瘘管,实施门体分流,降低门静脉压力,达到治疗食管胃底曲张静脉破裂出血的目的。TIPS 要求有相当的设备与技术,费用昂贵,推广普及尚有困难。

5.手术治疗

大出血时有效循环血量骤降,肝供血量减少,可导致肝功能进一步的恶化,患者对手术的耐受性低,急症分流术死亡率达 15%～30%,断流术死亡率达 7.7%～43.3%。因此,在大出血期间应尽量采用各种非手术治疗,若不能止血才考虑行外科手术治疗。急症手术原则上采取并发症少、止血效果确切及简易的方法,如食管胃底曲张静脉缝扎术、门-奇静脉断流术等。待出血控制后再行择期手术,如远端脾-肾静脉分流术等,以解决门静脉高压问题,预防再出血。

四、其他原因引起的上消化道出血

(一)急性胃黏膜损害

本病是以一组胃黏膜糜烂或急性溃疡为特征的急性胃黏膜表浅性损害,常引起急性出血。主要包括急性出血性糜烂性胃炎和应激性溃疡,是上消化道出血的常见病因。

1.病因

(1)服用非甾体抗炎药(阿司匹林、吲哚美辛等)。

(2)喝大量烈性酒。

(3)应激状态(大面积烧伤、严重创伤、脑血管意外、休克、败血症、心肺功能不全等)。

2.诊断

(1)具备上述病因之一者。

(2)出血后 24～48 小时急诊胃镜检查发现胃黏膜(以胃体为主)多发性糜烂或急性浅表小溃疡,有时可见活动性出血。

3.治疗

本病以内科治疗为主。一般急救措施及补充血容量、抗休克与前述相同。本病的治疗要点如下。

(1)迅速提高胃内 pH,以减少 H^+ 反弥散,降低胃蛋白酶活力,防止胃黏膜自身消化,帮助凝血。可选用质子泵抑制剂如奥美拉唑或潘妥拉唑,具体用法见"消化性溃疡出血"。

(2)内镜下直视止血:包括出血部位的注射疗法、电凝止血或局部喷洒止血药(凝血酶或去甲肾上腺素溶液等)。

(3)手术治疗:应慎重考虑,因本病病变范围广泛,加上手术本身也是一种应激。对经内科积极治疗无效、出血量大者可考虑手术治疗。

(二)胃癌出血

胃癌一般为持续小量出血,急性大量出血者占 20%～25%,对中年以上男性患者,近期内出现上腹部疼痛或原有疼痛规律消失,食欲下降,消瘦,贫血程度与出血量不符者,应警惕胃癌出血的可能。内镜、活检或 X 线钡餐检查可明确诊断。治疗方法是补充血容量后及早手术治疗。

(三)食管贲门黏膜撕裂综合征

由于剧烈干呕、呕吐或可致腹腔内压力骤增的其他原因,造成食管贲门部黏膜及黏膜下层撕裂并出血。为上消化道出血的常见病因之一,约占上消化道出血病因的 10%,部分患者可致严重出血。急诊内镜检查是确诊的最重要方法,镜下可见纵形撕裂,长 3～20 mm,宽 2～3 mm,大多为单个裂伤,以右侧壁最多,左侧壁次之,可见到病灶渗血或有血痂附着。

治疗上除按一般上消化道出血原则治疗外,可在内镜下使用钛夹、电凝、注射疗法等。使用抑制胃酸分泌药物可减少胃酸反流,促进止血与损伤组织的修复。

(四)胆管出血

本病是指胆管或流入胆管的出血,可分为肝内型和肝外型出血。肝内型出血多为肝外伤、肝脏活检、PTC、感染和中毒后肝坏死、血管瘤、恶性肿瘤、肝动脉栓塞等病因所致。肝外型出血多为胆结石、胆管蛔虫、胆管感染、胆管肿瘤、经内镜胆管逆行造影下十二指肠乳头括约肌切开术后、T 管引流等引起。

1.诊断

(1)有上述致病因素存在,临床上出现三大症状:消化道出血、胆绞痛及黄疸。

(2)经内镜检查未发现食管和胃内的出血病变,而十二指肠乳头部有血液或血块排出,即可确认胆管出血。必要时可行 ERCP、PTC、选择性动脉造影、腹部探查中的胆管造影、术中胆管镜直视检查等,均有助于确诊。

2.治疗

首先要查明原发疾病,只有原发病查明后才能制定正确的治疗方案。轻度的胆管出血,一般可用保守疗法止血,急性胆管大出血则应及时手术治疗。除按上述一般紧急治疗、输液及输血、止血药物使用外,以下措施应着重进行。

(1)病因治疗。①控制感染:由于肝内或胆管内化脓性感染所引起的出血,控制感染至关重要,可选用肝胆管系统内浓度较高的抗生素,如头孢菌素类、喹诺酮类等抗生素静脉滴注,可联合两种以上抗生素。②驱蛔治疗:由胆管蛔虫引起者,主要措施是驱蛔、防治感染、解痉镇痛。在内镜直视下钳取嵌顿在壶腹内的蛔虫是一种有效措施。

(2)手术治疗:有下列情况可考虑手术治疗。①持续胆管大出血,经各种治疗仍血压不稳,休克未能有效控制者。②反复的胆管出血,经内科积极治疗无效者。③肝内或肝外有需要处科手术治疗的病变存在者。

(张 芹)

第三节 急性出血性坏死性肠炎

急性出血性坏死性肠炎(AHNE)是一种危及生命的暴发性疾病,病因不清,其发病与肠道缺血、感染等因素有关,以春秋季节发病为多。病变主要累及小肠,呈节段性,但少数病例可有全部小肠及结肠受累,以出血、坏死为特征。主要临床表现为腹痛、腹胀、呕吐、腹泻、便血,重症可出现败血症和中毒性休克。

一、病因与发病机制

急性出血坏死性肠炎的病因仍不十分清楚,目前认为可能是感染、免疫、饮食不当等多因素共同作用、相互影响的结果,其中产气荚膜杆菌感染在本病发病中的作用受到相当的关注,被认为可能起重要作用。

产气荚膜杆菌感染假说认为,当产气荚膜杆菌感染时,此菌产生 β 毒素,由于机体肠腔内缺乏能破坏 β 毒素的蛋白酶,致 β 毒素使肠绒毛麻痹破坏肠道的保护屏障,使细菌引起肠黏膜的变态反应,肠黏膜微循环发生障碍,进而引起肠黏膜的坏死性改变。

二、病理

本病病理表现以累及小肠,多以空肠下段为重,也可出现胃、十二指肠、结肠受累。病变多呈节段性分布,可融合成片。病变多自黏膜下层发生,向黏膜层发展,出现黏膜肿胀增厚、黏膜粗糙呈鲜红色或暗褐色,可见片状坏死和散在溃疡,黏膜下层水肿。患者则表现以腹泻为主,出现黏膜广泛坏死脱落则有大量便血。病变向浆肌层发展时,可出现肠蠕动障碍,患者出现麻痹性肠梗阻,肠壁肌层或全层炎症、坏死,肠内细菌或毒素外渗,甚而肠壁穿孔,出现严重的腹膜炎和中毒性休克。

三、诊断要点

(一)症状

1.腹痛、腹胀

腹痛、腹胀多为急性起病,起初较轻,渐加重,腹痛以脐周或上腹部多见,也可表现为左下腹或右下腹,甚至全腹,腹痛渐呈持续性,剧烈,难以忍受,可有阵发性加剧。疼痛部位常有压痛,可有反跳痛提示存在腹膜炎,病情较重。

2.腹泻、便血

病初常为黄色稀水样便或蛋花样便,每天 2~10 次不等,不久出现血便,可以为鲜血、果酱样或黑便,有恶臭。多无里急后重。轻症只表现腹泻无便血,但大便潜血多为阳性。

3.恶心、呕吐

与腹痛、腹泻常同时出现。呕吐物可有胆汁或咖啡样胃内容物。

4.中毒症状

早期发热在 38 ℃左右,有时可达 40 ℃以上,可出现四肢厥冷、皮肤花纹、血压下降等中毒性休克症状,以及抽搐、昏迷、贫血、腹水、电解质紊乱、DIC 等表现。

(二)体征

查体可见腹部饱满,有时可见肠型,腹部有压痛。有腹肌紧张和反跳痛时,提示有急性腹膜炎。渗出液较多时可叩出移动性浊音,腹水可呈血性。早期肠鸣音亢进,有肠梗阻时可有气过水声或金属音,腹膜炎加重时肠鸣音减弱或消失。

(三)辅助检查

1.血常规检查

可有不同程度的贫血,中性粒细胞可正常或升高,肠坏死明显时可出现类白血病反应,核左移明显,部分患者可出现中毒性颗粒。

2.大便常规检查

粪便呈血水样或果酱样,镜检可见发现大量红细胞,中等量白细胞,大便潜血实验阳性。部分病例大便培养可获得产气荚膜梭状芽孢杆菌可确诊。

3.X线检查

早期可发现局限性小肠积气和胃泡胀气,部分患者可有胃内液体潴留。其后可见肠管扩张、黏膜皱襞、模糊、粗糙,肠腔内有大小不等的液平面,肠壁水肿增厚,肠间隙增宽。坏死肠段可显示规则致密阴影,肠穿孔时可有膈下游离气体。急性期为避免加重出血和肠穿孔,一般不做钡灌肠检查。

四、分型

临床一般分为5型。各型之间无严格界限,以临床表现特点突出为主,病程中可发生转化。

(一)肠炎型

临床最常见,以腹痛、腹泻、恶心、呕吐等症状为主要表现。病变常侵犯黏膜和黏膜下层,以渗出性炎症为主。

(二)便血型

本型以便血为主要表现,是由肠黏膜及黏膜下层的严重出血坏死所致。

(三)肠梗阻型

患者恶心、呕吐、腹胀、腹痛,伴停止排气、排便,肠鸣音消失。腹透有肠梗阻表现。肠壁肌层受累导致麻痹性肠梗阻所致。

(四)腹膜炎型

本型主要表现为腹痛较重,有腹膜刺激征表现。与肠壁缺血坏死炎症反应较强及肠壁穿孔有关。

(五)中毒休克型

本型患者全身症状较重,发热、谵妄、昏迷、低血压、休克表现突出。其发生与病变广泛,大量毒素和血管活性物质吸收有关。本型最为凶险、病死率很高。

五、病情判断

本病肠炎型、便血型,病情多轻、预后好。肠梗阻型、腹膜炎型、中毒休克型,病情多重,预后差,病死率可达30%。

六、治疗

(一)内科治疗

1.禁食

轻症患者可进食流质易消化的碳水化合物。病情较重腹胀、腹痛、恶心、呕吐明显者应禁食,并行胃肠减压。经治疗病情好转可逐渐由流质、半流质、软饭过渡到普通饮食。

2.支持治疗

急性出血坏死性肠炎发病后,由于经消化道进食摄入营养受限,机体消耗增加,应注意加强静脉补液及能量和营养物质的补偿。一般成人每天补液在 2 000～3 000 mL,使尿量维持在 1 000 mL以上。能量补给注意葡萄糖、氨基酸、脂肪乳剂的合理搭配,注意微量元素、维生素的补充。重症患者适当补充悬浮红细胞,血浆或清蛋白。有休克表现的应积极抗休克治疗。包括补足血容量,适当补充胶体液,对血压恢复不好的可应用血管活性药物。

3.抗生素治疗

应针对病原菌选用抗生素,常用抗生素有氨基糖苷类、青霉素类、头孢类、喹诺酮类及硝咪唑类。抗生素宜早期、足量联合应用。多主张两种作用机制不同的药物联合应用,可得到较好的疗效。

4.肾上腺皮质激素治疗

肾上腺皮质激素可抑制炎症反应,改善和提高机体的应激能力,减轻中毒症状。一般可每天用地塞米松 10～20 mg 或氢化可的松 200～400 mg,静脉滴注。一般用药 3～5 天,不宜过长。

5.对症治疗

腹痛可用阿托品、山莨菪碱,如效果不佳可在严密观察下用布桂嗪、曲马多,甚至哌替啶。

便血可用维生素 K、酚磺乙胺、巴曲酶等,大出血可用善宁或施他宁静脉滴注,有输血指征者可输血治疗。

(二)外科治疗

本病经内科积极治疗,大多可痊愈。对积极治疗,病情无明显好转,有如下情况者应积极考虑手术治疗。①有明显肠坏死倾向;②疑有肠穿孔;③疑有绞窄性肠梗阻及不能排除其他急腹症者;④便血或休克经内科积极保守治疗无效者。

(张　芹)

第四节　急性肠梗阻

急性肠梗阻是由于各种原因使肠内容物通过障碍而引起一系列病理生理变化的临床症候群。由于病因多种多样,临床表现复杂,病情发展迅速,使诊断比较困难,处理不当可导致不良后果。祖国医学对肠梗阻也早有记载,如关格、肠结、吐粪等均指此病。近年来对该病的认识虽然有了提高,但绞窄性肠梗阻的死亡率仍高达 10% 以上,是死亡率较高的急腹症之一。

一、病因及分类

(一)病因分类

肠梗阻是由不同原因引起,根据发病原因可分为三大类。

1.机械性肠梗阻

在临床中最为常见,是由于肠道的器质性病变,形成机械性的压迫或堵塞肠腔而引起的肠梗阻。机械性肠梗阻的常见原因有肠粘连、肿瘤、嵌顿疝、肠套叠、肠扭转、炎症狭窄、肠内蛔虫团或粪块、先天性肠畸形(旋转不良、肠道闭锁)等。

2.动力性肠梗阻

这是由于神经抑制或毒素作用使肠蠕动发生暂时性紊乱,使肠腔内容物通过障碍。根据肠功能紊乱的特点,又有麻痹性和痉挛性之分。麻痹性是由于肠管失去蠕动功能以致肠内容物不能运行,常见于急性弥漫性腹膜炎、腹部创伤或腹部手术后,当这些原因去除后,肠麻痹仍持续存在即形成麻痹性肠梗阻。痉挛性是由于肠壁肌肉过度收缩所致,在急性肠炎、肠道功能紊乱或慢性铅中毒时可以见到。

3.血运性肠梗阻

由于肠系膜血管血栓形成而发生肠管血液循环障碍,肠腔内虽无梗阻,但肠蠕动消失,使肠内容物不能运行。

在临床上,以机械性肠梗阻最多见,麻痹性肠梗阻也有见及,而其他类型的肠梗阻少见。

(二)其他分类

(1)根据是否有肠管血运障碍,肠梗阻可以分为单纯性和绞窄性肠梗阻两种。肠梗阻的同时不合并有肠管血循环障碍者称为单纯性肠梗阻,如肠腔堵塞、肠壁病变引起的狭窄或肠管压迫等一般无血运障碍,都属于单纯性肠梗阻。肠梗阻同时合并有血循环障碍者称为绞窄性肠梗阻,如嵌顿疝、肠套叠、肠扭转等随着病情发展,均可发生肠系膜血管受压,都属于绞窄性肠梗阻。在临床上鉴别是单纯性还是绞窄性对治疗有重要意义,绞窄性肠梗阻如不及时解除,可以很快导致肠坏死、穿孔,以致发生严重的腹腔感染和中毒性休克,死亡率很高。但有时鉴别困难,粘连性肠梗阻可能是单纯性的,也可能是绞窄性的。

(2)根据肠梗阻的部位,可分为高位小肠梗阻、低位小肠梗阻和结肠梗阻。梗阻部位不同,临床表现也有不同之处。如果一段肠袢两端受压,如肠扭转,则称为闭袢性肠梗阻,结肠梗阻时回盲瓣可以关闭防止逆流.也形成闭袢性肠梗阻。这类梗阻时,肠腔往往高度膨胀,容易发生肠壁坏死和穿孔。

(3)根据肠梗阻的程度,分为完全性肠梗阻和不完全性肠梗阻。

(4)根据梗阻发生的缓急,分为急性与慢性肠梗阻。

肠梗阻的这些分类主要是为了便于对疾病的了解及治疗上的需要,而且肠梗阻是处于不断变化的过程中,各类肠梗阻,在一定条件下是可以转化的。如单纯性肠梗阻治疗不及时,可能发展为绞窄性肠梗阻。机械性肠梗阻,梗阻以上的肠管由于过度扩张,到后来也可发展为麻痹性肠梗阻。慢性不完全性肠梗阻,也可由于炎症水肿加重而变为急性完全性肠梗阻。

二、病理生理

肠梗阻急性发生后,肠管局部和机体全身都将出现一系列复杂的病理生理变化。

(一)局部变化

主要是肠蠕动增加、肠腔膨胀、积气积液、肠壁充血水肿、通透性增加而引起变化。

1.肠蠕动增加

正常时肠蠕动由自主神经系统、肠管本身的肌电活动和多肽类激素的调节来控制。当发生肠梗阻时各种刺激增加而使肠管活动增加,梗阻近端肠管肠蠕动的频率和强度均增加,这是机体企图克服障碍的一种抗病反应。在高位肠梗阻时肠蠕动频率较快,每3～5分钟即可有一次,低位小肠梗阻时间隔较长,可10～15分钟1次。因此,在临床上可以出现阵发性腹痛、反射性呕吐、肠鸣音亢进、腹壁可见肠型等。如梗阻长时间不解除,肠蠕动又可逐渐变弱甚至消失,出现肠

269

麻痹。

2.肠腔膨胀、积气积液

肠梗阻的进一步发展,在梗阻以上肠腔出现大量积气积液,肠管也随之逐渐扩张、肠壁变薄。梗阻以下肠管则塌陷空虚。肠腔内气体70%是咽下的空气,30%是血液弥散至肠腔内和肠腔内细菌发酵所产生。这些气体大部分为氮气,很少能向血液内弥散,因而易引起肠腔膨胀。肠腔内的液体,一部分是饮入的液体,大部分则是胃肠道的分泌液。肠腔膨胀及各种刺激使分泌增加,但扩张、壁薄的肠管吸收功能障碍,因而使肠腔积液不断增加。

3.肠壁充血水肿、通透性增加

若肠梗阻再进一步发展,则出现肠壁毛细血管和小静脉的淤血、肠壁水肿、肠壁通透性增加、液体外渗,肠腔内液体可渗透至腹腔,血性渗液可进入肠腔。如肠腔内压力增高,使小动脉血流受阻,肠壁上出现小出血点,严重者,可出现点状坏死和穿孔。此时肠壁血运障碍,细菌和毒素可以透过肠壁渗至腹腔内,引起腹膜炎。

(二)全身性病理生理变化

由于不能进食、呕吐、脱水、感染而引起的体液、电解质和酸碱平衡失调以致中毒性休克等。

1.水和电解质缺失

大量体液丧失是急性肠梗阻引起的一个重要的病理生理变化。正常时胃肠道分泌液每天约8 000 mL,绝大部分在小肠吸收回到血液循环,仅约500 mL通过回盲瓣到达结肠。肠梗阻时回吸收障碍而液体自血液向肠腔继续渗出,于是消化液不断地积聚于肠腔内,形成大量的第三间隙液,实际上等于丧失到体外。再加上梗阻时呕吐丢失,可以迅速导致血容量减少和血液浓缩。体液的丢失也伴随大量电解质的丢失,高位肠梗阻时更为显著,低位肠梗阻时,积存在肠管内的胃肠液可达5～10 L。这些胃肠液约与血浆等渗,所以在梗阻初期是等渗性的脱水。胆汁、胰液及肠液均为碱性,含有大量的 HCO_3^-,加上组织灌注不良,酸性代谢产物增加,尿量减少,很容易引起酸中毒。胃液中钾离子浓度约为血清钾离子的两倍,其他消化液中钾离子浓度与血清钾离子浓度相等,因此,肠梗阻时也丧失大量钾离子,血钾浓度降低,引起肠壁肌张力减退,加重肠腔膨胀。

2.对呼吸和心脏功能的影响

由于肠梗阻时肠腔膨胀使腹压增高,横膈上升,腹式呼吸减弱,可影响肺泡内气体交换。同时可影响下腔静脉血液回流,使心排血量明显减少,出现呼吸循环功能障碍,甚至加重休克。

3.感染和中毒性休克

梗阻以上的肠内容物郁积、发酵、细菌繁殖并生成许多毒性产物,肠管极度膨胀,肠壁通透性增加,在肠管发生绞窄,失去活力时,细菌和毒素可透过肠壁到腹腔内引起感染,又经过腹膜吸收进入血液循环,产生严重的毒血症状甚至中毒性休克。这种感染性肠液在手术时如不经事先减压清除,梗阻解除后毒素可经肠道吸收迅速引起中毒性休克。再由于肠梗阻时,大量失水引起血容量减少,一旦发生感染和中毒,往往造成难复性休克,既有失液、失血,又有中毒因素的严重休克,可致脑、心、肺、肝、肾及肾上腺等重要脏器的损害,休克难以纠正。

总之,肠梗阻的病理生理变化程度随着梗阻的性质和部位不同而有差别。高位小肠梗阻容易引起脱水和电解质失衡,低位肠梗阻容易引起肠膨胀和中毒症状,绞窄性肠梗阻容易引起休克,结肠梗阻或闭袢性肠梗阻容易引起肠坏死、穿孔和腹膜炎。梗阻晚期,机体抗病能力明显低下,各种病理生理变化均可出现了。

三、临床表现

(一)症状

由于肠梗阻发生的急缓、病因不同、部位的高低及肠腔堵塞的程度不同而有不同的临床表现,但肠内容物不能顺利通过肠腔而出现腹痛、呕吐、腹胀和停止排便排气的四大症状是共同的临床表现。

1.腹痛

腹痛是肠梗阻最先出现的症状。腹痛多在腹中部脐周围,呈阵发性绞痛,伴有肠鸣音亢进,这种疼痛是由于梗阻以上部位的肠管强烈蠕动所致。腹痛是间歇性发生,在每次肠蠕动开始时出现,由轻微疼痛逐渐加重,达到高峰后即行消失,间隔一段时间后,再次发生。腹痛发作时,患者常可感觉有气体在肠内窜行,到达梗阻部位而不能通过时,疼痛最重,如有不完全性肠梗阻时,气体通过后则感疼痛立即减轻或消失。如腹痛的间歇期不断缩短,或疼痛呈持续性伴阵发性加剧,且疼痛较剧烈时,则肠梗阻可能是单纯性梗阻发展至绞窄性梗阻的表现。腹痛发作时,还可出现肠型或肠蠕动波,患者自觉似有包块移动,此时可听到肠鸣音亢进。当肠梗阻发展至晚期,梗阻部位以上肠管过度膨胀,收缩能力减弱,则阵痛的程度和频率都减低,当出现肠麻痹时,则不再出现阵发性绞痛,而呈持续性的胀痛。

2.呕吐

呕吐的程度和呕吐的性质与梗阻程度和部位有密切关系。肠梗阻的早期呕吐是反射性的,呕吐物为食物或胃液。然后有一段静止期,再发呕吐时间视梗阻部位而定,高位小肠梗阻,呕吐出现较早而频繁,呕吐物为胃液、十二指肠液和胆汁,大量丢失消化液,短期内出现脱水、尿少、血液浓缩,或代谢性酸中毒。如低位小肠梗阻时呕吐出现较晚,多为肠内容物在梗阻以上部位郁积到相当程度后,肠管逆蠕动出现反流性呕吐,吐出物可为粪样液体,或有粪臭味。如有绞窄性梗阻,呕吐物为血性或棕褐色。结肠梗阻仅在晚期才出现呕吐。麻痹性肠梗阻的呕吐往往为溢出样呕吐。

3.腹胀

腹部膨胀是肠腔内积液、积气所致。一般在梗阻发生一段时间后才出现,腹胀程度与梗阻部位有关。高位小肠梗阻由于频繁呕吐,腹胀不显著,低位小肠梗阻则腹胀较重,可呈全腹膨胀,或伴有肠型。闭袢性肠梗阻可以出现局部膨胀,叩诊鼓音。而结肠梗阻如回盲部关闭可以显示腹部高度膨胀而且不对称。慢性肠梗阻时腹胀明显,肠型与蠕动波也较明显。

4.停止排便排气

有无大便和肛门排气,与梗阻程度有关。在完全性梗阻发生后排便排气即停止。少数患者因梗阻以下的肠管内尚有残存的粪便及气体,由于梗阻早期,肠蠕动增加,这些粪便及气体仍可排出,不能因此而否定肠梗阻的存在。在某些绞窄性肠梗阻如肠套叠、肠系膜血管栓塞,患者可自肛门排出少量血性黏液或果酱样便。

(二)体征

1.全身情况

单纯性肠梗阻早期多无明显全身变化。但随梗阻后症状的出现,呕吐、腹胀、丢失消化液,可发生程度不等的脱水。若发生肠绞窄、坏死穿孔,出现腹膜炎时,则出现发热、畏寒等中毒表现。

一般表现为急性痛苦病容,神志清楚,当脱水或有休克时,可出现神志萎靡、淡漠、恍惚、甚至昏迷。肠梗阻时由于腹胀使膈肌上升,影响心肺功能,呼吸受限、急促,有酸中毒时,呼吸深而快。体温在梗阻晚期或绞窄性肠梗阻时,由于毒素吸收,体温升高,伴有严重休克时体温反而下降。由于水和电解质均有丢失,多属等渗性脱水,表现全身乏力,眼窝、两颊内陷,唇舌干燥,皮肤弹性减弱或消失。急性肠梗阻患者必须注意血压变化,可由于脱水、血容量不足或中毒性休克发生,而使血压下降。患者有脉搏快、面色苍白、出冷汗、四肢厥冷等外周循环衰竭时,血压多有下降,表示有休克存在。

2.腹部体征

腹部体征可按视、触、叩、听的顺序进行检查。

(1)急性肠梗阻的患者,一般都有不同程度的腹部膨胀,高位肠梗阻多在上腹部,低位小肠梗阻多在脐区,麻痹性肠梗阻呈全腹性膨隆。闭袢性肠梗阻可出现不对称性腹部膨隆。机械性梗阻时,常可见到肠型及蠕动波。

(2)腹部触诊时,可了解腹肌紧张的程度、压痛范围和反跳痛等腹膜刺激征,应常规检查腹股沟及股三角,以免漏诊嵌顿疝。单纯性肠梗阻时腹部柔软,肠管膨胀可出现轻度压痛,但无其他腹膜刺激征。绞窄性肠梗阻时,可有固定性压痛和明显腹膜刺激征,有时可触及绞窄的肠袢或痛性包块。压痛明显的部位,多为病变所在,痛性包块常为受绞窄的肠袢。回盲部肠套叠时,腊肠样平滑的包块常在右中上腹;蛔虫性肠梗阻时可为柔软索状团块,有一定移动度;乙状结肠梗阻扭转时包块常在左下腹或中下腹;癌肿性包块多较坚硬而疼痛较轻;腹外疝嵌顿多为圆形突出腹壁的压痛性肿块。

(3)腹部叩诊时,肠管胀气为鼓音,绞窄的肠袢因水肿、渗液为浊音。因肠管绞窄腹腔内渗液,可出现移动性浊音,必要时腹腔穿刺检查,如有血性腹水,则为肠绞窄证据。

(4)腹部听诊主要是了解肠鸣音的改变。机械性肠梗阻发生后,腹痛发作时肠鸣音亢进,随着肠腔积液增加,可出现气过水声,肠管高度膨胀时可听到高调金属音。麻痹性肠梗阻或机械性肠梗阻的晚期,则肠鸣音减弱或消失。正常肠鸣音一般在 3～5 次/分,5 次/分以上为肠鸣音亢进,少于 3 次为减弱,3 分钟内听不到肠鸣音为消失。

(三)实验室检查

单纯性肠梗阻早期各种化验检查变化不明显。梗阻晚期或有绞窄时,由于失水和血液浓缩,化验检查为判断病情及疗效可提供参考。

(1)血常规:血红蛋白、红细胞比容因脱水和血液浓缩而升高,与失液量成正比。尿比重升高,多在1.025～1.030。白细胞计数对鉴别肠梗阻的性质有一定意义,单纯性肠梗阻正常或轻度增高,绞窄性肠梗阻可达$(15～20)\times10^9/L$,中性粒细胞亦增加。

(2)血 pH 及二氧化碳结合力下降,说明有代谢性酸中毒。

(3)血清 Na^+、K^+、Cl^- 等离子在早期无明显变化,但随梗阻存在,自身代谢调节的作用,内生水和细胞内液进入循环而稀释,使 Na^+、Cl^- 等逐渐下降,在无尿或酸中毒时,血清 K^+ 可稍升高,随着尿量的增加和酸中毒的纠正而大量排 K^+,血清 K^+ 可突然下降。

(四)X 线检查

这是急性肠梗阻常用的检查方法,常能对明确梗阻是否存在、梗阻的位置、性质及梗阻的病因提供依据。

1.腹部平片检查

肠管的气液平面是肠梗阻特有的 X 线表现。摄片时最好取直立位,如体弱不能直立时可取侧卧位。在梗阻发生 4～6 小时后,由于梗阻近端肠腔内积存大量气体和液体,肠管扩张,小肠扩张在 3 cm 以上,结肠扩张在 6 cm 以上,黏膜皱襞展平消失,小肠皱襞呈环形伸向腔内,呈"鱼骨刺"样的环形皱襞,多见于空肠梗阻。而回肠梗阻时,黏膜皱襞较平滑,至晚期时小肠肠袢内有多个液平面出现,典型的呈阶梯状。根据 Mall 描述将小肠分布位置分为五组:空肠上段为第一组,位于左上腹;第二组为空肠下段,在左下腹;第三组为回肠上段在脐周围;第四组为回肠中段,在右上腹;第五组为回肠下段,在右下腹。这样可以判断梗阻在小肠的上段、中段还是下段。结肠梗阻与小肠梗阻不同,因梗阻结肠近端肠腔内充气扩张,回盲瓣闭合良好时,形成闭袢性梗阻,结肠扩张十分显著,尤以壁薄的右半结肠为著,盲肠扩张超过 9 cm。结肠梗阻时的液平面,多见于升、降结肠或横结肠的凹下部分。由于结肠内有粪块堆积,液平面可呈糊状。如结肠梗阻时回盲瓣功能丧失,小肠内也可出现气液平面,此时应注意鉴别。

2.肠梗阻的造影检查

考虑有结肠梗阻时,可作钡剂灌肠检查。检查前清洁灌肠,以免残留粪块造成误诊。肠套叠、乙状结肠扭转和结肠癌等,可明确梗阻部位、程度及性质。多数为肠腔内充盈缺损及狭窄。在回结肠或结肠套叠时,可见套入的肠管头部呈新月形或杯口状阴影。乙状结肠扭转时,钡柱之前端呈圆锥形或鹰嘴状狭窄影像。另外钡剂或空气灌肠亦有治疗作用。早期轻度盲肠或乙状结肠扭转,特别是肠套叠,在钡(或空气)灌肠的压力下,就可将扭转或套叠复位,达到治疗目的。

肠梗阻时的钡餐检查,由于肠道梗阻,通过时间长,可能加重病情或延误治疗,多不宜应用。而水溶性碘油造影,视梗阻部位,特别是高位梗阻时,可以了解梗阻的原因及部位。

(五)B 超检查

B 超检查有助于了解肠管积液扩张的情况,判断梗阻的性质和部位,观察腹水及梗阻原因。肠梗阻患者 B 超常见到梗阻部位以上的肠管有不同程度的扩张,管径增宽,肠腔内有形态不定的强回声光团和无回声的液性暗区。如为实质性病变显示更好,在肠套叠时 B 超横切面可见"靶环"状的同心圆回声,纵切面可显示套入肠管的长度,蛔虫团引起的肠梗阻可见局部平行旋涡状光带回声区。如肠管扩张明显、大量腹水、肠蠕动丧失,可能发生绞窄性肠梗阻或肠坏死。

四、诊断与鉴别诊断

急性肠梗阻的诊断,首先需要确定是否有肠梗阻存在,还必须对肠梗阻的程度、性质、部位及原因做出较准确的判断。

(一)肠梗阻是否存在

典型的肠梗阻具有阵发性腹部绞痛、呕吐、腹胀、停止排气排便四大症状及肠型、肠鸣音亢进等表现,诊断一般并不困难。但对于不典型病例、早期病例及不完全性肠梗阻,诊断时有一定困难,可借助X线检查给予帮助。一时难以确诊者,可一边治疗,一边观察,以免延误治疗。诊断时应特别注意与急性胰腺炎、胆绞痛、泌尿系统结石、卵巢囊肿扭转等鉴别,应做相关疾病的有关检查,以排除这些疾病。

(二)肠梗阻的类型

鉴别是机械性肠梗阻还是动力性肠梗阻(尤以麻痹性肠梗阻)。机械性肠梗阻往往有肠管器质性病变,如粘连、压迫或肠腔狭窄等,晚期虽可出现肠麻痹,但 X 线平片检查有助于鉴别。动力性肠梗阻常继发于其他原因,如腹腔感染、腹部外伤、腹膜后血肿、脊髓损伤或有精神障碍等,麻痹性肠梗阻虽有腹部膨胀,但肠型不明显、无绞痛、肠鸣音减弱或消失,这些与机械性梗阻的表现不同。

(三)肠梗阻的性质

鉴别是单纯性还是绞窄性肠梗阻。在急性肠梗阻的诊断中,这两者的鉴别极为重要。因为绞窄性肠梗阻肠壁有血运障碍,随时有肠坏死和腹膜炎、中毒性休克的可能,不及时治疗可危及生命。但两者的鉴别有时有一定困难,有以下表现时应考虑有绞窄性肠梗阻的可能。

(1)腹痛剧烈:阵发绞痛转为持续性痛伴阵发性加重。

(2)呕吐出现较早且频繁,呕吐物呈血性或咖啡样。

(3)腹胀不对称,有局部隆起或有孤立胀大的肠襻。

(4)出现腹膜刺激征或有固定局部压痛和反跳痛,肠鸣音减弱或消失。

(5)腹腔有积液,腹腔穿刺为血性液体。

(6)肛门排出血性液体或肛指检查发现血性黏液。

(7)全身变化出现早,如体温升高、脉率增快、白细胞计数升高,很快出现休克。

(8)X线腹部平片显示有孤立胀大的肠襻,位置固定不变。

(9)B超提示肠管扩张显著,大量腹水。

单纯性与绞窄性梗阻的预后不同,有人主张在两者不能鉴别时,在积极准备下以手术探查为妥,不能到绞窄症状很明显时才手术探查,以免影响预后。

(四)肠梗阻的部位

鉴别高位小肠梗阻还是低位小肠梗阻或是结肠梗阻。由于梗阻部位不同,临床表现也有所差异。高位小肠梗阻呕吐早而频,腹胀不明显;低位小肠梗阻呕吐出现晚而次数少,呕吐物呈粪样,腹胀显著;结肠梗阻,由于回盲瓣作用,阻止逆流,以致结肠高度膨胀形成闭襻性梗阻,其特点是进行性结肠胀气,可导致盲肠坏死和破裂,而腹痛较轻,呕吐较少,腹胀不对称,必要时以钡灌肠明确诊断。

(五)梗阻的程度

鉴别是完全性还是不完全性肠梗阻。完全性肠梗阻发病急,呕吐频,停止排便排气,腹部X线平片显示小肠内有气液平面呈阶梯状,结肠内无充气;不完全性肠梗阻发病缓,病情较长,腹痛轻,间歇较长,可无呕吐或偶有呕吐,每有少量排便排气,常在腹痛过后排少量稀便,腹部平片示结肠内少量充气。

(六)肠梗阻的原因

肠梗阻的病因要结合年龄、病史、体检及X线检查等综合分析,尽可能做出病因诊断,以便进行正确的治疗。

1.年龄因素

新生儿肠梗阻以肠道先天性畸形为多见,1岁以内小儿以肠套叠最为常见,1~2岁嵌顿性腹股沟斜疝的发生率较高,3岁以上的儿童应注意蛔虫团引起的肠梗阻,青壮年以肠扭转、肠粘连、绞窄性腹外疝较多,老年人则以肿瘤、乙状结肠扭转、粪便堵塞等为多见。

2.病史

如有腹部手术史、外伤史或腹腔炎症疾病史多为肠粘连或粘连带压迫所造成的肠梗阻;如患者有结核病史,或有结核病灶存在,应考虑有肠结核或腹腔结核引起的梗阻;如有长期慢性腹泻、腹痛应考虑有节段性肠炎合并肠狭窄;饱餐后剧烈活动或劳动考虑有肠扭转;如有心血管疾病,突然发生绞窄性肠梗阻,应考虑肠系膜血管病变的可能。

3.根据检查结果

肠梗阻患者除了腹部检查外,一定要注意腹股沟部检查,除外腹股沟斜疝、股疝嵌顿引起的梗阻,直肠指诊应注意有无粪便堵塞及肿瘤等,指套有果酱样大便时应考虑肠套叠。腹部触及肿块应多考虑为肿瘤性梗阻。大多数肠梗阻的原因比较明显,少数病例一时找不到梗阻的原因,需要在治疗过程中反复检查,再结合 X 线表现,或者在剖腹探查中才能明确。

五、治疗

肠梗阻的治疗要根据病因、性质、部位、程度和患者的全身性情况来决定,包括非手术治疗和手术治疗。不论是否采取手术治疗,总的治疗原则:①纠正肠梗阻引起的全身生理紊乱,纠正水、电解质及酸碱平衡紊乱。②去除造成肠梗阻的原因,采用非手术治疗或手术治疗。

(一)非手术治疗

非手术治疗措施也适用于每一个肠梗阻的患者,部分单纯性肠梗阻患者,经非手术疗法症状完全解除可免予手术,麻痹性肠梗阻,主要采用非手术疗法。对于需要手术的患者,这些措施为手术治疗创造条件也是必不可少的。

1.禁食、胃肠减压

这是治疗肠梗阻的重要措施之一。肠梗阻患者应尽早给予胃肠减压,有效的胃肠减压可减轻腹胀,改善肠管的血运,有利于肠道功能的恢复。腹胀减轻还有助于改善呼吸和循环功能。胃肠减压的方法是经鼻将减压管放入胃或肠内,然后利用胃肠减压器的吸引或虹吸作用将胃肠中气体和液体抽出,由于禁饮食,下咽的空气经过有效的减压,可使扭曲的肠袢得以复位,肠梗阻缓解。减压管有较短的单腔管(Levin 管),可以放入胃或十二指肠内,这种减压管使用简便,对预防腹胀和高位小肠梗阻效果较好,另一种为较长的单腔或双腔管(Miller-Abbot 管),管头端附有薄囊,待通过幽门后,囊内注入空气,利用肠蠕动,可将管带至小肠内梗阻部位,对低位小肠梗阻可能达到更有效的减压效果。缺点是插管通过幽门比较困难,有时需在透视下确定管的位置,比较费时。

2.纠正水、电解质和酸碱平衡紊乱

失水和电解质酸碱平衡紊乱是肠梗阻的主要生理改变,必须及时给予纠正。补给的液体应根据病史、临床表现及必要的化验结果来决定,掌握好"缺什么,补什么;缺多少,补多少"和"边治疗、边观察、边调整"的原则。

(1)补充血容量:由于大量体液的丧失,引起血容量不足,甚至休克。应快速按"先快后慢"来补充液体。失水的同时有大量电解质的丧失,也应按"先盐后糖"(先补充足够的等渗盐水,然后再补充葡萄糖溶液)来补给,绞窄性肠梗阻患者有大量血浆和血液的丢失,还需补充血浆或全血。一般按下列方法来决定补液量。

当天补液量＝当天正常需要量＋当天额外丧失量＋既往丧失量的一半。

当天正常需要量:成人每天 2 000～2 500 mL,其中等渗盐水 500 mL,余为 5％或 10％葡萄糖液。

当天额外丧失量:指当天因呕吐、胃肠减压等所丧失的液体。胃肠液一般按等渗盐水:糖＝2：1 补给。

既往丧失量:指发病以来,因呕吐、禁食等所欠缺的液体量,可按临床症状来估计。

在补液过程,必须注意血压、脉搏、静脉充盈程度、皮肤弹性及尿量和尿比重的变化,必要时监测中心静脉压(CVP)变化,在 CVP 不超过 $1.18\ kPa(12\ cmH_2O)$ 时认为是安全的。

肠梗阻时,一般都缺钾,待尿量充分时可适量补充钾盐。

(2)纠正酸中毒:肠梗阻患者大多伴有代谢性酸中毒,患者表现为软弱、嗜睡、呼吸深快,血液 pH、HCO_3^-、BE 均降低。估计碱量补充的常用方法。

补充碱量(mmol)＝(正常 CO_2CP－测得患者 CO_2CP)mmol×患者体重(kg)

$1\ g\ NaHCO_3$ 含 $HCO_3^-\ 12\ mmol$,$1\ g$ 乳酸钠含 $HCO_3^-\ 9\ mmol$。

补碱时可先快速给予 1/2 计算量,以后再做血气分析,根据结果及患者呼吸变化情况决定是否继续补充。

3.抗生素的应用

应用抗生素可以减低细菌性感染,抑制肠道细菌,减少肠腔内毒素的产生和吸收,减少肺部感染等。一般单纯性肠梗阻不需应用抗生素,但对绞窄性肠梗阻或腹腔感染者,需应用抗生素以控制感染。抗生素选择应针对肠道细菌,以广谱抗生素及对厌氧菌有效的抗生素为好。

4.中医中药治疗

(1)针刺治疗。针刺疗法具有增强和调整胃肠蠕动作用,对较轻病例可达治疗目的,特别对麻痹性肠梗阻效果较好。常用主穴:足三里、合谷、天枢、中脘。呕吐者加上脘,腹胀重者加大肠俞,腹痛加内关。可用强刺激手法,或用电针,留针半小时至 1 小时。还可用耳针:交感、大肠、小肠。也有水针穴位注射,可选用新斯的明,双侧足三里各注射 0.25 mg,或 10%葡萄糖各注射 10 mL。

(2)其他疗法。①颠簸疗法:适用于早期肠扭转的患者。②推拿、按摩疗法:适用于腹胀不重,无腹膜刺激症状的单纯性肠梗阻、肠粘连、肠扭转、蛔虫性肠梗阻时。③总攻疗法:在一段时间内,综合各种中西医有效措施,发挥协同作用,产生最大的通下作用,以克服肠内容物通过障碍,缩短疗程。但总攻疗法应慎重,时间应控制在 20 小时之内。

5.中转手术治疗

在非手术治疗过程中,要严格观察患者的全身和腹部变化,必要时进行 X 线检查,随时判断梗阻是否解除,或是否需要中转手术。

肠梗阻解除的指征:全身情况改善,患者安静入睡;自觉腹痛明显减轻或基本消失;腹胀明显减轻或消失,肠型包块消散;高调肠鸣音消失;通畅的排气排便;X 线腹部平片液平面消失。

在非手术治疗过程中,观察不宜过长,一般单纯性肠梗阻可观察 24~48 小时,而绞窄性肠梗阻不宜超过 6 小时,根据情况及时中转手术。

中转手术指征:全身情况恶化,神志恍惚,烦躁甚至昏迷,脉率增快,体温升高,腹痛加重,由阵发性疼痛转为持续性疼痛,或腹痛很重转为无腹痛反应;腹软或轻压痛变为腹肌紧张及反跳痛,肠鸣音亢进转为减弱或消失;出现移动性浊音,腹腔穿刺有血性液体;白细胞及中性粒细胞计数增多;腹部 X 线平片显示肠管膨胀加重,横径增宽,液平面增大;粘连性肠梗阻或反复发作的肠梗阻,梗阻缓解不满意,有复发因素存在者;老年肠梗阻患者,有肿瘤可能时亦应考虑中转手术。

(二)手术治疗

手术是急性肠梗阻的重要治疗方法,大多数急性肠梗阻需要手术解除。手术治疗原则:争取较短时间内以简单可靠的方法解除梗阻,恢复肠道的正常功能。手术大致有四种:①解决引起梗阻的原因。②肠切除肠吻合术。③短路手术。④肠造瘘或肠外置术。肠梗阻的手术方式应根据梗阻的性质、原因、部位及患者的具体情况决定,各种术式有其不同的适应证和要求,选择得当则可获得最佳临床效果。

1.肠切除术

由于某种原因使一段肠管失去生理功能或存活能力,如绞窄性肠坏死、肠肿瘤、粘连性团块、先天性肠畸形(狭窄、闭锁)需要行肠段切除术。切除范围要视病变范围而决定。

在绞窄性肠梗阻行肠切除时要根据肠祥的血运情况而决定部分肠切除术,合理判断肠壁生机是否良好,这是正确处理绞窄性肠梗阻的基础,如将可以恢复生机的肠祥行不必要的切除,或将已丧失活力的肠祥纳回腹腔,均会给患者带来损害,甚至危及生命。首先应正确鉴定肠壁生机,在肠祥的绞窄已经解除以后,用温热盐水纱布包敷 5～10 分钟,或在肠系膜根部用 0.5％普鲁卡因行封闭注射以解除其可能存在的血管痉挛现象,如仍有下列现象存在,可作为判断肠管坏死的依据:①肠管颜色仍为暗紫色或发黑无好转。②肠管失去蠕动能力,可用血管钳等稍加挤压刺激仍无收缩反应者。③肠管终末动脉搏动消失。根据这些特点,受累肠祥不长,应将肠及其内容物立即予以切除并行肠吻合术。但有时虽经上述处理,仔细观察,肠管生机界限难以判断,且受累肠祥长度较长时,应延长观察时间,可用布带穿过系膜并将肠管放回腹腔,维持观察半小时、一小时乃至更长时间,同时维持血容量及正常血压,充分供氧,对可疑肠祥是否坏死失去生机做出肯定的判断,再进行适当处理。如患者情况极为严重,血压不易维持,可将坏死及可疑失去生机的肠祥做肠外置术,如以后肠管的色泽转佳,生机已恢复时,或坏死分界更加明确后,再做适当的肠切除吻合术。

肠切除术大致可分 3 步:①处理肠系膜,在预定切除肠曲的相应肠系膜上做扇形切口,切断并结扎系膜血管,注意不要损伤切除区邻近肠管的供应血管,肠管在切除线以外清除其系膜约 1 cm,确保系膜缘做浆肌层缝合。②切除肠曲的两端各置有齿钳两把,可适当斜行钳夹,保证对系膜缘有较好的血供,并可加大吻合口。离两侧钳夹约 5 cm 处,各放置套有橡胶管的肠钳一把,以阻断两侧肠内容物,切除病变肠段,吸去两端间肠内容物,肠壁止血。③将两断端靠拢,1 号丝线做间断全层内翻吻合,然后在前后壁做间断浆肌层缝合,缝闭肠系膜缺口,以防内疝。

2.肠短路术

肠短路术又称肠捷径手术适用于急性炎症期的粘连、充血水肿严重、组织脆弱易撕裂、不能切除的粘连性肿块或肿瘤晚期不能切除而仅为解除梗阻的一种姑息性手术。其方法是在梗阻部位上下方无明显炎症、肠壁柔软的肠管间行短路吻合。肠短路手术有两种方式:一种是侧侧式,即在梗阻部位近、远端的肠管间做侧侧吻合;另一种是端侧式,即先将梗阻近侧胀大肠祥切除,远切端予以缝合关闭,近侧端与梗阻远端萎陷的肠祥做端侧吻合。两种术式的优劣各异,可根据病变的情况决定。如患者情况较差,手术以解除梗阻而病变不能再切除者或为完全性梗阻者,则以简单有效的侧侧吻合术为宜,以免在端侧吻合后梗阻近端的肠祥盲端有胀破的可能。如需做二期手术,且能根除梗阻病变者,作为二期病灶切除术前的准备手术,可行端侧式吻合。

3.肠造瘘术

肠造瘘术肠造瘘术包括小肠造瘘及结肠造瘘,主要用于危重患者,由于患者周身状况危急不能耐受更大手术操作时仍不失为一种有效地解除梗阻的外科疗法。但在小肠梗阻时,因术后营养、水电解质平衡都不易维持,造瘘口周围皮肤护理也很麻烦,因此,应竭力避免小肠造瘘术。对不能切除的结肠肿瘤或直肠肿瘤所致梗阻,或肿瘤虽能切除但因肠道准备不足,患者情况较差等情况下,适宜行结肠造瘘术或永久性人工肛门手术。肠造瘘术分为3种。

(1)断端造瘘,如为绞窄性肠梗阻、肠管已坏死,则须将坏死肠段切除,近端肠管从侧腹壁造瘘口处拖出并缝合固定,远端缝闭,待病情许可时再行二期手术。

(2)双口造瘘:将梗阻上方肠管提出行双口造瘘,主要适用于结肠梗阻或粘连性梗阻,肠管虽无坏死但无法分离,造瘘目的为单纯减压。

(3)插管造瘘:单纯插管造瘘作为解除肠道梗阻效果不理想,只有在坏死肠管切除后一期吻合,预防术后发生吻合口瘘时,可在吻合口上端肠管内插入减压管,并包埋固定在侧腹壁的腹膜上,戳孔引出,术后减压,避免吻合口瘘的发生。小肠高位插管造瘘又可作为供给肠内营养的备用通道。

4.其他手术

(1)肠粘连松解术及肠管折叠或肠排列。

(2)肠套叠复位术:使套叠的肠管退出并恢复原位。手术要求尽量在腹腔内操作,术者用手挤压套入部远端,轻柔地将套入部挤出。待完全复位后,仔细观察肠壁血运及蠕动情况,确认有无坏死表现。如为回结肠套叠,可将末端回肠与升结肠内侧壁稍予固定,以免再发生套叠。

(3)肠扭转复位术:将扭转的肠管复位后,恢复原来的功能位置。复位前应注意肠管血运情况及肠腔内容物多少,当肠腔内积存大量液体气体时,应先行减压后再复位,以免突然复位而使大量毒素吸收导致中毒性休克。

(4)肠减压术。如果术中见肠管极度扩张致手术有困难时,可先行肠管减压。常用减压方法有以下几种。①穿刺减压:用一粗针头接上吸引装置,直刺入膨胀的肠管,尽可能吸出肠内气体和液体,拔针后缝合针眼。因针头易堵塞,减压不满意。②橡皮管减压:在肠壁上做一小切口,置入橡皮管或导尿管,还可接上三通管,管周固定后进行吸引减压,可用生理盐水灌洗肠腔,减少中毒机会。③切开减压:对较游离肠管可提至切口外,周围保护好后可直接切开肠管进行减压,这种方法减压效果好,但易污染腹腔。

总之,肠梗阻的手术治疗应视患者梗阻情况而定。单纯性肠梗阻可采用解除引起梗阻机制的手术,如粘连松解术、肠切开取出堵塞异物术等,如肠管的病变为肿瘤、炎症可行肠切除、肠吻合术,狭窄病变不能切除时可做肠短路术。绞窄性肠梗阻应尽快采取解除梗阻机制的手术,如肠套叠或肠扭转的复位术、肠管坏死应行肠切除吻合术等。结肠梗阻时由于回盲瓣关闭作用,形成闭袢型肠梗阻,结肠血供也不如小肠丰富,单纯性肠梗阻也容易发生局部坏死和穿孔,应早期进行手术治疗。如患者全身情况差,腹胀严重,梗阻位于左半结肠时,可先行横结肠造瘘,待情况好转再行肠切除吻合,如肠管坏死,应将坏死肠段切除,做肠造瘘术,待全身情况好转后二期手术。由于结肠梗阻时出现的问题较多,手术治疗时需审慎的处理。

急性肠梗阻的预后与梗阻的病因、性质、诊治的早晚、术前后的处理及手术选择是否得当有关,多数良性梗阻效果较好,但单纯性肠梗阻的死亡率仍在3%左右,绞窄性肠梗阻的死亡率在8%左右,如诊治过晚死亡率可达25%以上。死亡多见于老年患者,主要原因是难复性休克、腹膜炎、肺部并发症、肠道术后并发症及全身衰竭等,因此应及时诊断、恰当的处理,减少死亡率。

急性肠梗阻的预防在某些类型的肠梗阻是可能的。如术后粘连性肠梗阻,在进行腹部手术时,操作轻柔,尽量减少脏器浆膜和腹膜的损伤,防止或减少术中胃肠道内容物对腹腔的污染,术后尽早恢复胃肠道蠕动功能,对预防粘连性肠梗阻有积极作用。有报告近年来在腹部手术后,腹腔内置入透明质酸酶可有效减少肠粘连的发生。积极防治肠蛔虫病是预防蛔虫团堵塞性肠梗阻的有效措施。避免饱食后强体力劳动或奔跑,可减少肠扭转的发生。腹腔内炎症及结核等病变,应积极治疗避免发展成粘连或狭窄,如患者存在发生肠梗阻的因素,应嘱患者注意饮食,以防止或减少肠梗阻的发病。

(徐文波)

第五节 肠 衰 竭

肠衰竭(IF)是由于肠道功能降低以至于胃肠道无法吸收营养的一种疾病。由Ⅰ型和Ⅱ型IF组成急性肠衰竭(AIF)。虽然其发病率相对较低,但Ⅱ型 AIF 十分严重且需要多学科专家治疗,并常在得到缓解之前持续很长时间。管理关键点:控制脓毒症、液体和电解质复苏、优化营养状况、伤口护理、适当的手术和积极康复。

一、概述

肠衰竭(IF)已经被定义为肠道功能减低至肠道满足吸收宏量营养素和/或水和电解质的最低需求之下,并需要静脉营养支持以保持健康和/或生长。吸收功能的减退并不需要静脉内营养以维持健康或生长,可以被认为是"肠功能不全或缺乏"。IF 可为获得性或先天性,胃肠道性或全身性,良性起源或恶性起源。IF 可能突然发生,或表现为慢性疾病缓慢、逐渐的演变过程,也可表现为自限性短期过程或长期持续病程(慢性肠衰竭,CIF)。

二、分类

根据发病的基础情况与代谢和预后标准,将 IF 归类为以下 3 型。①Ⅰ型:急性,短期,通常为自限性。②Ⅱ型:急性病情的延续,经常出现在代谢情况不稳定的患者,并在数周或数月期间需要复杂多学科护理和静脉营养补充。③Ⅲ型:慢性病情下,代谢稳定的患者,数月或数年需要静脉补充营养。Ⅲ型IF 可为可逆的或不可逆的。

Ⅰ型和Ⅱ型 IF 共同组成急性肠衰竭(AIF)。Ⅰ型 AIF 是一种常见的、短暂的、在大多数情况下自我限制的情况,在腹部手术围术期约 15% 的患者诊断为 AIF,或与重大疾病如颅脑损伤、肺炎,或急性胰腺炎、心脏术后相关。术后肠梗阻通常在几天内自行恢复,只需极少治疗。这些患者通常在外科病房,虽然有一些患者处于重症监护条件但也适合这一类分类。急性胃肠道损伤这一术语是为了描述重症患者中作为多脏器功能不全一部分的胃肠道功能不全(无论是否具有原发腹部病理情况)而提出的。急性胃肠功能损伤Ⅰ型(自限型)及Ⅱ型(需干预治疗)大致对应 AIFⅠ型,有着一致的评估方法和管理需求。

Ⅱ型 IF 是伴随脓毒症的/代谢性/复杂营养性并发症的少见临床情况。可作为创伤结果逐步发生;也可伴随因急性情况(如肠扭转、绞窄性疝、肠系膜血栓形成或腹部创伤)而需要行肠切除后发生;也可随肠道手术并发症(吻合口漏,无法识别的肠道损伤、瘘管形成、腹壁撕裂,腹腔镜探查或开腹)发生,常常出现在先前存在的明显的临床并发症情况下。Ⅱ型 AIF 的患者往往需要专门的医疗设施,如专门 IF 单元、重症监护。Ⅱ型 IF 年发病率估计为 9 例/每百万人口。最常见的结果为全肠康复(约 40%),长期肠内营养,或转变为Ⅲ型 IF 并需要长期 HPN(家庭肠外营养)(约 50%)。Ⅱ型 IF 院内病死率报道高达9.6%~13%。

三、治疗原则

表现为瘘或肠造口出量增多的典型Ⅱ型 AIF 患者可能伴有脓毒症或可能伴有短肠综合征(占新入院 AIF 的 30%)。虽然这种现象在某种程度上一定会在所有胃肠道手术情况下被观察到,但没有统一治疗 AIF 的临床手段。

虽然治疗的关键方面在于治疗导致 AIF 的潜在情况,但普遍认为一些涉及多学科的治疗措施(表 7-1)必须应用以成功治疗 AIF。英国索尔福德大学也提出了非常相似的指导意见。

表 7-1 肠衰竭分类

		描述	持续	举例	治疗目标
Ⅰ型	AIF Ⅰ型	急性情况。其他脏器功能不全常出现,当其他器官功能不全纠正时,AIF 常为自限性	数天	术后麻痹性肠梗阻或作为 MODS 的一部分出现	度过急性期。稳定动态平衡。缓解 IF
Ⅱ型	AIF Ⅱ型	急性病情的延续。持续的代谢不稳定	数周到数月	伴或不伴瘘的复发性腹腔脓毒症。短肠综合征急性期	达到无脓毒症并无脏器功能不全的稳态,缓解 IF 或过渡到慢性 IF
Ⅲ型	CIF	慢性器官衰竭不伴有伴随急性器官衰竭。稳态临床情况	数月至数年	短肠综合征。肠动力障碍	保持动态平衡。优化营养和伤口状态。可能的情况下保持恢复肠完整性

控制脓毒症包括发现脓毒症的征象,放射线下或应用手术引流液体和脓肿。个体化的抗生素治疗,应优先考虑应用肠外或肠内营养应以优化酸碱、电解质和水化状态,方法包括液体补液及抗酸和抗动力药物的使用(通常是质子泵抑制剂和洛哌丁胺)。也需要防止严重营养不良患者开始营养支持后出现再喂养综合征的手段。伤口护理需要专科护理,可能包括伤口管理者,造口用具,双套管吸引,真空连接敷料系统等。应行积极康复并使用任何保留/排除肠道,这通常会包括肠内喂养,有时经造瘘口喂养,或近端液体回输。之后,通过影像学手段精确评估胃肠道状态和功能将允许后续的手术计划,直到初始损伤经过至少3个月且只有当有证据表明急性炎性反应在很大程度上缓解以后(体重及血清蛋白的改善;炎症标志物恢复正常水平;较低的瘘出量),否则手术是不明智的。

认真遵守上述项目可预测对 ECF 治疗成功的机会。类似"SNAP"方法也侧重于依照培养、拭子结果、腹部成像、识别其他可能感染源(如呼吸系统和泌尿系统感染,心内膜炎)而进行的脓毒症检测和治疗。需要进行营养与饮食评估,以便当必须进行补充饮食时应用最合适的方法:肠内营养(鼻胃管、灌肠、食糜回灌)或肠外营养(外周或中心静脉)。

四、治疗措施

(一)控制脓毒症

脓毒症是 AIF 患者死亡的主要原因。如果脓毒症起源于腹腔,须立即祛除感染源并进行合适的引流。然而,在某些情况下,没有发现明显可祛除的感染源,这时脓毒症可能是由细菌易位引起的(如结肠炎、严重肠管扩张,无穿孔的亚急性肠缺血等)。寻找和识别脓毒症的早期症状是十分必要的。患者可能没有表现出典型的感染迹象,如发热或血清 C 反应蛋白水平升高。然而,未控制的败血症的临床症状可能包括心动过速、疲劳、脑病、液体潴留和水肿、黄疸,最终出现新发或恶化的器官功能衰竭的临床特点。实验室检查可以提示白细胞计数较少或白细胞计数增多,单独出现的淋巴细胞计数减少、血红蛋白含量减低,作为肝功能异常指标而出现的血浆清蛋白和转铁蛋白水平的降低。

虽然根据培养结果的个体化的、有针对性的抗生素治疗是必需的,但只进行抗生素治疗只能满足少数 AIF 患者的需求。因此,必须识别和治疗脓毒症来源,如经皮或外科手术引流腹腔脓肿。此外,需要考虑非腹源性败血症来源,肺炎是其中最常见的。中心静脉导管应始终被认为是可能的感染源。需意识到伴迁延不愈感染及长期应用抗生素的重症患者的继发真菌脓毒症风险,在那些口腔卫生差的患者中要特别注意。

(二)优化水合和营养状态

AIF 患者的临床和代谢状况取决于胃肠功能障碍的程度和部位及潜在的疾病和其他器官功能。在短肠综合征(SBS)的病例中,这也取决于手术切除范围及是否存在回肠盲肠瓣和/或结肠。在最初阶段,AIF 液体和营养的管理目的是通过补充体液和电解质达到血流动力学稳定。此后,控制液体损失和满足能源需求变为主要任务。

1.补充液体和电解质

液体复苏是所有 AIF 患者基本步骤,并需要在任何营养干预前开始执行。经小肠的液体流量每天为 6～8 L,主要为胃肠道分泌物但也包括饮用的液体。80% 左右的液体在空肠和回肠吸收,通常只有 1～1.5 L 的液体进入结肠,其中只有约 150 mL 不被吸收。结肠的储备能力十分巨大,在 24 小时内结肠能增加再摄取水量至 5 L。在接受了广泛肠切除的患者中,肠液丢失与残余小肠长度成反比,并由于部分或全结肠切除而恶化。末端空肠造口或近端回肠造口的患者常发展为脱水及电解质缺乏(特别是镁、钾和钠)。尤其是电解质紊乱可加重胃肠动力障碍,应使所有 AIF 患者的电解质处于正常值。相较于失去空肠,由于部分多余的胆盐和未吸收的脂肪达到结肠及空肠不能够适应此类物质,回肠切除术会导致相应的更严重的吸收不良及腹泻(胆盐腹泻和脂肪泻)。AIF 患者肠道损失的数量级在早期肠切除后是最大的,并可能因伴随因素如肠道炎症、肠道运动不良而加重。无论多少小肠存在,存在腹内脓毒症或其他潜在的疾病(如 Crohn,腹腔疾病,放射性肠炎或艾迪生氏病)可以显著提高肠输出(即没有短肠综合征)。

AIF 患者应输入液体以弥补所有的丢失并保持尿量至少为 1 mL/(kg·h)。患者应接受足够量的水,通常超过 40 mL/(kg·d)的标准体积。大量的液体和电解质通过腹泻、过量造口流出物丢失,鼻胃引流管必须仔细监测和更换。尿钠浓度是水合状态的敏感指标,尿钠<20 mmol/L(或<50 mmol/24 h),钠/钾比<1,表示液体和/或钠耗竭。这将先于血液尿素或肌酐的变化。应每周监测数次,直到达到液体平衡稳态。

治疗脓毒症的液体疗法是最具挑战性的,因为液体状态优化用于维持足量器官灌注,以防止进一步脏器损伤所代替,所以在这个阶段不可避免的达到正平衡。同时,需要迅速合理的控制脓毒症来源以限制不稳定期持续时间,并允许早期"去复苏"(晚期目标导向性液体清除/反向容量复苏)以实现临时液体负平衡而不影响血流量。

2.营养支持

营养干预是所有 AIF 患者的关键方面,需进行相应的评估、计划、治疗和监测。

(1)营养状况评价:一些筛查营养不良的工具可以用来评估营养状况或营养方面风险。这些量表都包括类似的变量,通常包括体重减轻,体质指数(BMI)、食物的摄入,和持续疾病严重程度分级(NRS-2002)。营养不良诊断有两种方法,其一需要 BMI<18.5 来定义营养不良;其二需要满足无意识的体重下降(强制标准)和 BMI 降低或无脂质量指数(FFMI)降低两项标准之一。体重减少可以是在不确定时间内>10%的平常体重减少,超过 3 个月>5%的平常体重减少。BMI降低在受试人群中指年轻人 BMI<20,>70 岁老年人<22。低无脂质量指数在男性和女性中分别为<15和<17。

　　然而所有 AIF 患者的初步筛查必须扩展到营养状况的全面评估。人体测量学是可靠的诊断方式。最常见的人体测量方法是体重(实际、理想、调整)、BMI、臂围、皮褶厚度。然而,在 AIF 患者中,尤其是重症早期阶段每天体液波动或处于高度脱水风险中的肠输出量不稳定的患者中,这些测量方法的可靠性有所损失。同样的偏差出现在生物电阻抗分析(BIA)中。BIA 是一个身体组分的评估,理论上可以被用来评估组织的水合作用和细胞膜的完整性。然而 BIA 的结果只有在稳态液体平衡的患者中具有完全说服力。BIA 测量可得出阻抗,电阻和电抗,相位角(PHA),与生物电阻抗矢量分析(BIVA)。特别是 PHA,目前被认为是组织健康的标志,因为它是由身体细胞质量,细胞膜完整性和功能所决定。各种临床情况下,包括人类免疫缺陷病毒感染、癌症、手术和慢性肝病已经证明 PHA 的预后价值。目前对于身体组分,PHA,或水合状态的BIA 有效性没有专门在 AIF 患者中进行评估。握力(或肌力)测定法来评估肌肉力量和功能是有效的,但又在特定的 AIF 环境下,其有效性还有待证明。

　　一些血液测试被用来评估 AIF 情况下的营养状态。这些措施包括血清蛋白(清蛋白、运铁蛋白、甲状腺素转运蛋白)、血肌酐、血尿素氮(BUN)、淋巴细胞计数。然而,这些指标都没能够明确定义营养状态。

　　血清蛋白应被视为疾病严重程度和手术风险的标志。它不应该被用作在急性期营养状态的标志物。此外,与炎性细胞因子反应类似,清蛋白会从血液循环渗透到血管外间隙,导致其血浆浓度降低。这种下降与患者的潜在营养状况没有直接关系。

　　(2)确定营养需求和喂养途径:身体组分评估后,必须确定营养要求。衡量能源需求最准确的方法是间接测热法。如 ICU 患者身上所证明的一样,应用其以发现代谢变化并允许合理地调整营养计划,可能会改善临床结果。如果间接测热法不可行,应根据患者分解/合成代谢状态,或疾病时相,接受 25~35 kcal/(kg·d)(1 kcal=4.186 kJ)的热量。其他预测公式的使用一般不准确。在 AIF 患者中,在肠外营养中蛋白摄入量通常应增加至 1.5 g/(kg·d)或给予等量氨基酸。所有的微量营养素(维生素和微量元素)和电解质应该从营养治疗开始时应用。需要小心患者有再喂养综合征风险。

　　由于高代谢状态不仅要使负能量和总蛋白平衡、肌肉丢失最小化,还需要维持组织功能,尤其是肝脏、免疫系统、骨骼肌和呼吸肌,所以脓毒症营养计划尤其具有挑战性。尽管间接测热法是评估能源需求的方法,但简单的公式也可应用于制订营养干预计划。可以得出结论,对脓毒症患者,总能源需求很少超过25 kcal/(kg·d),而蛋白质摄入通常应增加到 1.5 g/(kg·d)。过量能量摄入,如过度喂养或静脉高营养,可能会损害肝功能,引起胆汁淤积性黄疸、精神错乱和代谢亢进,需要更多的氧气,产生更多的二氧化碳,因此需要增加肺通气,所以是有害的、必须避免的。

　　足量口服营养摄入在多数 AIF 患者是不现实的。因此,需要明确一个最佳替代方案。营养可通过肠内途径(经鼻胃管或鼻腔肠管,有时或通过胃或空肠造口术,或通过进入远端小肠的造瘘口)或肠外营养途径(通过外周或通常经中心静脉)。即使肠内喂养是首选喂养方式,但必须记住,经过肠内唯一途径往往难以满足腹腔脓毒症患者的能量和蛋白质需求。积累性能量净负平衡与越来越多的并发症相关。因此,如果不是全肠外营养补充应予以肠内营养。然而,由于即使是最精确的营养摄入不会导致肌肉质量增加,其在未被控制的脓毒症情况下也无法发挥作用。此外,营养支持过程中,发育停滞或缺乏体重增加可能是持续性败血症的主要特征。

(3)肠外营养:虽然肠内营养在绝大多数患者群体已被证明为最有益的营养方式,但是由于AIF/ECF患者胃肠道完整性受损,肠内营养相对难以满足此类患者营养需求。因此,肠外营养往往是主要的选择,单独应用肠外营养或与肠内营养一起应用(补充性PN)。

静脉脂肪乳剂是肠外营养(PN)配方的基本组成部分,是能量和必需脂肪酸的主要来源。大豆油脂肪乳剂是第一种商业化的静脉脂类,具有高含量的必需脂肪酸和长链多不饱和脂肪酸(PUFA)。在各种的临床情况下,它已被证明是安全的并具有良好耐受性。然而,由于PUFA大量含有促炎作用的 ω-6 多不饱和脂肪酸,促使人们开发应用其他脂类例如中链甘油三酯(MCT)、橄榄油、鱼油部分代替大豆油的脂肪乳。MCT 和富含橄榄油的乳剂相较于多不饱和脂肪酸不易发生脂质过氧化,且鱼油中的二十碳五烯酸和二十二碳六烯酸,ω-3 多不饱和脂肪酸具有良好的免疫调节作用,甚至具有抗炎特性。

(4)肠内营养:即使选择肠外营养作为营养支持手段,也应始终考虑通过肠道途径喂养。这种支持手段在伴有胃肠道梗阻性疾病、穿孔或无效体外引流时是不可行的,胃肠道血流受损时或血流动力学不稳定时也视为禁忌。肠内营养可能不需要针对疾病的特异性配方;许多不同标准口服营养补剂或肠内营养制剂可能对肠道衰竭有利,可根据其能量和易用性选择。如谷氨酰胺或 ω-3 多不饱和脂肪酸之类的特殊免疫营养应用还需进一步研究。由于如此多的 AIF 患者患有净分泌型短肠综合征,要素膳溶液不作为首要推荐,但是对于胃肠道不耐受聚合配方患者可以考虑要素膳溶液。

(5)远端喂养:除了肠内营养一般的积极效果之外、远端食物给予锻炼胆胰分泌负反馈,即所谓的回肠制动。胃肠道特有的运动形式,如食糜再输注,被认为能够刺激患者的远端小肠,否则食糜难以达到或进行往复运动。这些胃肠运动方式导致近端分泌和/或营养配方剂从近端吻合口或 ECF 进入小肠远端。这代表了一种产生下游(发出的)小肠和结肠重建消化道的连续性生理方式,这将有助于预测和避免术后问题(腹泻、大便失禁、结肠狭窄的识别等)。这种再输注方式包括肠液收集和肠道远端部分的输注。支持这一点的肠外需求减少(或避免)已经令人信服地显示能够使 ECF 相关性肝病 PN 患者碱性磷酸酶、谷氨酰转肽酶及胆红素恢复正常。食糜再输注似乎能增强肠道功能及营养状态。

(6)经口营养:禁食被认为有利于促进瘘的愈合和恢复(例如急性期近端高输出瘘),除此之外建议患者普食。应该考虑规律饮食及口服营养液。有经验的营养师监督能够带来最好的结果,这些患者中的许多净分泌状态问题的患者后续需要严格限盐饮食。

(7)营养摄入的监控:尽可能精确地记录营养摄入以利于及时修改营养物质及液体摄入。在重症监护室的患者,频繁的检查和操作可能会引起喂养的中断(尤其是肠内营养的情况),导致临床上预先规定及实际实施营养素方面的分歧。模拟视觉尺度的应用可能是有帮助的,但是在这种情况下不是需要特别验证。

(三)减少胃肠丢失和/或增加肠道吸收的药物

一些药物可以用来减少瘘或造口漏出。对于一个小肠切除的患者高胃肠纤维蛋白血是正常反应,这将导致胃增加胃酸的分泌。质子泵抑制剂的使用(开始是静脉注射后来是口服或肠内使用)极大地减少了高胃肠纤维蛋白血反应,减少了远端输出。

抗运动疗法,用于治疗腹泻和改善营养吸收,这样的药物包括洛哌丁胺、磷酸可待因和抗胆碱能药物(如地芬诺酯)。洛哌丁胺并不被明显吸收,没有影响大脑的不良反应,因此高剂量可安全有效地用于减少胃肠分泌。为了延长洛哌丁胺在胃肠道内经过的时间,可能建议患者在摄入前打开胶囊(并将其与乳制品或果汁混合)以提高药效率。磷酸可待因可被吸收,并容易通过血-脑屏障导致嗜睡。但是与洛哌丁胺相比它有更长的作用时间并对不同肠道阿片受体有部分拮抗作用,因此这两种药物可以互补。抗胆碱能药物有时被用于抵抗运动,但抗胆碱能作用(特别是口干不良反应会与脱水相混淆)限制了其使用。抗胃肠运动的药物应当避免在难治性梭状芽孢杆菌相关腹泻的情况下应用,在危重病患者中仅用于除外肠道感染的患者。考来烯胺或降脂树脂Ⅱ号应考虑患者的结肠连续性,如腹泻可能是由于胆汁酸盐的结肠毒性所致。然而,胆酸螯合剂使用的时机需要考虑的因素是不要与患者服用的其他药物相互作用。患者应被告知在任何药物或食物摄入两个小时后服用。在广泛的小肠切除的情况下,应避免应用这些药物,因为应用它们可能增加脂肪的吸收。

生长抑素是一种由14个氨基酸组成的肽激素。它会抑制生长激素、胃肠和胰腺激素的释放。它可以减少消化液的分泌(特别是胰液),促进水和电解质吸收,维持水电解质和酸碱平衡,改善肠壁血液循环,减少细菌和毒素的吸收,降低血浆毒素水平,加快炎症消退,刺激T细胞增殖,提高身体免疫力。合成的生长抑素,如奥曲肽,通常用来降低肠内流体载荷。然而,最近的一项荟萃分析表明生长抑素和奥曲肽两种药物会增加瘘关闭的可能性并减少瘘关闭的时间。

(四)避免并发症、促进康复

1.伤口监护

许多的药物可以用于常规的伤口监护,但是成功干预的关键点是伤口监护的专门小组和瘘管监护人员。瘘管位于腹壁缺陷部位构成最大的挑战,带或不带引流管通常会得到伤口处理者最好的治疗。放置一个吸引引流管造成袋子里负压("轻微的真空")导致液体不断从伤口流出,帮助伤口愈合。该系统还创造了一个潮湿的环境,刺激了正常的肉芽组织的生长。应用特定的真空辅助闭合技术也有好处。然而,当应用于暴露于腹壁缺陷的肠管,与促进肠瘘和伤口闭合相比,真空辅助闭合技术很可能造成肠管损害。有计划的用生理盐水加抗生素每天清洗2~3次,这与营养护理必然有关系,以增加瘘管闭合的机会。

2.口腔监护

在患者很长时间需要禁食或"不允许吞咽"的情况下,特定的耐心指导和监护是必要的,以减少不适,并鼓励继续保持这种状态。禁食经常导致患者不适,包括口腔干燥(嘴巴和舌头干涩);说话困难;唾液厚腻黏性,牙齿觉得被包裹和不洁净;并出现嘴唇干裂。在禁食人员中严格的口腔监护方法被证明能降低吸入性肺炎的风险。因此,在病情严重的Ⅱ型AIF患者中应考虑到这一点。

3.导管监护

重要的是,只有经验丰富的医师才能负责置入静脉导管。同样,所有监护人员应该遵守严格的无菌操作规定。减少中心静脉导管(CVC)感染的方法包括洗手的方法,使用完整的消毒隔离技术,提醒去掉不必要的导管,避免股静脉定位。抗微生物涂层的导管可能会降低导管菌斑定植和导管相关性感染,但已证明对于临床诊断脓毒症或病死率没有益处。使用导管的护理比它的选择更重要。如果患者需要家庭肠外营养一个共同的折中办法是最初使用外周中心静脉置管

（PICC）。所有导管应在完全无菌条件下放置,理想的情况是在一个专用的区域。

4.运动监护

尽管缺乏具体的证据证明Ⅱ型AIF患者的早期康复治疗有益,但卧床休息的有害影响需要监护人员早期指导患者活动。在理疗师的监督下及严格督促协议评估患者的能力后,需要实现普通ICU和中级保健人群早期离床活动。

5.避免呼吸道并发症及其他并发症

营养不良患者接受择期上腹手术时,胸壁扩张度减少伴有呼吸肌虚弱,肺部并发症增加。急诊腹部手术后,增加肺部并发症的风险因素包括年龄>50岁,体重指数<21或≥30 kg/m²,上或上、下腹部切口。误吸胃内容物的危险因素包括气管插管、呕吐、平仰卧位,胃管,年龄的增加,腹部手术,清醒度降低。显然在长时间脓毒症的AIF患者所有这些不利因素都是常见的,这些患者极度疲劳,增加了脑病和危重病性多发性神经病与肌病的风险。他们的多种干预措施及对镇痛的相关高需求进一步增加了风险。

（五）外科手术方法

腹部脓毒症的有效管理是决定AIF患者预后的最重要因素。任何延迟管理都将加重患者的预后。腹腔脓毒症的治疗需要从源头控制,可以通过剖腹手术或腹腔镜检查或放射引导下微创手术方式引流,有时甚至是通过两种方法的结合。旨在针对特定病原体的抗微生物治疗都应该随手术处理局部同时进行。从外科手术的角度如果小肠被打开,当有腹膜炎时,不要尝试吻合术,这一点很重要。相反,如果不进行切除术不能排出肠内容物,应将两个肠端由腹取出。必须记住,在最初的剖腹手术后,腹腔可能会有几周甚至几个月的易激惹状态,因此在这种情况下,任何重建手术都是危险的。因此,早期的手术应该仅限于控制脓毒症。在腹部严重污染的情况下,持续缺血坏死、持久化高腹压可能将伤口敞开（"开放腹部"或"腹腔造口"）几天。

（六）肠衰竭相关性肝病

AIF患者有患肝脏并发症的风险。这些异常应该命名为"肠衰竭相关性肝病（IFALD）",因为这个词充分描述了肝脏畸变,替代了术语"肠外营养相关性肝病（PNALD）"。PN中出现异常肝功能测试的概率从15%到85%。一般来说,那些数值轻度升高,即使PN继续,也会在恢复肠内或经口进食后正常化,一旦停止通常解决完全。IFALD的严重程度还取决于基础疾病,尤其是持续的脓毒症和原本存在的肝脏疾病。特别常见于新生儿和婴儿。IFALD病原学的因素可分为3个主要群体,大多数患者有多个原因:PN相关性（例如,过剩或不足的营养物质,或供料不足,营养毒性）;IF相关性（短肠综合征、禁食、细菌过度生长,肝肠循环的破坏,药物尤其是抗生素等）;系统性和/或腹部炎症相关的（如脓毒症、腹腔感染）因素。

毫无疑问,AIF患者肝脏并发症的主要原因是脓毒症。因此,对脓毒症的有效处理是所有干预措施的关键。预防其他类型的IFALD包括消除可能的其他上述风险因素。管理集中于治疗非营养性原因（胆囊结石手术、治疗脓毒症,等等）;优化肠外营养（调整脂质和葡萄糖,避免能量超载,第二和第三代脂质乳剂等）。

当这些还不够充分的时候,还可以考虑:药物治疗（其中可能包括熊去氧胆酸、胆碱和牛磺酸）;肝脏和小肠的移植（IFALD是进行肠移植最常见的原因之一）。

IFALD是肠道衰竭患者一个主要的不良预后的标记,胆红素吸收的增加与短期和长期不良预后相关。

(七)肠衰竭中心

为改善 AIF 患者的预后,推荐由专业的,有经验的和多学科的团队提供治疗方案,并提供充足的诊断、治疗和干预措施。

经验是决定 IF 中心质量的关键因素之一,AIF 提出旨在专注于 Ⅱ 型肠衰竭的管理,应该看到至少有 20 例患者/年。危重病学专家、介入放射科医师、泌尿科医师、妇科医师、整形外科医师、心理学家、职业理疗师及社会工作者都是有价值的多学科团队的必要成员。患者需要开放性腹部伤口的复杂的管理。为了实现这一目标,需要更多的康复中心,而不是急症医院来管理这些患者。只有少数几个单位有必要的资源,但这些完整的康复中心应该在世界范围内发展起来以改善患者的管理。AIF 团体提出以下的质量措施来治疗 Ⅱ 型肠衰竭的患者。

1.结构

病房内的专科或专用区域;一定数量的有肠衰竭管理经验的员工。

2.肠衰竭多学科团队

专门时间用于肠道衰竭护理的肠胃科或外科专家;用于肠衰竭治疗团队的专业护士(营养、瘘管护理、伤口护理),药剂师和营养师团队。

3.可用的基本设施

适当的肠衰竭患者病房护理率;重症监护现场设备;介入放射学的支持;静脉通路经验;多学科专业肠衰竭门诊;24 小时可获得专家建议的安排。

4.流程

评估和管理协议(如营养评估、导管护理、伤口护理、液体平衡、肠外和肠内营养);患者管理、跟踪和质量控制结构化数据收集;定期审计临床实践。

5.结果评估

病死率;再次造瘘率;CVC 感染率;计划外再住院率;计划外手术、侵入性治疗和生活质量监测。

(张　芹)

第六节　重型病毒性肝炎

大多数病毒性肝炎预后良好,少部分人出现肝功能衰竭,我国定名为重型肝炎,预后较差。起病 10 天内出现急性肝功能衰竭现象称急性重症型;起病 10 天以上出现肝功能衰竭现象称亚急性重症型;在有慢性肝炎、肝硬化或慢性病毒携带状态病史的患者,出现肝功能衰竭表现称慢性重型肝炎。

一、诊断

(一)病因

本病病原体为各型肝炎病毒。肝炎病毒与机体的免疫反应都与本病的发病有关。发病多有诱因,如急性肝炎起病后,未适当休息、治疗,嗜酒或服用损害肝脏药物、妊娠或合并感染等。

(二)诊断要点

1.病史

急、慢性肝炎患者有明显的恶心、呕吐、腹胀等消化道症状。肝功能严重损害,特别是黄疸急骤加深,血清总胆红素$>171\ \mu mol/L$或每天上升幅度$>17\ \mu mol/L$。在胆红素增高的同时,血清转氨酶活性反而相对较低,呈"胆-酶分离"现象。凝血酶原活动$\leqslant 40\%$,有肝性脑病、出血、腹水等表现。要注意区别急性、亚急性、慢性重型肝炎的不同点,发病10天以内出现的重型肝炎是急性重型肝炎,其特点为肝性脑病出现早、肝浊音界缩小较明显。发病10天至8周出现的重型肝炎为亚急性重型肝炎,临床表现主要为严重消化道症状、重度黄疸、水肿及腹水,可有肝性脑病。慢性重型肝炎是在原有慢性肝炎或肝炎后肝硬化基础上出现的亚急性重型肝炎的临床表现,肝浊音界缩小不明显,病程一般较长。

2.危重指标

(1)突然出现精神、神志改变,即肝性脑病变化,从轻微的情绪与言行改变至严重的肝性脑病。

(2)短期内黄疸急剧加重,胆固醇或胆碱酯酶明显降低。

(3)腹胀明显加重,出现"鼓型";腹水大量增加、尿量急剧减少等表现。

(4)凝血酶原活动度极度减低,出血现象明显,或有DIC表现。

(5)出现严重并发症如感染、肝肾综合征等。

3.辅助检查

(1)血常规:急性重型肝炎可有白细胞计数升高及核左移。慢性重型肝炎由于脾功能亢进,故白细胞总数升高不明显,血小板计数多有减少。

(2)肝功能明显异常:尤以胆红素升高明显,胆固醇(酯)与胆碱酯酶明显降低。慢性重型肝炎多有清蛋白明显减少,球蛋白升高,A/G比值倒置。

(3)凝血酶原时间延长:凝血酶原活动度降低至40%以下。可有血小板减少、纤维蛋白原减少、纤维蛋白降解产物(FDP)增加等DIC的表现。

(4)血氨升高:正常血氨静脉血中应$<58\ \mu mol/L$,动脉血氨更能反映肝性脑病的轻重。

(5)氨基酸谱的测定:支链氨基酸正常或轻度减少,而芳香氨基酸增多,故支/芳比值下降。

(6)脑电图:可有高电压及阵发性慢波。脑电图检查有助于肝性脑病的早期诊断及判断预后。

(7)肾功能检查:有肝肾综合征时常有尿素及血清肌酐升高。

(8)各种肝炎病毒标志物检查:可确定病原及发现多型病毒重叠感染病例。

(9)肝活检:对不易确诊的病例应考虑做肝穿刺活检。但术前、术后应做好纠正出血倾向的治疗。如注射维生素K_1、凝血酶原复合物、新鲜血浆,以改善凝血酶原活动度。术前、术后还可注射止血药。加强监护以防意外。

(三)鉴别诊断

1.药物及肝毒性毒物引起的急性中毒性重型肝炎

应有服药史及毒物史,如抗结核药、磺胺类药、抗真菌药(酮康唑)等,中草药中的川楝子、雷公藤、黄药子也可引起,毒物中有毒蕈中毒、蛇毒等。

2.妊娠急性脂肪肝

多发生于第1胎,妊娠后期。表现为急性上腹痛、频繁呕吐、黄疸深重、出血,很快出现昏迷、抽搐,B超检查可见肝脏回声衰减。

二、治疗

(一)治疗原则

主要是综合治疗,包括支持疗法,防止肝坏死,改善肝功能,促进肝细胞再生,防止出血、肝性脑病、肝肾综合征、合并感染等并发症。

(二)常规治疗

1.一般支持疗法

(1)绝对卧床休息,记24小时液体出入量,密切观察病情变化。

(2)保证必要的热量供应,尽可能减少饮食中的蛋白质,以控制肠内氨的来源。补充足量维生素C、维生素K_1及B族维生素。

(3)静脉输液,以10%葡萄糖液1 500~2 000 mL/d,内加水飞蓟素、促肝细胞生长素、维生素C 2.0~5.0 g,静脉滴注。大量维生素E静脉滴注,有助于消除氧自由基的中毒性损害。

(4)输新鲜血浆或全血,2~3次/天,人血清蛋白5~10 g,1次/天。

(5)支链氨基酸250 mL,1~2次/天。

(6)根据尿量及血中钠、钾、氯化物检测结果,调整补充电解质,以维持电解质平衡,防止低血钾。

2.防止肝细胞坏死,促进肝细胞再生

(1)肝细胞再生因子(HGF)80~120 mg溶于10%葡萄糖液250 mL,静脉滴注,1次/天。

(2)胸腺肽15~20 mg/d,溶于10%葡萄糖液内静脉滴注。

(3)10%葡萄糖液500 mL加甘利欣150 mg或加强力宁注射液80~120 mL,静脉滴注,1次/天。10%门冬氨酸钾镁30~40 mL,溶于10%葡萄糖液中静脉滴注,1次/天。长期大量应用注意观察血钾。复方丹参注射液8~16 mL加入500 mL右旋糖酐-40静脉滴注,1次/天。改善微循环,防止DIC形成。

(4)前列地尔,开始为100 μg/d,以后可逐渐增加至200 μg/d,加于10%葡萄糖液500 mL中缓慢静脉滴注,半个月为1个疗程。

(5)胰高血糖素-胰岛素(GI)疗法,方法为胰高血糖素1 mg,普通胰岛素10 U共同加入10%葡萄糖液500 mL内,缓慢静脉滴注,1~2次/天。

3.防治肝性脑病

(1)严格低蛋白饮食,病情严重时可进无蛋白饮食,待病情好转后再逐渐增加。

(2)口服乳果糖糖浆10~30 mL,3次/天以使粪便pH降到5为宜,从而达到抑制肠道细菌繁殖、减轻内毒素血症。选用大黄煎剂、小量硫酸镁、20%甘露醇20~50 mL、新霉素、食醋保留灌肠等。

(3)防止低血钾与碱血症,用支链氨基酸或六合氨基酸250 mL静脉滴注,1~2次/天。

(4)消除脑水肿,有脑水肿倾向者用20%甘露醇250 mL加压快速静脉滴注。

4.防治出血

(1)观测血小板计数、凝血酶原时间、纤维蛋白原等,以便及早发现DIC征兆,尽早采取相应措施。早期应给改善微循环、防止血小板聚集的药物,如川芎嗪160~240 mg、复方丹参注射液8~18 mL、双嘧达莫400~600 mg等加入葡萄糖液,静脉滴注。500 mL右旋糖酐-40加山莨菪碱注射液 10～20 mg,静脉滴注,如确已发生 DIC,应按 DIC 治疗。

(2)凝血因子的应用,纤维蛋白原 1.5 g 溶于 100 mL 注射用水中,缓慢静脉滴注,1 次/天。输新鲜血浆或新鲜全血。

(3)大剂量维生素 K_1 应早应用,有人认为大剂量维生素 K_1、维生素 C、维生素 E 合用,可使垂死的肝细胞复苏。

(4)酚磺乙胺 500 mg,静脉注射,1～2 次/天。

(5)对有消化道大出血者,除输血及全身用止血药外,应进行局部相应处理。消化道出血,可口服凝血酶,每次 2 000 U;奥美拉唑 40 mg 静脉注射,每 6 小时 1 次,西咪替丁,每晚 0.4～0.8 g,可防治胃黏膜糜烂出血。对门静脉高压引起的上消化道出血,在血压许可的条件下,持续静脉滴注酚妥拉明以降低门静脉压,可起到理想的止血效果。酚妥拉明 20～30 mg 加入 10%葡萄糖液1 000～1 500 mL 缓慢静脉滴注 8～12 小时,注意观察血压。

5.防治肾衰竭

(1)尽量避免用有肾毒性的药物。

(2)选用川芎嗪、复方丹参、山莨菪碱、右旋糖酐-40 等。如已有肾功能不全、尿少者,应按急性肾衰竭处理。注意水电解质平衡,防止高血钾。

(3)适当用利尿药,可用呋塞米 20～100 mg 稀释后静脉注射。

(4)经用药不能缓解高血钾与氮质血症,应行腹膜透析。

6.防感染

(1)注意口腔护理,保持病室空气清新,防止交叉感染。及早发现感染征兆,要特别注意腹腔、消化道、呼吸道、口腔、泌尿系统感染。可用乳酸菌制剂,以<50 ℃的低温水冲服,以预防肠道感染。

(2)及早用抗生素,在没有找到致病菌前,一般首先考虑革兰阴性菌感染,全面考虑选用抗生素。要特别注意避免使用肾毒性与肝毒性抗生素。

(张　芹)

第七节　暴发性肝衰竭

暴发性肝衰竭(FHF)是指突然出现大量肝细胞坏死或肝功能显著异常,并在首发症状出现后 8 周内发生肝性脑病(HE)的一种综合征。其临床特点是起病急、病情危重,症状表现多样,肝细胞广泛坏死,目前缺乏有效治疗手段,病死率高。

一、病因与发病机制

(一)病因

1.病毒感染

(1)肝炎病毒:包括各型肝炎病毒,其中以乙肝病毒所致者占首位。

(2)其他病毒:如 EB 病毒、巨细胞病毒、疱疹病毒及柯萨奇病毒等。

2.药物及化学毒物

(1)药物性肝损伤最常见,如抗结核药、对乙酰氨基酚、四环素、甲基多巴、氟烷、单胺氧化酶抑制剂及磺胺药等。

(2)化学性毒物如四氯化碳、毒蕈及无机磷等。

3.代谢异常

如急性妊娠期脂肪肝、半乳糖血症、遗传性酪氨酸血症、Reye综合征及Wilson病等。

4.肝脏缺血及缺氧

如各种原因所致的充血性心力衰竭、感染性休克、肝血管阻塞等。

5.肿瘤

如原发性或继发性肝癌,以后者为常见。

(二)发病机制

1.致病因素对肝细胞损伤

(1)肝炎病毒导致肝细胞坏死:急性肝炎有3.8%~6.7%可发生FHF,这取决于肝炎病毒的致病力和机体对该病毒敏感性。其机制如下。①病毒直接使肝细胞变性坏死。②机体产生的免疫抗体对病毒感染的肝细胞(靶细胞)发生免疫破坏作用。

(2)药物或毒物对肝细胞损伤:某些药物(如抗结核药)在肝脏内分解代谢,其代谢产物以共价键与肝细胞连接,形成新的大分子结构,是造成肝细胞坏死的重要原因之一;酶诱导剂能增强单胺氧化酶抑制剂的肝细胞毒性作用;四环素可结合到肝细胞的tRNA上,影响肝细胞的合成作用;毒蕈含有蝇蕈碱,能抑制肝细胞RNA聚合酶,抑制肝细胞蛋白质合成。

2.肝内代谢物浓度的影响

肝细胞大量坏死导致肝功能严重损伤,因此,与肝脏有关的体内许多代谢产物浓度也发生显著变化,表现为内源性和外源性异常物质增多,如血氨、短链脂肪酸(SCFA)、硫醇、乳酸等毒性物质增加;反之,维持人体正常功能的物质,如支链氨基酸、α-酮戊二酸、延胡索酸及草酰乙酸减少,干扰脑组织代谢,可产生精神、神经症状,严重时可发生肝性脑病。

二、诊断

(一)临床表现

临床表现取决于原发病及肝损害程度,而且常伴有多脏器功能受累。

1.神经系统障碍(脑病)

疾病早期因两侧前脑功能障碍,表现为性格改变和行为异常,如情绪激动、视幻觉、精神错乱、睡眠颠倒。病情加重后累及脑干功能受损,出现意识障碍,陷入昏迷,称为肝性脑病。

2.黄疸

出现不同程度的黄疸,且进行性加重。

3.脑水肿

50%~80%的患者有脑水肿表现,如呕吐,球结膜水肿,并使昏迷程度加深。当发生脑疝时两侧瞳孔大小不等,可致呼吸衰竭死亡。

4.出血

因肝功严重受损使凝血因子合成减少,故常伴有严重出血倾向,危重者可发生急性DIC。主要表现上消化道出血及皮肤黏膜广泛出血。若发生大出血后,血容量减少,血氨增高,诱发或加重肝性脑病。

5.肺部病变

患者可发生多种肺部病变,如肺部感染、肺水肿及肺不张等,其中肺水肿的发生率异常增高,可导致突然死亡。

6.肾衰竭

FHF 患者合并急性肾衰竭的发生率为 70％～80％。表现为少尿、无尿、氮质血症及电解质紊乱。

7.低血压

大多数患者伴有低血压,其原因是出血、感染、心肺功能不全及中枢性血管运动功能受损所致。

(二)辅助检查

1.血清转氨酶

早期升高,晚期可降至正常。

2.血清胆红素

以结合胆红素升高为主,并出现"酶胆分离"现象,即胆红素进行性升高时转氨酶却降低,提示预后不良。

3.凝血与抗凝功能检查

多种凝血因子活性降低,凝血酶原时间延长,且用维生素 K 不能纠正。抗凝血酶Ⅲ和 α 血浆抑制物合成障碍,与肝脏受损程度呈正相关,可用于对预后判断。

4.血清蛋白与前清蛋白

早期患者血清前清蛋白及清蛋白即可明显降低,可用于早期诊断。

5.血浆氨基酸

FHF 患者血液芳香族氨基酸显著增高,支链氨基酸降低。

6.甲胎蛋白

血清甲胎蛋白轻度升高。

7.影像学检查

如腹部超声、CT、磁共振等检查,可观察肝脏萎缩和坏死程度。

8.颅内压检测

颅内压升高,常用持续导管测压。

(三)诊断标准

Koretz 提出早期诊断要点如下。

(1)患者无肝炎病史,体检时肝脏明显缩小,周身情况渐差。

(2)神志模糊,或新近有性格、行为改变。

(3)肝功能检查异常、凝血酶原时间延长,超过对照 3 秒。

(4)低血糖。

(5)重度高胆红素血症。

(6)血氨升高。

(7)脑电图异常。

三、急救措施

FHF 的病因复杂,病情变化多端,进展迅速,治疗上必须采取综合措施才能降低病死率,具体措施如下。

(一)严密监护及支持疗法

(1)患者应安置在监护病房。严格记录各项生命体征及精神、神经情况,预防感染,对病情变化应及时处理。

(2)补充足够的热量及营养,每天热量为 1 200~1 600 kJ,必须输注 10%葡萄糖液、多种维生素,适当辅以新鲜血浆、全血和清蛋白等。

(3)维持电解质和酸碱平衡,特别应纠正低血钾,如出现稀释性低血钠,应限制入水量。

(二)护肝治疗

1.胰高血糖素

胰岛素疗法可用胰高血糖素 1 mg,胰岛素 8 U,溶于 10%葡萄糖溶液 250~500 mL 中静脉滴注,每天 1 次,2 周为 1 个疗程。本疗法可阻止肝坏死,促进肝细胞再生。

2.能量合剂

每天一剂,同时可给肝素 250 mL。

3.六合或复方氨基酸

复方氨基酸 250 mL,或支链氨基酸 250~500 mL 静脉滴注,可调整体内氨基酸失衡。

4.促肝细胞生长因子(HGF)

每天 80~120 mg,溶于 5%~10%葡萄糖溶液 250~500 mL 中静脉滴注。该药可促进肝细胞再生,保护肝细胞膜,并能增强肝细胞清除内毒素的功能。

(三)并发症的治疗

1.肝性脑病

可采取的治疗方式包括支持治疗、药物治疗及对症治疗等。禁止或限制蛋白质摄入、脱氨、酸化肠道减少氨的吸收、抗感染、必要时甘露醇脱水等治疗。

2.出血倾向

对皮肤黏膜出血可用足量维生素 K_1,输注新鲜血浆及补充凝血因子、凝血酶原复合物、酚磺乙胺等;消化道常发生急性胃黏膜病变而出血,可用组织胺 H_2 受体阻滞剂及壁细胞质子泵阻滞剂奥美拉唑,或口服凝血酶;若发生 DIC 出血时应使用肝素每次 0.5~1 mg/kg,加入 5%~10%葡萄糖溶液 500 mL 中静脉滴注,用试管法测定凝血时间,维持在 20~25 分钟,出血好转后停药。在肝素化的基础上,给予新鲜血浆或全血。

3.脑水肿

限制输液量,常规应用脱水剂,如 20%甘露醇 200 mL,快速静脉滴注,每 6~8 小时 1 次;地塞米松 5~10 mg,静脉滴注,每 8~12 小时 1 次。

4.肾衰竭

早期可常规使用利尿剂,如尿量仍不增加,按功能性肾功衰竭处理,或行透析疗法。

5.感染

必须尽早抗感染治疗。应避免使用有损肝功能和肾功能的抗生素,如红霉素、四环素和氨基甙类药物。常选用氨苄西林和头孢菌素类抗生素。

6.调整免疫功能

可用胸腺肽 20 mg 加入 10％葡萄糖内静脉滴注；干扰素 100 万单位，每周 2～3 次，肌内注射。

(四)肝移植

肝移植是目前较新的治疗方法，但价格昂贵、条件受限，目前尚难普及应用。

（夏　猛）

第八章

常见危重症的护理

第一节 低血糖危象

一、概述

低血糖危象是指血糖降低引起交感神经过度兴奋和中枢神经异常为主要表现的临床综合征。一般将血糖≤2.8 mmol/L作为低血糖的诊断标准,糖尿病患者血糖<3.9 mmol/L即可出现低血糖症状,低血糖严重并持续可导致死亡。

二、病情观察与评估

(1)监测生命体征,观察有无血压降低、心率增快等症状。

(2)观察有无心悸、出冷汗、乏力、饥饿感、流涎、面色苍白、心率加快、四肢冰冷、肌肉颤抖等低血糖症状。

(3)观察有无头晕、嗜睡、视物不清、幻觉、躁动、认知障碍或抽搐、昏迷等脑功能障碍的表现。

(4)评估有无因头晕、意识障碍等导致跌倒/坠床的风险。

三、护理措施

(一)卧位与休息

绝对卧床休息,取舒适体位。

(二)氧疗

遵医嘱吸氧。

(三)尽快补充含糖食物或药物

(1)神志清醒者,立即口服糖水、含糖饮料或饼干、面包等,以葡萄糖为佳;15分钟后测血糖如仍低于3.9 mmol/L,继续给予含糖食物。

(2)神志不清者,立即静脉注射50%葡萄糖20 mL,15分钟后测血糖仍低于3.9 mmol/L,继续静脉注射50%葡萄糖60 mL。

(3)昏迷患者清醒后,或血糖升至3.9 mmol/L以上且距下次就餐时间在1小时以上者,进食含淀粉或蛋白质食物,以防再度昏迷。

(四)血糖监测

(1)空腹血糖正常范围 3.9～6.1 mmol/L。血糖监测的频次为三餐前、三餐后 2 小时、睡前，必要时增加频次。

(2)老年患者因其易发生低血糖，血糖不宜控制过严，一般空腹血糖不超过 7.8 mmol/L，餐后血糖不超过 11.1 mmol/L 即可。

四、健康指导

(1)告知患者及家属低血糖的诱发因素、临床表现及应急处理措施。

(2)指导患者遵医嘱服药，切勿随意更改降糖药物或增减药物剂量，避免诱发低血糖危象。

(3)短效胰岛素注射后应在 30 分钟内进餐。

(4)教会患者自我监测血糖，定期门诊复查。

(5)告知患者随身携带疾病识别卡，糖块、饼干等食品，以便应急时食用和方便救治。

(高艳丽)

第二节　高血糖危象

高血糖危象指的是糖尿病昏迷，而糖尿病是由多种病因引起的以慢性高血糖为特征的代谢紊乱，其基本病理生理为绝对或相对性胰岛素分泌不足所引起的糖代谢紊乱，严重时可导致酸碱平衡失常。特征性的病理改变包括高血糖、高酮血症及代谢性酸中毒，发展到严重时可发生酮症酸中毒昏迷和高渗性非酮症性昏迷。

一、糖尿病酮症酸中毒

糖尿病酮症酸中毒(DKA)为最常见的糖尿病急症，是由于体内胰岛素缺乏引起的以高血糖、高血酮和代谢性酸中毒为主要表现的临床综合征。当代谢紊乱发展至脂肪分解加速、血清酮体积聚超过正常水平时称为酮血症，尿酮体排出增多称为酮尿，临床上统称为酮症。当酮酸积聚而发生代谢性酸中毒时称为酮症酸中毒，常见于 1 型糖尿病患者或 β 细胞功能较差的 2 型糖尿病患者伴应激时。

(一)病因

DKA 发生在有糖尿病基础，在某些诱因作用下发病。DKA 多见于年轻人，1 型糖尿病易发，2 型糖尿病可在某些应激情况下发生。发病过程大致可分为代偿性酮症酸中毒与失代偿性酮症酸中毒 2 个阶段。诱发 DKA 的原因如下。

1.急性感染

以呼吸、泌尿、胃肠道和皮肤的感染最为常见。伴有呕吐的感染更易诱发急性感染。

2.胰岛素和药物治疗中断

胰岛素和药物治疗中断是诱发 DKA 的重要因素，特别是胰岛素治疗中断。有时也可因体内产生胰岛素抗体致使胰岛素的作用降低而诱发。

3.应激状态

糖尿病患者出现精神创伤、紧张或过度劳累、外伤、手术、麻醉、分娩、脑血管意外、急性心肌梗死等。

4.饮食失调或胃肠疾病

严重呕吐、腹泻、厌食、高热等导致严重失水,过量进食含糖或脂肪多的食物,酗酒,或每天糖类摄入过少(<100 g)时。

5.不明病因

发生 DKA 时往往有几种诱因同时存在,但部分患者可能找不到明显诱因。

(二)发病机制

主要病理基础为胰岛素相对或绝对不足、拮抗胰岛素的激素(胰高血糖素、皮质醇、儿茶酚胺类、生长激素)增加以及严重失水等,因此产生糖代谢紊乱,血糖不能正常利用,导致血糖增高、脂肪分解增加、血酮增高和继发性酸中毒与水、电解质平衡失调等一系列改变。本病发病机制中各种胰岛素拮抗激素相对或绝对增多起重要作用。

1.脂肪分解增加、血酮增高与代谢性酸中毒的出现

DAK 患者脂肪分解的主要原因有:①胰岛素的严重缺乏,不能抑制脂肪分解。②糖利用障碍,机体代偿性脂肪动员增加。③生长激素、胰高血糖素和糖皮质激素的作用增强,促进脂肪的分解。此时因脂肪动员和分解加速,大量脂肪酸在肝经 β 氧化生成乙酰辅酶 A。正常状态下的乙酰辅酶 A 主要与草酰乙酸结合后进入三羧酸循环。DAK 时,由于草酰乙酸的不足,使大量堆积的乙酰辅酶 A 不能进入三羧酸循环,加上脂肪合成受抑制,使之缩合为乙酰乙酸,再转化为 β-羟丁酸、丙酮,三者总称为酮体。与此同时,胰岛素的拮抗激素作用增强,也成为加速脂肪分解和酮体生成的另一个主要方面。在糖、脂肪代谢紊乱的同时,蛋白质的分解过程加强,出现负氮平衡,血中生酮氨基酸增加,生糖氨基酸减少,这在促进酮血症的发展中也起了重要作用。当肝内产生的酮体量超过了周围组织的氧化能力时,便引起高酮血症。

病情进一步恶化将引起:①组织分解加速。②毛细血管扩张和通透性增加,影响循环的正常灌注。③抑制组织的氧利用。④先出现代偿性通气增强,继而 pH 下降,当 pH<7.2 时,刺激呼吸中枢引起深快呼吸(Kussmaul 呼吸),pH<7.0 时,可导致呼吸中枢麻痹,呼吸减慢。

2.胰岛素严重缺乏、拮抗激素增高及严重脱水

当胰岛素严重缺乏和拮抗激素增高情况下,糖利用障碍,糖原分解和异生作用加强,血糖显著增高,可超过 19.25 mmol/L,继而引起细胞外高渗状态,使细胞内水分外移,引起稀释性低钠。一般来说,血糖每升高 5.6 mmol/L,血浆渗量增加 5.5 mmol/L,血钠下降 2.7 mmol/L。此时,增高的血糖由肾小球滤过时,可比正常的滤过率[5.8~11 mmol/(L·min)]高出 5~10 倍,大大超过了近端肾小管回吸收糖[16.7~27.8 mmol/(L·min)]的能力,多余的糖由肾排出,带走大量水分和电解质,这种渗透性利尿作用必然使有效血容量下降,机体处于脱水状态。此外,由此而引起的机体蛋白质、脂肪过度分解产物(如尿素氮、酮体、硫酸、磷酸)从肺、肾排出,同时厌食、呕吐等症状,都可加重脱水的进程。在脱水状态下的机体,胰岛素利用下降与反调节激素效应增强的趋势又必将进一步发展。这种恶性循环若不能有效控制,必然引起内环境的严重紊乱。

3.电解质失衡

因渗透性利尿作用,从肾排出大量水分的同时也丢失 K$^+$、Na$^+$ 和 Cl$^-$ 等离子。血钠在初期可由于细胞内液外移和排出增多而引起稀释性低钠,但若失水超过失钠程度,血钠也可增高。血

钾降低多不明显,有时由于 DKA 时组织分解增加使大量细胞内 K^+ 外移而使测定的血钾不低,但总体上仍以低钾多见。

(三)临床表现

绝大多数 DKA 见于 1 型糖尿病患者,有使用胰岛素治疗史,且有明显诱因,小儿则多以 DKA 为首先症状出现。一般起病急骤,但也有逐渐起病者。早期患者常感软弱、乏力、肌肉酸痛,是为 DKA 的前驱表现,同时糖尿病本身症状也加重,常因大量尿糖及酮尿使尿量明显增加,体内水分丢失,多饮、多尿更为突出,此时食欲缺乏、恶心、呕吐、腹痛等消化道症状及胸痛也很常见。老年有冠心病者可并发心绞痛,甚而心肌梗死及心律失常或心力衰竭等。由于 DKA 时心肌收缩力降低,每搏量减少,加以周围血管扩张,血压常下降,导致周围循环衰竭。

1.严重脱水

皮肤黏膜干燥、弹性差,舌干而红,口唇樱桃红色,眼球下陷,心率增快,心音减弱,血压下降;并可出现休克及中枢神经系统功能障碍,如头痛、神志淡漠、恍惚,甚至昏迷。少数患者尚可在脱水时出现上腹部剧痛、腹肌紧张并压痛,酷似急性胰腺炎或外科急腹症,胰淀粉酶亦可升高,但非胰腺炎所致,系与严重脱水和糖代谢紊乱有关,一般在治疗 2～3 天后可降至正常。

2.酸中毒

可见深而快的 Kussmaul 呼吸,呼出气体呈酮味(烂苹果味),但患者常无呼吸困难感觉,少数患者可并发呼吸窘迫综合征。酸中毒可导致心肌收缩力下降,诱发心力衰竭。当 pH<7.2 时中枢神经系统受抑制则出现倦怠、嗜睡、头痛、全身痛、意识模糊和昏迷。

3.电解质失衡

早期低血钾常因病情发展而进一步加重,可出现胃肠胀气、腱反射消失和四肢麻痹,甚至有麻痹性肠梗阻的表现。当同时合并肾功能损害,或因酸中毒致使细胞内大量钾进入细胞外液时,血钾也可增高。

4.其他

肾衰竭时少尿或无尿,尿检出现蛋白、管型;部分患者可有发热,病情严重者体温下降,甚至降至 35 ℃ 以下,这可能与酸血症时血管扩张和循环衰竭有关;尚有少数患者可因 6-磷酸葡萄糖脱氢酶缺乏而产生溶血性贫血或黄疸。

(四)实验室检查

1.尿糖、尿酮检查

尿糖、尿酮强阳性,但当有严重肾功能损害时由于肾小球滤过率减少而导致肾糖阈增高时,尿糖和尿酮亦可减少或消失。

2.血糖、血酮检查

血糖明显增高,多高达 16.7～33.3 mmol/L,有时可达 55.5 mmol/L 以上;血酮体增高,正常 <0.6 mmol/L,>1.0 mmol/L 为高血酮,>3.0 mmol/L 提示酸中毒。

3.血气分析

代偿期 pH 可在正常范围,HCO_3^- 降低;失代偿期 pH<7.35,HCO_3^- 进一步下降,BE 负值增大。

4.电解质测定

血钾正常或偏低,尿量减少后可偏高,血钠、血氯多偏低,血磷低。

5.其他

肾衰竭时,尿素氮、肌酐增高,尿常规可见蛋白、管型,白细胞计数多增加。

(五)诊断及鉴别诊断

DKA 的诊断基于如下条件:①尿糖强阳性。②尿酮体阳性,但在肾功能严重损伤或尿中以 β-羟丁酸为主时尿酮可减少甚至消失。③血糖升高,多为 16.7~33.3 mmol/L,若>33.3 mmol/L,要注意有无高血糖高渗状态。④血 pH 常小于 7.35,HCO_3^-<10 mmol/L。在早期代偿阶段血 pH 可正常,但 BE 负值增大。关键在于对临床病因不明的脱水、酸中毒、休克、意识改变进而昏迷的患者应考虑到 DKA 的可能。若尿糖、尿酮体阳性,血糖明显增高,无论有无糖尿病史,都可结合临床特征而确立诊断。

DKA 可有昏迷,但在确立是否为 DKA 所致时,除需与高血糖高渗状态、低血糖昏迷和乳酸性酸中毒进行鉴别外,还应注意脑血管意外的出现,应详查神经系统体征,特别要急查头颅 CT,以资鉴别,必须注意二者同时存在的可能性。

(六)急诊处理

治疗原则为尽快纠正代谢紊乱,去除诱因,防止各种并发症。补液和胰岛素治疗是纠正代谢紊乱的关键。

1.补液

输入液体的量及速度应根据患者脱水程度、年龄及心脏功能状态而定。一般每天总需量按患者原体重的 10% 估算。首剂生理盐水 1 000~2 000 mL,1~2 小时静脉滴注完毕,以后每 6~8 小时输 1 000 mL 左右。补液后尿量应在每小时 100 mL 以上,如仍尿少,表示补液不足或心、肾功能不佳,应加强监护,酌情调整。昏迷者在苏醒后,要鼓励口服液体,逐渐减少输液,较为安全。

2.胰岛素治疗

常规以小剂量胰岛素为宜,这种用法简单易行,不必等血糖结果;无迟发低血糖和低血钾反应,经济、有效。实施时可分两个阶段进行:

(1)第 1 阶段:患者诊断确定后(或血糖>16.7 mmol/L),开始先静脉点滴生理盐水,并在其中加入短效胰岛素,每小时给予每千克体重 0.1 U 胰岛素,使血清胰岛素浓度恒定达到 100~200 μU/mL,每 1~2 小时复查血糖,如血糖下降<30%,可将胰岛素加量;对有休克和(或)严重酸中毒和(或)昏迷的重症患者,应酌情静脉注射首次负荷剂量 10~20 U 胰岛素;如下降>30%,则按原剂量继续静脉滴注,直至血糖下降为≤13.9 mmol/L 后,转第 2 阶段治疗;当血糖≤8.33 mmol/L 时,应减量使用胰岛素。

(2)第 2 阶段:当患者血糖下降至≤13.9 mmol/L 时,将生理盐水改为 5% 葡萄糖(或糖盐水),胰岛素的用量则按葡萄糖与胰岛素之比为(3~4):1(即每 3~4 g 糖给胰岛素 1 U)继续点滴,使血糖维持在 11.1 mmol/L 左右,酮体阴性时,可过渡到平日治疗剂量,但在停止静脉滴注胰岛素前 1 小时酌情皮下注射胰岛素 1 次,以防血糖的回升。

3.补钾

DKA 者从尿中丢失钾,加上呕吐与摄入减少,必须补充。但测定的血钾可因细胞内钾转移至细胞外而在正常范围内,因此,除非患者有肾功能障碍或无尿,一般在开始治疗即进行补钾。补钾应根据血钾和尿量:治疗前血钾低于正常,立即开始补钾,前 2~4 小时通过静脉输液每小时补钾为 13~20 mmol/L(相当于氯化钾 1.0~1.5 g);血钾正常、尿量>40 mL/h,也立即开始补钾;血钾正常、尿量<30 mL/h,暂缓补钾,待尿量增加后再开始补钾;血钾高于正常,暂缓补钾。使用时应随时进行血钾测定和心电图监护。如能口服,用肠溶性氯化钾 $1\sim2$ g,3 次/天。用碳酸氢钠时,鉴于它有促使钾离子进入细胞内的作用,故在滴入 5%碳酸氢钠 $150\sim200$ mL 时,应加氯化钾 1 g。

4.纠正酸中毒

患者酸中毒系因酮体过多所致,而非 HCO_3^- 缺乏,一般情况下不必用碳酸氢钠治疗,大多可在输注胰岛素及补液后得到纠正。反之,易引起低血钾、脑水肿、反常性脑脊液 pH 下降和因抑制氧合血红蛋白解离而导致组织缺氧。只有 pH<7.1 或 CO_2CP<4.5 mmol/L、HCO_3^-<5 mmol/L 时给予碳酸氢钠50 mmol/L。

5.消除诱因,积极治疗并发症

并发症是关系到患者预后的重要方面,也是酮症酸中毒病情加重的诱因,如心力衰竭、心律失常、严重感染等,都须积极治疗。此外,对患者应用鼻导管供氧,严密监测神志、血糖、尿糖、尿量、血压、心电图、血气、血浆渗量、尿素氮、电解质及出入量等,以便及时发现病情变化,及时予以处理。

(七)急救护理

1.急救护理要点

(1)补液:是抢救 DKA 首要的、极其关键的措施。补液可以迅速纠正失水以改善循环血容量与肾功能。通常使用 0.9%氯化钠注射液。一般补液应遵循以下原则。①若血压正常或偏低,血钠小于150 mmol/L,静脉输入 0.9%氯化钠注射液。发生休克者,还应间断输入血浆或全血。②若血压正常,血钠高于或等于 150 mmol/L,或伴有高渗状态,可开始就用低渗液体。③血糖降至 13.9 mmol/L 以下,改用 5%葡萄糖注射液。补充的量及速度须视失水程度而定。一般按患者体重(kg)的 10%估计输液。补液按先快后慢的原则进行。头 4 个小时补充总量的 $1/4\sim$ $1/3$,头8~12 小时补充总量的 2/3,其余的量在24~48 小时内补足。补液途径以静脉为主,辅以胃肠内补液。

(2)应用胰岛素:静脉滴注或静脉推注小剂量胰岛素治疗,此法简单易行,安全有效,较少发生低血钾、脑水肿及后期低血糖等严重不良反应。每小时胰岛素用量 0.1 U/kg(可用 50 U RI 加入 500 mL 0.9%氯化钠注射液中以 1 mL/min 的速度持续静脉滴注)。

(3)保持呼吸道通畅,吸氧,提供保护性措施。

2.一般护理要点

(1)严密观察生命体征和神志变化,低血钾患者应做心电图监测,为病情判断和观察治疗反应提供客观依据。

(2)及时采血、留尿,送检尿糖、尿酮、血糖、血酮、电解质及血气等。

(3)准确记录 24 小时出入量。

(4)补液时密切监测肺水肿发生情况。

(5)遵医嘱用药,纠正电解质及酸碱失衡:轻症患者经补液及胰岛素治疗后,酸中毒可逐渐得到纠正,不必补碱。重症酸中毒,二氧化碳结合力<8.92 mmol/L,pH<7.1,应根据血 pH 和二氧化碳结合力变化,给予适量碳酸氢钠溶液静脉输入。酸中毒时细胞内缺钾,治疗前血钾水平不能真实反映体内缺钾程度,治疗后 4~6 小时血钾常明显下降,故在静脉输入胰岛素及补液同时应补钾,最好在心电监护下,结合尿量和血钾水平,调整补钾量和速度。在使用胰岛素 4 小时后,

只要有尿排出(>30 mL/h),则应当补钾。

(6)对症护理:针对休克、严重感染、心力衰竭、心律失常、肾衰竭、脑水肿等进行处理,加强护理,注意口腔、皮肤的护理,预防压疮和继发性感染。昏迷患者应加强生活护理。

二、糖尿病高渗性非酮症昏迷

非酮症性高血糖高渗性糖尿病昏迷(NKHDC)是糖尿病的严重急性合并症。特点是血糖极高,没有明显的酮症酸中毒,因高血糖引起血浆高渗性脱水和进行性意识障碍的临床综合征。

(一)病因及发病机制

诱发因素常见的有:大量口服或静脉输注糖液,使用糖皮质激素、利尿剂(如呋塞米、噻嗪类、山梨醇)、免疫抑制剂、氯丙嗪、苯妥英钠、普萘洛尔等药物,急性感染,手术,以及脑血管意外、急性心肌梗死、心力衰竭等应激状态,腹膜透析和血液透析等。详细的发病机制还有待于进一步阐明。可能由于本病患者体内仍有一定数量的胰岛素,虽然由于各种不同原因而使其生物效应不足,但其数量足以抑制脂肪细胞脂肪分解,而不能抑制肝糖原分解和糖原异生,肝脏产生葡萄糖增加释入血流,同时葡萄糖因胰岛素不足不能透过细胞膜而为脂肪、肌肉摄取与利用,导致血糖上升。脂肪分解受抑制,游离脂肪酸增加不多,使肝脏没有足够的底物形成较多的酮体。加以本病患者抗胰岛素激素(如生长激素、糖皮质激素等)水平虽然升高,但其出现时间较酮症酸中毒患者为迟,且其上升程度不足以引起生酮作用。血糖升高,大量尿糖从肾排出,引起高渗性利尿,从而导致脱水和血容量减少。

(二)临床表现

1.前驱期表现

NKHDC起病多隐蔽,在出现神经系统症状和进入昏迷前常有一段过程,即前驱期,表现为糖尿病症状如口渴、多尿和倦怠、无力等症状的加重,反应迟钝,表情淡漠,引起这些症状的基本原因是由于渗透性利尿失水。这一期可由几天到数周不等,发展比糖尿病酮症酸中毒慢,如能对NKHDC提高警惕,在前驱期及时发现并诊断,则对患者的治疗和预后大有好处,但可惜往往由于前驱期症状不明显,一则易被患者本人和医师所忽视,再者常易被其他合并症症状所掩盖和混淆,而使诊断困难和延误。

2.典型期的临床表现

如前驱期得不到及时治疗,则病情继续发展,由于严重的失水引起血浆高渗和血容量减少,患者主要表现为严重的脱水和神经系统两组症状和体征,我们观察的全部患者都有明显的脱水表现,外观患者的唇舌干裂、眼窝塌陷、皮肤失去弹性,由于血容量不足,大部分患者有血压降低、心跳加速,少数患者呈休克状态,有的由于严重脱水而无尿,神经系统方则表现为不同程度的意识障碍,从意识模糊、嗜睡直至昏迷,可以有一过性偏瘫。病理反射和癫痫样发作,出现神经系统症状常是促使患者前来就诊的原因,因此常误诊为一般的脑血管意外而导致误诊、误治,后果严重。和酮症酸中毒不一样,NKHDC没有典型的酸中毒呼吸,如患者出现中枢性过度换气现象时,则应考虑是否合并有败血症和脑血管意外。

(三)实验室及其他检查

(1)血常规。由于脱水血液浓缩,血红蛋白增高,白细胞计数多>10×10^9/L。

(2)血糖极高>33.3 mmol/L(多数>44.4 mmol/L)。

(3)血电解质改变不明显。

（4）尿糖强阳性,尿酮体阴性或弱阳性。

（5）血浆渗透压增高血浆渗透压可按下面公式计算:

$$血浆渗透压(mmol/L)=2(Na^++K^+)+\frac{血糖\ mg/dL}{18}+\frac{BUN mg/dL}{2.8}$$

正常范围 280～300 mmol/L,NKHDC 多>340 mOms。

其他血肌酐和尿素氮多增高,原因可由于肾脏本身因素,但大部分患者是由于高度脱水肾前因素所致,因而血肌酐和尿素氮一般随急性期补液治疗后而下降,如仍不下降或特别高者预后不良。

（四）诊断

NKHDC 的死亡率极高,能否及时诊断直接关系到患者的治疗和预后。从上述 NKHDC 的临床表现看,对本症的诊断并不困难,关键是所有的临床医师要提高对本症的警惕和认识,特别是对中、老年患者有以下临床症状者,无论有无糖尿病历史,均提示有 NKHDC 的可能,应立即做实验室检查:①进行性意识障碍和明显脱水表现者。②中枢神经系统症状和体征,如癫痫样抽搐和病理反射征阳性者。③合并感染、心肌梗死、手术等应激情况下出现多尿者。④大量摄糖,静脉输糖或应用激素、苯妥英钠、普萘洛尔等可致血糖增高的药物时出现多尿和意识改变者。⑤水入量不足、失水和用利尿药、脱水治疗与透析治疗等。

实验室检查和诊断指标:对上述可疑 NKHDC 者应立即取血查血糖、血电解质（钠、钾、氯）、尿素氮和肌酐、CO_2CP,有条件做血酮和血气分析,查尿糖和酮体,做心电图。NKHDC 实验室诊断指标如下。①血糖>33.3 mmol/L。②有效血浆渗透压>320 mmol/L,有效血浆渗透压指不计算血尿素氮提供的渗透压。③尿糖强阳性,尿酮体阴性或弱阳性。

（五）鉴别诊断

首先,需与非糖尿病脑血管意外患者相鉴别,这种患者血糖多不高,或有轻度应激性血糖增高,但不可能>33.3 mmol/L。其次,需与其他原因的糖尿病性昏迷相鉴别。

（六）危重指标

所有的 NKHDC 患者均为危重患者,但有下列表现者大多预后不良。①昏迷持续 48 小时尚未恢复者。②高血浆渗透压于 48 小时内未能纠正者。③昏迷伴癫痫样抽搐和病理反射征阳性者。④血肌酐和尿素氮增高而持续不降低者。⑤患者合并有革兰氏阴性细菌性感染者。

（七）治疗

尽快补液以恢复血容量,纠正脱水及高渗状态,降低血糖,纠正代谢紊乱,积极查询并清除诱因,治疗各种并发症,降低死亡率。

1.补液

迅速补液,扩充血容量,纠正血浆高渗状态,是本症治疗中的关键。

（1）补液的种类和浓度:具体用法可按以下 3 种情况。①有低血容量休克者,应先静脉滴注等渗盐水,以较快地提高血容量,升高血压,但因其含钠高,有时可造成血钠及血浆渗透压进一步升高而加重昏迷,故应在血容量恢复,血压回升至正常且稳定而血浆渗透压仍高时,改用低张液（4.5 g/L 氯化钠或 6 g/L 氯化钠）。②血压正常,血钠>150 mmol/L,应首先静脉滴注 4.5～6 g/L 氯化钠溶液,使血浆渗透压迅速下降。因其含钠量低,输入后可有 1/3 进入细胞内,大量使用易发生溶血或导致继发性脑水肿及低血容量休克危险,故当血浆渗透压降至 330 mmol/L 以下,血钠在 140～150 mmol/L 时,应改输等渗氯化钠溶液。若血糖降至 13.8～16.5 mmol/L 时,改用 50 g/L 有萄糖液或葡萄糖盐水。③休克患者或收缩压持续＞10.6 kPa者,除补等渗液外,应间断输血浆或全血。

(2)补液量估计:补液总量可按体重的10％估算。

(3)补液速度:一般按先快后慢的原则,前 4 小时补总量的 1/3,1.5～2 L,前 8、12 小时补总量的 1/2 加尿量,其余在 24～48 小时内补足。但在估计输液量及速度时,应根据病情随时调整仔细观察并记录尿量,血压和脉率,应注意监测中心静脉压和心电图等。

(4)鼻饲管内补给部分液体:可减少静脉补液量,减轻心肺负荷,对部分无胃肠道症状患者可试用,但不能以此代替输液,以防失去抢救良机。

2.胰岛素治疗

本症患者一般对胰岛素较敏感,有的患者尚能分泌一定量的胰岛素,故患者对胰岛素的需要量比酮症酸中毒者少。目前多采用小剂量静脉滴注,一般 5～6 U/h 与补液同时进行,大多数患者在 4～8 小时后血糖降至 14 mmol/L 左右时,改用 50 g/L 葡萄糖液或葡萄糖盐水静脉注射,病情稳定后改为皮下注射胰岛素。应 1～2 小时监测血糖 1 次,对胰岛素却有抵抗者,在治疗2～4 小时内血糖下降不到30％者应加大剂量。

3.补钾

尿量充分,宜早期补钾。用量根据尿量、血钾值、心电监护灵活掌握。

4.治疗各种诱因与合并症

(1)控制感染:感染是本症最常见的诱因,也是引起患者后期死亡的主要因素,必须积极控制各种感染合并症。强调诊断一经确立,即应选用强有力抗生素。

(2)维持重要脏器功能:合并心脏疾病者,如心力衰竭,应控制输液量及速度,避免引起低血钾和高血钾;保持血渗透压,血糖下降速度,以免引起脑水肿;加强支持疗法等。

(八)急救护理

1.急救护理要点

(1)补液:与 DKA 相近,但因患者失水更严重,应更积极补液。迅速补液以恢复血容量,纠正高渗和脱水。早期静脉输入 0.9％氯化钠注射液,以便较快扩张微循环而补充血容量,迅速纠正血压。但需注意迅速大量输液不当时,可发生肺水肿等并发症。补充大量低渗溶液,有发生溶血、脑水肿及低血容量休克的危险。故应随时观察患者,如发现患者咳嗽、呼吸困难、烦躁不安、脉搏加快,特别是在昏迷好转过程中出现上述表现,提示可能输液过量,应立即减慢输液速度并及时处理。尿色变粉红提示发生溶血,应停止输入低渗溶液并对症处理。

(2)应用胰岛素:需要量相对酮症酸中毒昏迷为少,一般用普通胰岛素,剂量为 3～5 U/h。血糖降至 13.9 mmol/L 时停止注射胰岛素,防止因血糖下降太快、太低而发生脑水肿。也可一开始采用上述小剂量胰岛素治疗的方法,每 2～4 小时测定血糖。

2.一般护理要点

(1)严密观察病情:与糖尿病酮症酸中毒的观察大致相似,应随时观察患者的呼吸、脉搏、血压、神志变化,观察尿液颜色和量。

(2)遵医嘱用药,纠正电解质紊乱:主要是补充钾盐,若有低血钙、低血镁或低血磷时,可酌情给予葡萄糖酸钙、硫酸镁或磷酸钾缓冲液。

(3)积极治疗诱因及伴随症:患者死亡与潜在疾病和诱发因素密切相关,故应及时协助完善各项检查,仔细辨别原发疾病,包括控制感染,纠正休克,防止心力衰竭、肾衰竭、脑水肿的发生等。

3.健康教育

待病情稳定给予以下指导。

(1)增加对疾病的认识：指导患者和其亲属增加对疾病的认识，让患者和其亲属了解糖尿病的病因、临床表现，提高患者对治疗的依从性，使之积极配合治疗。

(2)了解糖尿病的控制目标，指导患者进行血糖的自我监测，掌握血糖仪的使用方法。了解糖尿病的控制目标。

(3)用药及饮食指导：向患者讲解降糖药物的种类及作用、给药方法和时间，使用胰岛素的患者应教会患者或其亲属掌握正确的注射方法。强调饮食治疗的重要性，指导患者通过营养师制订切实可行的饮食计划。

(4)指导患者定期复查，以了解病情控制情况。每3～6个月门诊定期复查，每年全身检查一次，以便及早防治慢性并发症。

(5)指导患者外出时携带识别卡，以便发生紧急情况时及时处理。

（高艳丽）

第三节　多器官功能障碍综合征

多器官功能障碍综合征(multiple organ dysfunction syndrome，MODS)是指在严重创伤、感染和休克时，原无器官功能障碍的患者同时或者在短时间内相继出现两个以上器官系统的功能障碍以致机体内环境的稳定必须靠临床干预才能维持的综合征。

MODS的原发致病因素是急性而继发受损器官可在远隔原发伤部位，不能将慢性疾病、组织器官退化、机体失代偿时归属其中。常呈序惯性器官受累，致病因素与发生MODS必须≥24小时。发生MODS前，机体器官功能基本正常，功能损害呈可逆性，一旦发病机制阻断、及时救治，器官功能有望恢复。

一、病因

(一)严重创伤

严重创伤是诱发MODS的常见因素之一，主要见于复合伤、多发伤、战地伤、烧伤及大手术创伤，并由此可引起心、肺、肝、肾、造血系统、消化道等多个组织器官系统的功能障碍。

(二)休克

各种原因导致的休克是引起MODS的重要发病因素，尤其是出血性休克和感染性休克更易引发MODS。休克过程中机体各重要器官血流不足而呈低灌注状态，引起广泛性全身组织缺氧、缺血，代谢产物蓄积，影响细胞代谢、损害器官的功能，最后导致MODS。

(三)严重感染

严重感染是引发MODS的最主要因素之一，尤其是腹腔感染，是诱发MODS的重要原因。据相关资料统计，腹腔感染在多种MODS致病因素中占首位。其中革兰阴性杆菌占大多数，如腹腔内脓肿、急性化脓性阑尾炎、急性坏死性胰腺炎、急性腹膜炎、急性胆囊炎等更易导致MODS的发生。有报道MODS患者69%～75%的病因与感染有关。

(四)医源性因素

医源性因素也是造成 MODS 的一个重要因素。尤其是急危重症患者,病情错综复杂,如治疗措施应用不当,对脏器容易造成不必要的损伤而引发 MODS。较常见的因素如下。

(1)长时间(>6 小时)高浓度给氧可破坏肺表面活性物质,损害肺血管内皮细胞。

(2)大量输血、输液可导致急性肺水肿、急性左心功能不全。

(3)药物使用不当可导致肝、肾等重要脏器功能障碍。

(4)不适当的人工机械通气可造成心肺功能障碍。

(5)血液吸附或血液透析造成的不均衡综合征、出血和血小板减少。

(五)心搏、呼吸骤停

心搏、呼吸骤停致使机体各重要脏器严重缺血、缺氧,若能在短时间内得到有效及时的抢救,复苏成功后,血流动力学改善,各大器官恢复灌流,形成"缺血-再灌注",但同时也可能引发"再灌注"损伤,导致 MODS。

二、临床表现

MODS 多以某一器官功能受损开始发病,并序贯地影响到其他器官,由于首先受累器官的不同及受累器官组合的不同,因此,其临床表现也不尽相同,下面将各器官受累时的主要表现分别介绍(表 8-1)。

表 8-1　MODS 的临床表现

	休克	复苏	高分解代谢	MOF
全身情况	萎靡、不安	差、烦躁	很差	终末
循环	需输液	依赖容量	CO↓,休克	药物依赖
呼吸	气促	呼碱低氧	ARDS	O_2↓,CO_2↑
肾脏	少尿	氮↑	氮↑,需透析	恶化
胃肠	胀气	摄食↓	应激性溃疡	功能紊乱
肝脏	肝功轻度↓	中度↓	严重↓	衰竭
代谢	血糖↑需胰岛素	高分解代谢	代谢性酸中毒,血糖↑	肌萎缩,酸中毒
CNS	模糊	嗜睡	昏迷	深昏迷
血液	轻度异常	BPC↓,WBC↑	凝血异常	DIC

(一)心脏

心脏的主要功能是泵功能,并推动血液在体内进行周而复始的循环,无论是心脏发生继发性损伤或原发性损伤都能够引起泵功能障碍,从而引起急性心功能不全,主要临床特征表现为急性肺循环淤血和供血不足。

急性心功能不全可概括为急性右心功能不全和急性左心功能不全,临床上急性右心功能不全极为少见,因此一般急性心功能不全即泛指急性左心功能不全,临床上最常见的是急性左室功能不全。临床症状及体征表现如下。

1.呼吸困难

按诱发呼吸困难急性程度的不同又可分为劳力性呼吸困难、夜间阵发性呼吸困难和端坐呼吸,而端坐呼吸和夜间阵发性呼吸困难是急性左心功能不全早期或急性发作时的典型表现之一,必须给予高度重视。

2.咳嗽与咯血

急性心功能不全引起的咳嗽主要特征为无其他原因可解释的刺激性干咳,尤以平卧或活动时为明显,半卧位或坐起及休息时咳嗽可缓解。若发生肺水肿时可见大量白色或粉红色泡沫样痰,严重者可发生咯血。

心排血量急剧下降是严重急性左心功能不全可引起的病变,从而引起心源性晕厥、心源性休克及心搏骤停。

(二)呼吸功能

临床特征表现为发绀和呼吸困难,血气分析检查常呈现为低氧血症。严重者可出现急性呼吸窘迫综合征(ARDS)或急性呼吸功能不全。ARDS 是 MODS 常伴发的一种临床表现,其病理改变为急性非心源性肺水肿。临床特点如下。

(1)起病急,呼吸极度困难,经鼻导管高流量吸氧不能缓解。

(2)呼吸频率加快,常超过每分钟 28~30 次,并进行性加快,严重者可达每分钟 60 次以上,患者所有呼吸肌都参与了呼吸运动,仍不能满足呼吸对氧的需求而呈现为窘迫呼吸。

(3)血气分析呈现为 $PO_2 < 8.0$ kPa(60 mmHg),并呈进行性下降,高流量氧疗也难以使 PO_2 提高,而必须采用人工机械通气。

(三)肝

当肝脏功能遭到严重损害时,临床表现为肝细胞性黄疸,巩膜、皮服黄染,尿色加深呈豆油样,血清生化检查显示:总胆红素升高(直接胆红素与间接胆红素均升高)并伴有肝脏酶学水平升高,同时 ALT、AST、LDH 均大于正常值的 2 倍以上,还可伴有清蛋白含量、血清总蛋白下降及凝血因子减少,既往有肝病史者或病情严重者即可发生肝性脑病。

(四)肾

在急危重症的抢救过程中,多种原因都可能造成肾小管功能受损或急性肾小球功能受损,从而引起急性肾功能不全,其临床表现主要为氮质血症、少尿、无尿和水、电解质及酸碱平衡失调。当发生急性肾功能不全后,常易导致病情急剧进展或明显恶化,在以各种原因所导致的休克为 MODS 的原发病变时,肾功能不全也可能为最早的表现。

(五)胃肠道

各种原因引起的胃肠黏膜缺血及病变、治疗过程中的应激,导致的胃泌素与肾上腺皮质激素分泌增加,而导致胃黏膜病变,引起消化道大出血,或者其他因素所致的胃肠道蠕动减弱,从而发生胃肠麻痹。

(六)凝血功能

毛细血管床开放,血流缓慢或淤积,致使凝血系统被激活,引起微循环内广泛形成微血栓,导致弥散性血管内凝血可由任何原因所致的组织微循环功能障碍造成。进一步使大量凝血因子和血小板被消耗,引发全身组织发生广泛出血。临床常表现为黏膜、皮肤形成花斑,皮下出血,注射部位或手术切口、创面自发性弥漫性渗血,术后引流管内出血量增多,严重者内脏器官也发生出血。化验检查可见血浆蛋白原含量降低,纤维组织蛋白原降解产物增加,血小板计数呈进行性减少,凝血酶原时间延长。

(七)脑

由于危重病病变发生发展过程中的多种因素影响而使脑组织发生缺血、缺氧和水肿,从而在临床上引起患者意识障碍。如出现淡漠、烦躁、自制力和定向力下降,对外界环境、自己及亲人不能确认,甚至出现嗜睡、昏睡、昏迷。同时常伴有瞳孔、出现神经系统的病理反射及呼吸病理性变化等。

三、护理

(一)一般护理

1.饮食护理

MODS 患者机体常处于全身炎性反应高代谢状态,机体消耗极度升高,免疫功能受损,内环境紊乱,因此保证营养供应至关重要。根据病情选择进食方式,尽量经口进食,必要时给予管饲或静脉营养,管饲时注意营养液的温度及速度,避免误吸及潴留。

(1)肠道营养:根据患者病情选择管饲途径(口胃管、鼻胃管、鼻肠管、胃造口管、空肠造瘘等)。

(2)肠外营养:根据患者病情给予不同成分的 TPN 治疗。

2.环境管理

病室清洁安静,最好住单人房间,室内每天消毒 1 次。

3.心理护理

因患者起病突然、病情严重,容易恐惧,护士耐心解释疾病发生发展的原因,帮助患者树立信心并取得积极配合,保证患者情绪稳定。

(二)重症护理

1.病情观察

全面观察,及早发现、预防各器官功能不全征象。

(1)循环系统:血压,心率及心律,CVP,PCWP 的监测,严格记录出入液量。

(2)呼吸系统:呼吸频率及节律,动脉血气分析,经皮血氧饱和度的监测。

(3)肾功能监测:监测尿量,计算肌酐清除率,规范使用抗生素,避免使用肾毒性强的药物,必要时行 CRRT 治疗。

(4)神经系统:观察患者的意识状态、神志、瞳孔、反应等的变化。

(5)定时检测肝功能,注意保肝,必要时行人工肝治疗。加强血糖监测。

(6)肠道功能监测与支持:根据医嘱正确给予营养支持,合理使用肠道动力药物,保持肠道通畅。

(7)观察外周温度和皮肤色泽。

2.各脏器功能的护理

(1)呼吸功能的护理:加强呼吸道的湿化与管理,合理湿化,建立人工气道患者及时吸痰。根据患者病情,及时稳定脱机。多次进行机械通气、病情反复的患者,对脱机存在恐惧感,得知要脱机即表现为紧张、恐惧,这种情绪将影响患者的正常生理功能,如产生呼吸、心率加快、血压升高等,影响脱机的实施。需对患者实施有效的心理护理。

(2)循环功能的护理:MODS 患者在抢救治疗过程中,循环系统不稳定,血压波动大且变化迅速,需通过有创动脉测压及时可靠准确的连续提供动脉血压,为及时发现病情变化并给治疗提供可靠的资料。同时注意观察患者痰液色质量,及时发现心力衰竭早期表现。严格控制出入液量。

(3)肝肾功能的护理:注意肝肾功化验指标的变化,严密监测尿量、尿色、尿比重,保持水电解质平衡。避免使用肝肾毒性药物。维持血容量及血压,保证和改善肾脏血流灌注。严重衰竭患者及时采用连续血液净化治疗。

(4)胃肠道功能的护理:应激性溃疡出血是 MODS 常见的胃肠功能衰竭症状,早期进行胃肠道内营养,补充能量,促进胃肠蠕动的恢复,维持菌群平衡,保护胃黏膜。观察患者是否存在腹胀,及时听诊肠鸣音,观察腹部体征的变化。患者发生恶心、呕吐时及时清理呕吐物,避免误吸。发生腹泻时,及时清理,保持床单位清洁,观察大便性状、色质量,留取异常大便标本并及时送检。

3.药物治疗的护理

(1)根据医嘱补液,为避免发生肺水肿,可在 PCWP 及 CVP 指导下调整补液量及速度。

(2)按常规使用血管活性药物。

(3)血压过低时不可使用利尿剂,用后观察尿量变化。

(4)使用制酸剂和胃黏膜保护剂后,要监测胃液 pH。

(5)观察要点:持续心电监护,监测体温。

(高艳丽)

参考文献

[1] 刘英姿,张志业,张超,等.临床急重症抢救与监护技术[M].成都:四川科学技术出版社,2022.

[2] 刘冰,杨硕,任维凤.急危重症诊疗救治[M].北京:中国纺织出版社,2021.

[3] 詹庆元,黄絮.内科重症监护病房工作手册[M].北京:人民卫生出版社,2022.

[4] 姜诗谦,周庆,张波,等.临床急危重症急救[M].济南:山东大学出版社,2021.

[5] 鹿庆波,薛飞,王永生,等.实用危重症监护技术[M].哈尔滨:黑龙江科学技术出版社,2022.

[6] 冯婷婷,李俊娟,王美芳.现代急危重症诊疗学[M].汕头:汕头大学出版社,2022.

[7] 王辉.现代危重症诊断与防治[M].长沙:湖南科学技术出版社,2021.

[8] 刘环芹.实用临床急症与危重症处理[M].哈尔滨:黑龙江科学技术出版社,2021.

[9] 冀霞,杨胜军,彭宁.呼吸与危重症医学[M].北京/西安:世界图书出版公司,2022.

[10] 李圣青.呼吸危重症临床实践手册[M].上海:复旦大学出版社,2021.

[11] 蒋晨茜,雷雅彦.常见急危重症临床诊疗新思维[M].北京:中国纺织出版社,2021.

[12] 冉健,李金英,陈明.现代急危重症与护理实践[M].汕头:汕头大学出版社,2021.

[13] 韩成龙.临床重症医学综合救护[M].北京:中国纺织出版社,2022.

[14] 张雪梅,徐超,苏萌,等.常见急危重症临床诊疗[M].北京:科学技术文献出版社,2021.

[15] 夏朝霞,杨朝英,宗龙泽.急诊与危重症诊疗学[M].上海:上海交通大学出版社,2022.

[16] 董瑶.现代急诊医学与危重症诊治实践[M].天津:天津科学技术出版社,2021.

[17] 张海海.急危重症诊疗实践[M].济南:山东大学出版社,2021.

[18] 张伟,昌广平,鲁柏涛.新编急危重症诊疗精要[M].西安:西安交通大学出版社,2022.

[19] 张美佳.临床危重症诊疗与监护[M].长沙:湖南科学技术出版社,2021.

[20] 范艳艳.内科急危重症诊疗[M].北京:科学技术文献出版社,2021.

[21] 谷传凯.实用急危重症诊疗[M].北京:科学技术文献出版社,2021.

[22] 贾娟,贾素芳,冯姗.实用急危重症诊治与护理[M].北京:中国纺织出版社,2022.

[23] 张雪松.急危重症救护精要[M].长沙:湖南科学技术出版社,2021.

[24] 李华.急诊与危重症诊断学[M].长春:吉林科学技术出版社,2021.

[25] 张岩.现代急危重症诊疗关键及预后[M].长沙:湖南科学技术出版社,2021.

[26] 王雪.急危重症临床诊疗思维与技能[M].天津:天津科学技术出版社,2021.

[27] 苗军华,刘辉,牛永杰,等.临床急危重症疾病诊治与护理[M].青岛:中国海洋大学出版

社,2022.

[28] 苏庆琪.危重症诊治精粹与应急护理探索[M].天津:天津科学技术出版社,2021.

[29] 高烨,周雪雷,温雅.临床常见危重症监护与诊疗精要[M].上海:上海交通大学出版社,2022.

[30] 李丽.急诊应急处置与危重症监护[M].天津:天津科学技术出版社,2021.

[31] 徐知菲.临床急重症与麻醉学[M].西安:陕西科学技术出版社,2021.

[32] 张亚武,罗晓玲,居洁勤.临床常见急危重症规范化诊治与护理[M].上海:上海交通大学出版社,2022.

[33] 姜笃银,史继学.急危疑难典型案例[M].上海:上海科学技术文献出版社,2021.

[34] 孙玉发,秦洪真,高岱峰.突发群体伤应急救治[M].北京:中国医药科学技术出版社,2021.

[35] 王宇,王涛,苏红军,等.急诊急救与重症监护[M].哈尔滨:黑龙江科学技术出版社,2022.

[36] 刘娅林,杨花蓉,刘娇,等.基于目标管理的应急团队在急性缺血性脑卒中患者静脉溶栓中的应用[J].护理学报,2022,29(2):20-24.

[37] 杨新平,邓艳华,刘静,等.观察呼吸机辅助治疗重症呼吸衰竭患者的效果[J].中国药物与临床,2021,21(5):787-788.

[38] 徐伟,陈晓莉,林文风,等.急性主动脉夹层患者急诊目标血压管理的循证实践[J].护理学杂志,2022,37(7):90-94.

[39] 肖小六,郑弘毅,缪林煜,等.血液灌流联合血液透析治疗急诊重症有机磷农药中毒的效果与预后[J].中国现代医生,2021,59(4):75-78.

[40] 张欣欣,罗源,杨庆斌,等.纤维支气管镜吸痰联合肺泡灌洗对重症肺炎并发呼吸衰竭患者疗效、CPIS评分及血清炎性指标水平的影响[J].山东医药,2022,62(4):86-88.